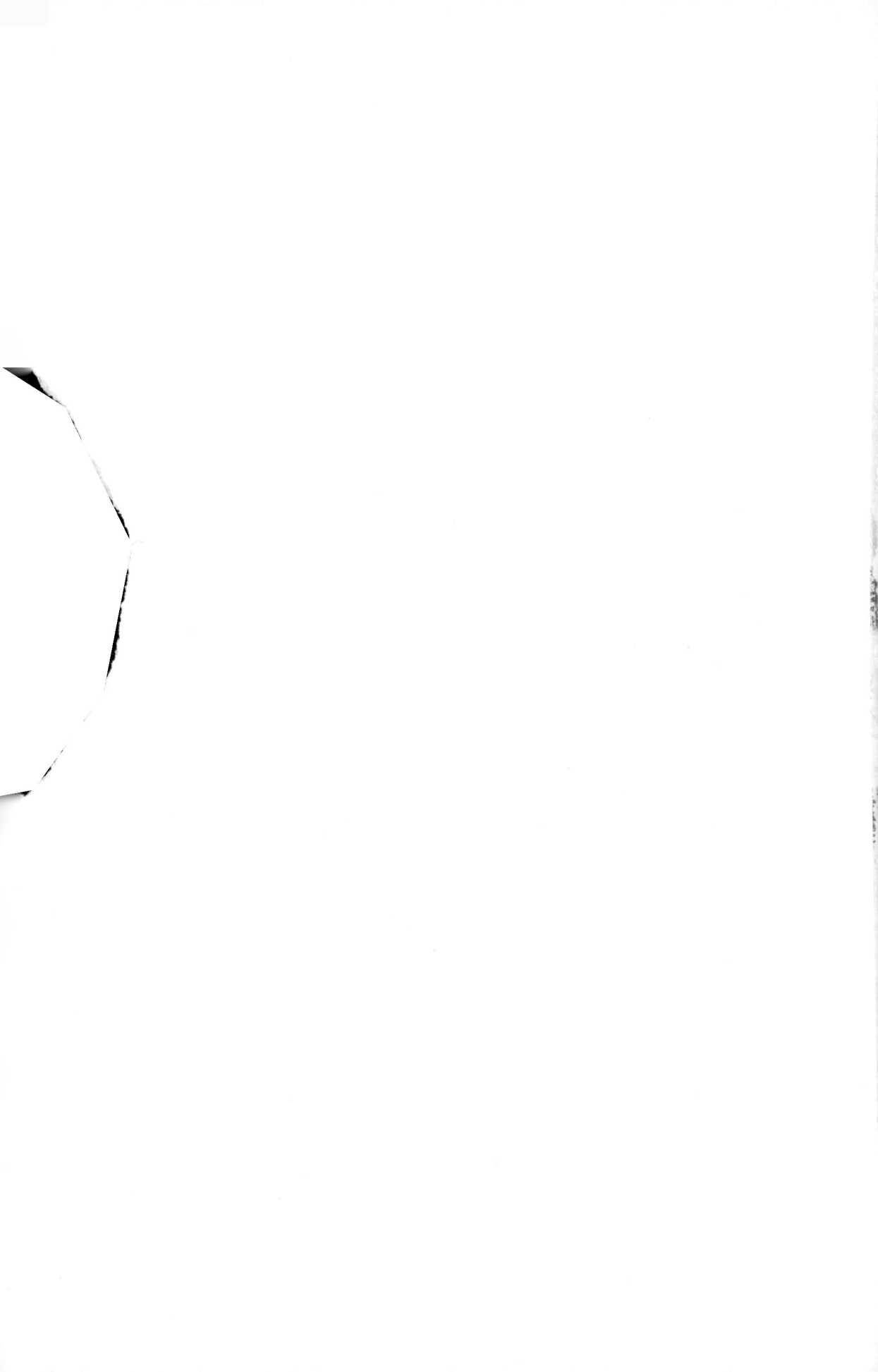

编委会

主 编

孙爱荣　孙　剑　陈　龙　张华丽

王书军　贺　静　周明香　陈　琳

副主编

葛晓棣　林红波　宗　杰　肖　雅

朱必香　宋建华　江玉英　苏雪艳

编　委（按姓氏笔画排序）

王书军（阳信县水落坡镇卫生院）

朱必香（平安健康互联网）

江玉英（山东省淄博市中心医院）

孙　剑（宜昌市中心人民医院）

孙爱荣（山东省淄博市张店区第二人民医院）

苏雪艳（济南第三离职干部休养所）

肖　雅（郑州大学第三附属医院）

宋建华（乐陵市中医院）

张华丽（平阴县人民医院）

陈　龙（费县梁邱中心卫生院）

陈　琳（郑州大学第三附属医院）

林红波（潮州市湘桥区人民医院）

周明香（山东省公共卫生临床中心）

宗　杰（丰台退休干部休养所）

贺　静（菏泽曹州医院）

葛晓棣（无棣县小泊头镇卫生院）

前 言

进入 21 世纪，医学科学技术发展迅速，临床诊断、治疗技术方面的知识日新月异。此外，各学科之间相互渗透，使内科学不断涌现出新理论、新知识、新技术，其内容之多使得临床医师欲在短时间内去学习和掌握它们十分困难。然而，医务工作者需要不断用新的知识来丰富自己的头脑，这样才能跟上时代的步伐，才能算得上称职的医务工作者，也才能不被时代所淘汰。因此，编者依据多年的临床经验，并参考相关医学文献，请教医学领域的有关专家，虚心接受意见，博采众长，反复思考，在此基础上编写了《内科常见病诊治与保健》一书。

本书涵盖了人体各系统的常见内科疾病，每一疾病的内容大致包括病因、发病机理、临床表现、并发症、实验室与其他检查、诊断和鉴别诊断、治疗、预防、预后等，使读者能够较全面系统地学习相关知识。本书具有先进性和科学性，介绍了各疾病较为成熟、新的诊疗研究成果。内科学是一门经验性很强的临床学科，本书的编写者都是具有丰富临床经验的著名内科专家，每种疾病的内容都是编写者根据自己长期临床诊治该病的经验与现代内科学理论有机结合撰写而成，故本书具有较强的实践经验性。本书除可满足临床医师知识更新、拓展使用外，还可作为医学院校学生课外读本。

由于编者编写能力和水平有限，加之编写此书时间仓促，难免有些错误之处，敬请广大读者批评指正。

《内科常见病诊治与保健》编委会
2024 年 2 月

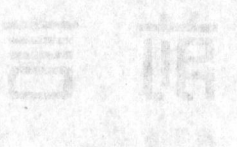

内科常见病诊治与保健

主编　孙爱荣　孙　剑　陈　龙　张华丽
　　　王书军　贺　静　周明香　陈　琳

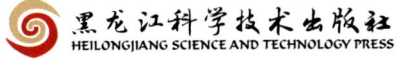
黑龙江科学技术出版社
HEILONGJIANG SCIENCE AND TECHNOLOGY PRESS

图书在版编目（CIP）数据

内科常见病诊治与保健 / 孙爱荣等主编. -- 哈尔滨：
黑龙江科学技术出版社，2024.6
ISBN 978-7-5719-2413-3

Ⅰ．①内… Ⅱ．①孙… Ⅲ．①内科－疾病－诊疗
Ⅳ．①R5

中国国家版本馆CIP数据核字（2024）第104636号

内科常见病诊治与保健

NEIKE CHANGJIANBING ZHENZHI YU BAOJIAN

主　　编	孙爱荣　孙剑　陈龙　张华丽　王书军　贺静　周明香　陈琳
责任编辑	张洪娜
封面设计	宗　宁
出　　版	黑龙江科学技术出版社
	地址：哈尔滨市南岗区公安街70-2号　邮编：150007
	电话：（0451）53642106　传真：（0451）53642143
	网址：www.lkcbs.cn
发　　行	全国新华书店
印　　刷	黑龙江龙江传媒有限责任公司
开　　本	787 mm×1092 mm　1/16
印　　张	21.5
字　　数	541千字
版　　次	2024年6月第1版
印　　次	2024年6月第1次印刷
书　　号	ISBN 978-7-5719-2413-3
定　　价	198.00元

目 录

疾病诊治与保健篇

技 术 篇

第一章 心脏电生理检查技术

第一节 电生理刺激和测量方法

电生理检查的基本内容包括在基础状态测量一系列心电参数以及观察这些参数对于各种程序刺激的反应。虽然对于不同的患者可能采用不同的检查方法,但对于所有接受电生理检查的患者仍然存在共同的基本方案,其中最为重要的是统一测量各种时间间隔的标准和方法、可比的程序刺激方案和对各种刺激的正常反应。

一、传导时间的测量

心内电传导时间测定的准确性取决于记录纸速,常用的纸速是 $50\sim200$ mm/s,测量准确性在 $\pm(2\sim4)$ 毫秒。对于测量结果的精度要求越高,走纸速度也应越快。

(一)房内传导

大多数实验室采用 PA 间期(ECG 上 P 波起点至 His 电图 A 波起点)作为房内传导时间,但是有些患者 A 波比 P 波早,而且根据 His 束近远端电图测量的 PA 间期相差很大,因此,PA 间期的影响因素较多。为了更准确地测定心房传导,现在采用心房内标测的方法,即同步记录高位右房、低位右房、希氏束、冠状窦电图,以共同时间参照点测定各部位的时间差。测定方法由测量起点改为测定内本位曲折(波形中首次快速穿过基线处),此点与心肌动作电位的除极相在时间上一致(图 1-1)。

(二)房室交界区传导

因为 90% 以上的房室间传导障碍可反映在 His 束电图上,故临床上常记录近端 His 电位评价房室交界区传导。为保证测量结果可靠,首先要鉴别 His 电位,具体方法:①测量 HV 间期;②用多个电极同时记录 His 电图时,近远端电极对记录到同一个电位;③起搏 His 时各导联 QRS 波与窦律时形态相同,SV 间期与窦律 HV 间期一致。

His 束电图上的 AH 间期代表激动从房间隔处低位右房通过房室结到达 His 束的传导时间,可近似代表房室间传导时间。AH 间期受自主神经影响,老年人正常值为 40~140 毫秒。HV 间期代表从近端 His 束到达心室的传导时间。与 AH 间期不同,HV 间期不受自主神经影响,测定结果相对固定,老年人正常值为 25~55 毫秒。个体间存在测量差异的可能原因:①近端 His 电位记录不准确,使 AH 间期缩短,如果短于 30 毫秒,则可能是右束支电位;②不以 His 束电位起点作为测量点,而以最高峰或第一高频成分作为测量点,结果 HV 间期缩短,这在 His 束内传导障碍时尤为明显;③没有以多个体表心电图导联作为 R 波测量起点,而仅以某一个导联进行测量,结果造成 HV 间期延长。

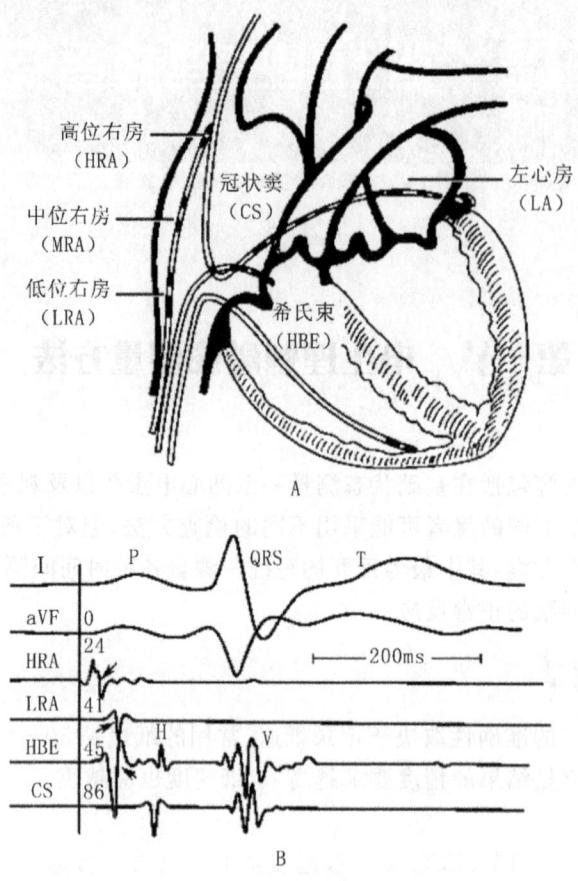

图 1-1　房内传导同步记录
A.心房标测时电极导管位置;B.心房传导时间测定方法

(三)室内传导

目前尚未建立系统评价室内传导的方法,因为记录左右束支电位要分别送入左右心室导管,而要记录心室异常电活动则需在左右心室内膜进行较为详细的标测。

二、刺激方法

常用的有频率递增刺激和程序刺激,其目的:①评价心房、房室传导系统和心室的电生理特性;②诱发心律失常并分析其机制;③指导和评价抗心律失常药物和非药物治疗。刺激强度统一采用舒张阈值的两倍。

(一)频率递增心房刺激

主要用于评价房室结的传导功能。由于在心房不同部位起搏引起的房室结传导方式不同,因此应相对固定刺激部位。最常用的部位是窦房结附近的高位右房。从高于正常窦律 20% 的刺激频率开始,以 10~20 次/分的增量逐渐加快刺激频率。正常反应是随着起搏频率加快,AH 间期逐渐延长,直到出现文氏阻滞或房室传导保持固定。

(二)频率递增心室刺激

主要用于评价室房传导功能。正常人具有室房逆传功能者占 $40\%\sim90\%$。与房室前传功能相比,逆传功能较强者占 58%,较弱者占 19%,两者相同者占 23%,决定室房逆传功能的主要部位是房室结而不是 His 束。最常用的心室刺激部位是右室心尖部,具体方法与心房刺激相同。

(三)心房和心室程序刺激

程序刺激的实质是通过计算机发放不同特性的期前刺激,这些特性包括刺激发放的条件、时间和数目。刺激发放的条件存在窦性心律和起搏心律,前者可使检查结果更接近患者的病理生理状况,后者则利于不同个体间或不同时间内进行比较。目前应用较多的是在起搏心律基础上发放程序期前刺激的方法,需要在程序刺激仪上设置的参数:①感知起搏间期(RS_1),即第一个基础刺激发放的时间;②基础起搏间期(S_1S_1)即基础起搏心律;③基础刺激次数(nS_1);④期前刺激联律间期(S_1S_2);⑤扫描方向,即期前刺激是逐渐提前还是退后;⑥扫描步长,即每轮刺激提前或退后的时间。

三、不应期测定

通过观察心肌组织对期前刺激的反应可测定不应期。相对不应期(RRP)指传导开始延长的期前刺激的最大联律间期。有效不应期(ERP)指不能传过组织的期前刺激的联律间期。功能不应期(FRP)指两个连续传导的激动之间的最小间期。这些不应期的具体测定方法请参见有关专著。人类心脏组织的不应期受很多因素的影响,其正常值变异很大。

四、心房和房室结对程序刺激的反应

在对心房程序刺激时,随着刺激频率逐渐加快,心房和房室结会出现不同反应,最常见的反应方式有Ⅰ型和Ⅱ型反应方式,在电生理学上,对这些反应方式的表达是以期前刺激与心房或房室结传导时间描绘传导曲线。常用的曲线有两种:①以 A_1A_2 为横坐标,H_1H_2 或 V_1V_2 为纵坐标,此曲线的优点是反映了基础刺激周长与期前刺激之间的关系,能用于评价房室传导系统的功能不应期;缺点是受自主神经影响较大,不利于个体前后和个体间相互比较。②以 A_1A_2 为横坐标,以期前刺激通过房室结(A_2H_2)或希普系统(H_2V_2)的实际时间为纵坐标,此曲线的优点是能反映期前刺激通过房室传导系统的实际时间,受自主神经的影响较小,能准确反映传导系统对期前刺激的反应。

(一)Ⅰ型反应方式

基本特征:①在开始阶段,随着房性期前刺激逐渐提前(A_1A_2 逐渐缩短),H_1H_2 或 V_1V_2 间期逐渐减少,而 A_2H_2 逐渐增加,V_1V_2 变化不大,表明传导延缓仅发生在房室结区;②当 A_1A_2 缩短到某一临界值时,H_1H_2 或 V_1V_2 开始增加,直到激动阻滞在房室结或遇到心房不应期,H_1H_2 和 V_1V_2 曲线上的最低点即房室传导系统的功能不应期。

(二)Ⅱ型反应方式

当 A_1A_2 间期较长时与Ⅰ型反应相同,当 A_1A_2 间期进一步缩短时,除了 A_2H_2 延长外,H_2V_2 也延长,造成 H_1H_2 和 V_1V_2 曲线的分离。在Ⅱ型反应方式中,由希普系统决定房室传导的功能不应期,有效不应期可发生在任何水平,H_1H_2 曲线没有降支。

五、心室对程序刺激的反应

通过引入心室期前刺激的方法可以评价房室交界区的逆向传导功能,常用的表达方式是以期前刺激联律间期(S_1S_2)为横坐标,分别以 S_2H_2、S_2A_2、H_2V_2 为纵坐标做图,分析逆行传导曲线的特点,大部分患者的逆传延迟主要发生在希普系统。刺激心室时,至少有三种回波反应是正常变异:一是房室结折返性 A 波,见于大约 15% 的患者,在逆传 H 波后可见 A 波和/或下传的 V 波;二是希普系统折返性 V 波(V_3 现象),伴有或不伴有心房逆传,V_3 的 ECG 形态与 V_2 基本相同;三是心室肌内折返性 V 波,V_3 的 ECG 形态与 V_2 不相同。

（张华丽）

第二节　电生理检查的安全性和注意事项

目前,心电生理检查已经从以前单纯评价临床心律失常的标准方法发展成了指导抗心律失常治疗的有效工具。即使在老年患者,其应用也越来越普遍。但是,它毕竟是一种有创性检查手段,需要通过外周大血管向心腔内插送多根电极导管,并且还需要 X 线透视的监视指导。因此,临床上经常有关于心电生理检查并发症的报道,其中有些还是致死性严重并发症。在对老年患者进行检查前,应该认真评价操作的安全性。老年人电生理检查中常见的并发症有死亡、心脏穿孔、动脉损伤、静脉血栓形成和恶性心律失常等。

一、死亡

临床电生理检查的死亡发生率为 1%,常分为两种情况,即与导管操作有关和与程序刺激有关,其中第一种死亡是可以预期的,能通过改进技术加以减少或避免,而第二种死亡则是非预期性的,是电生理检查的主要威胁,目前只能通过控制适应证和加强急救和复苏措施加以预防和补救。

二、心脏穿孔

老年人电生理检查中有临床意义的心脏穿孔发生率为 0.5%,其中最常见的穿孔部位是右室心尖部。致穿孔原因有操作导管粗暴用力、导管头过硬、心壁太薄、使用正性肌力药物等。

三、动脉损伤

电生理检查中发生需要外科修补的动脉损伤者占 0.2%~0.5%,最常见的损伤形式是穿刺股静脉时误穿股动脉和穿刺锁骨下静脉时误穿锁骨下动脉,老年人中以后者更为多见。通常,单纯以穿刺针误入锁骨下动脉并无多大危险,最重要的是不能再用扩张管进行扩张,因此,以导引钢丝判断穿刺血管对防止这类并发症具有重要意义。

四、大静脉血栓形成

总发生率 0.5%,其中大约一半造成肺动脉栓塞,老年人发生率更高。因此,虽然目前关于仅涉及静脉系统的电生理检查是否抗凝尚无定论,但对于血液凝固性较高的老年患者进行长时间检查时,应考虑采用肝素全程抗凝。

五、恶性心律失常

电生理检查中诱发出的心律失常可分为临床性和非临床性两种,前者是检查目的,后者则是并发症;最常见的是诱发出需要电复律的室颤,这在伴有心肌缺血的老年患者尤其多见。因此,在对老年人进行心室程序刺激或快速非程序刺激时应慎重。

(张华丽)

第三节 窦房结功能检查

窦房结功能障碍是心源性晕厥的主要原因,其中 20%～50% 的患者需安装永久起搏器,病变的形式可以是自律性异常、传导性异常或两者均异常,常用的临床检查方法包括心电图监测、自主神经功能评价和心电生理检查。心电生理检查的主要内容包括测定窦房结自律性和传导性以及进行药理和生理干预试验。

一、窦房结恢复时间(SNRT)

测量窦房结被超速刺激抑制后的恢复时间是反映窦房结自律性的重要指标,检查方法是在高位右心房进行频率递增刺激,从高于窦律 20% 的频率开始,每级刺激 60 秒钟,同步记录高位和低位右房心电图,分别测量每轮刺激停止后窦性激动的恢复时间。具体指标有如下四种。

(1)最大恢复时间(SNRT),即全部超速刺激中最长的恢复时间,正常值<1 500 毫秒。

(2)校正恢复时间(CSNRT),即 SNRT 减去基础窦律周长(SCL),正常值<550 毫秒。

(3)SNRT 与 SCL 的百分比(SNRT/SCL%),正常值<150%。

(4)总恢复时间(TRT),即引起 SNRT 的超速刺激结束后恢复至基础窦性心律的时间,正常值<5 秒。

二、窦房传导时间(SACT)

通过发放逐渐提前的房性期前刺激并观察窦房结在期前刺激后的回归周长可评价窦房结的传导功能,具体方法是以不同的期前刺激联律间期(A_1A_2)对应其回归周长(A_2A_3)作图,将窦房结的反应分为四区。

(1)Ⅰ区:符合回归周长完全代偿这一条件的联律间期范围,即符合 $A_1A_3＝2(A_1A_2)$ 条件的 A_1A_2 范围,此区内由于窦性激动在传出时与传入的期前刺激相碰,故窦性心律不受影响,不适合测定 SACT。

(2)Ⅱ区:引起窦性起搏点重整的联律间期范围,即符合 A_2A_3 相对固定、$A_2A_3＞A_1A_1$ 且 $A_1A_3＜2(A_1A_1)$ 条件的 A_1A_2 范围,此区占心动周长的 40%～50%,反映了期前刺激进入窦房结、重整窦性节律(但不造成抑制)后再传出窦房结的过程,从 A_2A_3 中减去 A_1A_1 即得 SACT。

(3)Ⅲ区:期前刺激完全和/或不完全插入此区,特点是 $A_2A_3＜A_1A_1$ 和 $A_1A_3＜2(A_1A_1)$,不适合测定 SACT。

（4）Ⅳ区：窦房结内折返，此区内$(A_1A_2+A_2A_3)<A_1A_1$，不适合测定 SACT。SACT 正常值为 50~150 毫秒。

（张华丽）

第四节　房室结功能检查

根据 ECG 可将房室传导阻滞分为一度（传导时间延长）、二度Ⅰ型（文氏阻滞）、二度Ⅱ型（突然脱落）和三度（不传导），但是难以准确判断阻滞的部位。对房室传导阻滞的定位诊断有赖于完整的电生理检查。虽然理论上各种传导阻滞可以发生在房室传导的任何部位，但仍然有一定的分布规律。

一、心房传导阻滞

造成一度房室传导阻滞的房内传导阻滞常见于先天性心脏病，尤其是间隔缺损或 Ebstein 畸形者，在老年人中少见。二度心房内传导阻滞在老年人中偶有发现，有学者曾报道 2 例发生于右心房的二度Ⅰ型传导阻滞，这可能是发作心房内折返的病理生理基础。心房内二度Ⅱ型和三度传导阻滞未见报道。

二、房室结传导阻滞

房室结是心脏激动正常传导的重要部位，受自主神经控制。老年人极易出现房室结传导阻滞，最长可达 900 毫秒。二度Ⅰ型传导阻滞也是房室结最多见，但发生于房室结的二度Ⅱ型传导阻滞很少见。三度房室传导阻滞也可发生在房室结，例如急性下壁心肌梗死时的短暂性三度传导阻滞多发生于房室结。

三、希氏束下传导阻滞

希氏束下传导系统包括束支及其分支、分支的分支和浦肯野网。希氏束下一度传导阻滞表现为 HV 间期延长，最长可达 300 毫秒以上；二度传导阻滞表现为 HV 间期逐渐延长直至脱落（Ⅰ型）和突然脱落（Ⅱ型）；三度传导阻滞表现为房室分离，这是 30 岁以上成人慢性完全性心脏传导阻滞的最常见原因（图 1-2 至图 1-5）。

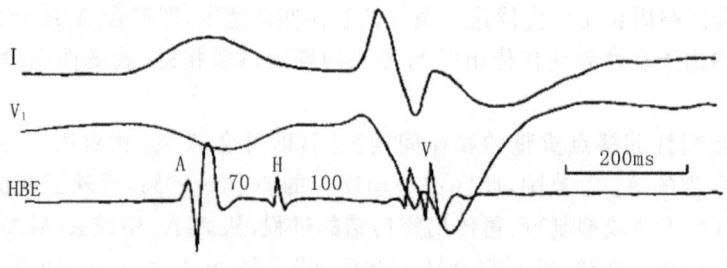

图 1-2　希氏束下一度传导阻滞

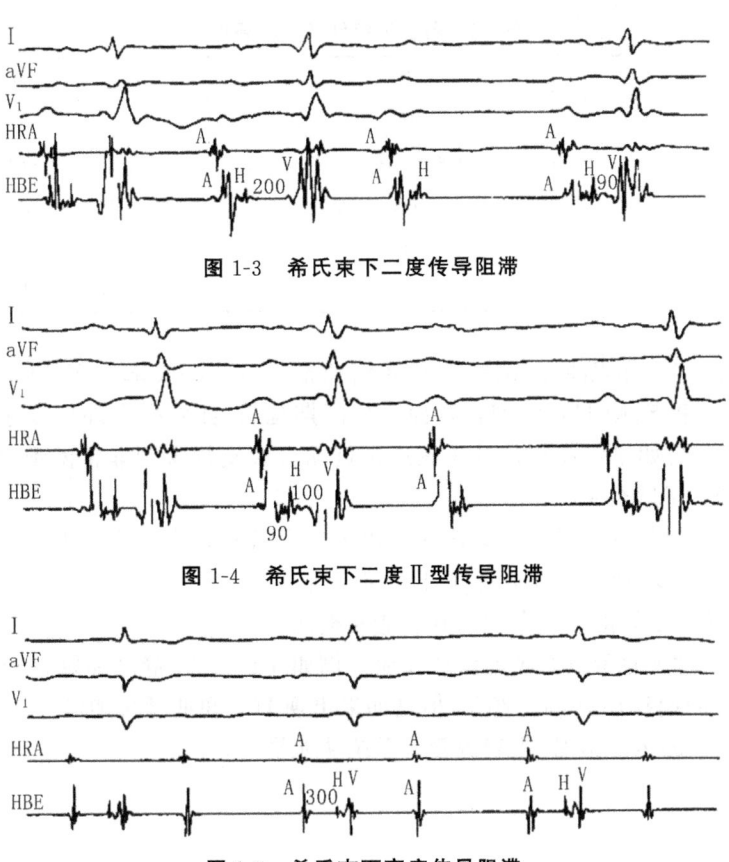

图 1-3　希氏束下二度传导阻滞

图 1-4　希氏束下二度Ⅱ型传导阻滞

图 1-5　希氏束下高度传导阻滞

四、希氏束传导阻滞

人类正常希氏束的传导速度是 1.3～1.7 m/s,激动通过希氏束全程的时间不到 25 毫秒,因此,诊断希氏束传导阻滞的关键是记录到全部希氏束电图,尤其是近端电位。如果希氏束电位总时间＞25 毫秒并出现切迹或碎裂,可诊断为一度希氏束内传导阻滞。年龄 60 岁以上的女性、ECG 呈一度房室传导阻滞、透视、胸片或超声检查发现二尖瓣钙化者,应高度怀疑一度希氏束内传导阻滞。三度房室传导阻滞最常见于希氏束。

(张华丽)

第五节　心室内传导功能检查

传统上将正常室内传导系统分为三大传导束,即右束支、左束支前(上)和后(下)分支。电生理检查中判断室内传导阻滞进展为完全性心脏传导阻滞危险性的方法除了测定 HV 间期外,还有如下几种(表 1-1)。

表 1-1　希普系统储备功能评价

指标	正常	异常
基础 HV 间期	<54 毫秒	≥55 毫秒
心房起搏	无 His 束以下阻滞或阻滞点<150 次/分	希氏束下阻滞点多≥150 次/分
心房期前刺激	希普系统 ERP≤450 毫秒	希普系统 ERP>450 毫秒
药物试验	HV 间期延长 15%～20%	HV 间期延长 100%或>100 毫秒
		希氏束下阻滞二度以上

（1）当存在右束支传导阻滞时，测定 HV 间期和希氏束与心尖部的 VV 间期可帮助定位阻滞部位；如发生在右束支，则 HV 间期正常而 VV 间期延长，如发生在外周传导系统，则 HV 和 VV 间期均正常。但是如果要鉴别是希氏束还是近端右束支损害则非常困难，后者比前者发展成完全性心脏阻滞的危险性更大。

（2）快速心房起搏时，正常希氏束系统极少出现二度以上的传导阻滞；因此，如果心房起搏频率在150 次以下时即出现希普系统阻滞，则肯定不正常。

（3）通过测定希普系统的不应期判断其功能完整性。

（4）使用已知药物观察希普系统的量效反应。例如在正常人，静脉注射 500～1 000 mg 的普鲁卡因胺可使 HV 间期延长 10%～20%，但是如果出现 HV 间期延长加倍、HV 间期超过100 毫秒或者出现二度以上的传导阻滞，则表现希普系统功能异常。

（张华丽）

第六节　房性心动过速电生理检查

根据发作机制可以将房性心动过速分为自律性房速、触发性房速和折返性房速。

自律性房速的电生理特点：①不能被程序刺激诱发或终止；②使用异丙肾上腺素可以诱发；③可以被超速刺激短暂抑制；④普萘洛尔可以终止发作；⑤腺苷、丙吡胺、维拉帕米、Valsalva 动作、颈动脉窦刺激不能终止发作；⑥单相动作电位记录图上不能观察到后除极。

触发性房速的电生理特点：①能够被特定周长的心房刺激诱发；②单相动作电位记录图上可以在房速发作前观察到晚期后除极；③程序刺激可以终止发作；④不能观察到拖带现象，但是可以观察到超速抑制和超速终止现象；⑤腺苷、丙吡胺、维拉帕米、Valsalva 动作、颈动脉窦刺激能够终止发作。

折返性房速的电生理特点：①能够被程序刺激反复诱发和终止；②能观察到显性和隐性拖带现象；③房速诱发耦联间期和程序刺激联律间期呈反比；④腺苷、丙吡胺、维拉帕米能够终止发作。

房性心动过速可以起源于心房任何部位，右心房房速的常见起源部位有界嵴附近、冠状窦、希氏束附近、三尖瓣环、右心耳，左心房房速的常见起源部位有肺静脉、二尖瓣环、左心耳、左房间隔。

50%～70%的房速起源于界嵴附近，该部位的电生理特点是各向异性明显，即横向传导慢、直向传导快,具备发生折返的结构基础。起源于界嵴顶部窦房结附近的房速其心电图 P 波形态与窦性心律相似。起源于冠状窦的房速相对较少,大约占房速消融病例的 7％ 左右,具体起源部位大都位于冠状窦口上下部位,其原因是该部位存在退化瓣膜形成的嵴样结构,心房肌在这一部位的走向突然改变,容易因为激动的各向异性导致折返。起源于房间隔的房速常累及房室结及其周围的移行组织,因此,在进行标测和消融操作时,要注意避免损伤房室结,导致房室传导阻滞的并发症。房速可以起源于整个三尖瓣环,但是大多数起源于三尖瓣环的前下瓣环。有试验结果表明,三尖瓣环附近容易发生房速的可能原因之一是这些部位存在具有房室结细胞特性的心房肌细胞,这些细胞的特点是在组织学上类似心房肌细胞,在电生理学上则类似于房室结细胞。肺静脉房速是否是肺静脉房颤的前期过程目前尚不清楚,但是与肺静脉房颤不同,肺静脉房速大多数是局灶性的,起源点大多数位于上肺静脉开口附近,发作机制以自律性增高为主。二尖瓣环也是房速的好发部位之一,尤其是左纤维三角靠近主动脉二尖瓣交界处附近。有研究结果表明,二尖瓣前叶靠近瓣环附近的心房肌细胞与左心房肌细胞相连续,这些细胞具有类似房室结细胞的特性,即具有自律性和各向异性传导的特点,这些特性构成了房性心动过速的结构基础。

确定房速起源部位最常采用的电生理检查方法是心房内膜激动顺序标测。这需要事先放置好如下标测电极导管:10 极冠状窦标测电极导管、4 极希氏束标测电极导管、20 级 Halo 界嵴和三尖瓣环标测电极导管。当诱发房速并确定大致部位后,再送入头端弯曲可在体外主动调控的大头标测和消融电极导管在该部位进行精细标测定位。确定消融靶点的电生理标准是房速的最早激动 A 波较体表心电图 P 波提前 30 毫秒以上。如果体表心电图上 P 波不清楚或难以辨认,可以采用双导管交替标测定位的方法,即向上述大致确定的标测部位送入两根大头消融导管,在诱发房速时,交替标测最早心房激动点,确定相对最提前的心房激动部位。

为了更加准确和直观地定位房速起源点,可以采用三维电解剖标测的方法,代表性设备有 CARTO 和 EnSite。通过创建心房三维点解剖图,可以清楚直观地显示房速的激动最早起源点及其传导方向、顺序和速度。这种方法的主要限制是在创建三维电解剖图像时,需要有规律的房性期前收缩或持续性房速发作。目前,临床上大约有 12％ 的房速因为房速不能诱发或者不能持续而不能完成三维电解剖标测图。还有一种三维标测方法是非接触标测技术,即通过不与心房内膜接触的球囊电极矩阵来创建心房三维电解剖标测图,其最大的优点是在创建好三维电解剖标测图以后,只需记录到一次与房速 P 波形态相类似的房性期前收缩,就可以确定其最早激动点。这种技术目前的最大限制是需要向标测心腔送入较大容积的球囊,容易诱发血栓,操作过程相对复杂。

(张华丽)

第七节　室上性心动过速电生理检查

有很多室上性心动过速是由于折返激动所致,能够用程序刺激的方法进行诊断并明确以下问题:①折返环路中传导延缓的部位;②折返环路的组成;③心动过速的心房活动顺序及其与 ECG 上 P 波和 QRS 波的关系;④期前收缩、迷走反射和药物对折返环路的影响等。

一、窦房结和心房内折返

引起室上速的折返环可位于窦房结和心房内,由于其发作不需房室结参与,故心动过速中可发生房室传导阻滞而心动过速并不终止。窦房结内折返者其 P 波形态和心房激动顺序与正常窦律时相同,刺激迷走神经能减慢或终止发作。心房内折返性心动过速的诱发需要房性期前收缩引起房内传导的临界延迟,其 P 波形态和心房活动顺序与窦性心律不一样,刺激迷走神经不能终止发作。

二、房室结内折返

由房室结内折返引起的心动过速可见于任何年龄,其病理基础是房室结在功能上分裂为两条电生理特性明显不同的传导径路,即传导速度快、不应期长的快通道和传导速度慢、不应期短的慢通道。这种心动过速的诱发需要 AH 间期的临界延长(即 AH 跳跃现象),发作后的维持不需要心房和心室参与。心房和心室的前期刺激或快速起搏均能引起 AH 间期延长并最终诱发心动过速,对检查中不易诱发的老年患者,通过静脉注射阿托品或点滴异丙肾上腺素可增加诱发率。

三、房室旁道折返

连接房室间的旁道又称为 Kent 束,可以是显性的,也可以是隐匿性的。多数存在房室旁道者均不伴有器质性心脏病,但常伴有各种心律失常,最为常见的是旁道作为逆传支的房室折返性心动过速,其病理基础是由于正常房室结和旁道的电生理特性明显不同,此二者和部分心房、心室肌一起共同形成一个大折返环。电生理检查的内容包括评价旁道前向和逆向传导特性、对旁道定位和观察各种药物的反应。

(张华丽)

第八节　室性心动过速电生理检查

在对室速做电生理检查时,患者心室对程序刺激的反应包括心室回波、持续或非持续性室速以及无反应(心室不应期)。对于有持续性室速病史者,程序刺激的诱发率为 70%～100%。值得注意的是 ECG 上表现为宽 QRS 波者不一定就是室速,准确的鉴别方法是比较发作时和窦性心律时的 HV 间期,大多数室速的 V 波前没有 H 波,如果导管位置正确,可除外室上速。对室速的电生理检查内容还包括对激动起源部位的标测定位和进行电药理学实验等。

特发性室速的电生理检查是导管消融治疗的基础。除了单纯用于诊断和定位之外,在导管消融过程中也常常需要电生理检查结果的指导。特发性室速按照其起源部位的不同可分为右室流出道特发性室速(RVOT-VT)、左室流出道特发性室速(LVOT-VT)、主动脉窦特发性室速(AC-VT)。

室速发作时的 12 导联体表心电图可以帮助大致定位特发性室速。在总体上,右室流出道室速在心电图上常表现为左束支传导阻滞图形。右室流出道前壁的室速在Ⅰ导联上呈 Q 波或 qR 波,在 aVL 导联上呈 QS 波。右室流出道后壁的室速在Ⅰ导联上呈 R 波,在 aVL 导联上呈 QS 波或

R 波,胸前导联移行提前(即 V_3 导联 R/S≥1)。起源于右室流出道间隔部的室速在 aVL 导联上 QRS 波呈负相波,起源于右室流出道外侧壁的室速在 aVL 导联上 QRS 波呈正相波。右室特发性室速也可以起源于肺动脉,其体表心电图特征:①下壁导联 R 波振幅大;②aVL/aVR 的 Q 波振幅比值大;③V_1 导联 R/S 振幅比值大。

起源于左室束支的特发性室速可以分为左后分支室速、左前分支室速、左室间隔上部室速。在发病机制上可以是折返(维拉帕米敏感型)、触发激动(腺苷敏感型)和自律性增高(普萘洛尔敏感型)。左室分支型室速的最常见机制是折返,在电生理检查中,可以观察到拖带现象,即随着期前收缩刺激间期的缩短,室速发作的耦联间期逐渐延长,提示折返环路中存在可激动间歇和缓慢传导区。在室速发作中进行标测,可以在缓慢传导区记录到位于束支电位之前的舒张晚期电位,这一部位通常位于左室间隔基底部。

左后分支室速在体表心电图上通常表现为右束支传导阻滞图形和电轴左偏,提示激动的传出部位在左室间隔后下部位。左前分支室速在体表心电图上通常表现为右束支传导阻滞图形和电轴右偏,提示激动的传出部位在左室间隔前上部位。起源于左室流出道间隔部位希氏束旁的室速在 V_1 导联呈 QS 或 Qr 波,QRS 主波振幅在导联Ⅱ/Ⅲ>1,胸前导联 R 波移行提前。起源于左室流出道主动脉与二尖瓣结合部的室速在 V_1 导联呈 qR 波,QRS 主波振幅在导联Ⅱ/Ⅲ≤1。

对于左室分支型室速患者,在窦律下记录到逆向蒲氏电位的部位与室速发作中记录到最早舒张电位的部位是一致的,消融这一部位成功率、安全性和远期效果都很好。

(张华丽)

第九节　心房扑动电生理检查

心房扑动是一种大折返性心动过速,目前临床上将其分为如下三类。①右心房腔静脉-三尖瓣峡部依赖性房扑:包括逆钟向折返性房扑、顺钟向折返性房扑、双波折返房扑、低位环折返房扑、峡部内折返房扑。②右心房非腔静脉-三尖瓣峡部依赖性房扑:包括瘢痕相关性房扑、高位环折返房扑。③左心房房扑:包括二尖瓣环房扑、瘢痕和肺静脉相关性房扑、冠状窦房扑、左房间隔房扑。

位于右心房内的腔静脉-三尖瓣峡部是这类房扑折返的重要电生理结构基础,根据折返的方向和部位,该类房扑又有可以细分为逆钟向折返性房扑、顺钟向折返性房扑、双波折返房扑、低位环折返房扑、峡部内折返房扑五种。

右房峡部逆钟向折返性房扑最为常见,占房扑临床病例的 90% 以上,也是先心病修补术后最常见的大折返性房扑之一。临床上习惯称谓的典型房扑就是指这种房扑,在体表心电图上的典型表现是下壁导联的特征性负向锯齿波,$V_1 \sim V_6$ 导联的心房波逐渐由正向移行为负向。在左前斜位 45°透视上,心房激动顺序呈逆钟向折返,即从心房顶部经房间隔下行,通过间隔峡部和后峡部,再经右房前外侧沿界嵴完成折返。折返环路的前方被三尖瓣环阻隔,后方则被下腔静脉口、欧式瓣和界嵴所阻隔。环路上缘的边界不十分清楚,主要包括有右心房顶、上腔静脉口前缘、巴赫曼氏束起始段;环路下缘的前面是三尖瓣口,后缘是下腔静脉口以及与其相延续的欧式嵴。环路的下部是房扑折返的关键部位,通常称之为腔静脉三尖瓣峡部或欧式嵴下峡部,该峡部是导管射频消融的重要治疗靶点之一。

右心房顺钟向折返性房扑的基本组成成分与逆钟向折返性房扑基本相同,只是激动在环路上的折返方向恰好相反。折返激动从右心房顶部向前外侧下行,通过后峡部和间隔峡部后,经过房间隔完成折返。这类房扑约占全部房扑病例的10%左右。在心电图上大部分患者表现为下壁导联特征性的正向锯齿波,V₁导联负向心房波,但是也有部分患者这些特征并不明显,因此需要电生理检查明确诊断。环路的前后阻隔结构和关键传导部位与逆向型折返基本相同,导管消融方法和靶点也基本一致。

双波折返性房扑临床上较少见,单纯从体表心电图上也不易鉴别。其发生机制是在折返环路上有两个连续激动同时同向传导,造成房扑加速的假象。这种房扑大多数是电生理刺激或房速诱发,而且其发作很难持续。由于可以快速恶化为房颤,因此人们又常常称之为房颤的促发因素。

低位环折返也是腔静脉三尖瓣峡部依赖性房扑的一种,其环路组成结构可以是单纯的下腔静脉口,折返激动可以呈顺钟向或逆钟向折返;也可以是下腔静脉和三尖瓣环,折返激动呈8字形双环折返。大多数低位环折返性房扑的体表心电图与经典顺钟向或逆钟向折返性房扑相似,但是如果折返激动在界嵴附近存在多个传出部位,心电图就会变得不典型。

峡部内折返性房扑的环路组成主要涉及间隔峡部和冠状窦口,靠近三尖瓣口的后峡部不直接参与折返,折返环路的关键部位是邻近冠状窦口下缘的间隔峡部,消融这一部位能根治这类房扑。

右心房非腔静脉-三尖瓣峡部依赖性房扑和左心房房扑由于临床上相对少见,其电生理检查方法和内容参见有关专著。

(张华丽)

第十节 心房颤动电生理检查

心房颤动(房颤)是临床上最常见的心律失常之一。法国学者 Haissagurre 等最早报道肺静脉异位兴奋点在触发阵发性房颤中的作用,这一观点在后来的基础和临床电生理学研究中得到了证实。房颤的发生机制较为复杂,但主要取决于两个因素的相互作用,即触发机制和房颤基质。基质主要构成房颤的缓慢传导区,以利于形成折返。随着房颤电生理机制研究的不断深入,临床上房颤的标测、消融和手术技术取得了明显的进展。

一、心房和肺静脉的解剖标测系统

电生理解剖标测系统可以创建三维标测图,对位于心腔内(例如左房内)的标测和消融导管提供三维定位图示。通过在心腔内依次移动导管,可以创建接近实际解剖结构的心腔三维标测解剖图。

Biosense Webster 公司的 CARTO 标测系统的成像原理是,在患者背部先放置好电磁定位板,然后确定标测或消融导管头端在电磁场中的位置。Medtronic 公司的 LocaLisa 和 St Jude 公司的 NAVX 采用体外电场产生的电压梯度来空间定位导管头端的走行。St Jude 公司的 EnSite

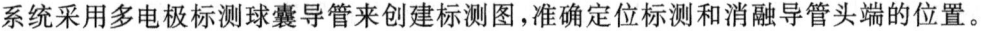

系统采用多电极标测球囊导管来创建标测图,准确定位标测和消融导管头端的位置。

(一)电解剖标测

CARTO标测系统的原理是,当把金属线圈放入一个磁场时,就会产生电流,电流的强度取决于磁场的强度以及磁场内线圈的走行。该系统的组成结构包括一个电磁场发生器、一个位于标测和消融导管头端的定位感受系统、一个资料处理器以及显示3D心腔结构图的图像显示器。磁场发生器通常安装在手术床的下面,由三个线圈组成,后者能产生$0.05\sim2.0$ G的低振幅磁场。位于MRI内部的磁场强度是$150\sim25\,000$ Ω。

数据处理器收集和分析心房电生理信号振幅、频率、磁场强度和时相等信息后,可以在显示器上直观显示出来。CARTO标测系统能清楚显示导管头端所处的位置和方向,同时实时监测导管在所标测的心腔内的移动。但是,CARTO系统并不是一种显像技术,因此,在开始创建三维标测时,还必须要X线透视指引标测导管在所标测的心腔内的移动。为了进行激动顺序标测,还必须有体表心电图和心内心电图作为参考。通常选择冠状窦电图作为心内电图参考,因为在这一部位记录到的心内电图比较稳定。

在进行激动标测显示时,为了阅读和识别方便,不同的标测时间点以不同的颜色表示,根据激动时间的早晚,通常按照橘黄、黄、绿、蓝、紫色顺序排列。同样,电压标测顺序也是以不同的颜色加以显示的。目前,创建三维电解剖标测图还较为费时,因为所要获取的采样点比较多,采样点的多少通常根据所希望得到的电解剖标测图的精细程度而定。

(二)非接触标测技术

EnSite标测系统采用非接触标测技术,其主要原理是:根据La Place定律,心内膜电活动可以形成一个呈心腔形状的电压场。采用心腔内非接触电极可以在心内膜表面检测到这样的电压场。通常这种场电压的振幅和频率要低于心内膜本身产生的电压。为了保证图像的准确性和稳定性,一般采用反向La Place公式进行运算。一旦获得电压场,理论上可以显示3 000多个点的腔内电图或者等电位图。目前所采用的球囊电极导管或电极矩阵导管含有64个电极,可以获得高分辨率的三维标测图。目前,EnSite标测系统广泛应用于标测房扑、房颤、和房速。由于该系统能够进行单个激动或单个心跳标测,因此可以通过标测单个的异位激动准确定位激动起源点。

(三)现有电解剖标测技术的限制

上述电解剖标测技术在目前还存在如下限制:①所重建腔室的准确性取决于标测导管位置的准确性和标测点数的多少。②所重建的三维标测图是固定不变的,不能随心脏收缩和舒张运动而改变。③心率和呼吸明显影响成像效果和质量。④所重建的三维标测图不是心脏的实时电生理变化图。

(四)左心房高密度标测

目前,对心房的三维电生理标测可以实现分辨距离达到2.5 mm的高密度标测。发现在房颤时,左心房游离壁的平均激动周长明显长于肺静脉,心房波主频的高低依次为肺静脉、左心房和右心房,心房内同时存在随机折返环和固定折返环。对持续性房颤时进行双侧心房高密度标测的结果表明,在右心房内存在较多大的折返环和传导阻滞,阻滞线一般都在界嵴附近;在左心房内存在较多的反复性快速激动,其起源点通常是左心房后壁肺静脉口附近;右心房的房颤最短周长明显长于左心房,左心房的房颤最大主频明显高于右心房,而且部位同样位于左心房后壁肺静脉口附近。

近年有人采用主频标测和光谱分析技术来定位维持房颤的高频电活动的起源点,在每个点记录 5 秒的腔内电图,用于获取光谱分析所需的最高振幅频率,从而创建三维主频标测图。结果发现,阵发性房颤的主频大多位于肺静脉内,持续性房颤的主频则比较弥散,部位大多不恒定。在标测到主频的部位进行消融,能明显延长房颤周长;相反,在没有记录到主频的部位消融,房颤周长往往没有变化。

在房颤发作过程中记录碎裂电位可以用于确定房颤消融靶点。研究发现,在房颤发作起源点最容易记录到碎裂电位。一般认为,碎裂电位的产生是由于房颤激动波的传导方向和速度发生不稳定性变化所引起的。

二、房颤的肺静脉标测技术

对于阵发性房颤或者局灶起源的房颤患者,其肺静脉可能既是触发机制,也是其短阵持续发作的维持基质。因此,准确标测的确定这些局灶起源点对于指导准确消融和保证远期疗效具有重要意义。

研究表明,阵发性房颤的激动起源点 90% 以上位于肺静脉。在房性期前收缩或房颤发作过程中,可以通过对目标肺静脉的详细标测明确定位这些异位兴奋点。致心律失常性肺静脉的定义是产生自发性异位激动的肺静脉。其最早激动点通常位于肺静脉主干距离开口 2~4 cm 处,有时也可以位于较大肺静脉的某个分支开口附近。鉴别肺静脉最早激动点特征性标志是在心房激动(A 波)出现前 35~45 毫秒记录到肺静脉电位。

采用这种标测技术确定靶肺静脉的最大限制是在检查和标测过程中始终不出现异位性激动,甚至在使用异丙肾上腺素等诱发手段后仍然不出现有意义的异位激动。此外,由于患者的异位激动比较少,影响因素众多,而且其发生也不稳定,难以判断消融治疗后的即刻效果。有时甚至为了保证远期效果,因为过度的加固消融而诱发远期肺静脉狭窄。由于以上原因,同时也因为在同一肺静脉可能存在多个异位兴奋灶,因此,目前对引起局灶性房颤的靶肺静脉的消融通常都采取在肺静脉前庭进行肺静脉电学隔离的消融方法,必要时可以对所有肺静脉都进行电学隔离。

标测靶肺静脉可以使用特殊设计的肺静脉多极电极导管,这种导管可以对肺静脉开口进行环形标测。研究发现,心房电活动传入肺静脉并不是均匀传导的,绝大多数是通过相对分散的传导途径随机传入肺静脉的,因此,很少存在完整的左房肺静脉环形连接。

在左心房和肺静脉的连接处,心房电位和肺静脉电位可以相互融合,表现为心房电位位于肺静脉电位之前,部分重叠在肺静脉电位上。例如,左心房前壁的远场电位就很容易与左上肺静脉电位相混淆。在这种情况下,起搏冠状窦或左心耳有利于区别肺静脉电位和邻近的左心房远场电位。右上肺静脉电位的起始部分有时可以出现双相或三相波形,与上腔静脉附近的高位房间隔心房波的起始部分同时出现,需要注意加以鉴别。

左心房和肺静脉之间的传导连接绝大多数位于上肺静脉开口底部。在实际标测过程中,可以采用极性反转指标进行定位,所谓极性反转是指在两个相邻的标测电极导联图上,电活动的极性相反。采用极性反转指标指导消融可以明显缩短消融时间和减少放电次数。

标测肺静脉通常需要穿刺两次房间隔,放置两个房间隔鞘管,一个用于通过肺静脉多极环形标测导管,另外一个用于通过可控标测和消融导管。标测时尽量将肺静脉环形标测电极准确放置于靶肺静脉的最近端。在消融较小的下肺静脉和左上肺静脉前壁时,消融能量要相对低一些,因为这些部位的肺静脉和心房壁都相对薄弱,例如,左上肺静脉前壁与左心耳之间仅有一薄层组织相隔。

对于持续性房颤或者在标测中反复发作房颤的患者,可能必须在房颤发作中或消融过程中进行标测。在这种情况下,可以优先标测房颤波形最紊乱、周长最短和最不规律的部位进行消融,虽然此时所需要的消融点可能要多一些,但是可以终止房颤发作,同时能够在窦律下验证左心房和肺静脉是否达到完全的电学隔离,完全性电学隔离的标准是肺静脉电位完全消失或者与心房电位完全分离。

三、房颤的心房标测技术

慢性房颤患者中,50%以上是阵发性房颤。对于这些患者,单纯隔离肺静脉常常难以保证长期维持窦性心律,可能还需要对肺静脉以外的异位兴奋点和房颤基质进行消融,才能取得较好的远期效果。

最常见的肺静脉以外的心房异位兴奋起源部位包括上腔静脉、冠状窦、Marshall 韧带、界嵴、左房后壁。还有 20%～30% 的患者难以确定异位激动起源点。

上腔静脉可以成为房颤的触发和/或维持部位,消融这些部位可以终止房颤并防止远期复发。采用三维标测技术可以确定房颤在上腔静脉的折返环部位,观察激动向邻近右房的间断传导,记录到碎裂电位或多峰电位。上腔静脉诱发房颤的特点与肺静脉略有不同,常常是三个以上的异位激动诱发房颤。此外,由于上腔静脉、右心房和右上肺静脉紧密相邻的解剖关系,在这些部位常常能同时记录到起始时间、振幅和波形非常接近的标测电图。与肺静脉一样,在上腔静脉内放电消融一般也比较安全,消融终点也是上腔静脉与右心房之间达到完全电学隔离。但是,如果上腔静脉电位与房颤发作明显无关,一般不主张进行消融或电学隔离,避免上腔静脉狭窄(可引起上腔静脉综合征)、窦房结功能减退和膈神经损伤。

Marshall 韧带主要由肌性韧带、Marshall 束和 Marshall 静脉组成,是有些房颤患者的诱发部位。可以使用一根 1.5F 的细小标测导管通过冠状窦直接进入 Marshall 静脉进行电位标测,大约 50% 的患者可以在冠状窦和左肺静脉内记录到 Marshall 束电位。起源于 Marshall 静脉的房颤患者一般都是健康年轻人,房颤发作呈肾上腺素依赖,多数是在运动中或早晨起床时等交感神经高张力状态下发作房颤。滴注异丙肾上腺素可以诱发这种房颤。目前消融 Marshall 束主要有两种方法,一是向 Marshall 静脉内插管直接消融,二是向 Marshall 静脉内插管进行标测和位置指引,通过穿间隔或穿心包途径进行消融。采用点消融方法的成功率很低,因为三维标测结果表明,向 Marshall 束激动的穿出点绝大多数是在左心房,尤其是左心房后外侧壁;有些情况下可能还有两个穿出点,分别位于左上和左下肺静脉附近。

冠状窦可以是房速、房扑和房颤等各种房性心律失常的异位激动部位。冠状窦肌袖是右心房心肌的延续,同时也与左心房心肌相连接,因而也参与左心房的电激动。对于持续性房颤的患者,如果要获得二尖瓣峡部传导完全阻断的效果,60%以上的患者要进行冠状窦消融。总体说来,如果操作仔细,在冠状窦内进行消融是安全的。

四、房颤的线性标测和消融技术

研究表明,房颤心房基质对于维持房颤发作具有重要意义。因此,对于持续性房颤患者单纯电学隔离肺静脉往往难以取得明显的远期效果。目前采取的消融策略是在完全隔离所有肺静脉的基础上增加心房线性标测消融技术。

心房消融线的设计还没能完全统一,最常用的消融线组合设计:左肺静脉隔离线、右肺静脉隔离线、两者在心房顶部的连接线、右房峡部消融线、左房峡部消融线,左侧房间隔消融线。

(一)二尖瓣峡部消融线

在上述多条消融线中,制作二尖瓣峡部消融线是比较困难的操作。可以首先将消融导管放置在二尖瓣环后外侧部位,在放电过程中向左下肺静脉口方向拖拽导管头端形成完整的消融线。传导阻滞的标准是在冠状窦起搏下,通过消融线的传导延迟。在消融线两侧起搏,可以观察到跨消融线的双向传导阻滞。值得注意的是,通过上述消融后,仍然有大约60%以上的患者保持二尖瓣峡部传导,这是因为这些患者还存在跨过冠状窦的心外膜传导所致,在这种情况下,往往需要增加冠状窦内消融才能获得成功。需要说明的是,由于冠状窦壁很薄,在冠状窦内放电消融危险性相对较高,可以通过降低消融能量加以克服。

(二)肺静脉连接消融线

为了避免在左房后壁消融发生左心房食道瘘的严重并发症,一般采取在左心房顶部制作上肺静脉连接线的方法。消融成功标准是在消融线两侧出现双向传导阻滞,判断方法有如下两种,一是在消融线上记录到连续的双电位,二是在左心耳起搏下三维标测图上直观显示上肺静脉连接消融线两侧出现双向传导阻滞。在心房最顶端制作上肺静脉连接消融线的好处是操作相对容易、标测和消融时间短、能有效避免在左心房后壁消融发生心房食道瘘。

(三)左房间隔和左后峡部消融线

这条消融线主要是用于慢性房颤消融。先将消融导管在左心房内按顺钟向打圈,导管头端贴靠在房间隔左房面,端电极位于右下肺静脉开口前缘;然后在放电消融过程中缓慢回撤导管,从右下肺静脉开口前缘开始,沿着二尖瓣环后壁,逐渐向左心房外侧壁移动,始终保持消融导管头端与冠状窦电极导管相距1 cm的距离。与此线相对应,很多情况下需要增加消融冠状窦才能最终消除峡部电位。值得注意的是,由于这条左心房消融线标测和消融操作复杂,而且不完全阻断消融线存在致心律失常的潜在危险,因此,应仔细评价增加消融线对消融效果的利弊影响。

(四)左心房环形消融

有研究表明,采用三维解剖标测技术进行左心房环形消融对很多慢性房颤患者具有较好疗效。具体操作方法:首先用CATRO或NAVX三维标测技术创建左心房三维解剖图,然后在左心房后壁与肺静脉开口相距1~2 cm分别对左右肺静脉进行环形消融。由于在左肺静脉和左心耳之间存在组织嵴,对这一部位的消融通常在肺静脉口内完成。最后完成左心房顶部双侧肺静脉的消融线和左侧峡部消融线。

五、永久性房颤的标测和消融

对于永久性房颤,由于单纯肺静脉电学隔离的远期效果不理想,因此,临床上设计了很多基于单纯肺静脉电学隔离的新策略。例如,随机顺序组合使用如下各种消融策略:隔离肺静脉,隔离其他胸静脉,在激动标测指导下针对所有快速或碎裂电活动的心房组织消融,连接双侧肺静脉的心房顶部线性消融,二尖瓣峡部和房间隔左心房面线性消融。

(一)CFAE电位消融

手术中标测发现,房颤时心房碎裂电位最常见于心房缓慢传导部位,或功能阻滞弧终末激动波突然转折处。这种碎裂电位的周长很短,在时间和空间分布上很不规律。消融心房碎裂电位能终止和预防慢性房颤发作。

在 CARTO 三维标测图上,左右心房被划分成如下九个区域:房间隔包括巴赫曼氏束,左后间隔二尖瓣环和冠状窦口,肺静脉,左心房顶,二尖瓣环,腔静脉三尖瓣峡部,界嵴,左右心耳,上腔静脉右房交界处。

(二)迷走神经去除:自主神经节消融

迷走神经张力升高是某些房颤发作的原因之一,因此,标测和消融支配心房的神经节去除迷走神经支配可以治疗房颤。可以使用高频刺激(20 Hz)诱发出迷走反射,通过心内膜和心外膜进行神经反射标测。迷走反射阳性的定义是诱发出大于 2 秒的房室传导阻滞。通过消融迷走反射阳性部位可以治疗房颤。目前这一技术主要用于慢性房颤的治疗,而且主要是配合其他消融策略使用。

六、房颤消融新技术展望

正在研究中的治疗房颤的新能源包括射频、冷冻、超声、激光和微波,这些能量各具优缺点。目前已经开发了很多能量释放装置,但是大部分仍然在试用阶段,总体上仍然没有超越临床上正在使用的常规技术。例如,虽然开发使用了多种用于隔离肺静脉的导管系统,但是仍然没有哪一种能够超越传统的手工肺静脉隔离操作技术,主要原因是这些能量释放装置都不能很好适合和匹配肺静脉开口或前庭。

在射频消融方面,比较成熟的进步是使用冷盐水灌注导管使消融损伤更深更均匀。通过冷盐水灌注导管头端,可以防止头端电极表面过热产生积碳和气泡,以便让更多的能量流向组织,加深损伤效果。

冷冻标测和消融的原理主要是损伤细胞膜,通过向导管尖端流动 N_2O,可以使导管头端达到 $-90\sim-80\ ℃$ 的低温,足以引起组织的不可逆损伤。如果控制导管头端的温度仅仅使组织造成可逆性损伤(如 $-30\ ℃$),就可以进行冷冻标测,这是该方法的优点之一。冷冻消融的另一个显著特点是所产生的组织损伤边界清楚,不会遗留潜在的致心律失常病灶。

超声消融技术一般采用 $2\sim20$ Hz 的声波,引起组织分子原子间震荡产热。超声能量的传播随着距离和介质增加而减弱,最终传入组织的能量取决于声波的强度和组织对声波的吸收系数。因此,超声消融时并不需要导管或释放装置与组织直接接触。采用超声球囊导管消融肺静脉虽然很少造成肺静脉狭窄,但是很难形成肺静脉完全隔离,加大能量则有损伤肺静脉外组织结构如膈神经等的危险。

微波能量是指频率在 500 MHz~100 GHz 的电磁能量谱的一部分。人体含水量高的组织例如心肌组织,可以允许较多的微波通过,因此可以造成较深的热损伤。目前仅有一款微波导管正在进行临床试验中。

组织吸收激光能量时可以造成热损伤。目前研究中的激光有 Nd-YAG 激光、碘激光和钬激光等,一款波长在 980 mm 的连续低能量激光球囊导管正在临床试验中。

磁导航系统(Niobe,Stererotaxis 公司)的基本组成计算机控制的两个可变磁场变化,可以使位于磁场内的磁性导管做 360 度的方向变化,在 20 cm 的磁场范围内的场强是 0.08 T。商用的冷盐水灌注磁大头导管已经获得临床应用批准并能够与 CARTO 系统整合使用,正在对慢性房颤的消融治疗产生重要影响。此外,计算机控制的机械臂系统(Sensei Robotic 导管系统)、心腔内介入磁共振系统以及光纤心内膜镜技术也都正在进行临床试验。

总之,人们对房颤发作和维持机制的深入理解使房颤的标测技术效率更高,更加准确和实用,消融的效果更为有效,损伤更小,并发症更少。针对房颤标测和消融的很多先进技术正在突飞猛进地发展,例如探索不同的能源、三维标测和显像技术、导航技术、图像注册整合技术、计算机数据处理和控制技术等。但是,尽管其中有些技术非常具有前景,但是由于技术复杂、成本昂贵等原因,没能得到临床推广应用。因此,今后的研究方向一方面是探索和开发新的技术和设备,另一方面是尽量使这些技术设备更为有效、简便和经济,真正推动临床房颤治疗技术的进步和发展。

（张华丽）

第二章　心脏起搏器植入术

第一节　临时性心脏起搏器的应用

临时性心脏起搏(temporary cardiac pacing,TCP)是非永久性置入起搏电极的一种起搏方法。起搏电极放置患者体内的时间一般在1～2周内,最长不超过1个月。脉冲发生器均放置于患者体外。在诊断或治疗结束后即可撤除起搏电极,如仍需继续起搏治疗则应植入永久性起搏器。

一、临时性起搏的适应证

临时性起搏具有诊断、治疗、研究等多种功能,因此在临床中应用范围较广。临时性起搏可在以下情况下应用。

(一)治疗性起搏

(1)急性出现的症状性二度或三度房室传导阻滞,心室逸搏频率缓慢。

(2)药物中毒(洋地黄、抗心律失常药物过量)、电解质紊乱(如高血钾)等引起的症状性窦性心动过缓、窦性停搏及三度房室传导阻滞者。

(3)心脏手术后三度房室传导阻滞。

(4)对药物治疗无效或不宜用药物或电复律的快速性心律失常。

(5)植入永久性起搏器之前过渡性治疗。

(6)需要更换起搏器而有起搏依赖的患者。

(7)急性心梗时出现的心脏停搏;完全性房室传导阻滞;二度Ⅱ型房室传导阻滞或新近发生的双束支传导阻滞;严重窦性心动过缓、窦性停搏、窦房传导阻滞应用药物治疗无效者。

(二)预防性或保护性起搏

(1)冠状动脉造影及心脏血管介入性导管治疗(如急性心肌梗死时冠脉内溶栓、PTCA及心脏瓣膜球囊扩张成形术等)时的保护性临时起搏措施。

(2)快速性心律失常,阵发性房颤疑有窦房结功能障碍,在应用药物或电复律治疗时有顾虑者给予临时性起搏保护。

(3)心动过缓或虽无心动过缓,但心电图有双束支阻滞,不完全性三分支阻滞,将要接受全身麻醉及大手术者。

(三)诊断及研究性起搏

窦房结功能、房室传导功能检测;房室结双径路及隐性房室旁路的诊断等。

二、临时起搏器的安放及使用

临时心脏起搏术有许多方法,如胸壁起搏法、心外膜起搏法、心内膜起搏法、食管起搏法等。胸壁起搏法采用电刺激胸壁表面诱发心脏起搏,具有无创简单的优点,但该方式起搏效果差,患者不舒适,不常用于临床治疗。心外膜起搏多用于心外科术后的临时性起搏治疗。食管内起搏将电极置于食管的适当位置可起搏心房及心室,多用于心脏电生理测试及快速心律失常的治疗。临时心脏起搏临床最常用的是心内膜起搏法,以下介绍其常用的安装方法。

(一)所需要的主要设备条件

器械包(内有经皮穿刺器械或静脉切开的器械)、起搏电极导管、脉冲发生器、导管室或有透视装置的房间、心电监测和急救设备,包括除颤器。临床最常用的临时起搏器为 VVI(AAI)单腔装置,可调节起搏电压(最大输出为 10 V/20 mA)、起搏频率及感知灵敏度等参数,电极导管多为双极电极。

(二)经皮静脉穿刺

心内膜起搏多采用静脉途径安置临时起搏的电极导管。可采用的静脉途径有多种,包括锁骨下静脉、颈内、颈外静脉,多数应用静脉穿刺法。具体途径的选择常依临床情况和术者实际经验不同而异。在国内临时心脏起搏中股静脉穿刺是采用最多的穿刺方法。一般采用导引钢丝、扩张管、套管法,穿刺位置多选用右下肢股动脉搏动处下方 2~3 cm 处。该部位静脉穿刺省时、并发症少,导管操作方便易行,缺点是感染机会多,导管不易固定,故需要严格限制患者的活动。该途径尤其适用于将要植入永久性起搏器的患者。经锁骨下静脉或颈内静脉途径放置电极导管,导管相对稳固,患者活动不必过于受限,在国外应用较普遍,但其并发症较多。

(三)电极导管放置与固定

在透视观察下,电极导管经静脉途径到达右心房,通过三尖瓣口,将电极导管头端送达右室稳定的部位,一般在右室心尖部,在起搏阈值测试满意后,让患者深吸气、咳嗽或轻微转动身体,使导管在心脏中张力合适、位置稳定后,将导管缝合固定在穿刺部位的皮肤处,酒精消毒后局部覆盖无菌纱布包扎。

(四)紧急和特殊情况下的安装

在没有放射设施条件的情况下,对心脏未停跳的患者可在床旁使用有漂浮球囊的起搏导管行临时起搏。该方法使用特殊的球囊电极,穿刺方法同前,穿刺成功后,将气囊中注入适当气体,导管随气囊沿血流方向漂至右房、右室,心腔内心电图可指导电极导管的定位。导管到达右房时呈现巨大 P 波,记录到巨大 QRS 波时表示导管穿过三尖瓣进入右心室。导管接触到心内膜时显示 ST 段抬高,因球囊导管柔软,起搏位置有时不如普通电极导管那样稳定。最后将导管推送到心室稳固部位后再将球囊放气。

对心脏骤停患者常需紧急临时起搏,此种情况下可采用经胸壁穿刺置入心内膜电极的紧急起搏技术。心内直接穿刺起搏法采用特制起搏钢丝经胸壁穿刺入右室嵌入心内膜下。此方法仅用于临床紧急抢救,成功后即应立即过渡为经静脉心内膜起搏。

(五)术后注意事项

临时起搏器与起搏电极导管连接后即可起搏。起搏电压通常为阈值的 2~3 倍,起搏频率则依临床情况选择与调整。术后常规拍胸片,证实导管定位。临时起搏术后患者均需进行连续的心电监测,观察起搏与感知功能。停用临时起搏前,要事先判断清楚患者有无起搏依赖情况,对有临时起搏依赖者,可逐渐减慢起搏频率常可使自身性心律恢复。穿刺入口处的起搏导管应尽可能固定不动,穿刺入口处应每天更换敷料。可预防性使用抗生素。放置临时起搏导管期间,应尽量避免抗凝剂治疗。

(张华丽)

第二节 埋藏式心脏起搏器的应用

埋藏式心脏起搏器诞生以来,治疗和挽救了大量的心律失常患者生命。同时,该治疗方法也日益成熟,其种类不断增多,功能日渐完善,临床应用范围和适应证也不断拓宽。

一、埋藏式心脏起搏器的适应证

根据不同的疾病,安装埋藏式心脏起搏器的临床适应证可概括如下。

(一)病窦综合征

对有以下症状的病窦综合征患者,且症状已不能恢复或有加重趋势者,应行永久性起搏治疗。

(1)窦性心动过缓、二度以上窦房传导阻滞或窦性停搏伴有由于心跳缓慢引起心、脑、肾供血不足症状。

(2)窦性心动过缓或窦性停搏伴阿-斯综合征。

(3)窦性心动过缓或窦性停搏伴心力衰竭。

(4)窦性停搏≥4秒。

(5)心动过缓-过速综合征应用抗心律失常药物后使心率下降或心脏停搏。

(6)心动过缓-过速综合征伴晕厥者。

(7)房颤或房扑伴心室率过缓或有过长心搏间歇者。

(二)房室传导阻滞

房室传导阻滞患者起搏治疗的指征取决于有无症状、阻滞部位及其持久性等。适应证包括以下几个方面。

(1)有症状的二度Ⅱ型房室传导阻滞、高度房室传导阻滞、三度房室传导阻滞。

(2)二度Ⅱ型房室传导阻滞伴心源性晕厥。

(3)无症状的希氏束或希氏束水平的二度Ⅱ型房室传导阻滞。

(4)无症状的二度Ⅱ型房室传导阻滞、高度房室传导阻滞,心室率<40次/分。

(5)三度房室传导阻滞伴房颤、阿-斯综合征、心力衰竭。

(6)手术造成的持久性的三度房室传导阻滞且有症状。

(7)左、右束支交替性阻滞。

(8)双束支阻滞并发间歇性三度房室传导阻滞、症状性心动过缓或间歇性二度-Ⅱ型房室传导阻滞。

（9）双束支阻滞伴阿-斯综合征或心力衰竭。

（10）交替性三束支阻滞。

（11）右束支传导阻滞伴左前支或左后支及一度房室传导阻滞。

（三）血管神经性晕厥

现有临床报道,对心源性的血管神经性晕厥伴发作时心率缓慢的患者进行 DDD 或 DDDR 进行起搏,治疗显示了良好的结果。对颈动脉窦按摩引起长时间窦性停搏患者及有反复晕厥的患者可安装双腔起搏器,最好配有频率适应功能。

（四）肥厚型梗阻性心肌病

对于症状明显,梗阻严重,血流动力学改变明显的肥厚型心肌病,经内科 β 受体阻滞剂、钙通道阻滞剂等药物保守治疗效果不佳且不适于手术的患者可进行双腔或三腔起搏治疗。特别是对肥厚型梗阻性心肌病合并窦性心动过缓、房室传导阻滞或心力衰竭的患者更为有利。

（五）充血性心力衰竭

双室起搏或四腔起搏对充血性心力衰竭、扩张型心肌病的治疗正在临床观察中,部分试验已显示了令人鼓舞的结果。

二、埋藏式心脏起搏器的分类及性能特征

埋藏式心脏起搏器根据起搏类型和起搏生理效应可分为固定频率（非同步）型起搏器,如 AOO、VOO 型,是第一代心脏起搏器,现已不再使用;同步按需型起搏器,如 AAI、VVI、AAT、VVT 型,是第二代产品,其中 AAI、VVI 型起搏器仍广泛应用于临床;双腔起搏器,如 VAT、VDD、DVI、DDI、DDD 型,是第三、四代心脏起搏器;以及频率适应式起搏器（AAIR、VVIR、DDDR）、抗心动过速型起搏器、植入型心律转复除颤器等新功能第五代产品。其中 AAI、VAT、VDD、DVI、DDI、DDD 及 DDDR 型起搏器由于保存了良好的房室同步性所以也称为生理性起搏器。

（一）抑制型按需心室（VVI）起搏器

抑制型按需心室起搏器即 VVI 型起搏器是单腔起搏器,它的电极兼有感知和起搏功能。电极可感知心室自发除极波（QRS 波）,并根据除极波重新安排起搏周期,避免了起搏频率与自身心律的竞争。VVI 型起搏器结构简单、性能可靠、价格便宜,有较为广泛的适应证,对各种心室率过缓的心律失常均适用,至今仍是临床应用最广的起搏方式,尤其适合伴有房扑、房颤的慢性心律失常患者。但该起搏方式由心室发放电脉冲,破坏了房室同步性,减少了心排血量。对病窦综合征的患者,还可产生逆行房室传导,使心房在房室瓣关闭的条件下收缩,血液逆流至腔静脉和肺静脉,造成严重血流动力学障碍,导致 $10\% \sim 15\%$ 的患者出现起搏综合征。因此该起搏方式不适用于有起搏综合征和心力衰竭的患者。

（二）抑制型按需心房起搏

抑制型按需心房起搏（AAI）同样为单腔起搏但起搏部位为右心房。电极导管在右心耳或右心房内发放电脉冲,引起心房收缩,并沿正常的房室传导途径将电冲动传至心室,引发心室收缩。心房电极还可感知心房自主除极波,抑制调整脉冲发放,避免竞争心律。因此 AAI 型起搏器是一种简单而能有效维持房室收缩顺序的便宜而实用的单腔生理性起搏器。但该种起搏方式要求对象是具有良好的房室传导功能的单纯窦性心动过缓、窦性静止或窦房传导阻滞患者,需除外长时间的房颤、房扑或室上性心动过速,因此适用范围窄。心房静止、大心房、心房阈值过高、房室传导阻滞、长时间的房扑房颤等情况均为 AAI 起搏的禁忌证。此外心房电极的脱位率也高于心

室电极。

(三)心房同步心室按需型起搏

心房同步心室按需型起搏(VDD)是双腔生理性起搏。心房电极、心室电极位于同一根电极导管上,心房电极只有感知功能,心室电极可感知亦可起搏。当心房电极感知心房自主 P 波后,经过设定的 A-V 间期,心室电极发放电脉冲起搏心室。当心房除极后,若房室传导正常且 P-R 间期短于 A-V 间期,起搏器的反应方式为心房触发,心室抑制,避免了心室竞争心律。该型起搏器安装简便,适用于窦房结功能正常的完全性房室传导阻滞患者,但对大心房,有房扑、房颤或逆行房室传导的患者禁忌。

(四)房室全自动型起搏器

房室全自动型起搏器(DDD)是使用两根电极的双腔起搏器。心房和心室电极均可感知和起搏,并保持了起搏的房室同步性。DDD 型起搏器复合了 AAI、VAT、VVI 三种起搏器的功能特征,通过复杂的逻辑控制,根据心脏自身心房、心室活动及房室传导功能变化和设定的心房、心室逸搏间期,安排心房、心室脉冲的发放,并可自动转换工作方式,保证良好的房室协调性,有良好的血流动力学效果,是较理想的心脏起搏方式。除外频发或持续性房扑、房颤等快速室上性心律失常,且无心房静止,P 波振幅合适的病窦综合征和房室传导阻滞患者均可使用该起搏方式,尤其适用于对血流动力学有较高要求的患者。

三、埋藏式心脏起搏器的植入技术

(一)设备条件

导管室、性能好的 X 线机、起搏器分析仪、心电监护记录仪、除颤器、手术包、急救药品等。

(二)静脉系统植入过程

采取 1% 利多卡因局麻,术前可给少量镇静剂。让患者取平卧位,常规消毒,铺无菌巾。

1.选择静脉

可供插入起搏器电极导线的静脉有双侧头静脉、颈外静脉、颈内静脉和锁骨下静脉。其中最多使用的是解剖头静脉和锁骨下静脉穿刺。

头静脉沿三角肌和胸大肌之间的三角沟走行,切开皮肤 3~5 cm,钝性分离皮下组织和肌肉筋膜,头静脉即埋于两肌肉间的脂肪组织内。分离时注意不要损伤小动脉和神经。游离出头静脉后,剪一小切口,插入电极导管后,结扎静脉远端。解剖头静脉方法较简单,危险性小,创伤轻,出血少,几乎无并发症,是植入电极导管的首选途径。但有时头静脉走行变异,不易寻找,有时过于纤细,不能插入两条电极导管,因此有些情况下需行解剖头静脉与锁骨下静脉穿刺相结合。

锁骨下静脉穿刺也是较为常用的插管技术。操作时患者取头低脚高位,垫高肩部,上肢内收,一般取左侧锁骨下第一肋骨下缘,锁骨中内 1/3 处为穿刺点。用 18 号穿刺针紧贴皮肤或与皮肤成 30°角,针头指向胸骨上凹或喉结刺入皮肤,见暗黑色回血即穿刺成功。在插入扩张管时,患者应屏气,避免咳嗽,防止空气进入静脉。锁骨下静脉穿刺出血量大,并发症多,可出现气胸,穿入锁骨下动脉等情况,危险性较大,但较简单省时,有许多临床医师更喜欢用此项技术。

2.电极导管固定

电极导管固定分为主动固定和被动固定。主动固定使用的是螺旋状电极头,通过弹簧装置将力量传至电极头端,将电极头部拧入心肌内。被动固定使用的是翼状电极或伞状电极头,它能可靠的嵌顿于肌小梁间。

右室电极导管经静脉系统进入右房,撤除导引钢丝,将钢丝头部弯一适当弯度,重新插入导管内使电极头部通过三尖瓣进入右室,换回直钢丝将电极定位于右室心尖部或右室间隔部。定位牢固的电极导管回撤时有较强的阻挡感。

右心房电极导管为特制的J型导管,导引钢丝指引电极导管进入右房中上位置,将钢丝部分后撤,使电极头部保持L状态,上提转动导线,即可钩住右心耳。给导线适当松弛度,可见电极导管随呼吸摆动良好。

3.阈值测试

良好的起搏阈值是起搏器正常工作的重要保证,因此阈值测试是一个重要步骤。借助于起搏器分析仪可测试电极的起搏阈值、阻抗等参数。一般要求心房的起搏阈值≤1.5 V,心室起搏阈值≤1.0 V,R波振幅≥5 mV,P波振幅≥2 mV,心肌阻抗在300～700 Ω。上述参数均合适后,即可固定电极导管连接起搏器。

4.起搏器埋植

在以上参数测试均符合要求后,可将电极导管外端与皮下组织缝合固定。外口与起搏器导管连接处固定。起搏器一般被埋植于切口同侧的胸前。分离皮下组织和胸大肌筋膜,制一适当大小的皮下囊袋,即不要过紧也不要过松。将囊袋彻底止血后,将起搏器放入,剩余导线盘旋后置于起搏器下方。然后将囊袋缝合。

5.术后注意事项

心脏起搏器安置完毕后,囊袋处需用沙袋压迫4～6小时,帮助止血。患者绝对卧床72小时,防止电极脱位。心电监护观察起搏器工作情况。静脉应用抗生素和激素(Dex 5mg/d)5～7天,防止感染和起搏阈值急性增高。激素电极则无需静脉使用激素。观察刀口愈合情况,隔天换药。

(张华丽)

第三节　抗心动过速性起搏器的应用

抗心动过速起搏器是指埋藏式起搏器具有自动识别心动过速的发作、释放预先规定的刺激脉冲程序、及时中止心动过速的功能。阵发性心动过速的电生理机制有三种类型:冲动折返及环形运动;异位兴奋灶自律性增高;后除极及触发活动。其中多数室上性心动过速的发生机制是环形折返,其电生理特征为可以重复性地被适时的期外刺激诱发,也可以重复性地被适时的期外刺激所中止。这种特性是用起搏器治疗阵发性心动过速的电生理基础。

一、抗心动过速起搏的目的

(一)防止发生心动过速

心脏的基本节律缓慢时,容易发生异位搏动和形成折返活动,称之为继发于心动过缓的心动过速,如慢-快综合征。用常规起搏器可维持适当的心率,可减少心动过速发生的机会,甚至可以预防发作。由异位搏动诱发的心动过速,也可用稍高于生理频率起搏心率(90～110次/分),抑制异位搏动,减少或防止心动过速的发作。与室房逆传因素有关的折返性心动过速,可用双腔起搏器维持心房和心室的同步协调激动抑制折返出现。

(二)控制心动过速的频率,改善血流动力学效果

房性心动过速时,使用高于房速的快速频率刺激心房,房室传导出现障碍,使传导比例降低。该方法虽然不能中止心动过速,但能改善其血流动力学的不良效果。用成对刺激法或配对刺激法也可以减慢室性心动过速时的心室率。这些方法多用于临时起搏治疗。

(三)中止心动过速

发生心动过速时,用起搏的技术及时中止,这是抗心动过速起搏器的治疗目标。

二、抗心动过速起搏器的工作原理

抗心动过速起搏器中止心动过速的机制就是应用不同的刺激程序,打入折返环的中止窗中止折返。中止心动过速的刺激程序如下。

(1)亚速的非同步刺激:心动过速时,使用低于心动过速频率的固定周期的非同步起搏,当脉冲落在中止窗时,心动过速就被中止。

(2)超速刺激和短阵快速刺激:起搏器用高于心动过速频率10～20次/分的频率起搏或行短阵快速刺激,可中止心动过速。该方法可引起血流动力学障碍。

(3)单脉冲、双脉冲期前刺激:单发的或成对的期前刺激也可进入折返环路,中止心动过速。

(4)扫描刺激:起搏器感知心动过速P波或QRS波后,以设定的配对间期发放电脉冲,并进行扫描刺激。扫描方式有配对间期递增型、递减型和交替型。当扫描刺激落入中止窗后心动过速即被中止。其中扫描刺激用时短,对血流动力学影响小,实用价值最好。

三、临床应用的抗心动过速起搏器的设计形式

目前临床使用的都是单心腔起搏方式的抗心动过速起搏器。其抗心动过速刺激的启动方式,有体外启动和自动启动两种。体外启动方式由患者本人或他人用磁铁或高频信号启动起搏器或体内埋置电极及感应线圈的刺激发放。该方法只适用于心动过速能被患者识别,且意识清醒时,因使用不便,已基本被淘汰。现在使用的主要方式是自动启动抗心动过速程序法,起搏器可根据心率的快慢或突发的增减判断心动过速的发生和中止,自动选择刺激模式,控制刺激脉冲的发放。抗心动过速起搏器还可对心动过缓进行支持性起搏,起搏功能同一般单、双腔起搏器。抗心动过速起搏器还设计了检测分析功能,记录患者动态心率、心律失常情况、心动过速的发生频率及中止方式等,便于分析设置合理的起搏参数和刺激程序。无创伤的心电生理检查功能是抗心动过速起搏器的另一辅助功能。医师在安装起搏器后,需要时可进行无创的心动过速诱发试验,检测刺激程序是否有效。

四、安装抗心动过速起搏器的工作步骤

(1)对患者进行临床评价初步筛选治疗对象:适合起搏治疗的心动过速有以下特征:反复发作的阵发性心动过速,每次发作持续较长时间,需要治疗干预才能中止但抗心律失常药物不能使用或治疗无效;临床电生理检查证实为折返性的心动过速,可重复用期前刺激诱发和中止;房室折返性和房室结折返性者最佳;消融治疗有困难。

(2)正式安装起搏器以前观察起搏器模拟器对心动过速的探测、反应、中止效果是否可靠。然后过渡到实际使用的起搏器,最后埋植体内。埋植方法同一般起搏器。

（3）术后使用动态心电图监测等手段观察患者的心律失常情况和起搏器的工作情况。定期随诊，进行无创性电生理检查，诱发心动过速，验证起搏器抗心动过速的疗效，对抗心动过速起搏器的各项程序参数及时调整。

五、临床应用中的一些具体问题

（1）单极导管易受远场及心外干扰信号的影响，故现使用的抗心动过速起搏器都用双极导管。由于心房电极离室上性心动过速的折返途径近，期前刺激容易打入折返途径，且心房刺激不良后果相对较小，因此室上性心动过速首选心房电极发放刺激脉冲中止。

（2）心房电极容易发生感知低下现象，在心动过速时起搏器不能准确判断。发生此现象时，首先应把起搏器的感知灵敏度提高，使之能感知心脏的信号。当心外信号影响、电极导线折断、断端不稳定接触、电极包鞘破裂、对 P-QRS-T 波双重感知等情况下，起搏器会出现感知过度，误判为心动过速而释放抗心动过速脉冲。需根据具体情况，调整起搏器参数，排除故障。

（3）室性心动过速常发生于器质性心脏病和/或心功能不良的患者，心肌电生理不稳定，心室刺激很可能导致室速频率加快，甚至室颤，因此室性心动过速的起搏治疗虽然不是抗心动过速起搏器的绝对禁忌证，但一般医师不主张使用。

总之，抗心动过速起搏器治疗阵发性室上性心动过速，应用了心脏电生理学规律，不损伤心脏组织，创伤性小。它能中止心动过速，并不能做到根治。安装自动型抗心动过速起搏器需慎重选择合适对象，事先必须行电生理检查，安装后要根据患者自身的电生理情况的变动而调整起搏器的参数、判断标准、中止程序等。该治疗方法建议在药物治疗和射频消融不成功时使用，临床中一般不作为首选的治疗方法。

（张华丽）

第四节　频率适应性起搏器的应用

心脏起搏器的治疗目标是使起搏心率达到患者的生理需要，即理想生理性起搏。理想的生理性起搏器应尽可能地模拟心脏自身传导系统（窦房结、房室结和希氏-浦肯野系统）的生理功能，为患者在休息和活动时提供适当的心率，并尽可能在一个较大的心率范围内和活动状态下，维持正常的房室（AV）关系。频率适应性起搏就是在重建患者心脏变时功能方面做出的探讨研究。

一、变时性反应的重要性

心排血量＝每搏量×心率。在正常心脏，体力活动时所需的心排血量增加大部分是由变时反应性来实现的，心脏起搏患者更是如此。体力活动（运动）时，心室率增快可使心排血量增加达300％或更高，可见变时反应性是正常心脏调整心排血量的重要因素。因此理想的起搏器系统应具备变时反应性，可密切配合患者的即时需要，不仅考虑到在静息状态下提供适当缓慢的心率，而且也考虑到体力活动和情绪激动时心率迅速变化的可能性。

二、频率适应性起搏器

起搏器的变时反应有两个途径。首先是利用患者自身心房率来决定适当的心室起搏频率，即心房跟踪起搏（VAT、VDD 和 DDD 方式）。在所有需要心脏起搏的患者中，约半数是存在窦房结功能异常，因而跟踪自身心房节律的有效性受限。因此人们建立了另一个途径，即人工传感器。人工传感器结合于起搏器系统，不依靠心房功能为患者提供可靠的心脏变时反应，亦即频率适应性起搏器。

用于心脏起搏的人工传感器（或称生物传感器）是一种换能器，它能感知代谢增高和运动时副产物的效应，即在某项生理指标发生变化后产生一个信号（通常是电信号），这个信号被起搏器的特制电子线路所感知，通过特定的算法，改变其逸搏（起搏）刺激的发放频率。起搏器对传感器所感知的指标变化反应为起搏频率改变，称为频率适应性。生理传感器必须有长期稳定性和可靠性，能够觉察调节起搏频率的需要，并估计适当的频率改变幅度，满足机体需要，能与心脏构成闭环生理控制系统。

频率适应性起搏系统的传感器使用的控制参数大致可分为四类：直接的代谢物，间接的代谢物，非代谢性生理参数和直接的身体活动（体动）。这些控制参数如表 2-1 显示，有一些与心脏形成开环控制系统，只能部分反应心脏变时性需要，还有一些是理论上符合生理闭环要求的控制参数，尚在不断研究完善阶段。

表 2-1　起搏器的一些开环或闭环生理控制参数

控制用传感器	参数评价	参数
P 波	心房电极	理想的闭环参数
呼吸间期	胸内阻抗	代谢型开环参数
QT 间期	刺激电极	开环参数
活动量	压电传感器	非代谢型开环参数
氧饱和度	光电传感器	代谢型开环参数
血温	热电传感器	代谢型开环参数
PEP/VIP	单极阻抗电极	ANS 闭环参数
SV/EDV	多极阻抗电极	ANS 闭环参数

注：VIP——心室变力性参数；ANS——自主神经系统；PEP——射血前时间；SV——收缩期容量；EDV——舒张末期容量。

（一）直接的代谢物

1.中心静脉血 pH

监测中心静脉血 pH 是最早应用于频率适应性起搏器的生理性传感技术。用一个对 pH 敏感的电极监测右房血的 pH，运动或疾病引起的中心静脉血 pH 改变将发出需要改变心率的信号。起搏器改变起搏频率后，提供适当的心排血量调节，使 pH 偏移减小并趋于回到基础水平。pH 生理性传感器系统，与代谢需求紧密匹配，但因为 pH 电极在体内缺乏长期的稳定性和可靠性，中心静脉血 pH 与心率的关系比较复杂等原因，pH 监测在临床的应用是不成功的。

2.混合静脉血氧饱和度

与 pH 检测技术一样，混合静脉血氧检测器提供直接的代谢评定，但与传感器结合的特制起搏电极导管尚存缺陷，目前在方法学上还受到限制。这个技术正在发展，可能不久将对生理性起搏起重要作用。

(二)间接的代谢物

1.每分通气量 MV

每分通气量与心率之间几乎呈直线关系。只要通过传感器测定患者呼吸频率和潮气量,就可计算得到每分通气量,从而推算出所需起搏频率。此类频率反应性起搏器已在临床成功应用,其优点:测定方法是生理性的,可以使用标准的起搏电极导管而不需要特制的传感器放入体内。它的缺点有反应速度慢,不够精确,呼吸可被一些与心排血量无直接关系的情况所影响等。

2.混合静脉血温度

把一个陶瓷的微型温度计置入起搏电极导线内,电极导线插入心腔后,温度计的位置在右室内,可感知右室腔内血液的温度。运动等原因引起血液的温度改变,温度计阻抗的变化提示需要调节起搏频率。这型传感器与代谢需要密切相关,传感器的性质可靠。但需要一根特制的电极导线,敏感性欠佳,信号检测的长期稳定性亦有问题。

(三)非代谢性生理参数

1.QT 间期

身体运动和情绪兴奋时,儿茶酚胺对心肌恢复和复极化产生直接影响,QT 间期缩短。心室率固定的完全性房室阻滞患者进行运动时也可引起 QT 缩短。因此 QT 间期可认为是身体活动状态的一个指标。起搏器释放一个电刺激使心室起搏,置于心室的一根单极电极导线可感知 T 波末部,QT 间期便被测定。根据 QT 间期的长短就可调整起搏频率。QT 间期是频率适应性起搏器最成功的传感器之一。这型频率适应性起搏器的局限性有 QT 间期可被心率变化和运动以外的情况(如药物、心肌缺血和电解质改变)所影响,并且反应较慢,不适用于无须心室起搏(如AAI)的起搏方式。

2.变力性参数

理论上,当身体活动、情绪紧张等交感神经兴奋时,心脏的变力性状态增高,静脉回流增加,心脏的收缩张力发生变化。这种改变在变时功能缺陷心脏中仍然存在,可以用来识别交感神经兴奋和心脏代谢情况,从而控制起搏频率。现在知道可代表心脏变力性的参数:收缩前时间间期PEP、心室变力性参数 VIP、收缩舒张容积比 SV/EDV、心室内压力 dP/dt 等,它们是理想的闭环控制参数。目前采用阻抗体积描记计来监测心室血池或心肌的阻抗估测 VIP 和 PEP 的起搏器已应用于临床,现有的临床资料显示该类型的频率适应性起搏器对运动、情绪变化反应良好,对迷走血管性晕厥患者的治疗也显示了较好的前景。但一些药物(如儿茶酚胺类、强心剂等)和自主神经功能对该类型起搏器工作的影响情况还不甚清楚,有待于进一步研究。

(四)直接体动

体动传感器,是使用最早的频率适应性起搏器,也是传感器中被广泛接受的一种。身体活动时产生的肌肉振动特别是胸大肌的振动,或由于体动而在骨骼肌内产生的加速度,这些信号可用来检测患者的活动水平并可做定量评估。目前临床上应用两种技术感知体动信号:一个是压电晶体,可提供与骨骼肌压力曲线成比例的电输出;另一个是采用以相似晶体制成的加速度计来评定体动时的加速度。感知体动信号后,通过脉冲发生器的计算,按照界定的感知阈值和反应程度,起搏刺激脉冲的发放频率便随之改变。

(五)双传感器频率适应性起搏器

为了更精确地模仿正常的生理性心率反应,人们开始尝试同时使用两个互为补充的人工传感器组合研制成双传感器频率适应性起搏器,如把每分通气量与 QT 间期传感器匹配、QT 间期与加速度传感器匹配等。与单个传感器相比较,双传感器频率更符合人体运动时心率骤升缓降的趋势。然而传感器间的相互作用也影响起搏器的正确判断。举例来说,每分通气量和体动传感器在体动评价上会产生叠加效应,在何种状态下,以哪个传感器的感知信息为主很难界定。

三、频率适应性起搏器的适应证

频率适应性起搏器主要使用于以下患者。

(1)运动后心率无明显增加,自主心率很慢的病窦综合征和完全性房室传导阻滞患者。

(2)青年患者、需大体力活动的患者。

(3)心功能不全的患者。

(4)长期房颤、房扑等不适合双腔起搏的患者。

虽然临床应用已证实频率适应性起搏器能大大改善患者的血流动力学,但不是所有患者均需安装。对于有严重心律失常的患者,严重心绞痛的患者不适合安装频率适应性起搏器。而年老患者、较少体力活动的患者虽无禁忌,但患者获益不多,从价格效益比看,意义不大。

总之,理想的起搏系统的目的,是尽可能模拟正常心脏的窦房结和传导系统的功能,频率适应性起搏器正是向这一目标又迈出成功的一步。

(张华丽)

第五节　植入型心律转复除颤器的应用

心脏性猝死是冠心病患者死亡的主要原因,美国每年就有 50 万人死于心脏性猝死。心电活动的严重不稳定致使心室颤动发生,导致患者在几分钟内死亡,往往来不及抢救。为了在最短时限内救治室颤,1970 年 Mirowski 和 Schuder 提出了安装植入式自动除颤器的设想,并于 20 世纪 80 年代成功应用于临床。目前,世界上已有 10 万多例患者安装了植入型心律转复除颤器。

一、ICD 组成及工作原理

ICD 的发展从单纯转复室颤到转复频率较慢的室速、进行抗心动过速起搏(ATP)、心动过缓时的支持性起搏,及无创性电生理检查、体外程控,经历了一个逐步完善的过程。它是由脉冲发生器、电极导线和体外分析器组成。脉冲发生器中的传感器可进行心腔内心电图的频率和形态感知,区分室上性心动过速和室性心动过速,判定放电时机。ICD 在判断出超过检测频率的室性心律失常 10~20 秒后释放 0.1~30.0 J 的电击能量,通过左右心室的除颤电极放电。若第一次电击不能成功复律,在间断 20 秒左右还可重复电击。一般一次电击就可复律成功。

对心律失常的识别是 ICD 功能中最重要和复杂的部分。ICD 根据两项参数,QRS 波形态和 R 波频率来辨认发生的心动过速性质是室上性或室性。形态参数(概率密度函数)被用来判别 QRS 波的宽窄,它表示输入信号设在零电位即等电位线上所用去的时间数。大多数持续性室速的波形位于等电位线上的数目很少,而室上性快速心律失常位于等电位线上的数目却很多。频率参数(R 波信号数目)用以程控心动过速的触发频率,如心律失常的心室率达到 120~

200次/分这个频率标准时,ICD即可以自动感知而放电。两个参数综合应用提高了ICD对室性快速心律失常的辨识特异性。

二、植入型心律转复除颤器的适应证

1991年美国心脏病学会制定了埋植ICD指南,将适应证分两大类。

(一)绝对适应证,认为必须植入者

(1)晕厥已被证实系室速/室颤引起,无有效的药物防治,且病因不可逆转。

(2)室速/室颤不能耐受长期用药物治疗的患者。

(3)药物、手术或消融治疗后,电生理检查仍能诱发室速/室颤者。

(二)相对适应证,认为可植入ICD,但尚有意见分歧

(1)室速/室颤药物治疗有效,但远期治疗效果难以预测。

(2)原因不明的晕厥,电生理检查能诱发室速/室颤发生,对晕厥无其他原因可解释,药物治疗无效。

对快速室性心律失常发作次数非常频繁的患者不适合安装ICD,因频繁放电很快会导致ICD电池耗竭。对未控制的充血性心力衰竭患者和疾病终末期患者也不适合安装ICD。

三、ICD的植入

符合适应证的患者,在安装ICD术前应减少或停用抗心律失常药物,进行Holter监测心律失常的发生频率,以及进行次极量运动试验、电生理试验,必要时行心脏造影术,了解心律失常的原因、心脏传导系统和快速心律失常电生理情况以及有无心血管外科手术指征(如冠状动脉搭桥,室壁瘤切除)等。植入方式大体同埋藏式心脏起搏系统。

(一)电极导管植入方式

1.经胸外科手术方式

开胸后,一般将两个用于除颤放电和感知QRS波形的片状电极放置于左右室心外膜,将一对用于感知频率的心肌螺旋电极拧入左室前壁心肌。或经静脉放置双极心内膜电极用于感知频率,经胸放置心外膜片状电极用于除颤和感知QRS波形。开胸方法因损伤大、操作不方便,近年来已较少采用。

2.经静脉方式

近些年来经临床医师和工程技术人员的密切配合,将ICD的电极导管系统进行改进,不需开胸,经静脉心内膜方式就可放置除颤和感知电极,使手术简单化。静脉方式植入的ICD电极导线一般由一条较长的三个翼状头电极组成,它将频率感知、除颤和起搏等功能全部集中于一体。通常采用经锁骨下静脉插入电极导管,固定于右室心尖部,远端的多孔头电极为阴极,用于感知和起搏。两个弹簧电极,一个位于近侧,一个位于远侧,用于除颤,远侧的弹簧电极的阴极还用于起搏,阳极用于感知。

(二)脉冲发生器的埋植

前几年由于脉冲发生器的体积大,多数需埋植于患者左上腹部。近年来随着脉冲发生器体积和重量的明显减小,ICD脉冲发生器可埋于患者前胸部。

(三)除颤阈值测定

除颤阈值(defibrillation threshold,DFT)是指用一次即能将室速/室颤转为正常心律的最低能量,一般为 2～20 J。安装 ICD 时,除颤阈值测定对选择合适的电极和脉冲发生器,确定电极埋植的最佳位置尤为重要。测试的方法是将体外心律转复除颤器与埋植的电极导管系统连接,用交流电反复诱发心律失常,从 20J 开始,逐渐降低除颤能量进行除颤,直至找到用最低能量即可转复心律的电极位置。电极导管位置固定后,将电极导管与脉冲发生器连接,再诱发室速/室颤,ICD 可自动放电,通常一次放电即可中止心律失常。若除颤阈值较高,则与患者低血钾或服用胺碘酮药物有关。在纠正电解质和调整药物后,阈值可以降低。另外,通过换用一个大的片状电极,或将上腔静脉弹簧电极改为片状电极,或调整导线位置也可降低阈值。对有些难以纠正的患者则需埋植一个高输出能量的脉冲发生器。

四、并发症及随访

在埋植 ICD 和随诊过程中可出现一些并发症。术后早期并发症与外科技术关系密切。术中心律失常、血管破裂等原因可导致 1%～4% 手术死亡率。锁骨下静脉血栓形成、脉冲发生器囊袋积液或血肿、囊袋感染等均可发生,处理方法基本同一般起搏器术后。ICD 早期电池耗竭、脉冲发生器故障、导线断裂等并发症已较为少见,但心律失常误感知和未感知的仍时有发生。另外,ICD 放电过程造成的不适和恐惧感对患者的心理和生活质量影响亦较大。

接受 ICD 治疗的患者必须经常随诊。在术后第一年每 2 月随诊一次,其后每月一次。医师在随诊过程中需警惕 ICD 早期故障和/或电池耗竭,了解 ICD 放电情况,用无创的方法测量 ICD 的电池寿命,对除颤器和导管系统功能进行评价。随访中,某些患者出现无症状性放电可能因为患者运动上肢或颤抖肌电误感知、导管绝缘破裂或不完全性断裂、双倍的感知和计算心房或心室起搏刺激等引起。患者运动时的最快窦率、非持续性室速或室上性心动过速也可诱发 ICD 误放电。针对上述情况应进行检查,发现原因,及时处理。

ICD 的使用寿命,早期生产厂家规定的平均时间是 20.4～24.8 月。随着体外程控的使用和工程技术的不断改进,使用期限目前已延长至 6 年。ICD 电池耗竭的指征是第二次磁铁试验的充电时间超过在 8 个月时测试的 1.2 倍或超过 12 秒,这时 ICD 尚有 3 个月的监测寿命,应及时更换 ICD。

(张华丽)

第六节　心脏起搏器植入术的并发症及处理

心脏起搏治疗是一种有创的治疗方法,具有一定危险性,也有许多的并发症。这些并发症可导致起搏失败、患者的躯体痛苦、严重的心律失常还可危及患者生命,因此必须认真防范,及时处理。以下对常见的起搏并发症作以描述,帮助临床防范和处理。

一、手术操作

(一)感染

感染是心脏起搏中最常见的并发症,与手术无菌操作,起搏器大小,埋植部位、止血不彻底、营养状况等均有关系。埋藏式起搏器感染发生率约占 1%～6%。感染可累及起搏器囊袋、导线,有时伴有败血症。如起搏器埋植时间不长,导线的阈值测试各项参数符合要求,感染不严重,可以将导线和起搏器用酒精或碘伏浸泡 30 分钟,局部彻底清创,仍将起搏器和导线放于囊袋内,并给足量抗生素。当存在明显感染时,最彻底的解决办法是将起搏器和导线全部取出,换一套新的起搏系统。为预防感染,应缩短手术时间,严格无菌操作。起搏器囊袋应放在胸大肌最发达处,囊袋不宜过紧,不要靠近胸部外上侧。对营养较差的老年患者,及时补充营养,术后抗生素应用时间可适当延长。

(二)出血及皮下囊袋血肿

头静脉分离,制作囊袋时,可损伤动静脉小血管而出血或组织渗血,血液流入囊袋可形成血肿。为防止上述情况的出现,术中应严格止血,术后囊袋局部沙袋压迫和/或胸带包裹数天,尽量避免抗凝剂的使用,减少出血。如已有血肿形成,少量的可让血肿逐渐吸收,如血肿量较大,囊袋肿胀饱满,有波动感,应在严格无菌条件下抽吸血液,不宜使用开放引流。

(三)溃破

起搏器和导线埋植过浅;起搏器放置太靠近肩胛部;起搏器与囊袋不合适;导线途径过长等均可磨破皮肤造成溃破。皮肤溃破可发生在术后任何时间。溃破初期,尚可不移走起搏器和导线,将破溃皮肤边缘和囊袋彻底清创,用碘伏或酒精浸泡消毒,起搏器和导线亦如此处理后,再放回原处,静脉用抗生素。若破溃时间较长,只能拔出导线,将起搏器和导线埋于另一位置,关闭原切口,并辅以抗生素治疗。

(四)锁骨下静脉穿刺并发症

气胸、误穿锁骨下动脉、血胸、空气栓塞等是锁骨下静脉穿刺可出现的并发症,需根据不同情况及时处理。

(五)心脏穿孔

正常右室壁较左室壁薄,若使用的电极头硬,电极导线张力过大,操作鲁莽,加之患者心脏过大,心肌壁薄,就可能发生急性心脏穿孔。若电极将心肌顶得过紧,经过术后一段时间的摩擦,也可出现手术中后期的心肌穿孔。心脏穿孔后需在 X 线下将导线撤至右心室,通常穿孔不会发生心包填塞,不需作其他特殊处理。如已发生心包填塞,须开胸引流或行心脏修补术。

二、与起搏器和电极导线相关的并发症

(一)体外电磁干扰和体内肌电干扰

电磁干扰(E MI)多见于单极起搏系统,因两个电极间存在大的电耦区易被干扰,但一般对患者影响不大。只在起搏器程控在抑制型工作方式时,患者自身心率又很慢,会因 EMI 抑制起搏器发放电脉冲而出现症状(头晕甚至晕厥),如程控在触发型工作方式则可避免。体内肌电干扰较体外电磁干扰更为普遍,同样是单极起搏系统容易受到影响。骨骼肌(胸大肌)等肌电干扰的发生率可达 30%～85%,但出现症状只占 15%～20%。这种情况可适当降低感知灵敏度,有极性程控功能的起搏器,可将单极改为双极形式,即可解决肌电干扰问题。

(二)电池提前耗竭和起搏奔放

电池提前耗竭一般由于电路障碍引起,较为少见,如若发生须及时更换起搏器。老的脉冲发生器元件失灵,可发生起搏奔放,起搏频率可快达 400 次/分以上。现在应用的脉冲发生器具有上限频率功能,已很少见到这种并发症。如若发生,应立即切断起搏系统,否则太快的起搏频率可带来生命危险。可采用放置磁铁恢复基础频率或采用体外超速刺激方法抑制它。

(三)电极移位和微脱位

早年采用硅胶管柱状头电极,导线移位的发生率很高,自采用翼状头、网状头、螺旋头等电极以来,导线移位的发生率已大大下降。发生电极移位主要与手术者电极定位不理想有关、患者过早起床、术侧上肢活动过度和突然牵拉有关。电极移位时,起搏器起搏和感知功能失败。X线可显示电极移位的程度。所谓微脱位是指电极仍位于原位,但电极头与心内膜失去充分接触,X线显示不出,但起搏阈值升高、感知失灵,严重者也可出现起搏失败。处理方法需将电极尽快重新定位。

(四)起搏阈值增高

电极导管植入后有一个生理性起搏阈值增高期,术后1～2周起搏阈值升高2～3倍,然后逐渐下降,一个月后可稳定在初测阈值的2倍左右。若术后一个月以后起搏阈值仍高居不下,则为异常的起搏阈值升高。早期的阈值升高与心内膜炎症水肿有关,晚期的阈值增高则与电极微脱位、纤维增生、位置不佳等有关。早期阈值增高可使用激素改善局部炎症,降低起搏阈值。晚期的阈值增高则多需重新调整电极位置。

(五)起搏综合征

起搏综合征是指在使用单腔心室起搏后,由于房室不同步、室房传导和右房压增高引起的头晕、头胀、心悸、气短、血压下降等一组综合征。症状多在植入起搏器后1个月内发生,心电图上可见逆行P波。心室单腔起搏的病窦综合征患者更易出现起搏综合征。对确诊为起搏综合征的患者,最佳治疗方法是更换双腔起搏方式。无条件者可尝试提高起搏频率的方法,但效果不确定。

(六)起搏器介导的心动过速

安装VDD或DDD型起搏器的患者如有室房逆行传导,可出现折返性心动过速,称之为起搏器介导的心动过速。发生机制是由于通过室房逆行传导将心室起搏发生的电激动逆传至心房,被心房电极感知,并经过适当的房室延迟触发心室电路再次释放电脉冲引起心室起搏,这样周而复始形成人工折返性心动过速。可选用延长心室后心房反拗期或缩短A-V间期,防止室房传导以及阻止逆向心房除极,纠正介导性心动过速。

(七)血栓形成

经静脉造影显示,心脏起搏患者血栓形成率高达40%,但大多数没有症状,仅有少数患者表现为心房血栓形成及栓子脱落。为了防止血栓形成,现主张患者安装起搏器后,长期服用小剂量肠溶阿司匹林或其他抗凝剂。

(张华丽)

第七节 心脏起搏器的随访、更换及患者须知

一、起搏患者的随访

心律失常患者在植入心脏起搏器后,起搏器将长期伴随患者的生活。为了防止各种并发症,及时更换起搏器并使起搏器发挥最佳的治疗效果,对心脏起搏患者进行定期随访和观察,是非常

重要的。

（一）随访的目的

起搏器随诊的主要目的：①测试起搏器的工作状况，根据病情需要调整起搏器的工作方式和参数。②观察有无起搏器并发症和起搏器故障并及时处理。③了解起搏器的电池消耗情况，及时更换起搏器。④延长起搏系统寿命，充分发挥起搏系统功能。⑤积累资料，便于科学研究。

（二）随访内容

1.病史和查体

应详细询问患者原发病和起搏器安装前后症状的变化、体力恢复情况，有无头晕、晕厥的发生，有无心悸不适、血压下降等起搏综合征的症状，有无新出现的不适症状等。查体应注意刀口的愈合情况，囊袋皮肤有无感染征象，有无肌肉抽动，有无心力衰竭征象。心脏查体应注意心界大小、心率快慢、心音变化及杂音改变等。

2.辅助检查

常规做体表心电图观察起搏器的起搏和感知状况、有无房颤等心律失常的发生；胸部 X 线检查观察电极的位置及活动情况及心脏外形；超声心动图检查评价心功能；运动试验评价患者的窦房结功能和频率适应性起搏器的频率应答功能；动态心电图用以详细了解起搏的故障情况。

3.起搏器的检测

（1）磁铁试验是当患者为自主心律时用于检测起搏器功能的简单而有效的方法。在起搏器囊袋上方放置一块磁铁，在磁场作用下，起搏器暂时由按需型转为固定频率型，不受自身心律影响，可以观察起搏功能。

（2）胸壁刺激试验用高输出电压（5～15 V），高频率（高于起搏频率 10～20 bpm）刺激胸壁，来抑制体内起搏器的脉冲发放，观察患者有无自主心律或逸搏出现，判断患者有无起搏器依赖。

（3）起搏阈值测试是使用 Vario 功能使起搏器递减起搏能量，测试起搏器的起搏阈值。

（4）起搏器遥测是指起搏器储存的现在使用的工作参数和资料可通过程控仪测出，如起搏器工作方式、起搏频率、磁频率、AV 间期、电压、阻抗、感知灵敏度及患者资料、心律检测结果等。

4.起搏器的程控

根据患者的需要可程控改变起搏器的工作方式和起搏频率，参照起搏阈值调整输出电压和脉宽，减少起搏器的能耗，保证起搏器的有效起搏，并根据心腔内 P/R 波振幅的大小调整感知灵敏度，防止感知不全或不感知及误感知情况的发生。

5.随访频率

一般要求对刚植入心脏起搏器的患者应 2～3 个月随诊一次，半年以后根据情况每半年或一年随诊一次，有病情变化时随时复诊。对安装 ICD 的患者随诊频率要高，一般要求每月随诊一次。

二、起搏器的更换

一般心脏起搏器的使用寿命为 6～8 年，起搏器功能越多则耗电越多，使用寿命越短。单腔起搏器寿命较长，双腔起搏器寿命较短，频率适应性起搏器和 ICD 的使用寿命则更短。起搏器的寿命还与患者对起搏器的依赖有关，依赖轻，自主心率较多的患者的起搏器使用寿命长。由于对起搏器的依赖，许多患者突然停止使用起搏器会引起生命危险，因此掌握起搏器更换指征，及时更换起搏器尤为重要。对接近起搏器使用期限的患者要增加随访频率，做必要的更换准备。

起搏器的更换指征如下：起搏频率减慢，较原频率下降 10％以上；起搏器的磁频率减少 10％；起搏器脉宽增加 10％～15％，或脉冲幅度下降 15％～20％；起搏频率奔放；起搏器按需功能丧失，双腔起搏器自动转换为 VVI 工作方式。

三、起搏患者须知

安装心脏起搏器的患者应了解起搏器的基本知识，定期复查，并随身携带起搏器卡，以便发生意外情况时查找患者姓名、起搏器安装时间及起搏器型号、工作方式和手术医师等。安装心脏起搏器的患者在身体条件允许的情况下，可以同正常人一样生活，乘车和飞机都无影响。在运动中应避免剧烈活动肩部，以免损伤起搏器和电极导线。生活中一般日常家电如电视、微波炉等对起搏器不会有影响，但应避免进入强磁场环境，如电厂、电台发射塔等，不要将磁铁等带强磁性的物品放置胸前。心脏起搏患者不能接受磁疗和针灸电疗，也不能行磁共振检查。放射线能损害起搏器功能，引起频率奔放，因此放疗时应保护起搏器免受照射。外科手术中需长时间使用电刀时，应将起搏器程控至非同步方式，避免起搏器抑制。电复律时，电极应远离起搏器，术后对起搏器进行程控，检查有无损害。

（张华丽）

第三章 内镜治疗技术

第一节 经皮经肝胆道镜下治疗

一、概述

(一)定义

经皮经肝胆道镜是指胆道镜通过建立的经皮经肝通路插入胆管,用于检查或治疗胆管疾病。PTCS是在经皮经肝胆管引流(PTBD)基础上发展起来的微创技术,需要扩张PTBD窦道,与胆道手术后经T管窦道胆道镜不同。PTCS直视下激光碎石(LL)或液电碎石(EHL)治疗胆管结石称为经皮经肝胆道镜下碎石术(PTCSL)。

(二)PTCS发展史

1962年Mondet等通过经皮途径治疗胆管结石,1963年报道第1例术中胆道镜。1972年铃木、高田等首先报道利用PTBD窦道进行胆道镜检查,1974年Takada等报道对8例胆道恶性肿瘤尝试PTCS,4例观察到肿瘤。1978年以后有报道通过PTCS取胆总管或肝内胆管结石(IHS),1981年Nimura将这种方法命名为PTCS,并首先开展胆管内碎石。20世纪80年代中期,EHL和LL相继用于胆管系统,使PTCS治疗胆管结石有了进展。过去,PTCS作为对胆管疾病诊断和治疗的方法,明确了许多胆管疾病,例如,胆管癌表层进展,黏液产生性肝内胆管癌,Mirizzi综合征,IHS胆管狭窄,肝内胆固醇结石等疾病的病态;治疗了多种胆管疾病,例如,胆管肿瘤、结石、良恶性狭窄及胆肠吻合口狭窄,直至今日仍有许多胆管疾病适合PTCS治疗。

PTCS使用的纤维胆道镜主要为奥林巴斯公司CHF-4B、CHF-P20Q和CHF-P20及宾得公司FCN-15X等型号,上述这些胆道镜外径5 mm左右,工作管道≥2 mm,便于治疗操作。CHF10、CHF-T20、CHF-B3R型较粗(外径5.7～6.7 mm),需要窦道扩张至20Fr以上方能插入。UR-FP2型较细,工作管道3Fr,也有用于做EHL和取石。近年来,电子胆道镜应用于临床,影像清晰,例如:富士能公司ED-270F型(外径4.9 mm,工作管道2.0 mm)和宾得公司ECN-1530型(外径5.3 mm,工作管道2.0 mm)。

(三)国内外概况

PTCS诊断胆管良恶性疾病有很高的敏感性和特异性,对胆管恶性狭窄,直视下活检敏感性78%,特异性100%;诊断胆管癌的敏感性81%,特异性96%。然而,PTCS由于有一定的创伤性,建立 PTCS 通路需要时间,患者带引流管不适,并发症相对高;特别是近年来经口胆管镜(POCS)器械和技术有了新的进展,电子子母胆管镜和 SpyGlass 胆管镜相继应用;POCS 安全、无创伤,使 PTCS 单纯用于诊断受到限制。在治疗方面 PTCS 与 POCS 作用互补,仍发挥重要的作用,在我国开展 PTCS 的医院尚较少。

IHS 分为原发和继发两种类型,原发 IHS 东南亚国家是高发地区,在胆石症中占 1.7%～53.5%,中国台湾、韩国及日本发病率高,欧美国家发病率低。IHS 胆管狭窄发生率 42.3%～95.8%,胆管癌发生率 5%～10%。IHS 有肝萎缩或合并胆管癌首选肝切除治疗,无肝萎缩,无论有无胆管狭窄均可选择 PTCS 治疗。PTCSL 治疗 IHS 具有以下优点:①有胆管扩张者胆道镜可达肝内三级以上分支胆管,结石清除率高;②通路建立之后可反复取石、碎石;③可发现胆管癌;④不受消化道重建和肝肠吻合术的限制。

PTCS 下 LL 和 EHL 成功率 80%～100%,结石清除率 80%～85%,结石和/或胆管炎复发率 35%～63%,狭窄复发率 17%～45%。狭窄是结石残余和结石及胆管炎复发的主要原因,用气囊或留置引流管扩张治疗能缓解肝内胆管狭窄,并能提高结石清除率,降低复发率。在狭窄部位留置支架 3 个月,随访 43 个月,结石复发率降低(8%)。推荐有继发性胆汁性肝硬化、多发肝内胆管长段狭窄、反复胆道手术史者留置支架≥6 个月。

1982 年首先报道光动力治疗(PDT)早期支气管肺癌有效,以后广泛应用于消化道,并且对食管癌、Barrett 食管和胆管癌成为标准性治疗方法。2000 年较早的非对照试验 PDT 治疗不能手术切除的胆管癌,观察到能获得临床改善和生存期延长,以后的 2 个随机对照研究,PTD 与单纯支架引流治疗对比亦延长生存期。

二、适应证和禁忌证

(一)适应证

(1)ERCP 包括经口胆管镜不能清除的 IHS(图 3-1)或胆总管结石。

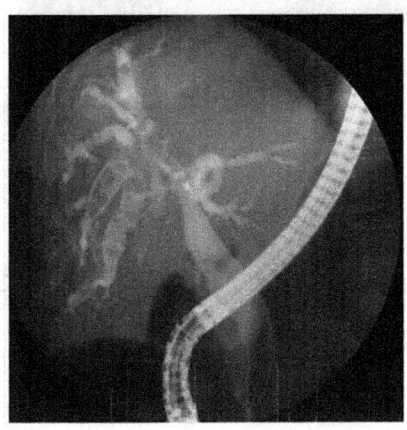

图 3-1　IHS(R 型)

(2)消化道重建术后 Roux-en-Y 吻合、Billroth Ⅱ式胃大部切除(结肠前胃空肠吻合)等胆管结石。

(3)肝肠吻合术后吻合口狭窄和/或合并胆管结石(图 3-2)。

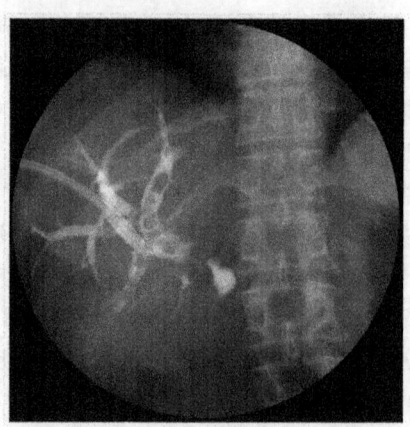

图 3-2　肝肠吻合狭窄合并 IHS

(4)IHS 患者不能耐受和/或拒绝手术,手术后复发、残余结石及左右肝内胆管多发结石(图 3-3)。

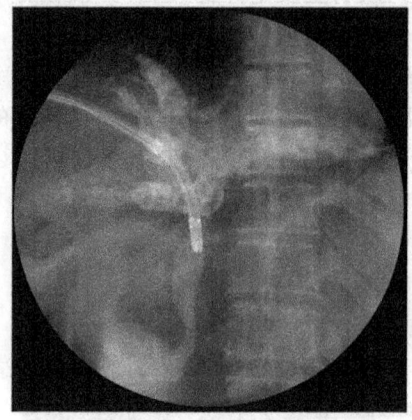

图 3-3　IHS(LR 型)

(5)不能手术切除的胆管癌 PTCS 下胆管腔内照射治疗,如 PDT、射频等。

(6)胆管狭窄 ERCP 途径引流不成功,经皮引流导丝不能通过狭窄,无法行狭窄扩张术或经皮支架者,用超细胆道镜辅助插导丝越过狭窄。

(二)禁忌证

无绝对禁忌证,适合 PTBD 的患者均可进行 PTCS。PDT 禁忌证为有卟啉过敏史,卟啉病、严重肝肾功能损害、血红细胞≤2.5×10^{12}/L,血小板<50×10^9/L。

三、术前准备

(一)患者准备

(1)签署 PTBD、建立 PTCS 通路及 PTCS 知情同意书。

(2)术前必要的腹部 US、CT 或 MRCP 检查及常规实验室检查,包括凝血功能检查,凝血功能异常者给予纠正。

(3)PTBD 前做碘过敏试验,PTBD、扩张窦道和 PTCS 取石前至少禁食水 6 小时。

(4)PTBD 和 PTCS 前根据情况给予镇痛或镇静剂。器械扩张窦道时,可采用无痛方法由麻醉专科医师给予静脉麻醉,监护生命体征、血氧饱和度和吸氧。

(5)做 PDT 患者预先光敏剂划痕试验,阴性者 PTCS 前 48 小时注射光敏剂,之后患者要避光。术前静脉给予广谱抗生素预防感染。

(二)器械准备

1.PTBD

(1)18 G 或 19 G 穿刺套管针,0.89 mm 超滑和加硬导丝,PTBD 引流管。

(2)US 装置及引导穿刺用附件或穿刺探头。

(3)消毒用络合碘、局麻药 2%利多卡因等,手术刀、造影剂、生理盐水、10～20 mL 注射器和引流袋等。

2.扩张窦道或通路

加硬导丝,9～18 Fr 扩张探条,9～20 Fr 引流管,16～18 Fr 外鞘管。

3.PTCS

(1)胆道镜和光源等配套装置。①纤维胆道镜:奥林巴斯公司 CHF-P20,外径 4.9 mm,工作管道 2.2 mm;宾得公司 FCN-15X,外径 5.0 mm,工作管道 2.0 mm。②电子胆道镜:富士能公司 EO-270F,外径 4.9 mm,工作管道 2.0 mm。

(2)专用活检钳。

(3)取石网篮,柱状气囊扩张导管(直径 6～12 mm)和加压装置。

(4)LL 或 EHL 装置,如 U100 Plus 双频激光、钬激光(Ho:YAG)。双频激光不损伤组织或损伤很小。

(5)引流管、造影剂、生理盐水和注射器等。

(6)PDT 需要准备光动力设备及激光导线。

以上所有非一次性器械均需经严格灭菌处理。

四、手术步骤

(一)PTBD

(1)患者平卧在 X 线操作台上,常规消毒,US 检查选择靶胆管。入路有经上腹部或经右季肋区穿刺两种途径,根据胆管扩张情况及结石存在部位选择。左侧入路选择穿刺左外侧前支或左肝管,右侧入路选择右前上支或右肝管。

(2)在 US 定位穿刺点局部浸润麻醉,切开皮肤 5 mm,分离皮下组织。

(3)US 引导穿刺针进入胆管后,拔出内芯针,胆汁流出或抽吸胆汁后注入造影剂,观察清楚胆管走行,插入超滑导丝至胆管,向胆管深部推入塑料外套管,更换加硬导丝。

(4)沿导丝插入引流管,皮肤固定,连接引流袋。

(二)扩张 PTCS 通路

Ⅰ法(窦道扩张法):PTBD 1 周,经引流管胆管造影,透视下插入加硬导丝,退出引流管,插入探条从 9 Fr 起始逐级交换扩张窦道。窦道扩张至 18～20 Fr,通常 2～3 次完成。首次扩张 3 天后,进行第 2 次扩张,每次扩张后留置相应外径的引流管。

Ⅱ法(留置外鞘管法):PTBD 完成后,直接或几天内一次性逐级扩张通路至 18 Fr,留置 18 Fr 外鞘管,其前端进入肝内胆管 1～2 cm,当时或几天后经外鞘管行 PTCS。非当时 PTCS 者,经外鞘管留置引流管。

Ⅱ法不需等待窦道建立,缩短建立通路所需时间,但扩张窦道难度大,难以一次完成,有时尚可引起胆道出血等并发症,应用较少。

(三)PTCS

(1)Ⅰ法 PTBD 2 周后行 PTCS。首次 PTCS 时,胆道镜沿导丝插入或留置导丝并行插入,镜下证实窦道建立良好可拔出导丝。

(2)胆道镜操作时持续滴入生理盐水,保持视野清晰。

(3)检查顺序根据疾病或病变部位而定,通常先观察肝总管、胆总管及壶腹括约肌,然后观察左或右肝管及肝内分支胆管。

(4)胆道镜下胆管造影了解胆管整体情况。

(5)病变部位直视下活检,肝内胆管活检最好同时行 X 线摄片确定活检钳位置,使活检部位判定更准确。

(四)PTCS 治疗

1.胆管系统结石

(1)取石:观察到胆管结石后,经胆道镜工作管道插入取石篮,对 6~7 mm 大小结石,直视下套住结石,向回拉取石篮(不用收紧网篮)至胆道镜前端并固定,胆道镜与结石一并退出,如此反复操作。

(2)PTCSL:大结石需要 LL 或 EHL,碎石时结石周围要有充分的液体,保持视野清晰,碎石导线与结石接触后,间断通电进行碎石。PTCSL 后的块状结石用网篮取出,无法套住的小的碎结石、胆砂、胆泥,可通过冲洗胆管或留置大侧孔引流管清除。相对小的质软的结石取石困难,可用取石篮碎石。

(3)结石清除后,胆管镜要逐支进入肝内分支胆管检查,在每支近末梢胆管处吸引,有结石或胆沙会被吸出而发现结石。

(4)扩张狭窄:肝内胆管狭窄远端有结石,胆道镜不能通过狭窄进入胆管取石者,先将导丝越过狭窄并经导管造影,了解结石和胆管扩张情况后行器械扩张狭窄,扩张后胆道镜进入胆管碎石或取石。如果造影显示胆管有角度,导丝要尽量深插入,防止插入扩张器械时导丝脱出。扩张狭窄要退出胆道镜,保留导丝,根据具体情况用探条或柱状气囊扩张狭窄,最好使用有 X 线标记的气囊,便于准确定位。PTCS 治疗每间隔 2~3 天 1 次,直至结石完全清除。

(5)经皮乳头气囊扩张或 EST:肝内外型多发、充满型结石 PTCSL 后,形成大量小结石,反复经窦道取出操作烦琐、费时。经皮十二指肠乳头气囊扩张后,乳头口开大、松弛,冲洗胆管可使小结石及泥沙结石进入十二指肠,或用胆道镜将结石推入十二指肠;亦可 EST,用取石篮或碎石篮清除肝外胆管结石,加快清除结石速度。

2.肝肠吻合口狭窄合并结石

(1)寻找吻合口及插入导丝通过狭窄:胆道镜进入胆管后,先清除吻合口处结石。结石清除后冲洗胆管内胆泥和絮状物,用活检钳清理附着管壁的黏液,通常可见到狭窄的吻合口。注入造影剂观察狭窄长度并插入导丝,准备扩张术。因狭窄角度影响,导丝难以通过吻合口时,借助 ERCP 造影导管插导丝。严重狭窄者吻合口难以发现,注造影剂也不能排进肠道时,可通过造影导管用 0.89 mm 安全导丝在疑似狭窄口处试插,导丝无阻力通过提示越过狭窄,导管在狭窄口造影,远端肠管显影确定插导丝成功。

(2)扩张吻合口狭窄:ERCP 导管能通过狭窄者,首选气囊逐级扩张。选用 6~8 mm 和 10~

12 mm 直径柱状气囊,根据胆管直径、狭窄程度、气囊腰部膨开情况决定选择气囊直径。扩张后胆道镜观察损伤情况和狭窄远端并进入空肠,确定狭窄长度及有无病变,择日狭窄处活检。狭窄严重 ERCP 导管不能通过者,先用细探条扩张,然后再行气囊扩张,必要时分次治疗,降低穿孔并发症。恶性狭窄不能手术切除者,可行经皮金属支架术。

3.胆管癌 PTCS 下 PDT

(1)先行胆道镜观察,未获得组织学诊断者,需要直视下活检,病理学进一步确定其诊断。

(2)光敏剂无变态反应者静脉滴注光敏剂,常用卟吩姆钠,剂量 2 mg/kg,给药后患者需要避光,PTCS 下 PDT 在注射光敏剂 72 小时内进行。

(3)经胆道镜工作管道插入 PDT 激光导线,在病变部位进行照射,激光波长 630 nm,每个部位照射 15~20 分钟。使用侧向激光发射导管适合细长管腔内照射。

(4)照射后留置引流管。

(5)第 2 天复查胆道镜,照射不充分的部位给予追加照射。

(6)第 2 周胆道镜和造影判定 PDT 效果,留置金属支架,拔 PTBD 引流管。

4.其他

对于消化道重建术或 ERCP 引流不成功的胆管梗阻,采用 PTBD 治疗,X 线下导丝不能通过狭窄,无法进一步做 PTBD 内外引流或扩张狭窄和经皮支架者,使用超细胆道镜辅助插导丝。胆道镜直视下经狭窄口插入导丝越过狭窄,根据需要行胆管支架术或狭窄扩张术。对乳头狭窄可行 PTCS 下乳头括约肌切开。

五、注意事项

(1)扩张窦道后注意呼吸和身体活动幅度不要过大,防止引流管脱出。

(2)窦道未充分建立,时间不足 2 周,未使用外鞘管的情况下不要行 PTCS。每次插入胆道镜要在无明显阻力状况下边观察窦道边插镜,窦道直径小,胆道镜通过有阻力时,不能粗暴插入。

(3)PTCS 时因持续滴入生理盐水,注意随时吸引液体,避免胆道压力升高。

(4)胆管严重狭窄伴结石阻塞时,往往胆道镜难以发现其部位,术中造影非常重要,造影时某区域肝内胆管不显影,提示狭窄或结石阻塞。此时镜下要仔细寻找狭窄口,避免造成残余结石。

(5)有肝内胆管狭窄者结石清除后,经皮留置大口径引流管持续扩张狭窄至少 3 个月。左右肝管狭窄亦可采用 ERCP 下留置多根胆管塑料支架,替代经皮方法。肝肠吻合口狭窄扩张治疗后,根据狭窄程度留置大口径引流管(18~20 F)维持 3~12 个月,留置期间必要时再次气囊扩张,降低狭窄复发率。

(6)IHS 5%~10% 合并胆管癌,取石过程要注意胆管有无恶性所见,特别是狭窄部位,可疑处活检。

(7)IHS 患者肝内胆管常有狭窄或变异,容易有残余结石,仅根据胆道镜和造影观察判定结石完全清除并非可靠,因此治疗结束前还需要有 US 和 CT 检查均证实无残余结石所见,方可结束 PTCS 治疗。

(8)肝门部胆管癌 PDT 之前,要分别扩张左、右肝管狭窄,特别是扩张对侧肝管狭窄,便于导管通过并达到充分照射效果。PDT 1 周内,照射部位由于水肿,凝固坏死变化可引起暂时性梗阻,照射后要充分引流。

六、术后处理

(1)PTBD后当日患者卧床休息,减少活动,注意腹痛、血压和体温等,禁食4小时。

(2)注意观察引流管胆汁流量,流量突然减少或不流胆汁可能为引流管脱出或碎结石阻塞侧孔,应立即透视观察引流管位置。引流管部分脱出可将导丝沿引流管插入胆管,根据情况调整或更换引流管,如果引流管完全脱出,往往需要重新做PTBD。

(3)PTBD扩张窦道和PTCS后酌情给予抗生素。

(4)如发生胆道感染,采用调整引流管位置、侧孔的引流范围,注入抗生素或冲洗引流管等处置。

(5)行PDT者术后给予抗生素1~2天,通常避光3~4周。

(6)PTCS治疗结束后,以无菌纱布敷盖,窦道通常1天内闭合。

七、并发症及处理

(一)PTBD和建立PTCS通路并发症

(1)气胸、胸腔积液(穿刺针道经过膈肋角所致)。

(2)胆道或腹腔出血:胆道出血主要是穿刺针道经过血管,扩张窦道后出血,未扩张窦道前出血通常是引流管侧孔与血管交通。常见出血来自门静脉(肿瘤有时可出血),少量出血不需要处置。出血量大,更换比原管粗的引流管,可压迫止血,至少2周后再行窦道扩张术。穿刺针道避开血管可避免大出血的发生,大量出血者,给予补液、输血,极少数病例反复出血需要手术或血管介入处理。穿刺针经过肝内血管,PTBD又未成功或多针道穿刺,未封堵针道或保留穿刺针外鞘管以及操作引起肝裂伤等可导致腹腔出血。

(3)引流管移位或脱出:调整引流管位置或重新PTBD。

(4)胆汁性腹膜炎:穿刺针刺入胆管,导丝或引流管未进入胆管,未处理针道,或早期引流管流出,造成胆汁漏出至腹腔,多为局限性腹膜炎,弥漫性腹膜炎则需手术处置。

(二)PTCS治疗并发症

1.胆道感染或菌血症

有肝内胆管狭窄,PTCS时使用过量生理盐水或造影剂,术后狭窄侧未充分引流导致胆管逆行感染或生理盐水灌流压力过高(压力>3.0 kPa)引起胆管静脉逆流,出现寒战、高热。碎石后引流管阻塞,引流不畅可引起胆道感染。胆道感染给予广谱抗生素,调整引流管及侧孔位置,使其充分引流。

2.胆道出血

PTCS下EHL时,损伤胆管壁引起出血。碎石时,保持视野清晰可避免损伤。通常出血可自然停止,不需特殊处置。

3.窦道损伤

发生率低,主要是窦道直径小或形成不充分,插入胆道镜或取石损伤窦道,发生胆汁漏。及时发现,继续留置引流管数天后可闭合。

(陈 龙)

第二节 内镜下胰管取石术

一、概述

胰管结石是慢性胰腺炎(chronic pancreatitis,CP)病程后期常见的病理生理变化,病因、遗传因素及生活习惯(如饮酒、吸烟)等与病程中结石的形成密切相关。胰管结石主要包括主胰管内结石(胰管结石、真性结石)和分支胰管内结石(胰腺钙化、假性结石),胰液中某些蛋白质分泌异常形成微蛋白栓,以及胰液中碳酸钙过饱和析出是胰腺结石形成的两个不可或缺的因素。胰管结石是导致胰液排出受阻、胰管及胰腺实质高压、胰腺腺体结构和功能受损的重要因素,与胰源性疼痛及胰腺内外分泌减退等 CP 的临床症状密切相关。首诊 CP 中大约50%的患者存在胰管结石,酒精性 CP 中约有90%患者在病程进展中会出现胰管结石。

近年来由于慢性胰腺炎发病率的升高及影像检查方法的发展,胰腺结石的检出率有明显增加的趋势。在胰管结石的诊断中,X 线、ERCP、超声、CT、MRCP 及 EUS 是主要的检查手段,小的结石或拍 X 线的结石(阴性结石)在一般腹部平片上易被漏诊,超声和 CT 的敏感性较高,已成为首选检查。ERCP 及 MRCP 可以清楚显示出结石的数目、大小、部位及受阻塞胰管形态学改变,因此对确诊和确定治疗方案有重要价值。

传统胰管结石的治疗,症状轻微者,以内科保守、对症处理为主,结石大、症状明显者,则需行外科手术治疗。近年来,随着治疗性 ERCP 的不断发展和广泛应用,经内镜治疗胰管结石的报告逐渐增多,已成为一种主要的治疗手段,收到了较好的临床疗效。胰管结石内镜处理的方法主要有内镜下胰管结石取石术、体外震波碎石及内镜取石术、激光碎石、液电碎石和内镜下胰管内支架置入引流术等。如结石>5 mm,建议先行体外震波碎石,ERCP 联合体外震波碎石的微创治疗能解决绝大多数患者的胰液引流受阻和胰管高压,进而改善临床症状,延缓胰腺内外分泌功能减退,以期提高患者生活质量。

二、适应证与禁忌证

(一)适应证
(1)主胰管内非嵌顿性结石,主胰管扩张远端不狭窄者。

(2)副胰管小结石。

(3)胰腺分裂症伴中小结石者。

(二)禁忌证
(1)有 ERCP 禁忌者。

(2)主副胰管嵌顿性结石。

(3)二级胰管及胰腺实质的钙化性结石。

(4)胰管尾部较大的结石。

(5)慢性胰腺炎急性发作期患者。

三、术前准备

（1）内镜：常用的纤维及电子十二指肠镜，活检孔道在 3.8 cm 以上。

（2）常规用各种类型的造影导管，包括副乳头专用尖头造影导管。

（3）引导钢丝：0.89 mm、0.46 mm 常规引导钢丝和超滑引导钢丝，长度为 400 cm。

（4）胰管支架：包括各种长度的 5.0 F、7.0 F、8.5 F、10 F 外径胰管支架。

（5）推送导管和支架取回器：包括外径 5.0 F、7.0 F、8.5 F、10 F，长度为 170 cm 推送导管，以及 Soehendra 支架取回器。

（6）高频电源：如 Olympus 公司的 PSD-20、BF40 和 UES-20 等。

（7）高频电刀：有拉式和针状切开电刀。

（8）鼻胰引流用器械：包括鼻胰引流管、0.035 英寸和 0.018 英寸引导钢丝、鼻导引管、引流液储存器等。

（9）取石网篮和碎石器：如美国 Boston Scientific 和 Wilson-Cook 公司的专用机械碎石器，可用于胆道和胰管的机械碎石。其中 Wilson-Cook 公司的 Wilson-Cook 微型取石篮直径5 mm，可用于特殊需要。

（10）取石气囊导管：如 Boston Scientific 公司的 Microvasive 系列气囊导管，Wilson-Cook 的 DASH 系列气囊导管，气囊直径有 8.5 mm、12 mm 和 15 mm，导管长度 200 mm。

（11）体外震波碎石器：如最早的是 Dornier 公司的 lithotripter HM3 和 lithotripter HM4；目前常见的有 Dornier 公司的 Delta compact Ⅱ，德国 Siemens 公司的 Lithostar；法国 Bron 公司的 Sonolith 3000 及国产 HB-ESWL-V 型低能量液电式碎石机。

（12）激光碎石器：如铒-钇、铝石榴石激光发生器 supErb；钬-钇、铝石榴石激光发生器 Vario-pulse；铥-钇、铝石榴石激光发生器 NEUROTEST；长脉冲染料激光发生器 VASOGNOST；最近德国 Baasel Lasertech 公司生产带有结石识别功能的 Lithognost，能够自动识别结石和组织，安全性较好。

（13）液电碎石器（electrohydraulic lithotripsy，EHL）：常选用 3 F 的软铜质 EHL 探头，如 Northgate Technologies 的 Elgin Ill，EMS 公司的 lithoclast 系列。

四、操作步骤

（一）内镜下网篮或气囊直接取石术

（1）常规经主乳头或副乳头插管行胰管造影术，了解胰管扩张情况、结石大小、部位、数目和活动度，确认是否取石。

（2）按常规行主乳头或副乳头胰管括约肌切开术。

（3）插入取石篮或气囊导管，依照胆管取石方法取出结石。最后用专用胰管气囊阻塞造影，以判断是否有残留结石。

（4）为防止术后胰腺炎发作，可置入鼻胰引流管。

（二）内镜下机械碎石取石术

主要适用于结石较大胰管扩张明显患者，ESWL 技术成熟后，本技术在临床应用较少。

（1）胰管造影发现结石体积较大，估计难以用取石篮取出者，可在 EPS 后插入机械碎石器，按照胆管结石碎石的操作方法将胰管结石粉碎，再用气囊取石网篮分次取出。

(2)用气囊导管清扫胰管内碎石,阻塞造影判断有无残余结石。

(3)最后置入鼻胰引流管,预防术后胰腺炎发作。

(三)内镜下激光碎石取石术

主要适用于胰管结石巨大、坚硬,机械碎石有困难者。

(1)胰管造影后,行 EPS,插入子镜,在子镜直视下,插入激光光导纤维探头,对准结石,逐步将结石击碎。

(2)用取石篮分次将结石取出,用气囊导管清扫胰管内碎石,阻塞造影判断无残余结石即完成治疗。

(3)置入鼻胰引流管,预防术后胰腺炎发生。

(四)液电碎石与内镜取石联合治疗

液电碎石(electrohydraulic lithotripsy,EHL)主要适用于胰管结石过大,以及嵌顿结石,内镜无法取石者。

当过大或过硬结石伴胰管明显扩张,网篮取石困难时,可采用子镜下 EHL 后再取石。首先经切开的胰管开口插入一根引出体外的冲水导管,导管的远端必须越过结石。然后将母镜插至十二指肠乳头,子镜经切开的胰管开口进入胰管直至结石处,经由子镜活检孔插入放电导丝。冲水导管内冲生理盐水的同时行放电碎石。碎石过程中必须在直视下将放电导丝与结石接触,避免接触导管壁放电,以防损伤胰管壁。碎石后,小块结石可用水冲排出,较大的需要用网篮取出。最后置入鼻胰引流管,预防胰腺炎发生。

(五)体外震波碎石与内镜取石联合治疗

体外震波碎石法(extracorporeal shock-wave lithotripsy,ESWL)是目前治疗 >5 mm 结石的一线治疗手段。

根据结石的位置,患者仰卧、俯卧或侧卧于碎石台上,在超声和/或 X 线监视下,确定震波探头的位置和方向。每次治疗的震波为 5 000 plus。一次治疗常进行 60~90 分钟,所用震波强度为 16 kV/min。通常需要 2~5 次才能完全将结石粉碎。用 X 线片评价结石是否震碎,大的结石常需数次碎石。碎石后的结石碎片常只有数毫米大小,一般可用网篮去除。

(六)内镜下胰管支架引流术

对于存在胰管狭窄,且伴胰管扩张及腹痛的患者,可以采用胰管内支架引流术治疗,其目的是为了缓解梗阻,以缓解症状。

五、术后处理

(1)术后患者应卧床休息,禁食 24 小时,如果血清淀粉酶升高及有胰腺炎症状,则延长禁食时间,禁食期间,应注意补液与电解质平衡。

(2)EPS 术后 4~6 小时及翌晨抽血检测血清淀粉酶,第 2 天常规检查白细胞,单纯血清淀粉酶升高而无症状者,可继续观察血清淀粉酶变化,不需要特殊处理。如血淀粉酶升高及有剧烈的上腹部疼痛、发热、白细胞数升高等现象,则应按急性胰腺炎处理。

(3)密切观察患者呕吐物及大便颜色,以判断有无出血,观察患者腹部体征,了解有无穿孔等并发症发生。

(4)有鼻胰引流的患者,注意观察鼻胰管引流物的颜色、引流量、性状,以及鼻胰管引流是否通畅,注意避免引流管脱落。

六、术中注意事项

(1)结合本单位的工作条件及仪器设备,严格掌握胰管取石的适应证,且一部分患者通过ESWL+ERCP方式取石,少部分患者合并肿块性胰腺炎,胆道狭窄的可通过手术治疗。不必勉强盲目操作,以免引起严重并发症。

(2)正确判断结石的大小、部位、软硬程度,首选体外震波碎石联合取石;机械碎石联合取石,液电、钬激光碎石联合取石作为备选。

(3)治疗中,操作动作轻柔,切勿粗暴,以免引起胰管损伤和胰瘘。

(4)应用液电、钬激光碎石治疗时,需要多人联合操作击碎结石,应准确瞄准结石,避免损伤胰管。

(5)应用体外震波碎石时,需要专人配合,协助正确定位,掌握震波功率和时间。

七、术后并发症和处理

胰腺疾病内镜治疗的并发症为7%~10%。

(一)早期并发症

治疗性 ERCP 早期并发症主要为出血、穿孔及化脓性胆管炎,与操作、黄疸及糖尿病有关。

1.术后高淀粉酶血症和急性胰腺炎

刘少杰等 ERCP 检查 208 例患者,术后出现血淀粉酶升高 30 例,占 14%,其中并发急性胰腺炎 2 例。作者观察了 117 例胰腺疾病患者 ERCP 术后 4 小时、24 小时血淀粉酶水平分别为(292.4±319.6)U/L 及(226.5±262.9)U/L,明显高于术前水平[(180.7±106.4)U/L,$P<0.01$],亦明显高于对照组相同时间水平[(252.1±235.2)及(187.8±218.3)U/L,$P<0.05$],其中 10 例患者发生急性胰腺炎(8.5%),亦明显高于对照组(3.5%,$P<0.05$)。

目前比较公认的 ERCP 术后胰腺炎的易患因素包括年龄<25 岁、SOD、胰管插管和多次胰管显影。括约肌切开是否增加 ERCP 术后胰腺炎风险尚不明确。日本的 Akashi 比较了 3 003 例行乳头切开和 17 602 例未行乳头切开的患者术后胰腺炎的发生率,EPS 后 48 小时胰腺炎发生率 0.09%,未行 EPS 48 小时胰腺炎发生率 0.43%;但重症胰腺炎大多发生于未行 EPS 的患者。

为预防化学性胰腺炎发生,可予以吲哚美辛栓纳肛。对于有 ERCP 术后胰腺炎史的患者、复发性胰腺炎患者、年龄<35 岁的患者、Oddi 括约肌功能紊乱患者,其术后急性胰腺炎发生率常达 10%,可考虑使用术前后药物预防 ERCP 术后高淀粉酶血症和急性胰腺炎。

多数认为目前使用的药物,奥曲肽、IL-10、别嘌呤醇、泼尼松龙、生长抑素或甲磺酸加贝酯均无确切预防作用。

2.出血

出血不常见,多见于有易出血病史的患者。术中应该采用切割和凝固混合电流进行括约肌切开,避免使用单一切割电流。少量出血来自毛细血管,往往与乳头部肿瘤与炎性充血有关。轻微的出血不必停止操作。必要时可用乳头切开刀以凝固或混合电流进行烧灼止血,或者局部予以肾上腺素溶液喷洒。大量出血可能与切割了十二指肠后动脉的变异分支有关。出血即刻掩盖视野,可以使用钛夹止血。如果无效应行急诊外科手术或动脉栓塞止血。

3.结石嵌顿

在使用取石篮取石过程中,如果结石过大,抓取后不能通过切开的乳头,但又不能松解取石网篮,可导致结石嵌顿。此时可以剪断网篮钢丝,推出十二指肠镜,行急诊 ESWL。

4.胰管损伤

胰管损伤常见于激光碎石、机械碎石、取石篮取石和液电碎石的过程中。因为胰管内径较小，胰管内操作极易损伤胰管，诱发急性胰腺炎。目前，主要是器械方面的改进，例如，出现了能自动识别黏膜组织与结石的激光碎石系统，可以较好地避免胰管损伤。

(二)远期并发症

远期并发症尤多见于长期(副)胰管内支架引流患者，如支架阻塞和移位等。绝大多数发生并发症患者可经内镜治疗及内科保守治疗得以痊愈，仅极少数患者需外科手术治疗。

1.胰管支架阻塞

通常支架放置后6个月内，支架的阻塞率可达50%，阻塞物多为细胞碎屑、碳酸钙结晶、胆红素钙盐及细菌的混合物，蛋白质附着于支架内面也起到重要的作用。一旦支架发生阻塞，极少数患者可以表现为反复腹痛、胰腺炎或囊肿感染，部分患者不出现明显临床症状。目前多数学者支持待症状复发时再更换支架或1年更换支架。

2.胰管支架移位

胰管支架移位较为少见，早期使用的带有4个倒钩的支架移位发生率约为3%，目前广泛使用的改良的双倒钩支架较少发生移位。移位后一般都可以通过内镜取出，方法包括圈套器、取石篮、鼠齿镊等。

3.胰管支架变形嵌顿

因为胰管支架阻塞2级胰管的开口，常常会在这些胰管汇流入主胰管的部位出现胰管结石，严重者会出现结石压迫支架引起支架变形和嵌顿，内镜下无法取出支架，需要行ESWL或手术治疗。

八、临床评价

慢性胰腺炎胰管结石可引起胰腺组织内压升高、血流灌注减少与缺血，加剧胰腺炎病程。应用内镜介入治疗可清除结石，引流胰液减低胰管内压，经治疗后患者临床症状与胰腺外分泌功能均获改善。ERCP治疗CP胰管梗阻的操作成功率可达80%，治疗后疼痛缓解率达到50%~80%，但仍应严格把握ERCP治疗适应证，对患者进行适当的筛选。对于靠近胰头部的结石或是狭窄病变，内镜治疗的成功率高、疗效好，ERCP应作为首选治疗方式；而对于远离胰头部的结石或狭窄、多发的结石或狭窄，内镜治疗技术难度大、安全性也降低，需慎行ERCP。

(一)体外震波碎石

ERCP取石是结石微创治疗的首选，对于单纯的体积较小的胰管结石，通常能成功完成引流；但单纯ERCP能取出的结石不到半数，对于体积较大的结石和复杂结石(结石嵌顿、胰管狭窄等)，取石往往不能成功。欧洲消化内镜学会(USGE)提出，疼痛性CP患者主胰管>5 mm的阳性结石，首选方案为ESWL联合内镜或单纯ESWL治疗。

USGE指南将凝血功能障碍、妊娠、心脏起搏器或除颤器植入，以及冲击波传导通路有骨性结构、合并钙化的动脉瘤作为ESWL治疗胰管结石的禁忌证。而一些研究认为，心脏起搏器植入患者在ESWL治疗专家与心血管专家密切合作下，也能安全进行ESWL胰管碎石。此外，我们认为合并以下情况的胰管结石患者，需评估ESWL风险效益比：胰管全程结石、易导致邻近脏器损伤的胰尾孤立性结石、多发胰管狭窄、性质不明的胰头占位和胰腺脓肿等。

ESWL治疗胰管结石的历史已有20余年，多项大样本研究均证明其安全有效。日本11个中心555例研究数据显示：ESWL碎石成功率为92.4%，结石完全清除达72.6%；有6.3%患者出现 ESWL 相关并发症,其中一例患者为肝包膜下血肿、急性胆管炎,后发生 DIC 而死亡,其余均在内镜治疗或保守治疗后好转。该研究平均随访时间为 44.3 月,3 年以上有 261 例,随访中有 122 例(22%)患者结石复发,平均结石复发时间为 25.1 个月,相关因素分析发现主胰管狭窄增加患者结石复发风险。另一项来自印度的研究,1 006 例患者均为疼痛性 CP,其中 927 例为 ICP,79 例为 ACP,碎石成功率为 93%,结石清除失败率 6.5%,完全清除率和部分清除率分别为 76.2% 和 17.3%。随访 846 例患者 6 个月,疼痛明显改善者为 84%(711 例),其中 326 例患者疼痛完全缓解。2002 年 Kozarek 等的研究(平均随访 2.4 年)显示 CP 结石患者经过 ESWL 联合 ERCP 治疗后,疼痛评分、住院次数及镇痛药用量均有明显改善。该作者 2012 年更新了研究结果(平均随访期 4.3 年):纳入 120 例 ESWL 联合内镜治疗患者,治疗前后疼痛评分(7.9 vs .2.9)和生活质量评分(3.7 vs .7.3)均明显改善;85% 患者疼痛改善,有 50% 患者疼痛完全缓解;随访时间超过 4 年的患者中,有 29% 的患者再行 ESWL 治疗,84% 的患者行 ERCP 术,16% 患者转外科手术治疗。

目前,胰腺 ESWL 主要通过联合 ERCP 来清除胰管结石,大于 95% 的患者均采用 ESWL 联合 ERCP 的治疗模式,即首先通过数次 ESWL 治疗将结石粉碎,再经 ERCP 取石并清理胰管。但有研究认为胰腺 ESWL 术后一部分患者可自发排石。但对于结石自发排除不明显和有明显胰管狭窄等不利解剖因素的患者,碎石后 ERCP 是必要的,取石清理胰管的同时,可进行狭窄的扩张,必要时行胰管支架植入,使胰管即时引流,缓解症状,同时也可降低结石的复发风险。

(二)子镜下液电碎石

子镜下液电碎石可用于治疗胰管结石。一般采用 3-Fr 的 EHL 探头,直视下施行,直到所有结石粉碎并被冲排出。在多数病例管腔内结石可以完全清除。Howell 等对 6 例患者行 9 次胰管内子母镜下液电碎石,仅一例胰管结石未能完全清除,未见液电碎石相关的并发症,结石完全清除的 5 例患者 6 个月内未再发腹痛。

(三)激光碎石

初步研究表明:激光可部分击碎胰管结石,亦可作为治疗胰管结石的手段,少量临床应用未见明显并发症。目前对本方法的研究较少,需要进一步研究确定其疗效和安全性。德国 Baasel Lasertech 公司生产的 Lithognost 激光碎石器带有结石识别功能,探头发射两种不同频率和强度的激光,其中一光束能够自动识别结石和组织,自动指导碎石光束的发射,安全性较好。

(四)胰管支架术

胰管支架可以降低胰管内压力,因而可缓解临床症状。有研究统计术后短期疼痛消失或缓解率为 62%,中期随访疼痛消失或缓解比例为 67%。胰管支架术后可以观察到多数患者体重增加,患者生活质量改善;取出支架后部分病例效果仍持续。

(陈 龙)

第三节 超声内镜引导下胆管引流术

一、概述

ERCP 下胆管引流是目前临床上治疗胆道梗阻的标准方法,经验丰富的内镜医师行 ERCP

胆管引流的成功率为90%～95%，仍有部分患者不能顺利经ERCP胆管引流术解除胆道梗阻。其主要原因包括胃肠道手术后消化道重建肠腔改道、本身解剖结构异常、各种原因的胃肠道梗阻造成的狭窄及乳头插管困难等情况。对于恶性梗阻性黄疸，经ERCP胆道引流失败后通常采用经皮经肝胆管引流（percutaneous transhepatic biliary drainage，PTBD）。但是PTBD并发症可高达15%（包括腹膜炎、败血症和胆管炎），病死率可达5%，PTBD尚需经胸腹壁等周边结构穿过肝脏进入胆道，术中和术后并发疼痛，胆汁被引流至体外，以致生活质量降低。外科手术也是ERCP失败后的选择之一，但外科手术的死亡率和并发症发生率更高，现在已很少选择外科手术进行胆道引流。

EUS能提供清晰的肝左叶及肝外胆管的影像，能用于胆道疾病的诊断和介入性治疗。EUS引导下胆管穿刺引流（endoscopic ultrasonography-guided biliary drainage，EUS-BD）给胆管疾病治疗提供了新方向。1996年Wiersema等首次报道了EUS引导下经十二指肠胆管穿刺造影术用于ERCP失败的病例，此后，2001年Giovannini等报道EUS引导下经十二指肠穿刺胆管置管引流术治疗梗阻性黄疸。随着EUS仪器设备和操作技术逐渐发展，EUS引导下的介入治疗技术也逐渐趋于成熟。国内外都已逐渐开展对于ERCP治疗失败患者行EUS-BD治疗梗阻性黄疸的先进技术，结果显示疗效佳，并取得了一定的经验。

二、适应证和禁忌证

目前EUS-BD不是行胆管减压引流的常规方法，适用于经ERCP胆管减压引流不成功的病例。包括选择性胆管造影及乳头插管不成功患者、胃肠道改道手术后胆道梗阻者。

绝对禁忌证极少，包括已知或者怀疑内脏器官穿孔者。相对禁忌：明显出凝血障碍行穿刺有出血风险者者、心肺功能不全者、食管重度狭窄者。

三、操作步骤

(一)技术及设备

(1)放射科机房，患者全身麻醉，吸氧。

(2)线阵式扫描超声内镜，其扫描方向与内镜长轴平行，可直视穿刺针道，具有彩色多普勒功能，能够显示扫描区血管及血流情况，以利于穿刺时避开血管，增加穿刺的安全性，活检孔道直径3.7 mm或以上，并配备有抬钳器，可通过大部分内镜附件，方便进行治疗操作。

(3)19G超声内镜专用穿刺针，可通过0.89 mm导丝，扩张探条或扩张球囊，胆道塑料或金属支架。注射针内可预先抽满造影剂，导丝经侧孔Y连接器连上以使随后造影剂注射方便。

(二)操作步骤

EUS-BD可经贲门或胃体上部小弯胃壁进行左肝内胆管穿刺引流即肝内途径（图3-4），也可经十二指肠壁或者胃窦壁行胆总管穿刺引流即肝外途径。EUS实时引导下胆管穿刺成功后插入导丝，这时可有两个选择，一是留置导丝，退出超声内镜，插入十二指肠镜，进行对接操作并置入胆管支架；二是超声内镜直接置入胆管支架。

先进行EUS扫查，显示扩张的胆管，彩色多普勒显示周围血管，避开血管后明确穿刺部位，在EUS实时监测下将19G穿刺针刺入扩张的胆管，穿刺后注入造影剂进行胆管造影，循着穿刺针将导丝置入胆管，留置导丝并退出穿刺针，随后用探条扩张通道或者先用针状刀扩大穿刺通道再行扩张，经导丝在X线透视下置入胆管支架，最后拍片确定支架位置良好。

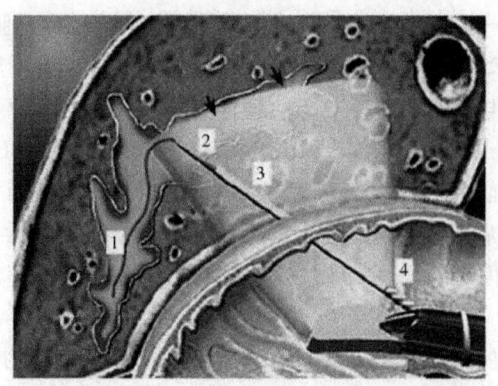

1.导丝;2.穿刺针;3.支架放入左肝管(箭头);4.引入推送器

图 3-4　EUS-CD 示意图

(三)患者处理

患者术前接受预防性抗生素治疗,术后住院观察生命体征并加用抗生素治疗,根据淀粉酶等情况决定是否需要使用生长抑素。

四、术后并发症及处理

目前报道 EUS-BD 并发症的发生率约为 14％,包括胆汁性腹膜炎、胆管炎、出血等。EUS-BD 的主要风险可能为胆汁腹膜炎,尤其对支架放置失败的病例。虽然至今为止没有 EUS-BD 发生严重甚至致死的并发症,但是所有的报道都为个案或者少量的病例,因此认为这类技术的并发症风险较小尚为时过早。随着 EUS 引导下胆管引流术的进一步开展,也许这样的并发症的报道也会随之增加。

五、临床评价

EUS 技术在近 20 年内取得了很大进展,特别是线阵超声内镜的出现使得 EUS 由单纯诊断转变成了集诊断与介入治疗为一体的新技术。EUS 引导下的 FNA 是各种介入性治疗的基础,在此基础上逐渐发展了 EUS 引导下胰腺假性囊肿内引流术、腹腔神经丛阻滞止痛术、肿瘤内药物注射、肿瘤放射粒子植入术等介入性 EUS 技术。近年来 EUS 引导下胆管引流术也开始逐渐在临床中应用,并取得了良好的效果(表 3-1)。1996 年 Wiersema 等最先报道了 7 例 ERCP 失败的患者,在 EUS 引导下经十二指肠壁穿刺胆管行胆管造影,其中 5 例获得成功。此后,Giovannini、Burmester 等学者相继报道了 EUS 引导下胆管穿刺造影,并成功置入胆管支架,术后患者黄疸减退。此后又有多名学者报道了该技术的应用情况,但多为少数病例的报道。但是关于 EUS-BD 尚无临床指南。

表 3-1　EUS 引导下胆管穿刺引流治疗梗阻性黄疸

作者	年份	例数	穿刺针	支架	成功率	并发症
Giovannini	2001	1	针状刀	10 F 塑料	100％	无
Burmester	2003	2	针状刀	8.5 F 塑料	50％	胆汁性腹膜炎 1 例
Puspok	2005	5	针状刀	7～10 F 塑料	80％	无
Kahaleh	2006	1	19 G FNA 针	金属支架	100％	气腹 1 例

续表

作者	年份	例数	穿刺针	支架	成功率	并发症
Ang	2007	2	19 G 针状刀	7F 塑料	100%	气腹 1 例
Yamao	2006	5	19 G 针状刀	7~8.5F 塑料	100%	气腹 1 例
Fujita	2007	1	19 G FNA 针	塑料	100%	无
Tarantino	2008	4	19 G/22 G FNA 刀	塑料	100%	无
Itoi	2008	4	19 G FNA 针	7F 塑料,鼻胆管	100%	胆汁性腹膜炎 1 例

若用 19 G 穿刺针进入胆道后即用探条扩张瘘口有时候会非常困难,此时可以先用过导丝的针状刀接混合电流扩大穿刺点后再使用探条扩张瘘口,就比较容易了,也可使用囊肿切开刀。也有报道 EUS 引导下直接使用针状刀穿刺胆管,针状刀外套管沿针芯进入胆道,然后拔出针芯,并沿着外套置入导丝。穿刺针穿刺的优势在于在 EUS 或 X 线下都显示很清晰,而且能很好地用力,缺点是穿刺针较硬,容易成角。针状刀的优势在于导丝和针芯可以快速交换。目前对使用何种穿刺针或者针状刀进行穿刺并无明确规定,可以根据操作者的经验和对穿刺针的熟悉程度选择相应的穿刺针。

在胆管穿刺成功支架置入前,通常需要进行扩张形成瘘口。由于十二指肠和胆管之间的瘘口为人为造成,无明显狭窄段,有支架移位的风险,理论上讲双猪尾支架似乎可减少支架移位的风险,而直头支架在支架回收或者更换时较容易,金属覆膜支架也有支架移位风险,而且覆膜可能覆盖另外的一个管腔,如胆囊管或者一支肝内胆管,而金属非覆膜支架只用于塑料支架更换时,此时窦道已经完全形成。理论上金属支架的通畅期要长于塑料支架,但是经十二指肠壁放置金属支架需谨慎,因为金属支架张开后瘘口会扩大,且金属支架有网眼,有导致胆汁性腹膜炎的风险。支架放置后短期效果良好,长期疗效如何尚需进一步研究。Yamao 等报道 5 例胆管恶性梗阻患者行 EUS 引导下经十二指肠胆管置管引流术,均成功放置塑料支架,塑料支架的通畅期为 211.8 天。支架通畅期与经乳头放置相似。

至今为止,EUS-BD 尚无形成临床指南。对于 EUS-BD 经十二指肠穿刺行肝外引流还是经胃壁穿刺肝内胆管肝外引流,穿刺成功后留置导丝直接放置支架还是退出超声内镜换十二指肠镜进行对接手术,放置塑料支架还是金属支架进行引流目前尚无定论,尚需要更多的病例进行对照研究。

总之,EUS 引导下胆管引流术在国内外刚刚开展,对于 ERCP 进行胆管引流失败的病例是个较好的选择,具有良好的应用前景。然而该技术的开展需在具有大量治疗性 EUS 经验的医疗机构,需要有丰富的经验 EUS 专家和 ERCP 专家进行才能提高其成功率,更好避免并发症的发生。

(陈 龙)

第四节 超声内镜引导下胰管穿刺引流术

一、概述

ERCP 下胰管支架植入术是目前解除胰管内高压和胰腺实质压力增高而导致的腹痛的常规

治疗方法。胰管的狭窄、胰管内结石及胰管中断是造成慢性胰腺炎胰管梗阻致胰管内高压的三大主要原因。另外,胰腺术后胰肠吻合口狭窄也可导致胰管梗阻引发腹痛。经 ERCP 胰管减压引流可使60%～80%患者的症状达到完全或部分缓解。以往,对于 ERCP 失败或无法行 ERCP 治疗的患者来说,只能行外科手术或保守治疗。而 EUS 能清晰显示胰腺实质、胰管及胰腺周围血管的影像。近年来,随着 EUS 操作技术及 EUS 相关设备的发展,EUS 引导下的胰腺介入治疗技术也逐渐趋于成熟。国内外最近发展了一项 EUS 介入治疗技术即超声内镜引导下胰管穿刺引流术(EUS-guided pancreatic duct drainage),被用于 ERCP 失败患者的胰管梗阻的解除。

二、适应证与禁忌证

(一)适应证

由于 ERCP 治疗失败或者胰肠吻合术后不能行 ERCP 者,包括胰管梗阻造成胰管高压或者复发性胰腺炎。

(二)禁忌证

无绝对的禁忌证。

(1)有出血性疾病或凝血功能障碍者或正在行抗凝治疗的患者。

(2)全身状况差及不能耐受麻醉者。

(3)食管狭窄不能通过内镜者。

(4)穿刺路径有大血管而无法避开。

(5)胃肠道壁和主胰管之间的距离较远。

(6)多节段性胰管狭窄。

(7)EUS 下胰管显示不清楚。

三、术前准备

(一)患者准备

术前常规禁食禁水 12 小时以上。术前常规一次静脉用预防性抗生素。治疗前 20～30 分钟服用祛泡剂和咽部麻醉剂,必要时予解痉药物,需使用静脉全身麻醉。

(二)器械准备

1.内镜

超声内镜为线阵扫描穿刺超声内镜,可以清楚显示穿刺针道,活检孔道直径 3.7 mm 或 3.8 mm,可通过 10 F 支架,具有彩色多普勒功能,可显示穿刺区域血管及血流情况。若使用对接技术,EUS 穿刺胰管导丝置入后需要使用治疗性十二指肠镜或者肠镜或者单气囊或双气囊小肠镜。

2.附件

导丝:0.81 mm,0.63 mm,0.51 mm,0.46 mm 导丝;用于消化道壁切开装置,如针状切开刀或囊肿切开刀,便于支架的置入;扩张球囊;猪尾或直头塑料支架或者覆膜金属支架;高频电发生器等。

四、操作方法

超声内镜引导下胰管穿刺引流术可以分为两种。

顺行性法:EUS 穿刺成功进入主胰管后造影并留置导丝,经胃直接放置胰管支架。逆行性或者对接法:EUS 穿刺成功胰管造影并留置导丝后(导丝需出十二指肠乳头或者胰肠吻合口),退出超声内镜,换成十二指肠镜进行对接,逆行性通过十二指肠镜经十二指肠乳头放置支架入胰管。

(一)超声内镜引导下胰管穿刺引流术(顺行法)

使用线阵扫描型穿刺超声内镜对胰腺进行扫描,避开穿刺路径的血管,选择距离主胰管最近路径的位置,确定穿刺部位。在 EUS 引导下将 19 G 或 22 G 超声内镜穿刺针穿刺入主胰管,进行胰管造影,并将导丝经穿刺针留置于主胰管内,尽量将导丝顺行通过十二指肠乳头入十二指肠(此时,导丝不易滑脱出胰管),若该方向不能完成,则导丝将逆行进入胰尾部。用小口径探针,4.5 F顶端锥形的 ERCP 套管或电热导管以扩张经腔管道。然后使用 4 mm 或 6 mm 球囊扩张器进一步扩张,再将合适长度的猪尾支架或直头塑料支架经胃壁或十二指肠壁置入主胰管,X 拍片显示支架定位良好。

(二)超声内镜引导下经十二指肠乳头对接引流术(对接法或逆行法)

首先 EUS 扫描胰腺和胰管及周围血管,明确穿刺部位。EUS 引导下穿刺主胰管,对胰管进行造影,X 线下显示扩张的胰管,将导丝顺行通过十二指肠乳头或已行胰十二指肠切除术后患者的胰肠吻合口,插入肠腔,此后退出 EUS 镜子,采用十二指肠镜或者结肠镜对接,经十二指肠镜或结肠镜找到导丝,将导丝通过圈套器拉入镜子的活检孔道完成对接,或者沿着出乳头的导丝插入第二根导丝进入主胰管,此后操作同 ERCP。由于只是要将导丝入主胰管并通过十二指肠乳头开口或手术吻合口进入肠腔为目的,所以可以不使用大通道的超声内镜。

五、术后处理

术后处理基本同 EUS 引导下穿刺及 ERCP 术后处理。

(1)术后常规禁食 24 小时。无出血、腹痛、发热等异常,可逐步进流食、半流食及普食。

(2)术后常规抑制胰酶、抑酸、抗感染治疗 3 天。

(3)检查术后 3 小时血淀粉酶及 24 小时血淀粉酶、血常规。

(4)术后密切观察患者有无腹痛、腰背部剧烈疼痛、呕血、发热等情况。

六、术后并发症及处理

EUS 引导下胰管穿刺引流术的并发症发生率较低,约 5.8%。最常见的并发症是术后短暂的腹痛,一般可逐渐缓解。另外,可有出血,少量渗血在术中常见,可使用止血药物或行内镜下止血,大量活动性出血,必要时行血管造影和栓塞治疗,无效者应考虑外科手术治疗。其他如急性胰腺炎、胰漏、胰周脓肿,应做相应的对症处理,必要时 EUS 下引流。也有出现支架移位,理论上双猪尾支架移位风险更小,推荐选择双猪尾支架,若出现移位或者支架堵塞,建议放多个支架,但是多个支架的放置可能增加胰漏的风险。

七、临床评价

EUS 已经从单纯的诊断性技术逐渐步入介入治疗的时代。越来越多的 EUS 引导下的介入治疗被逐渐应用于临床中。而其中 EUS 引导下的胰管穿刺引流似乎是所有的 EUS 介入治疗中难度最大的,最难获得成功的。目前,EUS 引导下的胰管穿刺引流术在国内外刚刚起步,尚无形成治疗的共识或者指南。

1995年第一次报道了联合应用EUS引导下穿刺并造影和ERCP对一例胰胆吻合术后患者主胰管结石进行取石术。此后有关EUS引导下胰管穿刺引流的手术逐渐增多,主要用于ERCP失败的患者。最新的来自Mayo clinic的最多病例数(43例)的研究显示,EUS引导下的胰管穿刺引流手术成功率73%,83%的患者支架位置良好并且症状完全消失,非常有趣的是即便在EUS引导下穿刺造影胰管没有明显梗阻或者扩张的患者都能通过支架置入使得患者症状完全消失。虽然EUS引导下的胰管穿刺造影成功率为98%,但仍有11例患者最终未能成功置入支架,原因包括导丝未能置入主胰管或通过乳头或者胰肠吻合口,未能顺利扩张消化道腔壁;在之后的对接后ERCP中导丝滑脱。置入的直头或者猪尾支架大部分是7F,也有5F、10F和3F的,平均长度9 cm,也有1例10 mm直径8 cm长的覆膜金属支架。中重度并发症发生率5.8%,包括1例急性胰腺炎,住院11天后痊愈;1例胃壁扩张周围的胰周脓肿,EUS引导下穿刺引流后痊愈;1例有3 cm长的导丝的外层在导丝退出过程中被针刀刮下并遗留在后腹膜,但是无明显的后遗症。第二军医大学附属长海医院于2009年在国内率先对1例Whipple术后胰管扩张伴腹痛、脂肪泻的患者行EUS引导下经胃壁胰管穿刺引流术,置入长5 cm直径7F的双猪尾支架。术后随访1年,患者腹痛消失,体重增加10 kg,CT复查示胰管扩张较术前明显好转(图3-5)。

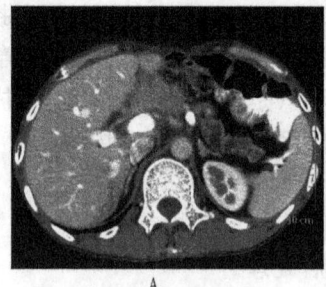 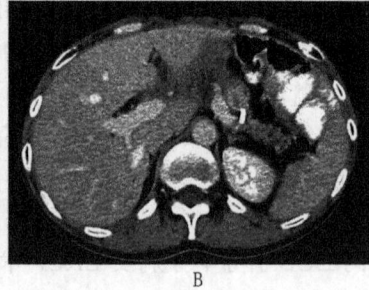

图3-5　CT显示EUS引导下胰管穿刺引流术后主胰管扩张明显好转

迄今为止,EUS引导下胰管穿刺引流术在国内外刚起步,对于具体使用顺行性还是对接的方式,使用哪种支架等尚需进一步的研究。由于该技术对术者要求较高,同时具有一定的并发症发生,主要选择性用于胰管梗阻而ERCP手术失败的患者,有广阔的前景,但这项技术的开展,需要在较大的内镜中心,同时具有丰富EUS和ERCP经验的专家来进行,这样才能提高手术成功率,减少并发症的发生。

(陈　龙)

第五节　上消化道狭窄的内镜治疗

消化管狭窄是消化道病变后期的常见并发症,严重影响患者的生活质量,并可导致营养不良等并发症,加速原有疾病的发展,内镜下的扩张,对解除梗阻、提高生活质量是一简便有效的治疗方法。而临床上以食管、贲门病变引起狭窄为主。

食管、贲门狭窄常见病因包括食管、贲门肿瘤、食管动力障碍、食管胃吻合术后狭窄、食管炎瘢痕狭窄等。临床表现为不同程度的吞咽困难,1977 年 Stooler 按症状轻重将吞咽困难分为 5 级:①0 级,无症状,能进各种食物;②1 级,能吞咽大部分固体食物;③2 级,能吞咽半固体食;④3 级,仅能进流质食物;⑤4 级,不能吞咽液体食物。食管狭窄的治疗包括药物治疗、内镜下治疗和外科手术治疗等。内镜下治疗对解除梗阻、提高生活质量是一种简便有效的方法,主要方法有扩张术(探条扩张术、气囊或水囊扩张术)、切开术(圈套器切开术、电刀切开术)、支架置放术、凝固疗法(微波凝固疗法、电凝固疗法、激光凝固疗法)、注射疗法、光动力学治疗、冷冻疗法等。本节将就最常见的探条和球囊扩张术、金属支架置入术加以阐述。

一、探条扩张术

目前国内常用探条控制器是 Savary 扩张器,一般由聚乙烯或聚乙烯化合物、可曲性硅胶等制成,有多种不同的外径可供选择,分别为 5 mm、7 mm、9 mm、11 mm、13 mm、15 mm 和 16 mm 等。该控制器前端呈锥形,可通导丝,有不透 X 线标志,可以在内镜和/或 X 线透视下进行。

(一)适应证与禁忌证

1.适应证

(1)食管炎性狭窄。

(2)食管术后吻合口狭窄。

(3)先天性食管狭窄:如食管环、食管蹼。

(4)功能性食管狭窄:贲门失弛缓症等。

(5)晚期食管癌或贲门癌梗阻。

(6)瘢痕性食管狭窄。

2.禁忌证

(1)上消化道内镜检查禁忌者。

(2)食管化学性灼伤后两周内。

(3)食管病变疑为穿孔者。

(二)术前准备

1.患者准备

(1)了解食管狭窄的病因、部位、特点及手术方式。

(2)常规行食管钡餐(或碘油)、内镜检查及病理学检查。

(3)其他术前准备同常规上消化道内镜检查。术前 15 分钟肌内注射地西泮 5～10 mg,溴化东莨宕碱 20 mg,必要时肌内注射哌替啶 50 mg。

2.器械准备

(1)前视式上消化道内镜。

(2)Savary 探条扩张器。

(3)专用或其他导丝。

(三)操作方法

(1)内镜直视及 X 线监视下将导丝通过食管狭窄段。

(2)保留导丝退出胃镜。

(3)根据食管狭窄程度确定选用适宜的探条扩张器。使患者头稍后仰,使咽与食管稍成直线位,助手拉紧导丝,术者左手用涂有润滑剂的纱布擦扩张器,右手按执笔式或在 X 线监视下徐徐推进探条,通过狭窄区,将探条停留 30 秒左右,退出探条时,助手不断推进导丝,以免导丝脱出。

(4)逐级更换探条,尽可能将狭窄段扩至最大程度,然后将探条与导丝一并退出。

(5)再次通过胃镜,观察扩张后情况。

(四)注意事项

(1)操作应在导丝引导下及 X 线监视下进行,以确保安全。

(2)探条扩张原则:探条号码由小到大,动作轻柔,切勿粗暴,当阻力较大时,不可强行用暴力通过。

(3)术后检查有无颈、前胸皮下气肿,并禁食 2～4 小时,无特殊不适可进流食。

(4)扩张术后,常规胸腹部 X 线透视检查或吞碘油造影以除外穿孔并发症。

(5)贲门切除患者,扩张后常引起胃反流,平卧及睡眠时应抬高床头 15°～30°角,并给予制酸剂。

(6)部分患者术后常胸骨后疼痛,可对症处理。

(五)并发症及处理

1.穿孔

患者可感剧烈胸痛,出冷汗及发热,继发纵隔及胸腔感染,口服液体造影剂 X 线透视,可见漏出食管外及纵隔气影。一旦证实应立即禁食、输液、胃肠减压、应用抗生素,保守治疗无效者应行手术治疗。

2.出血

可再行内镜检查,明确原因,镜下止血。

3.感染

感染发生机会较少,但不可忽视扩张创面引起局部感染及反流误吸导致的呼吸道感染,一旦发生应积极处理。

4.反流性食管炎

反流性食管炎发生率较高,治疗后常规抗反流治疗。避免暴饮暴食,少进油腻食物,常规服用制酸剂及黏膜保护剂。

5.狭窄复发及再狭窄

食管狭窄探条扩张后部分患者会近期复发,可再次扩张,恶性狭窄可在扩张后置入金属支架,难治性食管良性狭窄可在反复扩张无效后尝试置入可取出全覆膜金属支架。

二、气囊扩张术

(一)适应证与禁忌证

同探条扩张术法。

(二)术前准备

1.患者准备

同探条扩张术法。

2.器械准备

(1)气囊扩张器:对食管狭窄可经内镜活检钳道通过气囊(through the scopy,TTS),或先经内镜通过导丝,退出内镜后再沿导丝通过气囊(over the wire,OTW),气囊直径因使用目的不同而异,食管气囊为 6～20 mm,贲门失弛缓扩张气囊为 30 mm、35 mm 和 40 mm。

（2）前视内镜。

（3）专用或其他导丝。

（三）操作方法

1.经内镜气囊技术（TTS）

（1）按常规插入胃镜，胃镜头端置于食管狭窄处上方。将涂布润滑剂的气囊导管从活检孔道中插入，在内镜监视下气囊通过狭窄部位。

（2）气囊充气，通过外接压力泵控制气囊压力（5～15 psi），根据患者耐受情况持续扩张 30～60 秒，放气后休息几分钟，再重复操作，直至注气时阻力明显减少为止。

2.经导丝气囊扩张术（OTW）

（1）插入内镜至狭窄部近端，在 X 线监视下，将导丝通过狭窄部，退出内镜，保留导丝。

（2）沿导丝将气囊通过狭窄部。

（3）在 X 线监视下，将气囊正确定位，注气，使压力至 6～8 psi（psi 压力单位，1 psi＝6.8 948 kPa），持续 1～3 分钟。

（4）放气后休息，重新充气，可反复操作 1～2 次，可见狭窄的"凹腰征"逐渐消失。

（5）抽尽气囊中的气体或液体，退出导丝和气囊导管。

（四）并发症及预防

基本上类同探条扩张术，但气囊扩张是助手注气，术者并无手感，因而并发穿孔的概率远较探条扩张者多，尤其是 OTW 气囊扩张法，通常发生的是深度撕裂而不是一种贯穿的裂伤，内科保守治疗多治愈，对膈下有游离气体的穿孔患者必须立即施行外科手术。

三、食管金属支架置留术

（一）适应证与禁忌证

本术主要适用于食管、贲门部肿瘤所致狭窄或癌肿复发所致之狭窄，一般认为良性病变不用此法，但近年来有报道全覆膜可取出支架治疗食管难治性良性狭窄，取得较好效果。

（二）支架类型

金属支架由推送器及支架 2 部分组成，推送器是金属支架重要组成部分，其主要功能是将套在端部的支架安放到狭窄部位。各公司生产的金属支架推送器其外径、塑料的成分均不完全相同。支架的类型大致可分成以下 3 类。

1.Wallstent 支架

由不锈钢合金丝构成，网眼管状结构。完全扩张时直径 14～20 mm，可用长度从 53～106 mm。压缩时内径减小、长度增加；扩张时内径增大、长度减小。改进型有哑铃状、体部涂硅胶的带膜支架。这是最早用于食管的金属支架。

2.Ultraflex 或 Strecker 支架

由 0.15 mm 镍钛合金编成管状，最大直径 18 mm；近端增大至直径 20 mm。可用长度 7～15 cm。镍钛合金具有记忆特性，随温度增加可以使其成形。是较有前途的食管支架。

3.Gianturco 支架

由 0.3～0.5 mm 不锈钢钢丝编成多角 Z 型圆柱状，单个支架完全膨胀时直径为 14～20 mm，长度 2.0 cm。多个支架体相连可使支架长度增至 8～14 cm。中间或次节支架装有"倒钩"以防滑脱。现有多种改进型，其中以涂硅胶的带膜支架较多见。此支架临床应用较多。

(三)术前准备

1.患者准备

术前患者应作内镜及胃肠钡餐检查,以了解狭窄病变的部位、长度、狭窄程度、有无食管支气管瘘。常规检查出凝血时间、血小板计数、凝血酶原时间,术前肌内注射地西泮 5～10 mg,溴化东莨菪碱 20 mg 及哌替啶 50 mg。

2.器械准备

(1)前视式内镜、导丝、扩张探条或气囊扩张器等。

(2)支架选择:食管支架品种较多,带膜支架适用于癌性狭窄,或并有食管支气管瘘患者;病变累及贲门者,应尽量选用防反流支架,该型支架末端装有防反流膜瓣,可减轻胃食管反流的发生。选用支架的长度应超过狭窄段上下端各 1～2 cm。

(四)操作方法

(1)内镜下将导丝通过狭窄部。

(2)用 Savary 探条或气囊扩张器(TTS)对狭窄部进行扩张至所需的最大直径。撤出探条或气囊保留导丝。

(3)定位:用内镜观察狭窄部位黏膜情况,结合 X 线,确定狭窄部位,以确定放置支架的位置与长度,一般支架应超过病变两端各 1～2 cm,对于吻合口支架和贲门支架,其远端不应留置过长,一般不超过1 cm为宜。

(4)退出内镜,沿导线插入支架推送器,务必使支架两端标记与定位相一致。

(5)拔除支架外套管,使支架扩张。

(6)再次插入内镜观察支架安放情况。

(五)注意事项及术后处理

(1)食管支架安放关键是要定位正确,应提倡在内镜及 X 线下正确定位,在插入推送器及拔除支架外套管时,应保持正确位置。

(2)术后至少观察 4～6 小时。48 小时吞咽液体食物,随后逐渐增加半固体、固体食物。

(3)术后常有胸痛及胃食管反流症状,可应用止痛药、抑酸药及抬高床头等处理。

(4)常规应用抗生素,防止食管黏膜破损所致的感染。

(5)对使用镍钛合金支架患者,应避免吞咽过冷食物或饮料,以防支架变形滑入胃内。

(6)术后 24 小时、1 周、2 个月、6 个月进行随访钡餐检查或内镜检查;以后一般 6 个月或一年复查一次。

(六)并发症及处理

1.出血

早期主要为扩张及支架损伤所致,应作相应处理。

2.穿孔或食管支气管瘘

较少见,可再置入一带膜支架。

3.呼吸系统感染

呼吸系统感染主要是反流误吸引起。

4.反流性食管炎

反流性食管炎较常见,主要发生于贲门切除患者或贲门部置放支架患者,易引起反流,而致严重的反流性食管炎及并发出血。置入防反流支架可减轻反流性食管炎的发生。大多数患者使用药物即可控制,有些患者需服用稍长时间抗酸药物。

5.支架移位及脱落

其原因是狭窄部位扩张过大及狭窄段太短。脱落后应在内镜下取出,移位严重者应取出原支架,重新置入。

6.再狭窄

支架上下端因受刺激,组织过度增生而致狭窄,也可经支架网孔向腔内生长致狭窄。虽带膜支架可以减少食管腔内再狭窄发生率,但对肿瘤组织还不能起到很好阻碍作用。发生狭窄后可用探条或气囊扩张治疗,也可在内镜下用氩气刀、微波或激光烧灼治疗,无效者,可再行置入一支架。

7.食物嵌顿

食物嵌顿多为患者吞咽大块食物或未咀嚼、咀嚼不全的食物所致。少数为支架入口没有增宽或位置不正所致。金属支架置入后,对固体和半固体食物应充分咀嚼后方可吞咽。嵌顿食物用内镜取出或探条推入即可恢复正常吞咽。

(陈　龙)

第六节　静脉曲张性上消化道出血的内镜治疗

食管胃底静脉曲张破裂出血是门静脉高压症的并发症,各种原因导致的门静脉高压皆可造成食管胃底静脉曲张,其中95%因各种原因的肝硬化所致,其他可见于肝癌、门静脉闭塞、脾静脉血栓及肿瘤压迫、各部位的动-门静脉瘘、Budd-Chiar 综合征、缩窄性心包炎等。

静脉曲张破裂出血病情凶险,急性大量出血病死率高,短期内可再发出血,造成肝功能迅速衰竭,对手术耐受性小,所以急性出血很少考虑外科手术止血,传统的内科药物治疗和三腔二囊压迫止血仅能暂时控制出血,早期再出血率高,目前内镜治疗是最合适的选择。

一、静脉曲张分类

(一)食管静脉曲张(elsophageal varices,EV)

EV 位于贲门齿状线以上的食管黏膜下的静脉曲张。

(二)胃底静脉曲张

反转内镜所观察到的贲门周围、胃底部黏膜下的静脉曲张。

(三)接合部静脉曲张

接合部静脉曲张位于贲门齿状线以下即胃-食管黏膜移行接合部黏膜下的静脉曲张。

二、静脉曲张分度

(1)根据静脉曲张的严重程度,Soehendra 将曲张静脉分为 3 度,此分类法较简单明了,便于掌握(表 3-2)。

(2)国内将 EV 采用较简单并实用的分度方法为轻、中、重 3 度;轻度指曲张静脉直径<3 mm,局限于食管下段,呈蛇行扩张;中度为曲张静脉直径 3～6 mm,范围不超过食管中段,

呈扭曲的结节状隆起;重度是曲张静脉直径＞6 mm,范围延伸至食管上段,呈明显的结节状隆起以致阻塞部分食管腔。

表 3-2 Soehendra **食管、胃底曲张静脉分度法**

分度	食管	胃底
一度	扩张的静脉直径＜5 mm,直径延伸,且局限于食管下段	扩张的静脉直径＜5 mm,与黏膜皱襞几乎无法区别
二度	扩张的静脉直径 5～10 mm,蛇行状稠密分布,延伸至食管中段	扩张的静脉直径 5～10 mm,呈单发状或片状
三度	扩大的静脉直径＞10 mm,丰满、密集、并排、簇状,伴有薄壁红色征(樱桃红征)	扩大的静脉直径＞10 mm,多为大而多的薄壁串珠样混合物

(3)胃静脉曲张大多伴有食管静脉曲张,少数不伴有食管静脉曲张,称为孤立性胃静脉曲张(IGV),内镜下 GV 的分类方法尚无一致意见。

三、结扎治疗术

1986 年,Stiegmann 等首次报道了对食管静脉曲张患者成功地实施了经内镜结扎治疗,这一方法日益受到各国学者的注意。

(一)适应证

原则上各种原因所致肝硬化门静脉高压症引起的 EV 出血和可能发生出血的病例均为内镜结扎术的对象。

(1)食管静脉曲张急性出血时的紧急止血,即内镜结扎距离出血发作时间在 8～72 小时,在积极复苏、输血、输液、应用加压素等治疗的同时,尽早予以 EVL 术。

(2)食管静脉曲张急性出血时的延迟止血,即非手术方法使出血得以暂时停止,病情初步稳定,此后逐渐恢复稳态水平,约需 3 个月,这段时间往往为时甚短而复发出血,因而在这个相对稳定的时间内施行延迟性 EVL 术很有必要。

(3)应用 EVL 术行 EV 根治性治疗后,为预防静脉曲张复发,可重复行 EVL 术。因为在结扎根治性治疗的终结时,总有部分静脉太小,以致不能被结扎器所抽吸,因而有小的静脉曲张复发出血率 5.6%,强调根治后定期强制性复查内镜,若发现静脉曲张复发即同时再予以结扎,这样始终维持患者为根治状态。

(4)外科手术再出血,因首次出血的病死率是 30%～50%,EVL 术由于并发症发生率低,疗效肯定,在对预防 EV 首次出血中的作用和地位受到越来越多的学者的重视。尤其是对出血高危患者预防首次出血时,可采用 EVL 术。对肝硬化食管静脉曲张首次出血的高危人群,一般先给予药物治疗,如普萘洛尔、硝酸异山梨酯。但在下列情况下应及时进行 EVL 术:①对 β 受体阻滞剂有反指征或有明显不良反应者;②对药物治疗不能耐受者;③对药物疗法反应不佳,用药品 HVPG≥1.6 kPa(12 mmHg)者。目前,EVL 术主要应用于未经内镜硬化治疗的食管静脉曲张曾有出血史或正在出血的患者。

(二)禁忌证

(1)以往曾经进行过栓塞、硬化治疗的急性再发出血和再发曲张静脉形成,由于食管壁纤维化使结扎难以完成。

(2)食管狭窄扭曲,食管憩室者。

(3)2度以上胃底静脉曲张(出血或无出血)。

(4)凝血功能严重障碍,结扎4天橡皮圈脱落后,有早期再发大出血的可能者。

(5)循环不稳定的患者。

(6)对乳胶过敏的患者。

(三)结扎器的使用方法

结扎器分单环发和多环发两大类。由于单环发在使用过程中需提前在食管内插入直径为2 cm外套管,患者不易耐受,故临床已很少应用。目前多使用连发结扎器,连发结扎器套柱上备有结扎橡胶圈4~8个不等,由于橡胶圈太多,外套柱加长,给操作带来不便,常用五连发或六连发结扎器。

1.组成

组成连发结扎器由3个部分组成。

(1)透明外套柱:使用时插入胃镜前端,其上备有多个橡胶圈。

(2)牵拉线:有丝线和金属线两种。

(3)操作手柄:安放在胃镜活检插孔内。旋转手柄,通过牵拉线作用于外套柱上的橡胶圈使其释放。

2.操作方法

将安装好结扎器的胃镜送入食管齿状线附近,确定结扎部位,将内镜对准曲张静脉持续负压吸引,将曲张静脉吸入外套柱内,待视野一片红时旋转手柄释放圈套。套圈脱落后牢牢地将曲张静脉结扎为饱满球形,旋转退镜,重复上述操作,完成对所有曲张静脉结扎治疗。

3.EVL治疗注意事项

(1)结扎区域以齿状线上1~5 cm区域为宜。

(2)结扎力求完全、彻底,结扎时一定要持续吸引待视野完全红时释放套圈。套扎不完全会导致橡胶圈早脱,影响疗效,甚至会导致出血。

(3)每条曲张静脉结扎1~2点即可。

(4)如遇到红色征或黏膜表面有糜烂,尽量避开,在其远端结扎,否则宜导致术后出血。

(5)如遇到吸引不利,视野不能变红往往是由于外套柱贴黏膜壁过紧,此时适当退镜或调整内镜前端方向可见视野突然变红,便于理想结扎。

(6)密集结扎术:即在每条曲张静脉套扎3~4点以获得较高的曲张静脉消失率。溃疡发生率增多,但曲张静脉消失率有所提高。

(7)低蛋白血症及血糖持续居高不下者,应择期治疗,否则术后近期出血率高。

(8)伴有重度胃底曲张静脉破裂出血者,不宜单纯进行食管静脉曲张结扎治疗,应采用联合治疗。

(9)硬化治疗术后患者及残存细小静脉曲张者,不宜首选结扎治疗。

(四)疗效判断

1.活动性出血控制的判断

内镜结扎术后,吸尽食管腔内的血液,见无持续出血,术后72小时内无新的上消化道出血证据,表示活动性出血已控制。

2.食管静脉曲张根治的判断

食管末端5 cm内及胃近端1~2 cm内无曲张静脉残留者,可判断为根治。

3.远期疗效

采用内镜结扎治疗食管静脉曲张出血进行较长期的追踪,对再出血的频率、静脉曲张的复发和存活率进行研究已受到重视。EVL术后静脉曲张复发率较高,达35%～47%,故往往需要2～3次结扎治疗方才可达到曲张静脉消失的目的。有少数患者即使连续3～5次治疗,亦很难达到曲张静脉消失之目的。

曲张静脉回缩情况以术后第3周最佳,侧支循环于术后4周开始建立,12周时程度最重。所有EVL术后静脉消失不理想或术后复发率高的患者,大多是由于食管壁内深层静脉扩张或交通支的缘故。

术后单纯用胃镜复查食管静脉曲张之变化,判断治疗效果及预后有一定的局限性。看不到食管壁内深层静脉曲张的情况。对伴有食管壁深层静脉扩张或伴有交通支形成的患者单纯结扎治疗效果不理想。应改用食管静脉曲张硬化疗法或硬化与结扎并用联合治疗可收到良好的效果。微探头超声胃镜在食管静脉曲张治疗的临床应用,对选择食管静脉曲张的治疗方案及判断预后有一定的指导意义。

(五)并发症

动物实验及临床研究表明,由于结扎术后食管肌层是完整的,因而该治疗是安全的,并发症发生率较低。

1.会咽-食管保护管置放相关并发症

此并发症主要包括食管撕裂伤及出血,挤压伤、食管静脉破裂出血及食管穿孔。导致食管静脉破裂出血的原因有两种:①保护管置入过程中直接损伤;②咽道管插入食管上段后,压迫曲张静脉使食管中段曲张静脉回流受阻,压力升高,导致破裂出血。使用扩张器置放保护管,较经内镜置放可以降低上述并发症的发生率,使用多连发结扎器则无此类并发症。一旦发生食管黏膜下损伤和食管穿孔,应终止进行内镜结扎治疗,必要时进行对比剂的食管造影,进一步证实有无黏膜下损伤,有无对比剂渗入纵隔现象,及有无纵隔气肿和颈部皮下组织积气。否则,应立即禁食、输液、抗生素治疗,并严密观察,必要时请胸科会诊,以便及时手术处理。

2.结扎治疗相关并发症

此并发症主要包括以下几个方面。①胸痛:发生于术后2～3天,持续2～3天后自行缓解,一般不需特殊处理。②急性食管梗阻或出血:因结扎的曲张静脉阻塞食管腔而致狭窄,过早进非流质食物使结扎球过早脱落致出血。③食管瘢痕狭窄:因反复结扎脱落形成溃疡,愈合后瘢痕形成,导致食管狭窄。

(六)术后处理

(1)术后严密检测患者血压、脉搏及一般情况。术后不用鼻胃导管。

(2)术后禁食72小时,以防结扎圈因进食过早脱落致大出血,禁食期间予以补液静脉营养支持。72小时后可进流食,逐渐过渡到软食。

(3)结扎术后患者可出现短时间的胸骨后疼痛和吞咽不适,持续2～3天可自行缓解,一般不需特殊处理。

(4)并发曲张静脉破裂出血,应改行硬化止血或栓塞止血。

(5)食管撕裂及出血可试用金属夹子钳夹止血。

(6)食管狭窄采用"内镜扩张术"或"Savary-Gilliard扩张器扩张"。

(7)食管穿孔可采用手术或保守治疗。

(8)结扎团块4～10天开始坏死,随后坏死组织腐脱、橡皮圈脱落,遗留基底部白色深1～2 mm直径10～12 mm的圆或椭圆的浅溃疡,2～3周后覆盖上皮组织修复。故结扎后应休息12～14天再行下一次结扎,直至曲张静脉根治,如经过4次结扎治疗仍见到二度曲张静脉,则应改换或联合使用硬化术。曲张静脉根治1～2年内应每3个月复查一次内镜,若有静脉曲张复发,即予以再结扎直至根治,随后6～12个月内镜随访一次,3年后终生内镜随访,每年一次,只要发现食管曲张静脉就进入根治性结扎治疗,使之终生内镜随访。

四、硬化治疗

内镜下静脉曲张硬化疗法(endoscopic variceal sclerosis,EVS)的原理是使用注射局部黏膜和曲张的静脉发生化学性炎症,曲张的静脉内血栓形成,2周后肉芽组织逐渐取代血栓,3个月后肉芽组织逐渐机化,静脉周围黏膜凝固坏死形成纤维化,增强静脉的覆盖层,从而防止曲张静脉破裂出血,同时可以消除已经出现的曲张静脉。

(一)适应证

(1)急性食管及结合部曲张静脉出血,须立即止血。

(2)食管静脉曲张出血的间歇期。

(3)既往曾接受分流术或脾切除术后再出血。

(4)重度食管静脉曲张,有出血史者,全身情况不能耐受外科手术。

(5)结扎治疗术中并发大出血,可以快速盲目的再结扎,但成功率低,如再结扎失败,应立即改为硬化治疗。

(6)既往无曲张静脉出血史的患者,预防性内镜硬化治疗是相对适应证。

(二)禁忌证

(1)二度以上胃底静脉曲张。

(2)长期用三腔二囊管压迫可能造成较广泛的溃疡及坏死,EVS疗效常不满意。

(三)手术方法

1.硬化剂

有关硬化剂的选择和用量目前尚无统一规范,理想的硬化剂应是组织反应轻,黏度小并能迅速形成血栓,能收缩血管,引起无菌性组织坏死。常用:①1%乙氧硬化醇,本品较为理想,其特点是硬化剂效果可靠,局部及系统不良反应小,本品每点注射1～2 mL,一次总量为每点4～6 mL,一次总量不超过20 mL。②5%鱼肝油酸钠:使用也较为普遍,注射量为每点4～6 mL,一次总量不超过20 mL。③5%油酸氨基乙醇:本品刺激性较小,目前也较广泛采用,注射量每点2～3 mL,一次总量不超过25 mL。④0.5%～1.5%硫酸(sodium teradecyl sulfate,STD):每点注射5 mL左右,本品注射5 mL左右,本品组织损伤较大,已较少使用。

2.注射方法

注射方法有3种:曲张静脉内注射、曲张静脉旁注射和联合注射。对小的曲张静脉作血管内注射,对大的曲张静脉采取联合注射法,即先注射在曲张静脉旁,以压迫曲张静脉使其管腔缩小,随后再行静脉腔内直接注射使之闭塞,因为纯静脉内较大量注入硬化剂可能导致系统不良反应,而只产生有限的局部作用。具体操作方法根据曲张静脉程度选择。

(1)曲张静脉硬化法:①常规内镜检查上消化道,排除其他病灶出血,记录食管静脉曲张的程度及范围,内镜对准食管-胃接合部以上2 cm的食管下段曲张静脉。②插入内镜注射针(针头处于套管内)并伸出镜端约 1.0 cm,使其前端对准待硬化的曲张静脉。③伸出注射针头,直接穿刺静脉,采用"运动注射法",即在注射过程中不断做注射针的小幅度出入运动,目的是使硬化剂能够渗入静脉周围,高压快速推入 2~3 mL。

(2)二度至三度曲张静脉硬化法:①前两步同一度曲张静脉硬化法;②使食管腔足够充气,直视下伸出针头并迅速穿刺入曲张静脉旁的黏膜下;③采用"进针注射法",即针头浅刺黏膜后即同时注射硬化剂,一边穿刺进针,一边缓慢推注硬化剂,注射量以使局部在镜下出现灰白色黏膜隆起为准,一般每点注射 1~2 mL,同样手法注射曲张静脉的另一侧;④在已被硬化的曲张静脉两旁注射针眼之间,直接穿刺曲张的静脉,在静脉腔内注入 1%乙氧硬化醇。

(3)食管壁硬化法:每次曲张静脉硬化治疗后,对可见的食管下段静脉柱之间的黏膜采用"进针注射法"硬化食管壁。使镜下见灰色隆起。此法对提高治疗的长期效果、预防新生曲张静脉的形成和出血是十分必要的。

(4)镜下柱状出血硬化止血法:首先从出血点的远侧(胃腔侧)开始,环绕出血点静脉内、静脉旁注射止血是十分必要的。

(5)择期重复内镜硬化治疗:重复 EVS 治疗操作简单,损伤较小,且不影响肝功能,虽不一定能改善远期生存,但确能根除食管曲张静脉。是出血间歇期预防再出血的唯一有效途径。曲张静脉是通过连续多次的注射才能完全消失。重复治疗应在 1~2 周后施行,直至曲张之静脉完全消失或只留白色硬索状血管为止,这一点至关重要,实验及临床报告,多次注射者,病理性炎症及血栓明显,但不宜过频(<1 周),间期过短止血效果不佳,不良反应发生的频度和严重不良反应的发生都要多。多数病例施行 3~5 次治疗可以使可见曲张静脉根除,第一次复查胃镜应在根除后 4 周,此后 1~2 年内每 3 个月内镜随访一次,随后 6~12 个月内镜随访一次,3 年后终生内镜随访每年一次,每次随访内镜只要有可见的曲张静脉消失,长期系统内镜随访是硬化治疗的基本环节,其目的在于通过反复注射完全消除可见的曲张静脉,使食管黏膜下层组织纤维化,从而降低晚期再发出血率。

(四)疗效判断

近 10 年来的前瞻性对照观察,EVS 急诊止血疗效为 75%~94%。经过重复治疗的病例,再出血率明显减少,硬化组再出血率为 8%~43%,对照组为 27%~75%。大约 10%的患者曲张静脉未根除之前持续出血,对于这些 EVS 无效的患者应及时采取其他的治疗反复,通常推荐外科分流或断流手术。

影响疗效的因素。①硬化剂注射次数,多数认为注射 4 次以上疗效好;②硬化治疗的时机,食管静脉曲张出血尤其是大出血的患者择期 EVS 术较紧急 EVS 术效果好,且较安全;③肝病的严重程度,Sauerbruch 报道 96 例 EVS 术前瞻性研究证明预后与肝病严重程度密切相关,硬化剂治疗后 1 年生存率 ChildA 级患者 100%,B 级 82%,而 C 级 38%。

EVS 术存在的主要问题是门静脉高压症持续存在,曲张静脉终将复发或再出血,患者需终生随访、重复内镜检查或硬化治疗。

(五)并发症

发生率为 10%~33%。其中 1/3 为严重并发症,病死率为 0~2.3%。

1.出血

对穿刺点渗血,可用镜身或肾上腺素棉球压迫,一般就可止血,注射后几日再出血,主要是穿刺痂皮脱落,黏膜糜烂溃疡所致,溃疡引起出血大部分为渗血,用热凝、电凝等方法有时难以控制,常用止血夹子来控制出血。持续较大的出血来源于破裂的曲张静脉,最好的办法是使用组织黏合剂栓塞静脉,或再次行 EVS 术以控制出血。气囊压迫止血可使穿孔危险增大,应尽量减少使用。

2.溃疡

溃疡发生率为 22%～78%,有浅溃疡和深溃疡两类,一般多无症状,可在 3～4 周内自愈。发生原因与硬化剂的刺激性、注射次数、硬化剂黏膜下泄漏程度有关,大而深的溃疡可能并发出血,可予抗溃疡及止血药物治疗。

3.穿孔

穿孔发生率通常很低,<1%,可因注射针头过粗或过长、过深注射使硬化剂引起食管肌层广泛坏死而穿孔。一旦发生,应立即胃肠引流,必要时胸腔引流,全胃肠外营养和抗生素联合保守治疗,小穿孔可以愈合,大穿孔病死率高达 75%～100%,操作中应高度重视。

4.狭窄

狭窄发生率为 3%,主要见于长期重复注射治疗的患者,血管旁注射法更易发生,系食管壁坏死过深的结果。早期在坏死愈合后,狭窄形成前,采用每周两次的单纯内镜扩张术,可以防止狭窄发生,后期对于已形成的狭窄可使用 Savary-Gilliard 扩张器进行扩张治疗,但最大扩张不宜超过 12.8 mm,无需外科治疗。

5.其他

如胸骨后疼痛、吞咽哽噎感、发热等较为常见,一般在术后 2～3 天内自行消失,无需处理。此外尚可发生菌血症、吸入性肺炎、胸腔积液、脓胸、颈部气肿、纵隔炎、食管旁脓肿等。尽量用短的注射针(<5 mm)、尽量采用血管内注射法、及时应用抗生素可预防此类并发症的发生。

(六)术后处理

(1)密切检测患者的血压、脉搏及一般情况。

(2)禁食、补液 1 天,此后温流质饮食 2 天,一周内半流食,逐渐在 8～10 天内过渡到软食。

(3)术后卧床休息 1～2 天,然后可起床进行轻微的活动,原则上还是多卧床少活动,更忌做下蹲、屈身弯腰等较大的活动。

(4)酌情使用抗生素。特别是对一般状况差,有重要全身疾病和/或有吸入可能者。

(5)口服黏膜保护剂。

五、栓塞治疗术

1981 年,Gotlib 首先使用了组织黏合剂(Histoacryl)行内镜下栓塞治疗术。组织黏合剂即 N-J 基-α-腈基丙烯酸酯(N-buutyl-2,cyanoacrylate)是一种快速固化的水溶性制剂,静脉注射后与血液接触能在几秒钟内发生聚合反应、硬化,迅速堵住出血的食管曲张静脉或胃曲张静脉。目前有学者认为栓塞疗法为食管静脉曲张活动性出血首选方法,也是胃静脉曲张出血内镜治疗唯一可选择的有效措施。

(一)适应证

组织黏合剂注射法的原理与硬化疗法是相似的,因而其适应证也基本相同,且可用于胃底静脉曲张的治疗,故较硬化治疗适应证更为广泛。

(1)急性活动性食管和胃底曲张静脉出血期,有人主张作为首选。

(2)三度红色征(＋)的食管静脉曲张。

（3）二度以上的胃底静脉曲张。

（4）结扎治疗和硬化治疗术中并发大出血者。

（二）禁忌证

同一般内镜检查的禁忌证。

（三）术前器械准备

1.内镜

选择同硬化治疗，为了预防黏合剂与内镜前端黏合造成内镜损害，使用硅油涂抹内镜前端蛇骨管部位及镜面，形成硅油保护层。工作通道也应吸入硅油，使工作通道腔面内面形成硅油保护膜。

2.注射针

不同于硬化治疗，适用于栓塞治疗的注射针头工作长度为 7 mm，直径 0.7 mm，注射针内芯塑料管长度 180 cm，直径为 4 F，过长的内芯导管将明显增加栓塞剂注射过程的难度。胃底曲张静脉栓塞时，针头可略长出 1～2 mm。注射前先用蒸馏水检查注射针是否通畅，同时计量注射针内芯容量，通常长 180 cm，外径为 4 F 的塑料导管内芯容量为 0.7 mL。检查注射针确实通畅后向内注入少许脂溶性碘剂（Lipiodol），然后将其排出，目的是使 Liplodol 在针芯内层管壁形成一层膜，以防止组织黏合剂过快凝固。

3.栓塞剂

目前广泛使用的栓塞剂为组织黏合剂——组织丙烯酸酯是氰基丙烯酸类高分子化合物的一种，由于其具有长烷基链的特点，因而组织毒性低，少量使用不会造成人体中毒反应。其为水溶性液体，空气中生理盐水环境下，20 秒完全固化，遇血则立即发生固化，因此限量情况下，将其直接注射到局部曲张静脉栓塞，不至于产生系统静脉栓塞的不良反应。为防止 Histoacryl 在注射针内芯导管内很快固化，而黏堵住管腔，无法注射到曲张的静脉腔内，临床应用时主要采用两种方法。①稀释法：将 Histoacryl 与 Lipiodol 以 0.5 mL∶0.8 mL 比例的注射器内混合备用，总量为 1.3 mL，其聚合时间可延长至 20 秒。②"三明治夹心法"：即生理盐水 1 mL，Histoacry 10.5 mL，生理盐水 0.5 mL，稀释的目的在于可以减缓组织黏合剂过快凝固，混合脂溶性碘剂可便于进行X线透视及拍片。与 Histoacryl 不同的是 D-TH 液采用"原液法"（即不作任何稀释注射），操作方便。目前临床上多采用稀释法。

4.其他准备

装有混合液的注射器和备好的注射针分别放置于工作台备用，另备数个 2 mL 注射器，抽满蒸馏水，用于冲刷掉注射针管内残余的黏合剂及冲洗注射针。由于组织黏合剂的黏合性很强，每个操作者都应戴上保护眼镜，以防高压推注时不慎溅入眼睛。

（四）术前患者准备

患者的眼睛应采取保护措施，余同结扎治疗术。

（五）操作方法

（1）常规内镜检查确定排除其他原因出血，寻找合适的注射部位，出血间歇期选曲张静脉最隆起点为注射部位，出血活动期注射部位以曲张静脉的部位不同而不同，食管曲张静脉尽可能于出血点或其近侧（近贲门侧）注射，结合部曲张静脉接近贲门出血点注射，当出血点直接注射困难时，可在出血点旁最容易注射处进针，胃底曲张静脉尽可能接近出血点注射，如不可能，可在出血点旁穿刺破裂出血的血管。

（2）插入备好内镜注射针（此时针头退入外管内）用注射针外管前端触探静脉，以判定确实为曲张静脉，并最后确定针头穿刺部位。

（3）将备好黏合剂混合液的注射器与注射针尾相连。

（4）注射针外管前端恰好接触注射部位，伸出针头并使之穿刺入血管腔内，应尽可能避免静脉旁过深注射至食管肌层，因为静脉旁组织黏合剂注射将会导致严重的局部黏膜深溃疡。

（5）快速、强力推入黏合剂混合液。三度食管曲张静脉从贲门到食管中段，每点注射0.5 mL，最大量不超过1.0 mL，一度胃底曲张静脉每点注射0.5 mL，二度至三度胃底曲张静脉每点注射1.0 mL，每根曲张静脉注射2～3点。于选择的被穿刺部位准确地进行静脉腔内注射组织黏合剂是栓塞技术的关键，如静脉旁黏膜下注射则出现蓝灰色黏膜隆起，而准确注入静脉腔内则无此现象，应尽可能绝对避免静脉旁注射，以免导致严重的局部黏膜深溃疡。

（6）快速更换注射器，注入0.7～1.0 mL蒸馏水（内镜注射针内芯容量），以确保所有黏合剂完全注入曲张静脉内，随即可见活动性出血立即停止。

（7）然后迅速将注射针头退入注射针外管内，并使整个注射针前端于食管腔中央向前插入，使针端远离镜面，以确保内镜镜面不被粘住。一次注射后至少20秒内避免吸引，以防从充血点注射部位漏出的未凝固的黏合剂被吸入内镜工作通道造成管腔阻塞。已经凝固的黏膜如被吸入工作通道，需要立即退出内镜，使用内镜刷清除。

（8）20秒之后再以相同的方法进行其他部位的栓塞治疗。

（9）制订栓塞治疗计划：①食管曲张静脉出血急性期栓塞止血后，对其他可见的曲张静脉同时进行硬化治疗或结扎治疗，并进入根除治疗计划。三度红色征时，局部栓塞后，小的曲张静脉同时进入根除治疗计划；②接合部曲张静脉出血急性期栓塞治疗止血后，第4天随访，如有曲张静脉，可进行再次栓塞或配合硬化治疗；③胃底曲张静脉出血急性期栓塞止血后，对其他的曲张静脉也同时进行栓塞，术后第4天进行第一次内镜随访，确保是否有未被栓塞硬化的曲张静脉，如有则再次栓塞治疗，此后每周复查内镜一次，并视情况决定是否栓塞治疗，直到所有曲张静脉被完全栓塞。

（六）并发症

1.大出血、食管狭窄、溃疡及穿孔

主要原因是栓塞技术错误和用量过大，技术的关键是掌握快速准确的静脉腔内阻塞，静脉旁、黏膜下或过深食管肌层注射及过量注射，是造成上述并发症的根本原因。一旦发生，同硬化剂并发症的治疗。

2.异位栓塞

如单次注射组织黏合剂混合液的量不超过1.0 mL，则无造成系统栓塞的危险。

（七）术后处理

（1）术后常规处理同硬化剂治疗。

（2）栓塞治疗期间应停止使用所有制酸剂，因为胃内低酸环境易诱发感染。

（3）注入的组织黏合剂本是一种异物，但在食管或胃壁内存在一至数天而不会造成任何出血或其他不良反应，以后逐渐被排入食管、胃腔内，必要时可以通过内镜异物取出方法加以取除。

（陈　龙）

第四章 高压氧疗技术

第一节 高压氧的治疗设备

为了创造出产生高压氧的条件,高压氧治疗必须在高于 1 个大气压[1 atm(大气压)=101 kPa(千帕)]的密闭舱室中进行,此即称之为高压氧舱。

经过几十年的发展,国内外已生产了许多不同类型的高压氧舱,供不同人群、不同疾病,以及不同环境条件下使用。以下仅就基本舱型介绍如下。

一、高压氧舱舱型分类

高压氧舱可按加压介质、使用功能等进行分类。

(一)按加压介质分类

1.空气加压舱

一般可容 2 人以上,亦有可容数十人的多人舱,包括手术舱、过渡舱、治疗舱等。空气加压舱内氧浓度限制为 23% 以下。

2.氧气加压舱

一般为 1 人用的治疗舱,包括成人氧气加压舱和婴幼儿氧舱。氧气加压舱治疗时舱内氧浓度一般应高于 80%。

(二)按使用功能分类

可分为治疗舱、手术舱、过渡舱、急救运输舱、动物实验舱及潜水减压病的特殊治疗舱等。

二、氧舱的组成结构

高压氧舱的组成结构包括舱体及相关的附属设备。各种类型的高压氧舱结构不尽相同。例如,手术舱需具备开展手术治疗的一系列设备,潜水减压病治疗舱需有极高的耐压性能等,在此不予一一介绍。本节仅就一般治疗舱的组成结构简介如下。

(一)舱体

舱体一般均由钢材制成,而氧气加压舱可用钢材或有机玻璃制造。

(二)舱门

多人舱一般采用内开式门,氧气加压舱多用外开式门。按照开启舱门的动力学原理可分为机械门、电磁门、电动门等。

（三）递物筒（舱）

空气加压舱一般装有递物筒，用于治疗中舱内外医疗用品及其他物品的相互传递。

（四）观察窗及照明窗

观察窗系为舱外医务人员观察舱内患者情况而设。舱外光源通过照明窗向舱内提供照明。

（五）供气系统

空气加压舱须有专门的压缩空气供应系统，以满足空气加压的需要。供气系统由空气压缩机、冷凝油水分离器、储气罐、压缩空气过滤器、消音器等组成。

（六）氧气供应系统

氧气供应系统由氧气源（气态氧或液态氧）、减压阀、管道、氧流量计、吸氧装具所组成。

（七）空气调节系统

包括氧舱的通风装置、降温装置、加热装置、温度调节装置、空气净化装置等。

（八）对讲和监视系统

包括对讲电话、闭路电视等，以保证舱内外的通信联系。

（九）消防系统

氧舱的消防装置包括自动水喷淋灭火装置、氮水灭火器等，尚可于舱内放置沙桶备用。高压氧舱内禁用二氧化碳灭火器，以免造成舱内人员窒息。

（十）生理监测装置

部分氧舱配备了生物电传导线路，可用于监测心电、脑电及其他生理信息。

（十一）氧舱操作控制系统

各型氧舱均设有操作控制台，以上各系统的控制装置均安装于此。除上述者外，操作台还装有气体压力表、氧气压力表、氧气流量计、测氧仪、二氧化碳分析仪等。

氧舱的操作运行包括手动操作和电子计算机程序操作两种类型，氧气加压舱一般均为手动操作。

（江玉英）

第二节 高压氧的治疗原理

高压氧的治疗作用是指人体吸入高压氧后对机体各系统产生的综合效应，不同疾病高压氧治疗的主要机制又不尽相同。现就高压氧治疗疾病的主要机制介绍如下。

一、提高血氧张力，增加血氧含量

机体在高压氧下，高分压氧很快进入肺泡，使肺泡呈高分压氧状态，氧又迅速通过肺泡和毛细血管壁扩散入血液。常压下，进入血液内的氧，绝大部分与血红蛋白结合成氧合血红蛋白，仅极少部分溶于血浆中；而在高压环境下血氧含量的增加主要是物理溶解氧的增加。在 $0.25\sim0.3$ MPa 下吸纯氧，动脉血氧张力升至 235.9 kPa（1 770 mmHg），使每 100 mL 血中溶解氧量从 0.3 mL 提高到 5.6 mL 以上，增加近 20 倍。此时，仅靠溶解氧即能满足机体氧化代谢需要。有实验证实,在高压氧条件下,当机体血红蛋白减少至几乎为"0"时,心电图仍无任何缺氧征象,提示在高压氧治疗条件下即使没有血红蛋白,仍可暂时维持生命的存活,此即所谓之"无血生存"。

二、增加组织氧储量

在正常情况下,每千克体重平均约供应 75 mL 血液,氧不断地从血液到达组织细胞,细胞不断地消耗氧,在这动态平衡过程中组织内经常保持着一定的余量氧。这就是组织的氧储量。在常温常压下,平均1 kg组织的氧储量约为 13 mL,正常情况下平均每千克组织耗氧量为 3~4 mL/min。按理论计算,循环阻断的安全时限为3~4 分钟。在 0.3 MPa 吸纯氧时,平均每千克组织的氧储量增至 53 mL,此时循环阻断的安全时限可延长到8~12 分钟。实验证明,在低温下组织细胞的耗氧量减少,氧储量更为增加。若体温降低 5 ℃,血中物理溶解氧量增加 10%,心耗氧量降低 20%,脑的耗氧量降低近 50%。

三、提高血氧弥散率和增加组织内氧有效弥散距离

一般情况下肺泡氧分压大于血液中的氧张力。因此,肺泡中的氧才通过压差弥散到血液中。正常条件时,每分钟从肺泡弥散到血液中 900~1 200 mL 氧,在高压氧条件下,肺泡内氧分压明显升高,故氧梯度增大,因此从肺泡弥散入血的氧量也相应地增加。在高压氧治疗条件下,血氧张力大大增高,故血向组织内弥散的氧也将大大增多。

在高压氧条件下,毛细血管内氧的有效弥散半径可从常压吸空气时的 30 μm 提高到 100 μm,这大大有利于改善因毛细血管血流障碍或阻塞所造成的组织细胞缺氧。

四、对血管的收缩作用和对侧支循环的影响

高压氧可使许多器官或组织(脑、心、肾、四肢、眼底等)的血管发生收缩,阻抗增加,导致灌注范围内血流量减少。

高压氧使某些血管发生收缩的可能原因:①高压氧直接刺激血管平滑肌,造成血管反射性收缩。②由于高压氧的作用,动脉血中二氧化碳分压降低致使血管收缩。③由于组织需氧量已满足,血流速度减慢,机体自身调节致使血管收缩。

实验证实,细胞的分裂增殖能力与组织内的氧分压密切相关。高压氧下组织氧分压明显提高,细胞增殖活跃,可加速新生毛细血管的形成,从而加快侧支循环的建立。

五、抑制厌氧菌的生长与繁殖

厌氧菌的生长与环境中氧张力的高低有密切关系。一般产气荚膜菌在氧张力达 4.0 kPa (30 mmHg)以上时就不能生长。在 0.25 MPa 条件下,人体组织内氧张力可提高到使所有厌氧菌都不能生长,其主要的原因是厌氧菌缺乏细胞色素和细胞色素氧化酶,又缺少过氧化氢酶和过氧化物酶,因此厌氧菌不能在高压氧条件下生长、繁殖。实验与临床还证实,在高压氧下某些需氧菌和兼性厌氧菌的生长也受到抑制。

六、高压氧可增强放射线和化学药物对恶性肿瘤的作用

其机制主要有两点:①高压氧可提高某些肿瘤细胞对放疗和化疗的敏感性,这主要指肿瘤组织中氧张力升高,肿瘤细胞在高氧张力环境中本不敏感的细胞变为敏感,从而增强治疗效果。

②利用高压氧的毒性作用为放疗和化疗对抗肿瘤细胞起协同作用。高压氧可使肿瘤细胞产生过氧化基团以及过氧化氢,两者均有强氧化作用,使酶蛋白及其他蛋白质等功能障碍甚至破坏,从而达到协同治疗的目的。

七、高压氧对气泡的作用

按波义耳-马略特定律,当温度不变时,一定质量的气体其体积与压强成反比。在高压环境中可使人体内血管、组织和肠腔内出现的气泡体积缩小。压力越大,气泡缩小越甚。又根据亨利定律:在一定温度下,气体溶入液体的量与该气体的压强成正比。在高气压下,体内气泡易于溶入血液或组织液内。若在高气压下吸纯氧,氧又可把气泡内的气体置换出来,加速气体的吸收和排除。因此,对于减压病、气栓症等唯一的病因治疗方法就是加压治疗。

八、高压氧对损伤的修复作用

组织损伤时,受损区域将出现渗出、水肿、变性、坏死等改变。高压氧治疗下,由于血氧分压增高,血氧弥散加强,使受损组织的氧分压增高,缺氧状态得以改善。同时实验证明高压氧下新陈代谢加强,ATP 生成增多,细胞增殖活跃,可促进新生血管形成,加速侧支循环建立,加快上皮组织修复,从而有利于损伤组织的修复和伤口愈合。

(江玉英)

第三节 高压氧的适应证与禁忌证

目前,高压氧治疗的疾病已涉及急救医学、内科、外科、妇产科、儿科、神经科、五官科、骨科、整形科、皮肤科、肿瘤科、传染病科、职业病及老年病学科等,并向康复、潜水、航空、保健、高原医学及运动医学方面发展。各国对适应证的规定不尽相同,我国中华医学会高压氧分会 2004 年推荐的适应证为 61 种,美国规定的适应证为 23 种,日本为 25 种。高压氧治疗对一部分疾病确实取得了十分显著的疗效,但对于大部分疾病来说,高压氧还只是一种辅助性的治疗方法。禁忌证是指不适宜高压氧治疗的某些疾病或状况,轻者引起不适或加重原有症状,重者引起机体损伤甚至死亡。由于高压氧是一门新兴学科,人们对高压氧治疗的认识有一个过程,因此适应证、禁忌证也在不断调整中。现将我国高压氧医学会推荐的高压氧治疗适应证及禁忌证介绍如下。

一、适应证

(一)急症适应证

包括一氧化碳中毒及其他有害气体中毒;气性坏疽、破伤风及其他厌氧菌感染;减压病;气栓症;各种原因引起的心肺复苏后急性脑功能障碍;休克的辅助治疗;脑水肿、肺水肿(除心源性肺水肿);挤压综合征;断肢(指、趾)及皮肤移植术后血运障碍;药物及化学物中毒;急性缺血缺氧性脑病。

(二)适应证

包括一氧化碳中毒及其他中毒性脑病;突发性耳聋;缺血性脑血管病(脑动脉硬化症、TIA、脑血栓形成、脑梗死);颅脑损伤(脑震荡、脑挫裂伤、颅内血肿清除术后、脑干损伤);脑出血恢复期;骨折及骨折后骨愈合不良;中心性浆液性脉络膜视网膜炎;植物状态;高原适应不全症;周围神经损伤;颅内良性肿瘤术后;牙周病;病毒性脑炎;面神经炎;骨髓炎;无菌性骨坏死;脑瘫;胎儿宫内发育迟缓;病毒性脑炎;糖尿病及糖尿病足;冠状动脉粥样硬化性心脏病(心绞痛、心肌梗死);快速性心律失常(心房颤动、期前收缩、心动过速);心肌炎;周围血管疾病(脉管炎、雷诺病、深静脉血栓形成等);眩晕症;慢性皮肤溃疡(动脉供血障碍、静脉淤血、压疮);脊髓损伤;消化性溃疡;溃疡性结肠炎;传染性肝炎(使用传染病专用舱);烧伤;冻伤;整形术后;植皮术后;运动性损伤;放射性损伤(骨、软组织、膀胱炎等);恶性肿瘤(与放疗或化疗并用);视神经损伤;疲劳综合征;血管神经性头痛;脓疱疹;银屑病;玫瑰糠疹;多发性硬化;急性感染性多发性神经根炎;复发性口腔溃疡;麻痹性肠梗阻;支气管哮喘;急性呼吸窘迫综合征。

二、禁忌证

(一)绝对禁忌证

包括未经处理的气胸、纵隔气肿;肺大泡;活动性内出血及出血性疾病;结核性空洞形成并咯血。

(二)相对禁忌证

包括重症上呼吸道感染;重症肺气肿;支气管扩张症;重度鼻旁窦炎;血压过高;心动过缓(＜50 次/分);未经处理的恶性肿瘤;视网膜脱离;早期妊娠(3 个月内)。

(江玉英)

第四节　高压氧的治疗程序与治疗方案

本节内容包括高压氧治疗程序及治疗方案的选择,以及治疗中的注意事项等。

一、高压氧治疗程序

治疗程序主要包括加压、稳压吸氧和减压 3 个步骤。

(一)加压

加压是指人为地向舱内灌输高压气体使舱内压增高,加压的气体可以是压缩空气,也可以是医用高压氧气。一般临床高压氧治疗的压力为 0.2～0.3 MPa,治疗减压病时压力可达 1.0 MPa 以上。加压的最终目的是使舱内压力达到预定的高压氧治疗压力。加压过程中应注意以下事项。

(1)加压操作不当可导致气压伤,中耳气压伤是加压过程中最常见的并发症。为预防中耳气压伤,首次进行高压氧治疗的患者应于入舱前 10～15 分钟用 1% 呋麻滴鼻液滴鼻。加压过程中应嘱舱内人员及时进行咽鼓管开张动作或做吞咽动作。

(2)加压速率不应过快,特别是在表压从 0 升至 0.03 MPa 的过程中,应保持较低的加压速率,通常不得超过 0.002～0.004 MPa/min。如患者发生耳痛等气压伤症状时应暂停加压。

(3)严禁在患者有耳痛等症状时强行加压。强行加压后患者有时耳痛突然消失,此时可能患者已发生鼓膜穿孔。如患者不能耐受加压过程,必要时可减压让患者出舱。

(4)加压开始前应夹闭患者身上的各种引流管。

(二)稳压吸氧

稳压又称为"高压下停留",当加压至预定治疗压力后,即可稳压并进行吸氧治疗。稳压吸氧过程中应注意以下事项。

(1)应指导在空气加压舱内治疗的患者正确使用吸氧装具,保证有效吸氧。

(2)稳压吸氧过程中应密切注意氧中毒,特别是神经型氧中毒的发生。为预防氧中毒,应嘱患者保持平稳呼吸,避免深呼吸动作。空气加压舱可采取间歇吸氧的方法,氧气加压舱应严格控制吸氧时限。

(3)操舱人员应密切注意舱内氧浓度。空气加压舱内氧浓度必须严格控制在 23% 以下,如超过此值,应采取通风换气的办法降低舱内氧浓度。氧气加压舱内氧浓度应力争达到 85% 左右,如氧浓度过低,应采取换气的办法使氧浓度提高。

(4)稳压吸氧期间,操舱人员应经常观察患者的吸氧情况和氧气转子流量计的工作情况,保证患者有效吸氧。

(三)减压

正确的减压是防止减压病的根本保证。必须按照治疗表规定的时限减压和停留。减压时应注意以下事项。

(1)减压前应开放患者身体上的各种引流管。气管切开患者的气管导管如带有气囊,气囊充气者应予开放,充水者可不必开放。减压前应调整输液设备,使墨菲滴管内的液平面保持在较高位置,防止气体膨胀进入血管。

(2)减压方法有等速减压法和阶段停留减压法,治疗压力在 0.25 MPa 以上,或在高压下稳压停留时间较长时,应采用阶段停留减压法。

(3)如治疗压力在 0.3 MPa 以上,减压务必慎重地按预先制订的减压方案进行,以防发生减压病。

(4)减压时应保持患者呼吸道通畅,防止气管阻塞或痉挛,并嘱患者不要做"闭气"动作和避免剧烈咳嗽。

(5)减压时舱温降低,患者应注意保暖。舱温下降至雾点时舱内可出现"雾气",应予预防。出现"雾气"时,应暂停减压或略予升压,"雾气"将很快消失。

(6)脑水肿或肺水肿治疗减压时,减压速度宜慢,以防止颅内压发生"反跳"现象,必要时可静脉给予激素和脱水药物。

(7)0.3 MPa 以上压力治疗后出舱的患者,应于舱旁留观 2 小时以上,注意是否有减压病征候出现。

(8)减压时还应注意肺气压伤发生的可能性。

二、高压氧治疗方案

医师应根据患者的年龄、病情、病种等具体情况制订适当的治疗方案。治疗方案的内容应包括选择治疗舱型,决定治疗压力(绝对压)、疗次与疗程,制订加、减压方案及患者治疗前后的处理等。

（一）制订治疗方案的基本原则

1.保证治疗的有效性

选择适当的治疗压力及吸氧方案。目前有些治疗方案选择的治疗压力过低，吸氧时间过短，不能达到满意的治疗效果。

2.保证治疗的安全性

根据治疗压力决定吸氧方案，防止氧中毒。选择适当的减压方案，防止发生减压病。选择正确的加、减压方法及速率，防止各类气压伤。正确选择治疗前用药和治疗中、治疗后的治疗方案，保证及时和安全治疗。

（二）治疗舱型的选择

（1）危重患者抢救应选择大型空气加压舱，以保证舱内陪护和进行治疗。

（2）不需陪护的患者可选用氧气加压舱，烧伤、巨大溃疡等患者亦可选用氧气加压舱，使创面"浸泡"在高压氧中。

（3）1岁以下的婴儿可选用婴儿氧舱。如哭闹，可适当使用镇静剂如水合氯醛等。

（4）1岁以上儿童，治疗时常需成人陪护，最好选用成人氧气加压舱或空气加压舱。

（5）需0.3 MPa以上压力治疗时应选用空气加压舱。

（三）治疗压力选择

（1）根据病种选择治疗压力；如减压病、气栓症需选择较高治疗压力；气性坏疽应选用0.25～0.3 MPa治疗压力；呼吸系统疾病宜选用0.2 MPa以下的治疗压力。

（2）儿童与成人的治疗压力不应有太大的悬殊。

（3）不同海拔高度地区应根据当地的实际大气压选择正确的治疗压力。有学者认为应首先确定高压氧治疗的附加压（表压），然后再加上当地大气压，即为应选定的治疗压力。

（四）吸氧方式与时间的选择

（1）儿童、体质衰弱者和重症患者，因为乏力，常不能有效地使用一般吸氧面罩，宜用氧气加压舱或用开放式面罩供氧，亦可采用头帐、氧帐等方式供氧。

（2）一般患者可用活瓣式面罩供氧。气管切开患者一定要注意保证吸氧的有效性，这类患者用口鼻面罩吸氧的方法是绝对错误的。

（3）危重患者治疗时，不宜选择过高压力，要严密注意肺型氧中毒的发生。

（4）陪护的医护人员和陪舱家属可在减压时吸氧。一天内多次陪舱的人员应适当吸氧，防止发生减压病。

（5）为防止高压氧的毒副作用，需对高压氧治疗时吸入纯氧制订"压力-时程限值"。此限值为一定压力下连续吸入纯氧的最长时限。具体的压力-时程限值参见表4-1。

表4-1　持续吸高压氧时的压力-时程限参数值

PO_2（MPa）	吸氧总时间（h）
0.3	1.5
0.25	2
0.2	3～4

（五）疗次与疗程的选择

（1）氧在体内无积蓄作用，故每天治疗次数可以为1～4次，有些疾病如断肢再植术后、整形术后、严重创伤后、气性坏疽等常需每天治疗多次。

（2）高压氧一般以 10 天为 1 个疗程，必要时可以延长，也可以缩短。两个疗程之间可酌情休息5～7 天，必要时也可连续治疗 20～30 次。

（3）高压氧治疗总疗程不受限制。某些疾病需要较长的疗程，如持续性植物状态需治疗50～100 次。为预防重度一氧化碳中毒患者发生迟发性脑病，总疗程不应少于 40 次。

（江玉英）

第五节　高压氧的毒副作用

高压氧对人体的毒副作用主要包括气压伤、氧中毒和减压病。

一、气压伤

在高气压环境下，如果体内不同物态界面之间能够均匀平衡地受压，压力本身不会造成机体任何损伤，人体在高气压环境中也无受压的感觉。如果在高压氧治疗过程中（加压或减压时）由于某些原因造成体内组织器官不同物态（主要是气体与固体之间）的界面不均匀受压时，则可引起各种形式的气压机械损伤。常见的气压伤有中耳气压伤、鼻旁窦气压伤和肺气压伤。

（一）中耳气压伤
中耳气压伤是最常见的高压氧治疗并发症，主要发生在加压过程中。

1.发病机制

中耳为含气腔窦。中耳腔经咽鼓管与鼻咽部相通。咽鼓管在鼻咽部的开口为豁口型，空气进出容易受阻。咽鼓管口不能打开的常见原因有上呼吸道感染（因鼻咽部黏膜充血水肿导致咽鼓管狭窄）、鼻咽部息肉、咽部淋巴样组织增生、咽部肿块压迫阻塞咽鼓管等。当鼓室内压与外界压力差值达到 15.6 kPa（120 mmHg）时鼓膜破裂。

2.临床表现

（1）轻度：出现耳痛，鼓膜内陷，中耳黏膜充血。

（2）中度：剧烈耳痛，耳鸣，耳堵塞感，鼓膜广泛充血，中耳腔渗液。

（3）重度：鼓膜破裂，剧痛突然消失，可有血性渗出物从外耳道流出。

3.预防

（1）上呼吸道感染、中耳炎或咽鼓管通气不良者，暂缓高压氧治疗。

（2）有轻度鼻塞者，入舱前常规应用 1% 麻黄碱滴鼻剂以收缩血管，减轻局部黏膜水肿。

（3）加、减压时通知患者进行咽鼓管调压动作（吞咽、捏鼻鼓气）。

（4）注意控制加减压速度。在表压 0～0.03 MPa 阶段升压速度要慢，每分钟升压不能超过0.02 MPa。若患者出现耳痛，应立即停止加压，必要时快速减压 0.01～0.02 MPa，然后再缓慢地重新升压。

（5）昏迷患者进行常规高压氧治疗时，原则上不主张先行鼓膜穿刺，因为常规高压氧治疗压力较低，升压缓慢，鼓膜受压损伤较轻微。而减压病并昏迷的患者治疗前应行预防性鼓膜穿刺。

4.治疗

(1)鼓膜未破,仅有充血反应者,无须特殊治疗。若中耳腔内有明显渗出液或出血,则考虑行鼓膜穿刺术,促进痊愈。

(2)鼓膜已破者,可用抗生素预防感染,并用0.25%氯霉素滴耳液滴耳。

(二)鼻旁窦气压伤

人体颅骨的4对鼻旁窦为额窦、上颌窦、筛窦和蝶窦,均有狭窄通道与鼻腔相通。

1.发病机制

由于窦壁黏膜感染充血、肿胀,或因鼻甲肥大、鼻息肉等原因,造成鼻旁窦与鼻腔的通道不够通畅或完全阻塞,加压时气体难以进入窦腔内,致使窦腔呈相对负压,而使黏膜血管扩张、渗出、肿胀,甚至出血。而减压时,气体难以从窦腔排出,窦腔内气体急剧膨胀,压迫黏膜,引起膨胀感及头痛。

2.临床表现

(1)鼻旁窦气压伤时,鼻旁窦所在部位发生疼痛及压痛。

(2)鼻腔检查鼻窦内血管扩张,有渗出物,甚至有血性分泌物从鼻腔流出。

3.预防

急性鼻旁窦炎被列为高压氧的相对禁忌。在非急性炎症期行高压氧治疗时,治疗前应常规使用麻黄碱滴鼻剂,以收缩血管,减轻黏膜肿胀。

4.治疗

按急性鼻旁窦炎处理。

(1)暂停高压氧治疗。

(2)用麻黄碱滴鼻剂滴鼻,保持鼻窦开口通畅。

(3)应用抗生素预防感染。

(三)肺气压伤

肺气压伤通常发生在高压氧治疗的减压过程中。

1.发病机制

肺气压伤的基本原因是由于肺内压力迅速增高,当肺泡与外界气压差>10.6 kPa(80 mmHg)时可引起肺组织撕裂,造成气胸。如高压气体穿过破裂的肺泡膜进入肺血管形成气泡,随血液进入大循环,可发生血管气体栓塞。气体进入纵隔,可有相应的临床症状,并可造成皮下气肿。

2.病史

对高压氧治疗的患者要了解治疗时的减压速度,患者在减压过程中是否有屏气、咳嗽等;对潜水患者要了解其潜水装具、下潜深度、上升速度,上升过程中有否屏气,水下是否有大量气泡上升到水面等情况。临床曾发现有乘飞机而致肺气压伤的病例。

3.临床症状

(1)呼吸系统症状:常出现持续性咳嗽伴剧烈胸痛,呼吸急促或呼吸困难,口鼻流出泡沫状血液,咯血可持续1~2天,甚至更久,双肺可闻及散在大量湿性啰音。发生气胸时可出现呼吸音降低或消失。

(2)中枢神经系统症状:当中枢神经系统血管内发生气体栓塞时,可出现定位体征,如瘫痪、视觉障碍、耳聋、失语等,严重者出现昏迷。

(3)循环系统症状:可出现循环功能障碍,如脉细、心音低、心律不齐,皮肤和黏膜发绀,严重者出现心力衰竭。

(4)颈胸部皮下气肿,也可发生纵隔气肿或气胸。

4.诊断

根据病史与临床症状不难做出诊断。

5.治疗

(1)应尽快施行胸腔穿刺抽气,并予水封瓶引流。

(2)加压治疗:如形成气体栓塞,加压治疗是最有效的治疗方法,应争取尽早进舱治疗。升压速度要尽可能快,治疗压力不低于 0.6 MPa,其目的是为了尽快消除肺气压伤后形成的血管内气体栓塞。加压治疗的机制、原则及方法与减压病的治疗相同。

(3)常规内科治疗:包括人工呼吸、纠正心力衰竭、止血、止咳、抗感染、气管切开等。

二、氧中毒

机体较长时间暴露在高分压氧下所致机体组织器官的功能与结构发生病理变化所表现的病症称为氧中毒。氧中毒易患部位为脑和肺。通常按中毒发生部位将氧中毒分为脑型和肺型氧中毒。此外,高压氧对眼的毒副作用也不容忽视。

(一)病因

导致氧中毒的主要因素是治疗压力与吸入高浓度氧的时间。一般在 0.25 MPa 以上的压力环境中吸纯氧,可发生脑型氧中毒。肺氧中毒随吸氧时间的延长,肺氧中毒逐渐加重。常压下吸纯氧,6～12 小时后可发生胸骨后疼痛;12～18 小时,结膜、鼻咽、肺部均可出现刺激症状,肺活量下降;连续吸氧 24 小时后,可发生支气管肺炎。0.2 MPa 下连续吸氧,3 小时左右肺活量下降,4 小时胸骨后有刺激感,5 小时可出现咳嗽,10～12 小时可发生明显的肺氧中毒。

(二)中毒机制

氧中毒的机制目前尚未清楚,一些研究结果认为氧中毒的发生与高浓度氧的直接毒性作用、神经体液因素、生物膜对氧中毒的易感性、酶受抑制有关。有学者认为氧中毒的根本原因是高压氧下体内氧自由基、超氧化自由基增多所致。

(三)氧中毒分型

1.肺型氧中毒

单纯的肺型氧中毒一般历时较久,故被称为"慢性氧中毒"。已有肺部损害者,如肺部感染、肺气肿或体质极度衰弱者,容易发生肺氧中毒。在用高压氧抢救危重患者时,应警惕肺型氧中毒的发生。

(1)病理变化:肺型氧中毒时严重者可有大面积的肺出血和肺水肿,呈"肝脏样肺"。显微镜下可看到透明膜形成,上皮变性,肺泡上皮增殖性变化,肺动脉壁增厚和玻璃样变,以及肺膨胀不全。

(2)临床表现:肺氧中毒的临床表现初期类似支气管炎,患者可出现胸骨后不适或刺激感,或烧灼感,深吸气时疼痛,干咳,咽部不适,呼吸困难等。晚期可出现严重呼吸困难。

肺氧中毒早期可无阳性体征,随后可闻及肺部啰音或支气管呼吸音。X 线检查可见肺纹理增多或出现肺部片状阴影。肺活量减少。

(3)诊断:根据病史和临床表现一般不难诊断。在用高压氧救治危重患者时,应密切观察病情变化,努力做到早期诊断,及时处理。

（4）治疗：①停止吸氧，改吸空气。②如降低吸氧浓度出现缺氧症状时，应使用人工呼吸机。③对症治疗，同时应用抗生素抗感染。

2.脑型氧中毒

脑型氧中毒主要表现为惊厥发作，故又称"氧惊厥"。脑型氧中毒发生的规律主要体现在压力与时程关系上。脑型氧中毒一般发生在 0.23 MPa 氧压以上。氧压越高，持续吸氧时间越长，发生概率越高，但也可在较低的压强及时限发生。脑型氧中毒一般发生在吸氧阶段，并且多发生在吸氧 20～40 分钟时，但也可发生在停止吸氧后的减压阶段，这种现象称为撤氧性效应。

（1）病理变化：发病时脑内产生高频放电，导致癫痫发作。病理观察可见神经细胞皱缩，胞质和树状突染色加深，胞浆内出现空泡，线粒体和神经胶质细胞肿胀。

（2）临床表现：脑型氧中毒表现为癫痫样大发作，一般可分为前驱期、惊厥期和终末期。①前驱期：面色苍白、出冷汗、恶心、眩晕、胸骨后疼痛、视力减退、幻听。患者可突然有欣快感或烦躁不安，面部肌肉痉挛。常有脉搏、呼吸增快，血压升高。脑电图显示多个稳定的超同步活动灶，数量持续增多，振幅持续增高。若在此阶段及时终止吸氧，有可能制止癫痫样大发作。②惊厥期：突然出现癫痫样大发作，全身呈强直性、阵挛性抽搐，持续 10～60 秒，知觉丧失，脑电图出现非特异性惊厥大发作波形。在惊厥发作时，若不马上停止吸氧，惊厥发作时间越来越长，血氧含量急剧下降，甚至导致死亡。③终末期：惊厥发作停止，昏迷持续数分钟后逐渐清醒，有头痛、恶心、呕吐、疲劳等。

（3）治疗：①立即停止吸氧，改吸空气。通常惊厥很快停止。②在使用单人纯氧舱时，处理氧惊厥比较困难，应缓慢减压，尽量避免发生肺气压伤。③出现抽搐时应注意预防跌伤、舌咬伤，同时可适当应用解痉剂，如肌内注射苯巴比妥 0.1～0.2 g，或静脉注射异戊巴比妥钠 0.2～0.3 g 等。④在抽搐期间，由于喉痉挛，咽部软组织阻塞，胸廓活动不协调，故绝对不能减压。只有待节律性呼吸恢复，呼吸通畅后才能缓慢减压。

3.高压氧对眼的毒副作用

高压氧对眼的毒副作用比较复杂，既包括眼型氧中毒，还有因高压氧的收缩血管作用，导致血流减少引起的不良后果。此外，还有目前尚未认知的一些其他因素。

（1）临床表现：①长期进行高压氧治疗（连续 150 次以上），可引起近视和白内障，致视力下降。有学者认为，近视的改变是发生核性白内障的一个先兆。由于高浓度氧对晶状体蛋白的氧化损伤，形成高密度的大分子聚合物，晶状体混浊，引起核性白内障。高压氧治疗所致的核性白内障发展极快，也支持了核性白内障形成的氧化学说。②视力和视野变化：高压氧治疗可引起眼底血管显著收缩，视网膜血管的过度收缩或痉挛，加以眼内压对血压的阻抗，可造成急性眼底缺血，即使输送到眼底血中的氧可以因为溶解量多而不致欠缺，但其他营养物质不足也会引起视野缩小、视力下降等不良反应。③晶状体变化：长期高浓度的氧对未成熟胎儿组织的生长和发育可能造成干扰，引起晶状体后纤维化，甚至导致失明。④对眼压的影响：近期许多研究表明，高压氧不会引起眼压增高，而且国内外均有高压氧能降低眼压的报告。有学者认为，青光眼患者进行高压氧治疗仍应取慎重态度。

（2）眼毒副作用的处理：①眼科患者治疗前可临时给予适量血管扩张剂如妥拉唑林（妥拉苏林）25 mg 肌内注射。②高度近视或白内障患者应避免过长疗程的高压氧治疗。③4 个月以内的孕妇和低体重新生儿应尽量避免行高压氧治疗。④青光眼患者行高压氧治疗应取慎重态度。如行高压氧治疗，应对眼压进行监测。⑤高压氧治疗中发生视力下降、视力丧失等情况，应立即停止吸氧并进行眼科检查。必要时可给血管扩张剂。

三、减压病

减压病是指因环境压力降低幅度过大,速度过快,导致机体组织和血液内形成气泡而引起的各种临床症状。其发病的基础一是呼吸足够长时间的高压气体,二是经历足够大的压差和足够快的减压过程。因此,在压力变化较大的环境中工作的人群,就有发生减压病的可能。

(一)病因

(1)潜水作业时因事故或其他特殊原因而出水过快。

(2)潜艇人员水下出艇,上浮出水过快。

(3)加压舱内人员或高压氧舱内工作人员减压过快。

(4)沉箱、隧道作业人员减压不规范(减压过快)。

(5)飞行员高空失事,机舱破坏漏气,压力突然降低。

(二)发病机制

有关减压病的发病机制,已公认是体内氮气泡形成及栓塞所致。

1.气泡的形成

当机体在高气压环境下呼吸时,空气中的氮气经肺、组织毛细血管弥散到组织、细胞而溶解。压力越高,停留时间越长,溶解在组织中的氮气就越多。当环境压力变低时,溶解在体内过多的氮气从组织释出而弥散入血,再经肺呼出体外。若能以适宜速度减压,机体组织与肺泡之间的氮分压相差不大,多余的氮气可通过肺泡从容排出。但当外界气压下降过快(如减压不当或发生意外事故),原来在高压下溶解于体内的氮,超过了在较低压力下所能溶解的极限,氮气就不能继续以溶解的状态存在于体液内,将从组织或血液中游离出来,形成气泡,对机体组织产生压迫,造成损伤或栓塞血管,从而导致局部循环障碍。

2.气泡积聚部位

气泡可积聚在血管、淋巴管及组织内。

(1)血管内气泡:一般先出现在静脉系统和毛细血管内,当积累到一定量时,可经肺进入动脉系统,严重时可见到气泡直接出现在动脉系统内。

(2)淋巴管内气泡:可造成阻塞而致局部水肿。

(3)细胞内气泡:多见于脂肪细胞,气泡体积可大可小,大时可将细胞胀破。

(4)组织内气泡:好发于氮溶解较多、血液循环较差、氮脱饱和较困难的组织如脂肪、肌腱、韧带、关节囊、黄骨髓、脊髓及神经髓鞘等部位。

(5)组织液、脑脊液、关节腔液、眼房水及玻璃体液、内耳淋巴液等,其内均可形成气泡。

(三)临床表现

症状出现愈早,病情愈重,反之大多较轻。80%的患者在减压后3小时内发病,5%～6%的患者在减压过程中发病,10%～15%的患者在减压结束后3小时发病,少数患者在24～36小时才发病,但一般不超过36小时。

1.疼痛

90%的患者感觉疼痛,可突然或缓慢出现,全身任何部位均可波及,但以四肢及各大关节多见。疼痛呈酸痛、针刺样、深部钝痛等。由于肢体及关节剧烈疼痛,肢体常被迫采取保护性姿势,呈极度屈曲位置,此为本病特有的表现,称为"屈肢症"。

2.皮肤症状

皮肤瘙痒是本病常见且早期出现的症状,是由于皮肤毛细血管内外气泡刺激汗腺和神经末梢所致,并伴有皮肤灼热感、蚁走感、出汗等。由于皮肤微循环栓塞,缺血和瘀血相间存在,出现皮肤苍白和青紫,呈青紫色大理石样斑纹,多发生于躯干部位。

3.中枢神经系统障碍

局部缺血是气泡引起中枢神经系统损害的主要因素,主要表现为脊髓损伤症状。脊髓中段易发病,初始有末梢感觉异常和运动异常,继而很快发展为瘫痪。约10%的患者可因大脑受累而表现为脑损伤症状如头痛、头晕、嗜睡、昏迷、共济失调等。内耳受损可致眩晕、呕吐、眼震。视觉系统受累可表现为皮质盲、偏盲、失明等。

4.呼吸系统障碍

可出现咳嗽、胸痛、深吸气后胸骨后不适、胸部压迫感、呼吸窘迫或有泡沫样血痰。

5.循环系统障碍

本病可出现心绞痛、心律失常、心功能不全,严重时发生虚脱、低血容量性休克甚至死亡。

(四)诊断要点

(1)有高压下停留病史,有潜水、沉箱、高压舱工作史,有高空飞行突然失事(减压)史。高压暴露的压力<0.2 MPa时则很少发生减压病。

(2)明确的主诉和体征是诊断本病的主要根据。

(3)辅助检查:心电图检查可发现肺型P波,P波切迹,S-T段下移、平坦或倒置,P-Q间期延长等。X线检查可见肺充血。多普勒超声气泡探测仪可探测静脉血内有无气泡存在。骨扫描在起病72小时后可获阳性结果。

(4)诊断性治疗:对于一些症状轻微而难以明确判断的病例,可对患者进行鉴别性加压治疗,压力(表压)0.1~0.2 MPa,若经加压后症状有明显改善,则表明症状体征系气泡所致,可确定诊断。

(五)治疗

1.加压治疗

加压治疗是根治减压病的首选和唯一病因治疗方法。一旦确诊,不分轻重均应尽早进行加压治疗。加压治疗的疗效很大程度上取决于治疗的及时性。医务人员不得以任何借口延误患者的加压治疗。

(1)加压治疗机制:据波义耳-马略特定律,体内气泡的体积,随压强的增加而缩小,并可使气泡内的气体重新溶解在组织液和血液中,便于从体内排除。这样可消除气泡对组织的压迫和对血管的栓塞,达到治疗目的。

(2)加压治疗方案:加压治疗有专门的"减压病治疗表",可根据病情选择适当的治疗方案。医务人员不得自行制订减压病治疗方案。

2.辅助治疗

药物治疗是加压治疗的辅助疗法,但必须在不放弃加压治疗的前提下应用,常用药物有右旋糖酐-40、抗凝剂(肝素、双嘧达莫)、糖皮质激素(地塞米松)、抗组胺药物(赛庚啶、异丙嗪、氯苯那敏)等。

3.高压氧治疗

高压氧治疗是本病加压治疗的一种特定方式。高压氧治疗本病首先是高气压的治疗作用,这与加压治疗原理是一样的。高压氧的另一重要作用是血浆中高分压氧的生理效应。溶解氧可供给缺氧组织利用,纠正因缺氧而引起的组织病理改变,促进细胞功能的恢复;且高分压氧有缩血管作用,可减少本病的血管渗出,防止微循环衰竭的发生发展。虽然高压氧有诸多好处,但是存在氧中毒的问题,因此高压氧治疗仅用于轻型减压病的治疗,或作为减压病加压治疗前的过渡性处理。一般选用 0.18 MPa 的治疗压力。

(六)治疗注意事项

(1)据病情正确选择合适的加压治疗方案,进行治疗时要严格按加压治疗表的规定执行,不得任意改变或自行设计治疗方案。

(2)一旦确诊,加压治疗越早越好,特别是脊髓型减压病,否则易致不良后果或后遗症。据统计,起病后 2 小时开始加压治疗,治愈率可达 98%～100%。如需进行其他急救措施,原则上应在加压舱内进行。如高压氧舱工作压力不够,应尽早转送至有条件的加压舱进行治疗。

(3)治疗出舱后一般应让患者在加压舱旁观察 12～24 小时,以便病情复发时立即再次加压治疗。

(4)对于症状复发者的再次加压治疗,压力宜较前次为高,减压时间亦应较前次为长。若症状非加压治疗结束后新出现,而属治疗结束前已存在的,可不必再次用较高压力的加压治疗。

(七)疗效

减压病是加压治疗和高压氧治疗的绝对适应证。常可起到立竿见影的效果。治疗应在减压病急性期进行,多可获治愈。减压病慢性期才开始治疗的患者,疗效明显降低。

(江玉英)

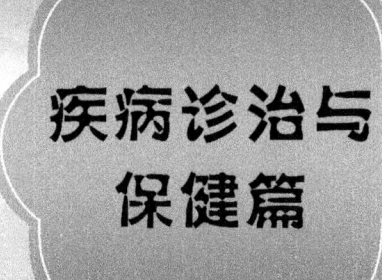

疾病诊治与
保健篇

第五章　呼吸内科疾病诊治

第一节　支气管哮喘

一、病因和发病机制

(一)病因

哮喘的病因还不十分清楚,大多认为是与多基因遗传有关的疾病,同时受遗传因素和环境因素的双重影响。

许多调查资料表明,哮喘的亲属患病率高于群体患病率,并且亲缘关系越近,患病率越高。哮喘患儿双亲大多存在不同程度气道反应性增高。目前,哮喘的相关基因尚未完全明确,但有研究表明存在有与气道高反应性、IgE调节和特应性反应相关的基因,这些基因在哮喘的发病中起着重要的作用。

环境因素中主要包括某些激发因素,包括吸入物,如尘螨、花粉、真菌、动物毛屑、二氧化硫、氨气等各种特异和非特异性吸入物;感染,如细菌、病毒、原虫、寄生虫等;食物,如鱼、虾、蟹、蛋类、牛奶等;药物,如普萘洛尔、阿司匹林等;气候变化、运动、妊娠等都可能是哮喘的激发因素。

(二)发病机制

哮喘的发病机制尚不完全清楚。多数人认为哮喘与变态反应、气道炎症、气道反应性增高及神经机制等因素相互作用有关。

1.变态反应

当变应原进入具有特应性体质的机体后,可刺激机体通过 T 细胞的传递,由 B 细胞合成特异性 IgE,并结合于肥大细胞和嗜碱性粒细胞表面的高亲和性的 IgE 受体($Fc\varepsilon R_1$);IgE 也能结合于某些 B 细胞、巨噬细胞、单核细胞、嗜酸性粒细胞、NK 细胞及血小板表面的低亲和性 $Fc\alpha$ 受体($Fc\varepsilon R_2$)。若变应原再次进入体内,可与结合在 $Fc\varepsilon R$ 上的 IgE 交联,使该细胞合成并释放多种活性介质导致平滑肌收缩、黏液分泌增加、血管通透性增高和炎症细胞浸润等。炎症细胞在介质的作用下又可分泌多种介质,使气道病变加重,炎症反应增加,产生哮喘的临床症状。根据变应原吸入后哮喘发生的时间,可分为速发型哮喘反应(IAR)、迟发型哮喘反应(LAR)和双相型哮喘反应(OAR)。IAR 几乎在吸入变应原的同时立即发生反应,15～30 分钟达高峰,2 小时后逐渐恢复正常。LAR 6 小时左右发病,持续时间长,可达数天。而且临床症状重,常呈持续性哮喘表现,肺功能损害严重而持久。LAR 的发病机制较复杂,不仅与 IgE 介导的肥大细胞脱颗粒有关,而且主要是气道炎症所致。现在认为哮喘是一种涉及多种炎症细胞和结构细胞相互作用,许多介质和细胞因子参与的一种慢性炎症疾病。LAR 是由于慢性炎症反应的结果。

2.气道炎症

气道慢性炎症被认为是哮喘的本质。表现为多种炎症细胞特别是肥大细胞、嗜酸性粒细胞和 T 细胞等多种炎症细胞在气道的浸润和聚集。这些细胞相互作用可以分泌出多种炎症介质和细胞因子,这些介质、细胞因子与炎症细胞和结构细胞相互作用构成复杂的网络,使气道反应性增高,气道收缩,黏液分泌增加,血管渗出增多。已知肥大细胞、嗜酸性粒细胞、中性粒细胞、上皮细胞、巨噬细胞和内皮细胞都可产生炎症介质。

3.气道高反应性(AHR)

表现为气道对各种刺激因子出现过强或过早的收缩反应,是哮喘患者发生和发展的另外一个重要因素。目前普遍认为气道炎症是导致气道高反应性的重要机制之一,当气道受到变应原或其他刺激后,由于多种炎症细胞、炎症介质和细胞因子的参与,气道上皮和上皮内神经的损害等而导致气道高反应性。AHR 常有家族倾向,受遗传因素的影响,AHR 为支气管哮喘患者的共同病理生理特征,然而出现 AHR 者并非都是支气管哮喘,如长期吸烟、接触臭氧、病毒性上呼吸道感染、慢性阻塞性肺疾病(COPD)等也可出现 AHR。

4.神经机制

神经因素也被认为是哮喘发病的重要环节。支气管受复杂的自主神经支配。除胆碱能神经、肾上腺素能神经外,还有非肾上腺素能非胆碱能(NANC)神经系统。支气管哮喘与 β 肾上腺素受体功能低下和迷走神经张力亢进有关,并可能存在有 α 肾上腺素神经的反应性增加。NANC 能释放舒张支气管平滑肌的神经介质如血管活性肠肽(VIP)、一氧化氮(NO),及收缩支气管平滑肌的介质如 P 物质、神经激肽,两者平衡失调,则可引起支气管平滑肌收缩。

二、病理

显微镜下可见纤毛上皮剥离、气道上皮下有肥大细胞、嗜酸性粒细胞、淋巴细胞与中性粒细胞浸润。气道黏膜下组织水肿,微血管通透性增加,杯状细胞增殖及支气管分泌物增加,支气管平滑肌痉挛等病理改变。若哮喘长期反复发作,表现为支气管平滑肌肌层肥厚,气道上皮细胞下纤维化、黏液腺增生和新生血管形成等,导致气道重构。

三、临床表现

几乎所有的支气管哮喘患者都有长期性和反复发作性的特点,哮喘的发作与季节、周围环境、饮食、职业、精神心理因素、运动和服用某种药物有密切关系。

(一)主要临床表现

1.前驱症状

在变应原引起的急性哮喘发作前往往有打喷嚏、流鼻涕、眼痒、流泪、干咳或胸闷等前驱症状。

2.喘息和呼吸困难

喘息和呼吸困难是哮喘的典型症状,喘息的发作往往较突然。呼吸困难呈呼气性,表现为吸气时间短,呼气时间长,患者感到呼气费力,但有些患者感到呼气和吸气都费力。当呼吸肌收缩克服气道狭窄产生的过高支气管阻力负荷时,患者即可感到呼吸困难。一般来说,呼吸困难的严重程度和气道阻力增高的程度呈正比。但有15%的患者当FEV_1下降到正常值的50%时仍然察觉不到气流受限,表明这部分患者产生了颈动脉窦的适应,即对持续的刺激反应性降低。这说明单纯依靠症状的严重程度来评估病情有低估的危险,需要结合其他的客观检查手段来正确评价哮喘病情的严重程度。

3.咳嗽、咳痰

咳嗽是哮喘的常见症状,由于气道的炎症和支气管痉挛引起。干咳常是哮喘的前兆,哮喘发作时,咳嗽、咳痰症状反而减轻,以喘息为主。哮喘发作接近尾声时,支气管痉挛和气道狭窄减轻,大量气道分泌物需要排出时,咳嗽、咳痰可能加重,咳出大量的白色泡沫痰。有一部分哮喘患者,以刺激性干咳为主要表现,无明显的喘息症状,这部分哮喘称为咳嗽变异性哮喘(CVA)。

4.胸闷和胸痛

哮喘发作时,患者可有胸闷和胸部发紧的感觉。如果哮喘发作较重,可能与呼吸肌过度疲劳和拉伤有关。突发的胸痛要考虑自发性气胸的可能。

5.体征

哮喘的体征与哮喘的发作有密切的关系,在哮喘缓解期可无任何阳性体征。在哮喘发作期,根据病情严重程度的不同可有不同的体征。哮喘发作时支气管和细支气管进行性的气流受限可引起肺部动力学、气体交换和心血管系统一系列的变化。为了维持气道的正常功能,肺出现膨胀,伴有残气容积和肺总量的明显增加。由于肺的过度膨胀使肺内压力增加,产生胸腔内负压所需要的呼吸肌收缩力也明显增加。呼吸肌负荷增加的体征是呼吸困难、呼吸加快和辅助呼吸肌运动。在呼气时,肺弹性回缩压降低和气道炎症可引起显著的气道狭窄,在临床上可观察到喘息、呼气延长和呼气流速减慢。这些临床表现一般和第1秒用力呼气容积(FEV_1)和呼气高峰流量(PEF)的降低相关。由于哮喘患者气流受限并不均匀,通气的分布也不均匀,可引起肺通气/血流比值的失调,发生低氧血症,出现发绀等缺氧表现。在吸气期间肺过度膨胀和胸腔负压的增加对心血管系统有很大的影响。右心室受胸腔负压的牵拉使静脉回流增加,可引起肺动脉高压和室间隔的偏移。在这种情况下,受压的左心室需要将血液从负压明显增高的胸腔射到体循环,产生吸气期间的收缩压下降,称为奇脉。

(1)一般体征:哮喘患者在发作时,精神一般比较紧张,呼吸加快、端坐呼吸,严重时可出现口唇和指(趾)发绀。

(2)呼气延长和双肺哮鸣音:在胸部听诊时可听到呼气时间延长而吸气时间缩短,伴有双肺如笛声的高音调,称为哮鸣音。这是小气道梗阻的特征。两肺满布的哮鸣音在呼气时较明显,称呼气性哮鸣音。很多哮喘患者在吸气和呼气都可闻及哮鸣音。单侧哮鸣音突然消失要考虑发生自发性气胸的可能。在哮喘严重发作,支气管发生极度狭窄,出现呼吸肌疲劳时,喘鸣音反而消失,称为寂静肺,是病情危重的表现。

(3)肺过度膨胀体征:即肺气肿体征。表现为胸腔的前后径扩大,肋间隙增宽,叩诊呈过清音,肺肝浊音界下降,心浊音界缩小。长期哮喘的患者可有桶状胸,儿童可有鸡胸。

(4)奇脉:重症哮喘患者发生奇脉是吸气期间收缩压下降幅度(一般不超过1.3 kPa即10 mmHg)增大的结果。这种吸气期收缩压下降的程度和气流受限的程度相关,它反映呼吸肌对胸腔压波动的影响的程度明显增加。呼吸肌疲劳的患者不再产生较大的胸腔压波动,奇脉消失。严重的奇脉(不低于3.3 kPa,即25 mmHg)是重症哮喘的可靠指征。

（5）呼吸肌疲劳的表现：表现为呼吸肌的动用，肋间肌和胸锁乳突肌的收缩，还表现为反常呼吸，即吸气时下胸壁和腹壁向内收。

（6）重症哮喘的体征：随着气流受限的加重，患者变得更窘迫，说话不连贯，皮肤潮湿，呼吸和心率增加。并出现奇脉和呼吸肌疲劳表现。呼吸频率不低于 25 次/分，心率不低于 110 次/分，奇脉不低于 3.3 kPa（25 mmHg）是重症哮喘的指征。患者垂危状态时可出现寂静肺或呼吸乏力、发绀、心动过缓、意识恍惚或昏迷等表现。

（二）重症哮喘的表现

1.哮喘持续状态

哮喘持续状态指哮喘严重发作并持续 24 小时以上，通常被称为"哮喘持续状态"。这是指发作的情况而言，并不代表该患者的基本病情，但这种情况往往发生于重症的哮喘患者，而且与预后有关，是哮喘本身的一种最常见的急症。许多危重哮喘病例的病情常常在一段时间内逐渐加剧，所有重症哮喘患者在某种因素的激发下都有随时发生严重致命性急性发作的可能，而无特定的时间因素。其中一部分患者可能在哮喘急性发作过程中，虽经一段时间的治疗，但病情仍然逐渐加重。

2.哮喘猝死

有一部分哮喘患者在经过一段相对缓解的时期后，突然出现严重急性发作，如果救治不及时，可在数分钟到数小时内死亡，称为哮喘猝死。哮喘猝死的定义为哮喘突然急性严重发作、患者在 2 小时内死亡。哮喘猝死的原因可能与哮喘突然发作或加重，引起严重气流受限或其他心肺并发症导致心跳和呼吸骤停有关。

3.潜在性致死性哮喘

潜在性致死性哮喘包括以下几种情况：①长期口服糖皮质激素类药物治疗；②以往曾因严重哮喘发作住院抢救治疗；③曾因哮喘严重发作而行气管切开、机械通气治疗；④既往曾有气胸或纵隔气肿病史；⑤本次发病过程中需不断超常规剂量使用支气管扩张药，但效果不明显。在哮喘发作过程中，还有一些征象值得高度警惕，如喘息症状频发，持续甚至迅速加重，气促（呼吸频率超过 30 次/分），心率超过140 次/分，体力活动和言语受限，夜间呼吸困难显著，取前倾位，极度焦虑、烦躁、大汗淋漓，甚至出现嗜睡和意识障碍，口唇、指甲发绀等。患者的肺部一般可以听到广泛哮鸣音，但若哮鸣音减弱，甚至消失，而全身情况不见好转，呼吸浅快，甚至神志淡漠和嗜睡，则意味着病情危重，随时可能发生心跳和呼吸骤停。此时的血气分析对病情和预后判断有重要参考价值。若动脉血氧分压（PaO_2）低于 8.0 kPa（60 mmHg）和/或动脉二氧化碳分压（$PaCO_2$）高于 6.0 kPa（45 mmHg），动脉血氧饱和度（SaO_2）低于 90%，pH＜7.35，则意味患者处于危险状态，应加强监护和治疗。

4.脆性哮喘（BA）

正常人的支气管舒缩状态呈现轻度生理性波动，第 1 秒用力呼气容积（FEV_1）和高峰呼气流量（PEF）在晨间降至最低（波谷），午后达最大值（波峰）。哮喘患者这种变化尤其明显。有一类哮喘患者 FEV_1 和 PEF 在治疗前后或一段时间内大幅度地波动，称为"脆性哮喘"。Ayres 在综合各种观点的基础上提出 BA 的定义和分型如下。

（1）Ⅰ型 BA：尽管采取了正规、有力的治疗措施，包括吸入糖皮质激素（如吸入二丙酸倍氯米松1 500 μg/d 以上），或口服相当剂量糖皮质激素，同时联合吸入支气管舒张药，连续观察至少150 天，半数以上观察日的 PEF 变异率超过 40%。

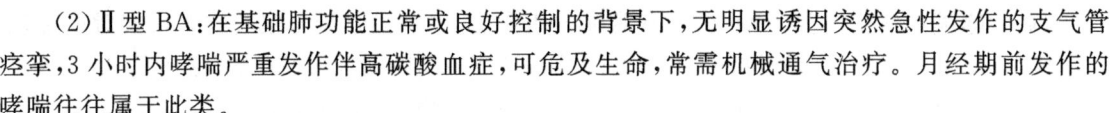

（2）Ⅱ型 BA：在基础肺功能正常或良好控制的背景下，无明显诱因突然急性发作的支气管痉挛，3 小时内哮喘严重发作伴高碳酸血症，可危及生命，常需机械通气治疗。月经期前发作的哮喘往往属于此类。

（三）特殊类型的哮喘

1.运动诱发性哮喘（EIA）

EIA 也称为运动性哮喘，是指达到一定的运动量后，出现支气管痉挛而产生的哮喘。其发作大多是急性的、短暂的，而且大多能自行缓解。运动性哮喘并非说明运动即可引起哮喘，实际上短暂的运动可兴奋呼吸，使支气管有短暂的舒张，其后随着运动时间的延长，强度增加，支气管发生收缩。运动性哮喘特点：①发病均发生在运动后；②有明显的自限性，发作后经一定时间的休息后即可逐渐恢复正常；③一般无过敏性因素参与，特异性变应原皮试阴性，血清 IgE 水平不高。

但有些学者认为，运动性哮喘常与过敏性哮喘共存，说明两者之间存在一些联系。临床上可进行运动诱发性试验来判断是否存在运动性哮喘。如果运动后 FEV_1 下降 20％～40％，即可诊断为轻度运动性哮喘；FEV_1 下降 40％～65％，即可诊断为中度运动性哮喘；FEV_1 下降 65％以上可诊断为重度运动性哮喘。有严重心肺或其他影响运动疾病的患者不宜进行运动诱发性试验。

2.药物性哮喘

由于使用某种药物导致的哮喘发作。常见的可能引起哮喘发作的药物有阿司匹林、β 受体阻滞剂、血管紧张素转换酶抑制剂（ACEI）、局部麻醉剂、添加剂（如酒石黄）、医用气雾剂中的杀菌复合物等。个别患者吸入支气管舒张药时，偶尔也可引起支气管收缩，可能与其中的氟利昂或表面活性剂有关。免疫血清、含碘造影剂也可引起哮喘发作。这些药物通常是以抗原、半抗原或佐剂的形式参与机体的变态反应过程，但并非所有的药物性哮喘都是机体直接对药物产生变态反应引起。如 β 受体阻滞剂，它是通过阻断 β 受体，使 $β_2$ 受体激动剂不能在支气管平滑肌的效应器上起作用，从而导致支气管痉挛。

阿司匹林是诱发药物性哮喘最常见的药物，某些患者可在服用阿司匹林或其他非甾体抗炎药数分钟或数小时内发生剧烈支气管痉挛。此类哮喘多发生于中年人，在临床上可分为药物作用相和非药物作用相。药物作用相指服用阿司匹林等解热镇痛药后引起哮喘持续发作的一段时间，潜伏期可为 5 分钟至 2 小时，患者的症状一般很重，常见明显的呼吸困难和发绀，甚至意识丧失，血压下降，休克等。药物作用相的持续时间不等，从 2 小时至 2 天。非药物作用相阿司匹林性哮喘指药物作用时间之外的时间，患者可因各种不同的原因发作哮喘。阿司匹林性哮喘的发病可能与其抑制呼吸道花生四烯酸的环氧酶途径，使花生四烯酸的脂氧酶代谢途径增强，产生过多的白三烯有关。白三烯具有很强的支气管平滑肌收缩能力。近年来研制的白三烯受体拮抗剂，如扎鲁斯特和孟鲁斯特可以很好地抑制口服阿司匹林导致的哮喘发作。

3.职业性哮喘

从广义上讲，凡是由职业性致喘物引起的哮喘统称为"职业性哮喘"。但从职业病学的角度，职业性哮喘应该有严格的定义和范围。

我国在 20 世纪 80 年代末制定了职业性哮喘诊断标准，致喘物规定为异氰酸酯类、苯酐类、多胺类固化剂、铂复合盐、剑麻和青霉素。职业性哮喘的发生率往往与工业的发展水平有关，发达的工业国家，职业性哮喘的发病率较高，美国的职业性哮喘的发病率为 15％左右。

职业性哮喘的病史有如下特点：①有明确的职业史，本病只限于与致喘物直接接触的劳动者；②既往（从事该职业前）无哮喘史；③自开始从事该职业至哮喘首次发作的"潜伏期"最少半年以上；④哮喘发作与致喘物的接触关系非常密切，接触则发病，脱离则缓解。

还有一些患者在吸入氯气、二氧化硫等刺激性气体时，出现急性刺激性干咳症状、咳黏痰、气急等症状，称为反应性气道功能不全综合征，可持续 3 个月以上。

四、实验室和其他检查

（一）血液学检查

发作时可有嗜酸性粒细胞增高，但多不明显，如并发感染可有白细胞计数增高，分类中性粒细胞比例增高。

（二）痰液检查

涂片在显微镜下可见较多嗜酸性粒细胞，可见嗜酸性粒细胞退化形成的尖棱结晶（Charcort-Leyden 结晶体），黏液栓（Curschmann 螺旋体）和透明的哮喘珠（Laennec 珠）。如合并呼吸道细菌感染，痰涂片革兰染色、细菌培养及药物敏感试验有助于病原菌诊断及指导治疗。

（三）呼吸功能检查

在哮喘发作时有关呼气流量的全部指标均显著下降，第 1 秒用力呼气容积（FEV_1）、第 1 秒用力呼气容积占用力肺活量比值（$FEV_1/FVC\%$）、最大呼气中期流量（MMEF）、25% 与 50% 肺活量时的最大呼气流量（$MEF_{25}\%$、$MEF_{50}\%$），以及高峰呼气流量（PEF）均减少。缓解期可逐渐恢复。有效支气管舒张药可使上述指标好转。在发作时可有用力肺活量减少、残气容积增加、功能残气量和肺总量增加，残气容积占肺总量百分比增高。

（四）动脉血气分析

哮喘严重发作时可有缺氧，PaO_2 降低，由于过度通气可使 $PaCO_2$ 下降，pH 上升，表现为呼吸性碱中毒。如重症哮喘，病情进一步发展，气道阻塞严重，可有缺氧及二氧化碳潴留，$PaCO_2$ 上升，表现呼吸性酸中毒。如缺氧明显，可合并代谢性酸中毒。

（五）胸部 X 线检查

早期在哮喘发作时可见两肺透亮度增加，呈过度充气状态；在缓解期多无明显异常。如并发呼吸道感染，可见肺纹理增加及炎性浸润阴影。同时要注意肺不张、气胸或纵隔气肿等并发症的存在。

（六）支气管激发试验

用于测定气道反应性。哮喘患者的气道处于一种异常敏感状态，对某些刺激表现出一种过强和/或过早的反应，称为气道高反应性（AHR）。如果患者就诊时 FEV_1 或 PEF 测定值在正常范围内，无其他禁忌证时，可以谨慎地试行支气管激发试验。吸入激发剂后，FEV_1 或 PEF 的下降超过 20%，即可确定为支气管激发试验阳性。此种检查主要价值见于以下几个方面。

1.辅助诊断哮喘

对于轻度、缓解期的支气管哮喘患者或患有变应性鼻炎而哮喘处于潜伏期的患者，气道高反应性可能是唯一的临床特征和诊断依据。早期发现气道高反应性对于哮喘的预防和早期治疗具有重要的指导价值，对于有职业刺激原反复接触史且怀疑职业性哮喘者，采用特异性支气管激发试验可以鉴别该刺激物是否会诱发支气管收缩，明确职业性哮喘的诊断很有意义。

2.评估哮喘严重程度和预后

气道反应性的高低可直接反映哮喘的严重程度,并对支气管哮喘的预后提供重要的参考资料。

3.判断治疗效果

气道反应轻者表示病情较轻,可较少用药,重者则提示应积极治疗。哮喘患者经长期治疗,气道高反应性减轻,可指导临床减药或停药,有学者提出将消除 AHR 作为哮喘治疗的最终目标。

(七)支气管舒张试验

测定气流受限的可逆性。对于一些已有支气管痉挛、狭窄的患者,采用一定剂量的支气管舒张药使狭窄的支气管舒张,以测定其舒张程度的肺功能试验,称为支气管舒张试验。若患者吸入支气管舒张药后,FEV_1 或 PEF 改善率超过或等于 15% 可诊断支气管舒张试验阳性。此项检查的应用价值在于以下几个方面。

1.辅助诊断哮喘

支气管哮喘的特征之一是支气管平滑肌的痉挛具有可逆性,故在支气管舒张试验时,表现出狭窄的支气管舒张。对一些无明显气流受限症状的哮喘患者或哮喘的非急性发作期,当其肺功能不正常时,经吸入支气管舒张药后肺功能指标有明显的改善,也可作为诊断支气管哮喘的辅助方法。对有些肺功能较差,如 $FEV_1 < 60\%$ 预计值患者,不宜做支气管激发试验时,可采用本试验。

2.指导用药

可通过本试验了解或比较某种支气管舒张药的疗效。有不少患者自述使用 β_2 受体激动剂后效果不佳,但如果舒张试验阳性,表示气道痉挛可逆,仍可据此向患者耐心解释,指导正确用药。

(八)呼气高峰流量(PEF)的测定和监测

PEF 是反映哮喘患者气流受限程度的一项客观指标。通过测定大气道的阻塞情况,对于支气管哮喘诊断和治疗具有辅助价值。由于方便、经济、实用、灵活等优点,可以随时进行测定,在指导偶发性和夜间哮喘治疗方面更有价值。哮喘患者 PEF 值的变化规律是凌晨最低,午后或晚上最高,昼夜变异率不低于 20% 则提示哮喘的诊断。在相同气流受限程度下,不同患者对呼吸困难的感知能力不同,许多患者感觉较迟钝,往往直至 PEF 降至很低时才感到呼吸困难,往往延误治疗。对这部分患者,定期监测 PEF 可以早期诊断和预示哮喘病情的恶化。

(九)特异性变应原检测

变应原是一种抗原物质,能诱发机体产生 IgE 抗体。变应原检测可分为体内试验(变应原皮试)、体外特异性 IgE 抗体检测、嗜碱性粒细胞释放能力检测、嗜酸性粒细胞阳离子蛋白(ECP)检测等。目前常用前两种方法。变应原皮肤试验简单易行,但皮肤试验结果与抗原吸入气道反应并不一致,不能作为确定变应原的依据,必须结合临床发作情况或进行抗原特异性 IgE 测定加以评价。特异性 IgE 抗体(SIgE)是体外检测变应原的重要手段,灵敏度和特异性都很高,根据 SIgE 含量可确定患者变应原种类,可评价患者过敏状态,对哮喘的诊断和鉴别诊断都有一定的意义。

五、诊断

(一)诊断标准

(1)反复发作喘息、气急、胸闷或咳嗽,多与接触变应原、冷空气、物理、化学性刺激,以及病毒性上呼吸道感染、运动等有关。

(2)发作时在双肺可闻及散在或弥漫性、以呼气相为主的哮鸣音,呼气相延长。

(3)上述症状和体征可经治疗缓解或自行缓解。

(4)除外其他疾病所引起的喘息、气急、胸闷和咳嗽。

(5)临床表现不典型者(如无明显喘息或体征),应至少具备以下 1 项试验阳性:①支气管激发试验或运动激发试验阳性;②支气管舒张试验阳性 FEV_1 增加超过 12%,且 FEV_1 增加绝对值不低于 200 mL;③呼气流量峰值(PEF)日内(或 2 周)变异率不低于 20%。

符合(1)~(4)项或(4)、(5)项者,可以诊断为哮喘。

(二)分期

根据临床表现支气管哮喘可分为急性发作期、慢性持续期和临床缓解期。慢性持续期是指每周均不同频度和/或不同程度地出现症状(喘息、气急、胸闷、咳嗽等);临床缓解期系指经过治疗或未经治疗症状、体征消失,肺功能恢复到急性发作前水平,并维持 3 个月以上。

(三)病情严重程度分级

1.病情严重程度的分级

主要用于治疗前或初始治疗时严重程度的判断,在临床研究中更有其应用价值(表 5-1)。

表 5-1　哮喘病情严重程度的分级

分级	临床特点
间歇状态(第 1 级)	症状不足每周 1 次
	短暂出现
	夜间哮喘症状不超过每个月 2 次
	FEV_1 占预计值达到 80% 或 PEF 达到 80% 个人最佳值,PEF 或 FEV_1 变异率<20%
轻度持续(第 2 级)	症状达到每周 1 次,但不到每天 1 次
	可能影响活动和睡眠
	夜间哮喘症状每个月超过 2 次,但每周低于 1 次
	FEV_1 占预计值达到 80% 或 PEF 达到 80% 个人最佳值,PEF 或 FEV_1 变异率 20%~30%
中度持续(第 3 级)	每天有症状
	影响活动和睡眠
	夜间哮喘症状达到每周 1 次
	FEV_1 占预计值 60%~79% 或 PEF 60%~79% 个人最佳值,PEF 或 FEV_1 变异率>30%
重度持续(第 4 级)	每天有症状
	频繁出现
	经常出现夜间哮喘症状
	体力活动受限
	FEV_1 占预计值<60% 或 PEF<60% 个人最佳值,PEF 或 FEV_1 变异率>30%

2.控制水平的分级

这种分级方法更容易被临床医师掌握,有助于指导临床治疗,以取得更好的哮喘控制(表 5-2)。

表 5-2 哮喘控制水平分级

	完全控制 (满足以下所有条件)	部分控制(在任何 1 周内 出现以下 1～2 项特征)	未控制 (在任何 1 周内)
白天症状	无(或不超过 2 次/周)	超过 2 次/周	
活动受限	无	有	
夜间症状/憋醒	无	有	出现不低于 3 项部分控制特征
需要使用缓解药的次数	无(或不超过 2 次/周)	超过 2 次/周	
肺功能(PEF 或 FEV_1)	正常或不低于正常预计值/本 人最佳值的 80%	小于正常预计值(或本人 最佳值)的 80%	
急性发作	无	达到每年 1 次	在任何 1 周内出现 1 次

3.哮喘急性发作时的分级

哮喘急性发作是指喘息、气促、咳嗽、胸闷等症状突然发生,或原有症状急剧加重,常有呼吸困难,以呼气流量降低为其特征,常因接触变应原、刺激物或呼吸道感染诱发。其程度轻重不一,病情加重,可在数小时或数天内出现,偶尔可在数分钟内即危及生命,故应对病情做出正确评估,以便给予及时有效的紧急治疗。哮喘急性发作时病情严重程度的分级,见表 5-3。

表 5-3 哮喘急性发作时病情严重程度的分级

临床特点	轻度	中度	重度	危重
气短	步行、上楼时	稍事活动	休息时	
体位	可平卧	喜坐位	端坐呼吸	
讲话方式	连续成句	单词	单字	不能讲话
精神状态	可有焦虑,尚安静	时有焦虑或烦躁	常有焦虑、烦躁	嗜睡或意识模糊
出汗	无	有	大汗淋漓	
呼吸频率	轻度增加	增加	常超过 30 次/分	
辅助呼吸肌活动及三凹征	常无	可有	常有	胸腹矛盾运动
哮鸣音	散在,呼吸末期	响亮、弥漫	响亮、弥漫	减弱乃至无
脉率(次/分)	<100	100～120	>120	脉率变慢或不规则
奇脉	无,<1.3 kPa (10 mmHg)	可有,1.3～3.3 kPa (10～25 mmHg)	常有,>3.3 kPa (25 mmHg)(成人)	无,提示呼吸肌疲劳
最初支气管扩张药治疗后 PEF 占预计值或个人最佳值%	>80%	60%～80%	<60%或<100 L/min 或作用持续时间 <2 小时	
PaO_2(吸空气)	正常	不低于 8.0 kPa (60 mmHg)	<8.0 kPa (60 mmHg)	<8.0 kPa (60 mmHg)
$PaCO_2$	<6.0 kPa (45 mmHg)	不超过 6.0 kPa (45 mmHg)	>6.0 kPa(45 mmHg)	
SaO_2(吸空气,%)	>95	91～95	不超过 90	不超过 90
pH				降低

只要符合某一严重程度的某些指标,而不需满足全部指标,及可提示为该级别的急性发作;1 mmHg=0.133322 kPa。

六、鉴别诊断

(一)心源性哮喘

心源性哮喘常见于左心衰竭,发作时的症状与哮喘相似,但心源性哮喘多有高血压、冠状动脉粥样硬化性心脏病、风湿性心脏病和二尖瓣狭窄等病史和体征。阵发性咳嗽,常咳出粉红色泡沫痰,两肺可闻及广泛的湿啰音和哮鸣音,左心界扩大,心率增快,心尖部可闻及奔马律。病情许可行胸部 X 线检查时,可见心脏增大,肺淤血征,有助于鉴别。若一时难以鉴别,可雾化吸入 β_2 肾上腺素受体激动剂或静脉注射氨茶碱缓解症状后,进一步检查,忌用肾上腺素或咖啡,以免造成危险。

(二)喘息型慢性支气管炎

实际上为慢支合并哮喘,多见于中老年人,有慢性咳嗽史,喘息长年存在,有加重期。有肺气肿体征,两肺可闻及湿啰音。

(三)支气管肺癌

中央型肺癌由于肿瘤压迫导致支气管狭窄或伴发感染时,可出现喘鸣音或类似哮喘样呼吸困难、肺部可闻及哮鸣音。但肺癌的呼吸困难及喘鸣症状进行性加重,常无诱因,咳嗽可有血痰,痰中可找到癌细胞,胸部 X 线摄片、CT 或 MRI 检查或支气管镜检查常可明确诊断。

(四)肺嗜酸性粒细胞浸润症

见于热带性嗜酸性粒细胞增多症、肺嗜酸性粒细胞增多性浸润、外源性变态反应性肺泡炎等。病原体为寄生虫、花粉、化学药品、职业粉尘等,多有接触史,症状较轻,患者常有发热,胸部 X 线检查可见多发性、此起彼伏的淡薄斑片浸润阴影,可自行消失或再发。肺组织活检也有助于鉴别。

(五)变态反应性支气管肺曲菌病

本病是一种由烟曲菌等致病真菌在具有特应性个体中引起的一种变态反应性疾病。其与哮喘的鉴别要点如下:①典型者咳出棕褐色痰块,内含多量嗜酸性粒细胞;②X 线胸片呈现游走性或固定性浸润病灶;③支气管造影可以显示出近端支气管呈囊状或柱状扩张;④痰镜检或培养发现烟曲菌;⑤曲菌抗原皮试呈速发反应阳性;⑥曲菌抗原特异性沉淀抗体(IgG)测定阳性;⑦烟曲菌抗原皮试出现 Arthus 现象;⑧烟曲菌特异性 IgE 水平增高。

(六)气管、支气管软化及复发性多软骨炎

由于气管支气管软骨软化,气道不能维持原来正常状态,患者呼气或咳嗽时胸膜腔内压升高,可引起气道狭窄,甚至闭塞,临床表现为呼气性喘息,其特点:①剧烈持续性、甚至犬吠样咳嗽;②气道断层摄影或 CT 显示气管、大气管狭窄;③支气管镜检查时可见气道呈扁平状,呼气或咳嗽时气道狭窄。

(七)变应性肉芽肿性血管炎(又称 Churg-Strauss 综合征)

本病主要侵犯小动脉和小静脉,常侵犯细小动脉,主要累及多器官和脏器,以肺部浸润和周围血管嗜酸性粒细胞浸润增多为特征,本病患者绝大多数可出现喘息症状,其与哮喘的鉴别要点如下:①除喘息症状外,常伴有副鼻旁窦炎(88%)、变应性鼻炎(69%)、多发性神经炎(66%~98%);②病理检查特征有嗜酸性粒细胞浸润、肉芽肿病变、坏死性血管炎。

七、治疗

(一)脱离变应原

部分患者能找到引起哮喘发作的变应原或其他非特异刺激因素,应立即使患者脱离变应原

的接触。

（二）药物治疗

治疗哮喘的药物可以分为控制药物和缓解药物。①控制药物：指需要长期每天使用的药物。这些药物主要通过抗炎作用使哮喘维持临床控制，其中包括吸入糖皮质激素（简称激素）、全身用激素、白三烯调节药、长效 β_2 受体激动剂（LABA，须与吸入激素联合应用）、缓释茶碱、色甘酸钠、抗 IgE 抗体及其他有助于减少全身激素剂量的药物等。②缓解药物：指按需使用的药物。这些药物通过迅速解除支气管痉挛从而缓解哮喘症状，其中包括速效吸入 β_2 受体激动剂、全身用激素、吸入性抗胆碱能药物、短效茶碱及短效口服 β_2 受体激动剂等。

1.激素

激素是最有效的控制气道炎症的药物。给药途径包括吸入、口服和静脉应用等，吸入为首选途径。

（1）吸入给药：吸入激素的局部抗炎作用强；通过吸气过程给药，药物直接作用于呼吸道，所需剂量较小。通过消化道和呼吸道进入血液药物的大部分被肝灭活，因此全身性不良反应较少。研究结果证明吸入激素可以有效减轻哮喘症状、提高生命质量、改善肺功能、降低气道高反应性、控制气道炎症，减少哮喘发作的频率和减轻发作的严重程度，降低病死率。当使用不同的吸入装置时，可能产生不同的治疗效果。多数成人哮喘患者吸入小剂量激素即可较好地控制哮喘。过多增加吸入激素剂量对控制哮喘的获益较小而不良反应增加。由于吸烟可以降低激素的效果，故吸烟患者须戒烟并给予较高剂量的吸入激素。吸入激素的剂量与预防哮喘严重急性发作的作用之间有非常明确的关系，所以，严重哮喘患者长期大剂量吸入激素是有益的。

吸入激素在口咽部局部的不良反应包括声音嘶哑、咽部不适和念珠菌感染。吸药后及时用清水含漱口咽部，选用干粉吸入剂或加用储雾器可减少上述不良反应。吸入激素的全身不良反应的大小与药物剂量、药物的生物利用度、在肠道的吸收、肝首关代谢率及全身吸收药物的半衰期等因素有关。已上市的吸入激素中丙酸氟替卡松和布地奈德的全身不良反应较少。目前有证据表明成人哮喘患者每天吸入低至中剂量激素，不会出现明显的全身不良反应。长期高剂量吸入激素后可能出现的全身不良反应包括皮肤瘀斑、肾上腺功能抑制和骨密度降低等。已有研究证据表明吸入激素可能与白内障和青光眼的发生有关，但前瞻性研究没有证据表明与后囊下白内障的发生有明确关系。目前没有证据表明吸入激素可以增加肺部感染（包括肺结核）的发生率，因此伴有活动性肺结核的哮喘患者可以在抗结核治疗的同时给予吸入激素治疗。

气雾剂给药：临床上常用的吸入激素有 4 种（表 5-4），包括二丙酸倍氯米松、布地奈德、丙酸氟替卡松等。一般而言，使用干粉吸入装置比普通定量气雾剂方便，吸入下呼吸道的药物量较多。

溶液给药：布地奈德溶液经以压缩空气为动力的射流装置雾化吸入，对患者吸气配合的要求不高，起效较快，适用于轻中度哮喘急性发作时的治疗。

吸入激素是长期治疗哮喘的首选药物。国际上推荐的每天吸入激素剂量，见表 5-4。我国哮喘患者所需吸入激素剂量比该表中推荐的剂量要小一些。

（2）口服给药：适用于中度哮喘发作、慢性持续哮喘吸入大剂量激素联合治疗无效的患者和作为静脉应用激素治疗后的序贯治疗。一般使用半衰期较短的激素（如泼尼松、泼尼松龙或甲泼尼龙等）。对于激素依赖型哮喘，可采用每天或隔天清晨顿服给药的方式，以减少外源性激素对下丘脑-垂体-肾上腺轴的抑制作用。泼尼松的维持剂量最好每天不超过 10 mg。

表 5-4　常用吸入型糖皮质激素的每天剂量与互换关系

药物	低剂量(μg)	中剂量(μg)	高剂量(μg)
二丙酸倍氯米松	200～500	500～1 000	1 000～2 000
布地奈德	200～400	400～800	800～1 600
丙酸氟替卡松	100～250	250～500	500～1 000
环索奈德	80～160	160～320	320～1 280

长期口服激素可以引起骨质疏松症、高血压、糖尿病、下丘脑-垂体-肾上腺轴的抑制、肥胖症、白内障、青光眼、皮肤菲薄导致皮纹和瘀斑、肌无力。对于伴有结核病、寄生虫感染、骨质疏松、青光眼、糖尿病、严重忧郁或消化性溃疡的哮喘患者,全身给予激素治疗时应慎重并应密切随访。长期甚至短期全身使用激素的哮喘患者可感染致命的疱疹病毒应引起重视,尽量避免这些患者暴露于疱疹病毒是必要的。尽管全身使用激素不是一种经常使用的缓解哮喘症状的方法,但是对于严重的急性哮喘是需要的,因为它可以预防哮喘的恶化、减少因哮喘而急诊或住院的机会、预防早期复发、降低病死率。推荐剂量:泼尼松龙 30～50 mg/d,5～10 天。具体使用要根据病情的严重程度,当症状缓解或其肺功能已经达到个人最佳值,可以考虑停药或减量。地塞米松因对垂体-肾上腺的抑制作用大,不推荐长期使用。

(3)静脉给药:严重急性哮喘发作时,应经静脉及时给予琥珀酸氢化可的松(400～1 000 mg/d)或甲泼尼龙(80～160 mg/d)。无激素依赖倾向者,可在短期(3～5 天)内停药;有激素依赖倾向者应延长给药时间,控制哮喘症状后改为口服给药,并逐步减少激素用量。

2.β_2 受体激动剂

通过对气道平滑肌和肥大细胞等细胞膜表面的 β_2 受体的作用,舒张气道平滑肌、减少肥大细胞和嗜碱性粒细胞脱颗粒和介质的释放、降低微血管的通透性、增加气道上皮纤毛的摆动等,缓解哮喘症状。此类药物较多,可分为短效(作用维持 4～6 小时)和长效(维持 12 小时)β_2 受体激动剂。后者又可分为速效(数分钟起效)和缓慢起效(30 分钟起效)两种(表 5-5)。

表 5-5　β_2 受体激动剂的分类

起效时间	作用维持时间	
	短效	长效
速效	沙丁胺醇吸入剂	福莫特罗吸入剂
	特布他林吸入剂	
	非诺特罗吸入剂	
慢效	沙丁胺醇口服剂	沙美特罗吸入剂
	特布他林口服剂	

(1)短效 β_2 受体激动剂(简称 SABA):常用的药物如沙丁胺醇和特布他林等。

吸入给药:可供吸入的短效 β_2 受体激动剂包括气雾剂、干粉剂和溶液等。这类药物松弛气道平滑肌作用强,通常在数分钟内起效,疗效可维持数小时,是缓解轻至中度急性哮喘症状的首选药物,也可用于运动性哮喘。如每次吸入 100～200 μg 沙丁胺醇或 250～500 μg 特布他林,必要时每 20 分钟重复 1 次。1 小时后疗效不满意者应向医师咨询或去急诊。这类药物应按需间歇使用,不宜长期、单一使用,也不宜过量应用,否则可引起骨骼肌震颤、低血钾、心律失常等不良反应。压力型定量手控气雾剂(pMDI)和干粉吸入装置吸入短效 β_2 受体激动剂不适用于重度哮喘发作;其溶液(如沙丁胺醇、特布他林、非诺特罗及其复方制剂)经雾化泵吸入适用于轻至重度哮喘发作。

口服给药:如沙丁胺醇、特布他林、丙卡特罗片等,通常在服药后 15～30 分钟起效,疗效维持 4～6 小时。如沙丁胺醇 2～4 mg,特布他林 1.25～2.50 mg,每天 3 次;丙卡特罗 25～50 μg,每天 2 次。使用虽较方便,但心悸、骨骼肌震颤等不良反应比吸入给药时明显。缓释剂型和控释剂型的平喘作用维持时间可达 8～12 小时,特布他林的前体药班布特罗的作用可维持 24 小时,可减少用药次数,适用于夜间哮喘患者的预防和治疗。长期、单一应用 β_2 受体激动剂可造成细胞膜 β_2 受体的向下调节,表现为临床耐药现象,故应予避免。

注射给药:虽然平喘作用较为迅速,但因全身不良反应的发生率较高,国内较少使用。

贴剂给药:为透皮吸收剂型。现有产品有妥洛特罗,分为 0.5 mg、1 mg、2 mg 3 种剂量。由于采用结晶储存系统来控制药物的释放,药物经过皮肤吸收,因此可以减轻全身不良反应,每天只需贴敷 1 次,效果可维持 24 小时。对预防晨降有效,使用方法简单。

(2)长效 β_2 受体激动剂(简称 LABA):这类 β_2 受体激动剂的分子结构中具有较长的侧链,舒张支气管平滑肌的作用可维持 12 小时以上。目前,在我国临床使用的吸入型 LABA 有 2 种。沙美特罗:经气雾剂或碟剂装置给药,给药后 30 分钟起效,平喘作用维持 12 小时以上。推荐剂量 50 μg,每天 2 次吸入。福莫特罗:经吸入装置给药,给药后 3～5 分钟起效,平喘作用维持 12 小时以上。平喘作用具有一定的剂量依赖性,推荐剂量 4.5～9.0 μg,每天 2 次吸入。吸入 LABA 适用于哮喘(尤其是夜间哮喘和运动诱发哮喘)的预防和治疗。福莫特罗因起效相对较快,也可按需用于哮喘急性发作时的治疗。

近年来推荐联合吸入激素和 LABA 治疗哮喘。这两者具有协同的抗炎和平喘作用,可获得相当于(或优于)应用加倍剂量吸入激素时的疗效,并可增加患者的依从性、减少较大剂量吸入激素引起的不良反应,尤其适合于中至重度持续哮喘患者的长期治疗。不推荐长期单独使用 LABA,应该在医师指导下与吸入激素联合使用。

3.白三烯调节药

白三烯调节药包括半胱氨酰白三烯受体拮抗剂和 5-脂氧化酶抑制剂。除吸入激素外,是唯一可单独应用的长效控制药,可作为轻度哮喘的替代治疗药物和中重度哮喘的联合治疗用药。目前在国内应用主要是半胱氨酰白三烯受体拮抗剂,通过对气道平滑肌和其他细胞表面白三烯受体的拮抗抑制肥大细胞和嗜酸粒细胞释放出的半胱氨酰白三烯的致喘和致炎作用,产生轻度支气管舒张和减轻变应原、运动和二氧化硫(SO_2)诱发的支气管痉挛等作用,并具有一定程度的抗炎作用。本品可减轻哮喘症状、改善肺功能、减少哮喘的恶化。但其作用不如吸入激素,也不能取代激素。作为联合治疗中的一种药物,本品可减少中至重度哮喘患者每天吸入激素的剂量,并可提高吸入激素治疗的临床疗效,联用本品与吸入激素的疗效比联用吸入LABA与吸入激素的疗效稍差。但本品服用方便。尤适用于阿司匹林哮喘、运动性哮喘和伴有过敏性鼻炎哮喘患者的治疗。本品使用较为安全。虽然有文献报道接受这类药物治疗的患者可出现 Churg-Strauss 综合征,但其与白三烯调节剂的因果关系尚未肯定,可能与减少全身应用激素的剂量有关。5-脂氧化酶抑制剂齐留通可能引起肝损害,需监测肝功能。通常口服给药。白三烯受体拮抗剂扎鲁司特20 mg,每天 2 次;孟鲁司特 10 mg,每天 1 次;异丁司特 10 mg,每天 2 次。

4.茶碱

茶碱具有舒张支气管平滑肌作用,并具有强心、利尿、扩张冠状动脉、兴奋呼吸中枢和呼吸肌等作用。有研究资料显示,低浓度茶碱具有抗炎和免疫调节作用。作为症状缓解药,尽管现在临床上在治疗重症哮喘时仍然静脉使用茶碱,但短效茶碱治疗哮喘发作或恶化还存在争议,因为它在舒张支气管,与足量使用的快速 β_2 受体激动剂对比,没有任何优势,但是它可能改善呼吸驱动力。不推荐已经长期服用缓释型茶碱的患者使用短效茶碱,除非该患者的血清中茶碱浓度较低或者可以进行血清茶碱浓度监测时。

口服给药包括氨茶碱和控(缓)释型茶碱。用于轻至中度哮喘发作和维持治疗。一般剂量为每天 $6\sim10$ mg/kg。口服控(缓)释型茶碱后昼夜血药浓度平稳,平喘作用可维持 $12\sim24$ 小时,尤其适用于夜间哮喘症状的控制。联合应用茶碱、激素和抗胆碱药物具有协同作用。但本品与 β_2 受体激动剂联合应用时,易出现心率增快和心律失常,应慎用并适当减少剂量。

静脉给药:氨茶碱加入葡萄糖溶液中,缓慢静脉注射[注射速度不宜超过 0.25 mg/(kg·min)]或静脉滴注,适用于哮喘急性发作且近 24 小时内未用过茶碱类药物的患者。负荷剂量为 $4\sim6$ mg/kg,维持剂量为 $0.6\sim0.8$ mg/(kg·h)。由于茶碱的"治疗窗"窄,以及茶碱代谢存在较大的个体差异,可引起心律失常、血压下降、甚至死亡,在有条件的情况下应监测其血药浓度,及时调整浓度和滴速。茶碱有效、安全的血药浓度范围应在 $6\sim15$ mg/L。影响茶碱代谢的因素较多,如发热性疾病、妊娠,抗结核治疗可以降低茶碱的血药浓度;而肝脏疾病、充血性心力衰竭,以及合用西咪替丁或喹诺酮类、大环内酯类等药物均可影响茶碱代谢而使其排泄减慢,增加茶碱的毒性作用,应引起临床医师的重视,并酌情调整剂量。多索茶碱的作用与氨茶碱相同,但不良反应较轻。双羟丙茶碱的作用较弱,不良反应也较少。

5.抗胆碱药物

吸入抗胆碱药物如溴化异丙托品、溴化氧托品和溴化泰乌托品等,可阻断节后迷走神经传出支,通过降低迷走神经张力而舒张支气管。其舒张支气管的作用比 β_2 受体激动剂弱,起效也较慢,但长期应用不易产生耐药,对老年人的疗效不低于年轻人。

本品有气雾剂和雾化溶液两种剂型。经 pMDI 吸入溴化异丙托品气雾剂,常用剂量为,每天 $3\sim4$ 次;经雾化泵吸入溴化异丙托品溶液的常用剂量为 $50\sim125$ μg,每天 $3\sim4$ 次。溴化泰乌托品系新近上市的长效抗胆碱药物,对 M_1 和 M_3 受体具有选择性抑制作用,仅需每天 1 次吸入给药。本品与 β_2 受体激动剂联合应用具有协同、互补作用。本品对有吸烟史的老年哮喘患者较为适宜,但对妊娠早期妇女和患有青光眼或前列腺肥大的患者应慎用。尽管溴化异丙托品被用在一些因不能耐受 β_2 受体激动剂的哮喘患者上,但是到目前为止尚没有证据表明它对哮喘长期管理方面有显著效果。

6.抗 IgE 治疗

抗 IgE 单克隆抗体可应用于血清 IgE 水平增高的哮喘患者。目前它主要用于经过吸入糖皮质激素和 LABA 联合治疗后症状仍未控制的严重哮喘患者。目前在 $11\sim50$ 岁的哮喘患者的治疗研究中尚没有发现抗 IgE 治疗有明显不良反应,但因该药临床使用的时间尚短,其远期疗效与安全性有待进一步观察。价格昂贵也使其临床应用受到限制。

7.变应原特异性免疫疗法(SIT)

通过皮下给予常见吸入变应原提取液(如尘螨、猫毛、豚草等),可减轻哮喘症状和降低气道高反应性,适用于变应原明确但难以避免的哮喘患者。其远期疗效和安全性尚待进一步研究与评价。变应原制备的标准化也有待加强。哮喘患者应用此疗法应严格在医师指导下进行。目前已试用舌下给药的变应原免疫疗法。SIT 应该是在严格的环境隔离和药物干预无效(包括吸入激素)情况下考虑的治疗方法。现在没有研究比较其和药物干预的疗效差异。现在还没有证据支持使用复合变应原进行免疫治疗的价值。

8.其他治疗哮喘药物

(1)抗组胺药物:口服第二代抗组胺药物(H_1 受体拮抗剂)如酮替芬、氯雷他定、阿司咪唑、氮䓬司丁、特非那定等具有抗变态反应作用,在哮喘治疗中的作用较弱。可用于伴有变应性鼻炎哮喘患者的治疗。这类药物的不良反应主要是嗜睡。阿司咪唑和特非那定可引起严重的心血管不良反应,应谨慎使用。

(2)其他口服抗变态反应药物:如曲尼司特、瑞吡司特等可应用于轻至中度哮喘的治疗。其主要不良反应是嗜睡。

(3)可能减少口服糖皮质激素剂量的药物:口服免疫调节药(甲氨蝶呤、环孢素、金制剂等)、某些大环内酯类抗生素和静脉应用免疫球蛋白等。其疗效尚待进一步研究。

(4)中医中药:采用辨证论治,有助于慢性缓解期哮喘的治疗。有必要对临床疗效较为确切的中(成)药或方剂开展多中心随机双盲的临床研究。

(三)急性发作期的治疗

哮喘急性发作的治疗取决于发作的严重程度,以及对治疗的反应。治疗的目的在于尽快缓解症状、解除气流受限和低氧血症,同时还需要制定长期治疗方案以预防再次急性发作。

对于具有哮喘相关死亡高危因素的患者,需要给予高度重视,这些患者应当尽早到医疗机构就诊。高危患者包括:①曾经有过气管插管和机械通气的濒于致死性哮喘的病史;②在过去 1 年中因为哮喘而住院或看急诊;③正在使用或最近刚刚停用口服激素;④目前未使用吸入激素;⑤过分依赖速效 β_2 受体激动剂,特别是每月使用沙丁胺醇(或等效药物)超过 1 支的患者;⑥有心理疾病或社会心理问题,包括使用镇静药;⑦有对哮喘治疗计划不依从的历史。

轻度和部分中度急性发作可以在家庭中或社区中治疗。家庭或社区中的治疗措施主要为重复吸入速效 β_2 受体激动剂,在第 1 小时每 20 分钟吸入 2～4 喷。随后根据治疗反应,轻度急性发作可调整为每3～4 小时2～4 喷,中度急性发作每1～2 小时 6～10 喷。如果对吸入性 β_2 受体激动剂反应良好(呼吸困难显著缓解,PEF 占预计值＞80% 或个人最佳值,且疗效维持 3～4 小时),通常不需要使用其他的药物。如果治疗反应不完全,尤其是在控制性治疗的基础上发生的急性发作,应尽早口服激素(泼尼松龙0.5～1.0 mg/kg 或等效剂量的其他激素),必要时到医院就诊。

部分中度和所有重度急性发作均应到急诊室或医院治疗。除氧疗外,应重复使用速效 β_2 受体激动剂,可通过压力定量气雾剂的储雾器给药,也可通过射流雾化装置给药。推荐在初始治疗时连续雾化给药,随后根据需要间断给药(每 4 小时 1 次)。目前尚无证据支持常规静脉使用 β_2 受体激动剂。联合使用 β_2 受体激动剂和抗胆碱能制剂(如异丙托溴铵)能够取得更好的支气管舒张作用。茶碱的支气管舒张作用弱于 SABA,不良反应较大应谨慎使用。对规则服用茶碱缓释制剂的患者,静脉使用茶碱应尽可能监测茶碱血药浓度。中重度哮喘急性发作应尽早使用全身激素,特别是对速效 β_2 受体激动剂初始治疗反应不完全或疗效不能维持,以及在口服激素基础上仍然出现急性发作的患者。口服激素与静脉给药疗效相当,不良反应小。

推荐用法:泼尼松龙 30～50 mg 或等效的其他激素,每天单次给药。严重的急性发作或口服激素不能耐受时,可采用静脉注射或滴注,如甲基泼尼松龙 80～160 mg,或氢化可的松 400～1 000 mg 分次给药。地塞米松因半衰期较长,对肾上腺皮质功能抑制作用较强,一般不推荐使用。静脉给药和口服给药的序贯疗法有可能减少激素用量和不良反应,如静脉使用激素 2～3 天,继之以口服激素 3～5 天。不推荐常规使用镁制剂,可用于重度急性发作(FEV_1 25%～30%)或对初始治疗反应不良者。

重度和危重哮喘急性发作经过上述药物治疗,临床症状和肺功能无改善甚至继续恶化者,应及时给予机械通气治疗,其指征主要包括意识改变、呼吸肌疲劳、$PaCO_2$ 不低于 6.0 kPa(45 mmHg)等。可先采用经鼻(面)罩无创机械通气,若无效应及早行气管插管机械通气。哮喘急性发作机械通气需要较高的吸气压,可使用适当水平的呼气末正压(PEEP)治疗。如果需要过高的气道峰压和平台压才能维持正常通气容积,可试用允许性高碳酸血症通气策略以减少呼吸机相关肺损伤。

初始治疗症状显著改善,PEF 或 FEV_1 占预计值的百分比恢复到或个人最佳值 60% 者以上可回家继续治疗,PEF 或 FEV_1 为 40%～60% 者应在监护下回到家庭或社区继续治疗,治疗前 PEF 或 FEV_1 低于 25% 或治疗后低于 40% 者应入院治疗。在出院时或近期的随访时,应当为患者制订一个详细的行动计划,审核患者是否正确使用药物、吸入装置和峰流速仪,找到急性发作的诱因并制订避免接触的措施,调整控制性治疗方案。严重的哮喘急性发作意味着哮喘管理的失败,这些患者应当给予密切监护、长期随访,并进行长期哮喘教育。

大多数哮喘急性发作并非由细菌感染引起,应严格控制抗菌药物的使用指征,除非有细菌感染的证据,或属于重度或危重哮喘急性发作。

(四)慢性持续期的治疗

哮喘的治疗应以患者的病情严重程度为基础,根据其控制水平类别选择适当的治疗方案。哮喘药物的选择既要考虑药物的疗效及其安全性,也要考虑患者的实际状况,如经济收入和当地的医疗资源等。要为每个初诊患者制订哮喘防治计划,定期随访、监测,改善患者的依从性,并根据患者病情变化及时修订治疗方案。哮喘患者长期治疗方案分为 5 级(表 5-6)。

表 5-6　根据哮喘病情控制分级制订治疗方案

第1级	第2级	第3级	第4级	第5级
		哮喘教育、环境控制		
按需使用短效 β_2 受体激动剂		按需使用短效 β_2 受体激动剂		
控制性药物	选用1种	选用1种	加用1种或以上	加用1种或2种
	低剂量 ICS	低剂量的 ICS 加 LABA	中高剂量的 ICS 加 LABA	口服最小剂量的糖皮质激素
	白三烯调节药	中高剂量的 ICS	白三烯调节药	抗 IgE 治疗
		低剂量的 ICS 加白三烯调节药	缓释茶碱	
		低剂量的 ICS 加缓释茶碱		

ICS:吸入糖皮质激素。

对以往未经规范治疗的初诊哮喘患者可选择第 2 级治疗方案,哮喘患者症状明显,应直接选择第 3 级治疗方案。从第 2 级到第 5 级的治疗方案中都有不同的哮喘控制药物可供选择。而在每一级中都应按需使用缓解药物,以迅速缓解哮喘症状。如果使用含有福莫特罗和布地奈德单一吸入装置进行联合治疗时,可作为控制和缓解药物应用。

如果使用该分级治疗方案不能够使哮喘得到控制,治疗方案应该升级直至达到哮喘控制为止。当哮喘控制并维持至少 3 个月后,治疗方案可考虑降级。建议减量方案:①单独使用中至高剂量吸入激素的患者,将吸入激素剂量减少 50%;②单独使用低剂量激素的患者,可改为每天 1 次用药;③联合吸入激素和 LABA 的患者,将吸入激素剂量减少约 50%,仍继续使用 LABA 联合治疗。当达到低剂量联合治疗时,可选择改为每天 1 次联合用药或停用 LABA,单用吸入激素治疗。若患者使用最低剂量控制药物达到哮喘控制 1 年,并且哮喘症状不再发作,可考虑停用药物治疗。上述减量方案尚待进一步验证。通常情况下,患者在初诊后 2～4 周回访,以后每 1～3 个月随访 1 次。出现哮喘发作时应及时就诊,哮喘发作后 2 周至 1 个月内进行回访。

对于我国贫困地区或低经济收入的哮喘患者,视其病情严重度不同,长期控制哮喘的药物推荐使用:①吸入低剂量激素;②口服缓释茶碱;③吸入激素联合口服缓释茶碱;④口服激素和缓释茶碱。这些治疗方案的疗效与安全性需要进一步临床研究,尤其要监测长期口服激素可能引起的全身不良反应。

八、教育与管理

尽管哮喘尚不能根治,但通过有效的哮喘管理,通常可以实现哮喘控制。成功的哮喘管理目标:①达到并维持症状的控制;②维持正常活动,包括运动能力;③维持肺功能水平尽量接近正常;④预防哮喘急性加重;⑤避免因哮喘药物治疗导致的不良反应;⑥预防哮喘导致的死亡。

建立医患之间的合作关系是实现有效的哮喘管理的首要措施。其目的是指导患者自我管理,对治疗目标达成共识,制订个体化的书面管理计划,包括自我监测、对治疗方案和哮喘控制水平周期性评估、在症状和/或 PEF 提示哮喘控制水平变化的情况下,针对控制水平及时调整治疗以达到并维持哮喘控制。其中对患者进行哮喘教育是最基本的环节。

(一)哮喘教育

哮喘教育必须成为医患之间所有互助关系中的组成部分。对医院、社区、专科医师、全科医师及其他医务人员进行继续教育,通过培训哮喘管理知识,提高与患者沟通技巧,做好患者及家属教育。患者教育的目标是增加理解、增强技能、增加满意度、增强自信心、增加依从性和自我管理能力,增进健康减少卫生保健资源使用。

1.教育内容

(1)通过长期规范治疗能够有效控制哮喘。

(2)避免触发、诱发因素方法。

(3)哮喘的本质、发病机制。

(4)哮喘长期治疗方法。

(5)药物吸入装置及使用方法。

(6)自我监测,即如何测定、记录、解释哮喘日记内容、症状评分、应用药物、PEF,哮喘控制测试(ACT)变化。

(7)哮喘先兆、哮喘发作征象和相应自我处理方法,如何、何时就医。

(8)哮喘防治药物知识。

(9)如何根据自我监测结果判定控制水平,选择治疗。

2.教育方式

(1)初诊教育:最重要的基础教育和启蒙教育,是医患合作关系起始的个体化教育,首先应提供患者诊断信息,了解患者对哮喘治疗的期望和可实现的程度,并至少进行以上(1)~(6)内容教育,预约复诊时间,提供教育材料。

(2)随访教育和评价:长期管理方法,随访时应回答患者的疑问、评估最初疗效。定期评价、纠正吸入技术和监测技术,评价书面管理计划,理解实施程度,反复提供更新教育材料。

(3)集中教育:定期开办哮喘学校、学习班、俱乐部、联谊会进行大课教育和集中答疑。

(4)自学教育:通过阅读报纸、杂志、文章、看电视节目、听广播进行。

(5)网络教育:通过中国哮喘联盟网、全球哮喘防治创议网 GINA 等或互动多媒体技术传播防治信息。

(6)互助学习:举办患者防治哮喘经验交流会。

(7)定点教育:与社区卫生单位合作,有计划开展社区、患者、公众教育。

(8)调动全社会各阶层力量宣传普及哮喘防治知识。

哮喘教育是一个长期、持续过程,需要经常教育,反复强化,不断更新,持之以恒。

(二)哮喘管理

1.确定并减少危险因素接触

尽管对已确诊的哮喘患者应用药物干预,对控制症状和改善生活质量非常有效,但仍应尽可能避免或减少接触危险因素,以预防哮喘发病和症状加重。

许多危险因素可引起哮喘急性加重,被称为"触发因素",包括变应原、病毒感染、污染物、烟草烟雾、药物。减少患者对危险因素的接触,可改善哮喘控制并减少治疗药物需求量。早期确定职业性致敏因素,并防止患者进一步接触,是职业性哮喘管理的重要组成部分。

2.评估、治疗和监测

哮喘治疗的目标是达到并维持哮喘控制。大多数患者或家属通过医患合作制定的药物干预策略,能够达到这一目标,患者的起始治疗及调整是以患者的哮喘控制水平为依据,包括评估哮喘控制、治疗以达到控制,以及监测以维持控制这样一个持续循环过程(图 5-1)。

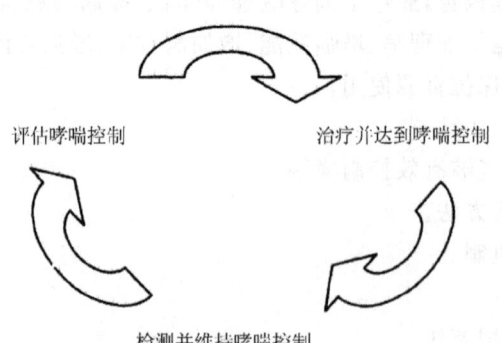

评估哮喘控制　　　　治疗并达到哮喘控制

检测并维持哮喘控制

图 5-1　哮喘长期管理的循环模拟图

一些经过临床验证的哮喘控制评估工具如哮喘控制测试(ACT)、哮喘控制问卷(ACQ)、哮喘治疗评估问卷(ATAQ)等,也可用于评估哮喘控制水平。经国内多中心验证表明哮喘评估工具 ACT 不仅易学易用且适合中国国情。ACT 仅通过回答有关哮喘症状和生活质量的 5 个问题的评分进行综合判定,25 分为控制、20～24 分为部分控制、20 分以下为未控制,并不需要患者检查肺功能。这些问卷不仅用于临床研究,还可以在临床工作中评估患者的哮喘控制水平,通过长期连续检测维持哮喘控制,尤其适合在基层医疗机构推广,作为肺功能的补充,既适用于医师,也适用于患者自我评估哮喘控制,患者可以在家庭或医院,就诊前或就诊期间完成哮喘控制水平的自我评估。这些问卷有助于改进哮喘控制的评估方法并增进医患双向交流,提供了反复使用的客观指标,以便长期监测(表 5-7)。

表 5-7　哮喘控制测试(ACT)

问题 1	在过去 4 周内,在工作、学习或家庭中,有多少时候哮喘妨碍您进行日常活动					
	所有时间 1	大多数时间 2	有些时候 3	很少时候 4	没有 5	得分
问题 2	在过去 4 周内,您有多少次呼吸困难?					
	每天不止 1 次 1	每天 1 次 2	每周 3 至 6 次 3	每周 1 至 2 次 4	完全没有 5	得分
问题 3	在过去 4 周内,因为哮喘症状(喘息、咳嗽、呼吸困难、胸闷或疼痛),您有多少次在夜间醒来或早上比平时早醒					
	每周 4 晚或更多 1	每周 2 至 3 晚 2	每周 1 次 3	1 至 2 次 4	没有 5	得分
问题 4	在过去 4 周内,您有多少次使用急救药物治疗(如沙丁胺醇)?					
	每天 3 次以上 1	每天 1 至 2 次 2	每周 2 至 3 次 3	每周 1 次或更少 4	没有 5	得分
问题 5	您如何评价过去 4 周内,您的哮喘控制情况?					
	没有控制 1	控制很差 2	有所控制 3	控制很好 4	完全控制 5	得分

第 1 步,请将每个问题的得分写在右侧的框中,请尽可能如实回答,这将有助于与医师讨论您的哮喘;第 2 步,把每一题的分数相加得出总分;第 3 步,寻找总分的含义。25 分,完全控制;20～24 分,部分控制;低于 20 分,未得到控制。

在哮喘长期管理治疗过程中,必须采用评估哮喘控制方法,连续监测提供可重复的客观指标,从而调整治疗,确定维持哮喘控制所需的最低治疗级别,以便维持哮喘控制,降低医疗成本。

(周明香)

第二节　慢性阻塞性肺疾病

一、慢性阻塞性肺疾病概述

(一)定义

慢性阻塞性肺疾病(chronic obstructive pulmonary disease,COPD)是一种以气流受限为特征的可以预防和治疗的疾病,气流受限不完全可逆,呈进行性发展,与肺部对香烟烟雾等有害气体或颗粒的异常炎症反应有关,COPD 主要累及肺脏,但也可以引起全身(或称肺外)的不良反应。

COPD 是指具有气流受限的慢性支气管炎(慢支)和/或肺气肿。慢支或肺气肿可单独存在,但在绝大多数情况下是合并存在,无论是单独或合并存在,只要有气流受限,均可以称为 COPD,当其合并存在时,各自所占的比重则因人而异。

慢支的定义为"慢性咳嗽、咳痰,每年至少 3 个月,连续 2 年以上,并能除外其他肺部疾病者"。

肺气肿的定义为"终末细支气管远侧气腔异常而持久的扩大,并伴有气腔壁的破坏,而无明显的纤维化"。

以上慢支和肺气肿的定义中都没有提到气流受限,而 COPD 是以气流受限为特征的疾病,因此现在国内外均逐渐以 COPD 这一名称取代具有气流受限的慢支和/或肺气肿。如果一个患者,具有 COPD 的危险因素,又有长期咳嗽、咳痰的症状,但肺功能检查正常,则只能视为 COPD 的高危对象,其中一部分患者在以后的随访过程中,可出现气流受限,但也有些患者肺功能始终正常,当其出现气流受限时,才能称为 COPD。

以往有些学者认为支气管哮喘,甚至支气管扩张都应包括在 COPD 之内,但支气管哮喘在发病机制上与 COPD 完全不同,虽然也有慢性气流受限,但其程度完全可逆或可逆性比较大,支气管扩张相对来说是一种局限性病变,二者均不应包括在 COPD 之内。

COPD 不仅累及肺,对全身也有影响,COPD 晚期常有体重下降,营养不良,骨骼肌无力,精神抑郁,由于呼吸衰竭,可并发肺源性心脏病,肺性脑病,还可伴发心肌梗死、骨质疏松等。因此 COPD 不仅是一种呼吸系统疾病,还是一种全身性疾病,在评定 COPD 的严重程度时,不仅要看肺功能,还要看全身的状况。

(二)流行病学

COPD 是呼吸系统最常见的疾病之一,据世界卫生组织(World Health Organization,WHO)调查,1990 年全球 COPD 病死率占各种疾病病死率的第 6 位,到 2020 年将上升至第 3 位,据 2003 年文献报道,亚太地区 12 国根据其流行病学调查推算,30 岁以上人群中重度 COPD 的平均患病率为 6.3%,近期对我国 7 个地区 20 245 个成年进行调查,COPD 患病率占 40 岁以上人群的8.2%,患病率之高,十分惊人。另外流行病学调查还表明 COPD 患病率在吸烟者、戒烟者中比不吸烟者明显高,男性比女性高,40 岁以上者比 40 岁以下者明显高。

二、慢性阻塞性肺疾病的病因病理

(一)病因

COPD 的病因至今仍不十分清楚,但已知与某些危险因素有关,吸烟是最主要的危险因素,但吸烟者中也只有 15%～20%发生 COPD,因此个体的易感性也是重要原因,环境因素与个体的易感因素相结合导致发病。

1.环境因素

(1)吸烟:已知吸烟为 COPD 最主要的危险因素,大多数患者均有吸烟史,吸烟数量愈大,年限愈长,则发病率愈高。被动吸烟能够增加吸入有害气体和颗粒的总量,也可以导致 COPD 的发生。

(2)职业性粉尘和化学物质:有机或无机粉尘,化学物质和烟雾,如二氧化硅、煤尘、棉尘、蔗尘、盐酸、硫酸、氯气。

(3)室内空气污染:用生物燃料如木材、畜粪等或煤炭做饭或取暖,通风不良,在不发达国家,是不吸烟而发生 COPD 的重要原因。

(4)室外空气污染:在城市里汽车、工厂排放的废气,如一氧化氮、二氧化氮、二氧化硫、二氧化碳,其他如臭氧等,在 COPD 的发生上,作为独立的因素,可能起的作用较小,但可以引起 COPD 的急性加重。

2.易感性

易感性包括易感基因和后天获得的易感性。

（1）易感基因：比较明确的是表达先天性 α_1-抗胰蛋白酶缺乏的基因，是 COPD 的一个致病原因，但这种病在我国还未见报道，有报道 COPD 在一个家庭中多发，但迄今尚未发现明确的基因，COPD 的表型较多，很可能是一种多基因疾病，流行病学调查发现吸烟者与早期慢支患者，其 FEV_1 逐年下降率与气道反应性有关，气道反应性高者，其 FEV_1 下降率加速，因此认为气道高反应性也是 COPD 发病的危险因素。某些研究资料表明气道高反应性与基因有关，总之基因与 COPD 的关系，尚待深入研究。

（2）出生低体重：学龄儿童调查发现出生低体重者肺功能较差，这些儿童以后若吸烟，可能是 COPD 的一个易感因素。

（3）儿童时期下呼吸道感染：许多调查报告表明儿童时期下呼吸道感染与成年后 COPD 的发病有关，如果这些患病的儿童以后吸烟，则 COPD 的发病率显著增加，如果不吸烟，则对 COPD 的发生无明显影响，上述结果提示儿童时期下呼吸道感染可能是吸烟者发生 COPD 的易感因素，因儿童时期肺组织尚在发育，下呼吸道感染对肺组织的结构与功能均会发生不利影响，如果再吸烟，气道就更容易受到损害而发生 COPD，这种因果关系尚有待今后更多的研究资料证实。

（4）气道高反应性：气道高反应性是 COPD 的一个危险因素。气道高反应性除与基因有关外也可以是后天获得，继发于环境因素，如氧化应激反应，可使气道反应性增高。

（二）病理

1.病理变化

COPD 特征性的病理变化见于中央气道、周围气道、肺实质和肺血管，存在着慢性炎症，在普通的吸烟者，也可以看到这种慢性炎症，是对吸入的有害物质的正常防御反应，但在 COPD 患者，这种炎症反应被放大而且持久，这种异常的炎症反应可能是由易感基因决定的。COPD 在不同的部位，有不同的炎症细胞，气道腔内中性粒细胞增多，气道腔、气道壁、肺实质巨噬细胞增加，气道壁和肺实质 $CD8^+$ T 淋巴细胞增加，反复的组织损伤和修复导致气道结构的重塑和狭窄。

（1）中央气道（气管和内径＞2 mm 的支气管）。①炎症细胞：巨噬细胞增多，$CD8^+$（细胞毒）T 淋巴细胞增多，气腔内中性粒细胞增多。②结构变化：杯状细胞增多，黏膜下腺体增大（二者致黏液分泌增多），上皮鳞状化生。

（2）周围气道（细支气管内径＜2 mm）。①炎症细胞：巨噬细胞增多，T 淋巴细胞（$CD8^+$＞$CD4^+$）增多，B 淋巴细胞，淋巴滤泡，成纤维细胞增多，气腔内中性粒细胞增多。②结构变化：气道壁增厚，支气管壁纤维化，腔内炎性渗出，气道狭窄（阻塞性细支气管炎）炎性反应和渗出随病情加重而加重。

（3）肺实质（呼吸性细支气管和肺泡）。①炎症细胞：巨噬细胞增多，$CD8^+$ T 淋巴细胞增多，肺泡腔内中性粒细胞增多。②结构变化：肺泡壁破坏，上皮细胞和内皮细胞凋亡。

（4）肺血管。①炎症细胞：巨噬细胞增多，T 淋巴细胞增多。②结构变化：内膜增厚，内皮细胞功能不全。平滑肌增厚导致肺动脉高压。

2.病理分类

各类型肺气肿如图 5-2 所示。

（1）小叶中心型肺气肿：呼吸性细支气管的破坏和扩张，常见于吸烟者和肺上部（图 5-2B）。

（2）全小叶型肺气肿：肺泡囊与呼吸性细支气管的破坏和融合，常见于先天性 α_1-抗胰蛋白酶缺乏者，也可见于吸烟者（图 5-2C）。

（3）隔旁肺气肿：为小叶远端肺泡导管、肺泡囊、肺泡的破坏与融合，位于肺内叶间隔或靠近胸壁的胸膜旁，常与以上两种肺气肿并存（图 5-2D）。

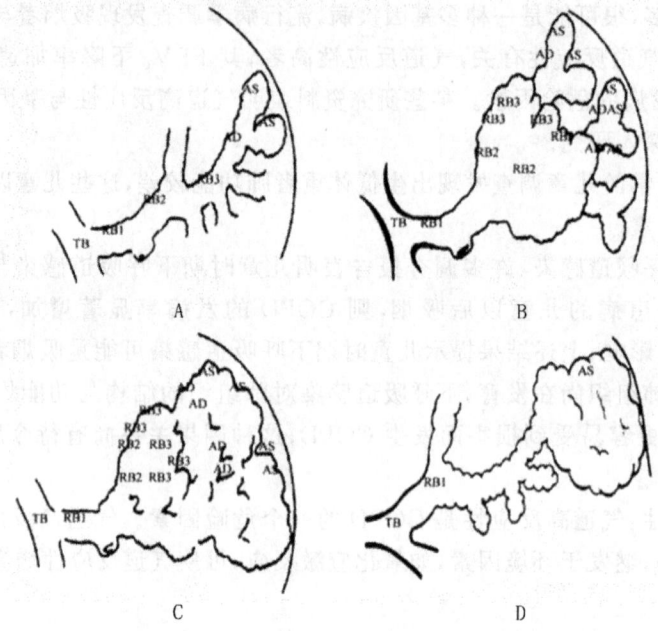

图 5-2　不同类型肺气肿示意图

A.正常肺小叶；B.小叶中心型肺气肿：呼吸性细支气管破坏融合，肺泡导管肺泡囊正常；C.全小叶型肺气肿：终末细支气管远端气腔全部破坏、融合扩大；D.隔旁肺气肿：小叶周围的肺泡腔破坏融合，靠近胸膜。TB：终末细支气管，RB1～3：呼吸性细支气管，AD：肺泡导管，AS：肺泡囊

（4）肺大疱：肺气肿可伴有肺大疱，为直径＞1 cm 的扩张的肺气肿气腔。肺气肿应与其他肺泡过度充气相鉴别，支气管哮喘由于支气管痉挛狭窄，远端肺泡腔残气增加，肺泡扩张，但并无肺泡壁的破坏，并非肺气肿。

（5）代偿性肺气肿也是正常的肺泡过度扩张，不同于 COPD 中的肺气肿。

（6）老年性肺气肿，部分老年患者也可见到肺泡腔扩张，肺容量增加，主要是肺泡壁的弹性组织退行性变，肺泡弹性降低所致，并无肺泡壁的破坏，也无明显的症状。

三、慢性阻塞性肺疾病的发病机制

近年来对 COPD 的研究已有了很大进展，但对其发病机制至今尚不完全明了。

（一）气道炎症

香烟的烟雾与大气中的有害物质能激活气道内的肺泡巨噬细胞，巨噬细胞处在 COPD 慢性炎症的关键位置，它被激活后释放各种细胞因子，包括白介素-8（IL-8）、肿瘤坏死因子-α（TNF-α）、干扰素诱导性蛋白-10（IP-10）、单核细胞趋化肽-1（MCP-1）与白三烯 B_4（LTB_4）。IL-8 与 LTB_4 是中性粒细胞的趋化因子，MCP-1 是巨噬细胞的趋化因子，IP-10 是 $CD8^+$ T 淋巴细胞的趋化因子，这些炎症细胞被募集至气道后，在其与组织细胞相互作用下，发生了慢性炎症。TNF-α 能上调血管内皮细胞间黏附分子-1（ICAM-1）的表达，使中性粒细胞黏附于血管壁并移行至血管外并向气道内聚集，巨噬细胞与中性粒细胞释放的弹性蛋白酶与 TNF-α 均能损伤气道上皮细胞，使其释放更多的 IL-8，进一步加剧了气道炎症，蛋白酶还可刺激黏液腺增生肥大，使黏液分泌增多,上皮细胞损伤后脱纤毛,以及免疫球蛋白受到蛋白酶的破坏,都能削弱气道的防御功能,容易继发感染,气道潜在的腺病毒感染,可以激活上皮细胞内的核因子 NF-κB 的转录,产生 IL-8 与 ICAM-1,吸引更多的中性粒细胞,使炎症持久不愈,这也可以解释为何 COPD 患者在戒烟以后,病情仍持续进展。CD8$^+$T 淋巴细胞也是重要的炎症细胞,其释放的 TNF-α、穿孔素等能使肺泡细胞溶解和凋亡,导致肺气肿。

气道炎症引起的分泌物增多,使气道狭窄,炎症细胞释放的介质可引起气道平滑肌的收缩,使其增生肥厚,上皮细胞与黏膜下组织损伤后的修复过程可导致气道壁的纤维化与气道重塑,以上的病理改变共同导致阻塞性通气障碍。巨噬细胞在 COPD 炎症反应中的枢纽作用见图 5-3,小气道阻塞发生的机制见图 5-4。

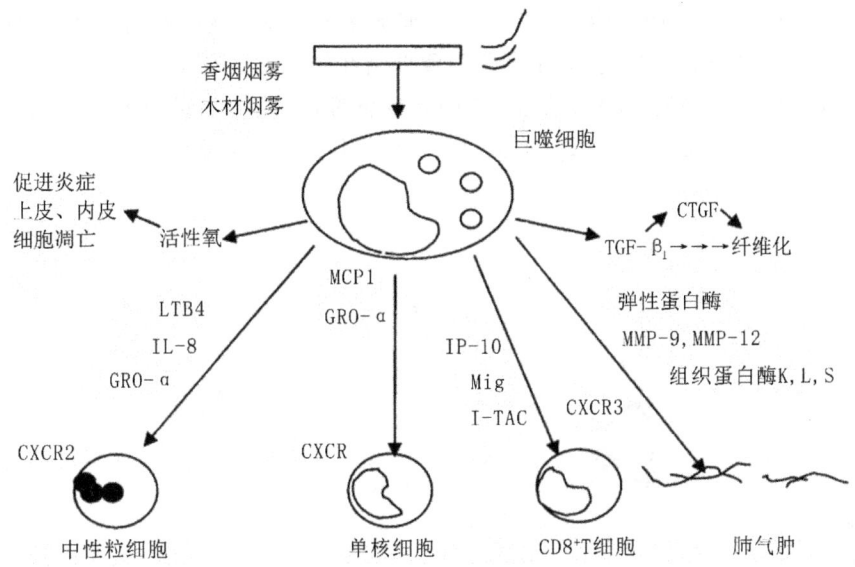

图 5-3　巨噬细胞在 COPD 炎症反应中的枢纽作用

巨噬细胞被香烟烟雾等激活后,可分泌许多炎症因子,促进了 COPD 炎症的发生,IL-8,生长相关性肿瘤基因-α(GRO-α)和白三烯 B$_4$(LTB$_4$)趋化中性粒细胞,巨噬细胞趋化蛋白-1(MCP$_1$)趋化单核细胞,γ-干扰素诱导性蛋白(IP-10),γ-干扰素诱导性单核细胞因子(Mig)与干扰素诱导性 T 细胞 α-趋化因子(I-TAC)趋化 CD8$^+$T 细胞。巨噬细胞释放基质金属蛋白酶(MMP)和组织蛋白酶溶解弹性蛋白并释放转化生长因子(TGF-β)和结缔组织生长因子(CTGF)导致纤维化。巨噬细胞还产生活性氧,放大炎症反应,损伤上皮和内皮细胞。CXCR:CXC 受体

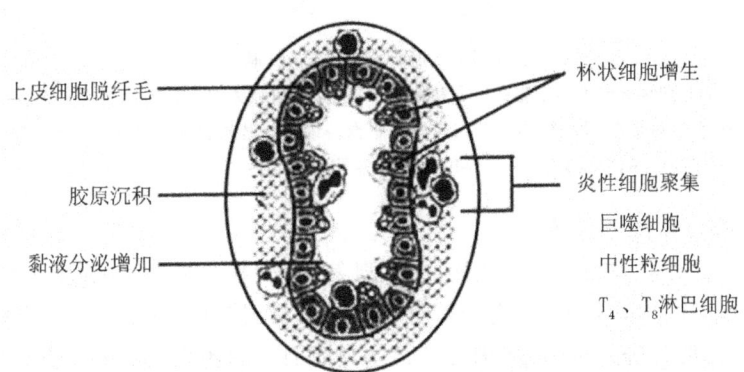

图 5-4　COPD 小气道阻塞发生机制

杯状细胞增生,气道炎症,黏液分泌增多,上皮细胞脱落纤毛,清除能力降低,胶原沉积,气道重塑

(二)蛋白酶与抗蛋白酶的失平衡

香烟等有害气体与颗粒除了引起支气管、细支气管的炎症以外,还可引起肺泡的慢性炎症,肺泡腔内有多量的巨噬细胞与中性粒细胞聚集,前者可产生半胱氨酸蛋白酶与基质金属蛋白酶(matrix metallo proteinase,MMP),后者可产生丝氨酸蛋白酶与基质金属蛋白酶,它们可水解肺泡壁中的弹性蛋白与胶原蛋白,使肺泡壁溶解破裂,许多小的肺泡腔融合成大的肺泡腔,产生肺气肿,在呼吸性细支气管,则可引起呼吸性细支气管的破坏、融合,产生小叶中心型肺气肿。

在正常情况下,由于抗蛋白酶的存在,可与蛋白酶保持平衡,使其不致对组织产生过度的破坏,血浆中的 α_2-巨球蛋白、α_1-抗胰蛋白酶能与中性粒细胞释放的丝氨酸蛋白酶结合而使其失去活性,此外气道的黏液细胞、上皮细胞尚可分泌低分子的分泌型白细胞蛋白酶抑制剂(secretory leuco protease inhibitor,SLPI),能够抑制中性粒细胞释放的弹性蛋白酶的活性。许多组织能产生半胱氨酸蛋白酶抑制剂与组织基质金属蛋白酶抑制剂(tissue inhibitors of matrix metalloproteinases,TIMPs)使这两种蛋白酶失活,但在 COPD 患者,可能由于基因的多态性,影响了某些抗蛋白酶的产量或功能,使其不足以对抗蛋白酶的破坏作用而发生肺气肿(图 5-5)。

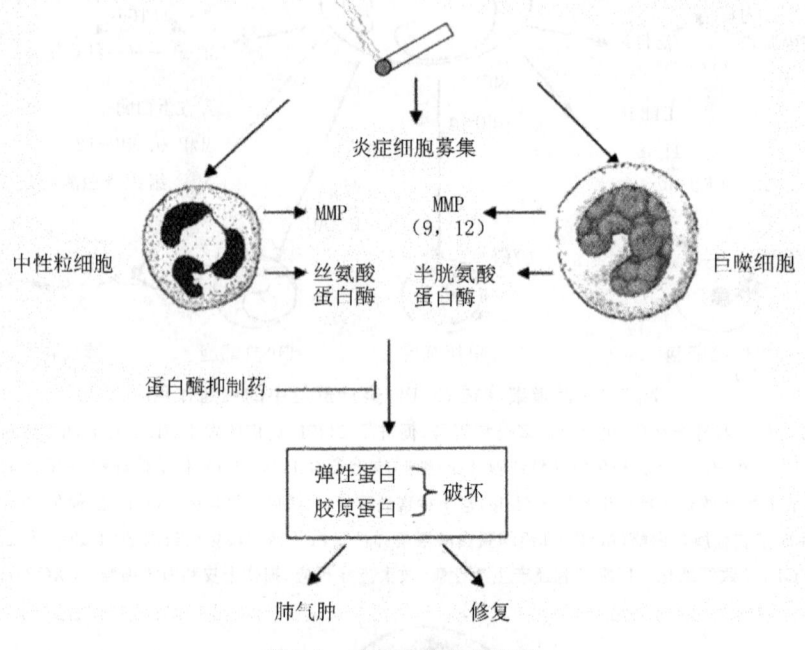

图 5-5　肺气肿的发生机制

香烟等烟雾导致炎症细胞向气道和肺泡聚集,巨噬细胞和中性粒细胞释放多种蛋白酶,而抗蛋白酶的作用减弱,二者失去平衡。细胞外基质包括弹性蛋白、胶原蛋白,受到破坏,发生肺气肿。MMP:基质金属蛋白酶

(三)氧化与抗氧化的不平衡

香烟的烟雾中含有许多活泼的氧化物,包括氮氧化物、氧自由基等,此外炎症细胞如巨噬细胞与中性粒细胞均可产生氧自由基,它们可氧化抗蛋白酶,使其失去活性,氧化物还可激活上皮细胞中的 NF-κB,促使其进入细胞核,加强了某些炎前因子的转录,如 IL-8 与 TNF-α 等,加重了气道的炎症(图 5-6)。中性粒细胞释放的活性氧还可以上调黏附分子的表达和增加气道的反应性,放大慢性炎症。

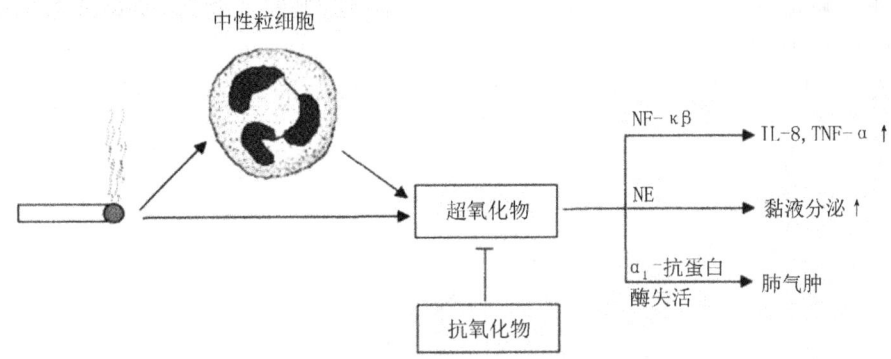

图 5-6　COPD 氧化-抗氧化失平衡

香烟烟雾与炎性细胞产生超氧化物能使上皮细胞中的 NF-κβ 激活,进入细胞核,转录 IL-8、TNF-α,中性粒细胞弹性蛋白酶(NE)可刺激黏液腺分泌,超氧化物可使 α₁-抗蛋白酶失活,有利于肺气肿的形成

四、慢性阻塞性肺疾病的病理生理

COPD 的主要病理生理变化是气流受限,肺泡过度充气和通气灌注比例(V/Q)不平衡。

(一)气流受限

支气管炎症导致黏膜水肿增厚,分泌物增多,支气管痉挛,平滑肌肥厚和气管壁的纤维化使支气管狭窄,阻力增加,流速变慢。

肺气肿时由于肺泡壁的弹性蛋白减少,弹性压降低,呼气时驱动压降低,故流速变慢,此外由于细支气管壁上,均有许多肺泡附着,肺泡壁的弹力纤维对其有牵拉扩张作用,当弹性蛋白减少时,扩张作用减弱,故细支气管壁萎陷,气流受限(图 5-7)。

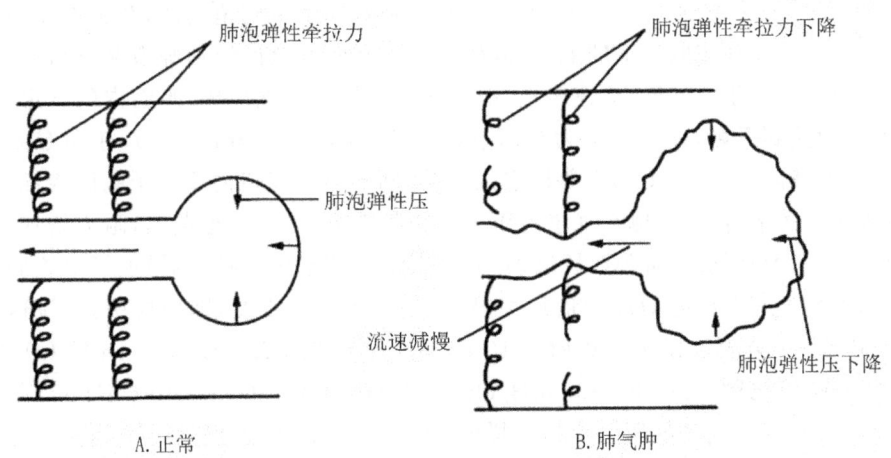

图 5-7　肺气肿时气流受限

A.正常肺泡与气道,气道壁外的弹簧表示附着在肺泡壁上的肺泡组织的弹性压力对气道壁的牵拉;B.肺气肿时,虽然肺泡容积增加,但弹性压降低,附着在气道壁外侧的肺泡由于弹性压降低,使其对气道的牵拉作用减弱,气道变窄,以上两种原因使气体流速受限

在 COPD 患者,由于肺泡弹性压的降低,支气管阻力的增加,最大呼气流速也明显受限(图 5-8)。

图 5-8 为最大呼气流速容积曲线,从肺总量位用力呼气至残气容积位,纵坐标为流速,横坐标为肺容积,左边线为升支,代表用力呼气的前 1/3,右边线为降支,代表用力呼气的后 2/3,顶点

代表用力呼气峰流速,它是用力依赖性的,呼气愈用力,则该点愈高,而在该点以后各点的Vmax,则是非用力依赖性的,是在该点的肺容积情况下所得到的最大流速,即使再用力呼气,流速也不再增加,其发生的机制可以用在用力呼气时,胸腔内的气道受到的动态压迫解释(图 5-9)。

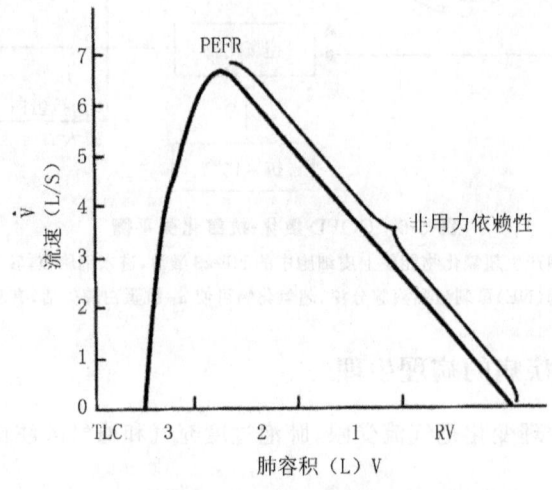

图 5-8　正常人最大呼气流速容积(MEFV)曲线

纵坐标为流速(V),横坐标为肺容积(V),曲线的顶点为呼气峰流速(peak expiratory flow rate,PEFR),是用力依赖性的,曲线下降支各点的流速为非用力依赖性的

图 5-9A 显示在某肺容积情况下,用力呼气时的流速受限,设肺泡弹性压(Pel)＝0.6 kPa(6 cmH$_2$O),胸膜腔压(Ppl)＝1.0 kPa(10 cmH$_2$O),肺泡压(Palv)＝Pel＋Ppl＝1.6 kPa(16 cmH$_2$O),肺泡压为驱动压,驱动肺泡气向口腔侧运动,形成气道内压,在肺泡压驱动流速前进的过程中,必须不断地克服气道的阻力,消耗能量。因此气道内压从肺泡侧到口腔侧,逐渐地减弱,最后气道内压等于大气压,流速停止,由于气道内压不断地减弱,胸腔内的气道必有一点,气道内外的压力达到平衡,这一点称为等压点(equal pressure point,EPP),在图 5-9A 中,等压点的压力为 1.0 kPa(10 cmH$_2$O),在等压点的上游(肺泡侧),气道内压大于胸膜腔压,气道不致萎陷,但在等压点的下游(口腔侧),气道内压小于胸膜腔压,因此气道萎陷,阻力增加,流速降低(动态压迫)。在用力呼气时,胸膜腔压增加,一方面增加肺泡压,同时也增加了对胸腔内气道外侧壁的压力,而且这两个压力增加的量是相等的,因此等压点不变,即使再用力,流速也不会增加,如图 5-9B 所示,胸膜腔压由 1.0 kPa(10 cmH$_2$O)增加到 2.0 kPa(20 cmH$_2$O),肺泡压由1.6 kPa(16 cmH$_2$O)变为 2.6 kPa(26 cmH$_2$O),气道外压也由 1.0 kPa(10 cmH$_2$O)变为2.0 kPa(20 cmH$_2$O),气道内外增加的压力量是一样的,等压点不变,流速仍然受限,应当注意,肺容积不同,等压点的位置也不同,在高肺容积时,肺泡弹性压也加大,同时对气道壁的牵拉作用也加大,因此胸腔内气道是扩张的,此时等压点在有软骨支撑的气管附近,用力呼气,气管不致萎陷,而只会增加流速,故 Vmax 是用力依赖性的,随着呼气的进行,肺容积越来越小,肺泡弹性压也越来越低,气道的阻力越来越大,为克服气道阻力,气道内压更早地消耗变小,气道内外的压力更早地达到平衡,也就是说,等压点逐渐向肺泡侧移位,气道壁越来越缺少软骨的支撑,容易受到胸膜腔压力的压迫,使流速受限,此时 Vmax 变为非用力依赖性的,等压点的上游,最大流速取决于肺泡弹性压与气道阻力的大小,而与用力的大小无关。

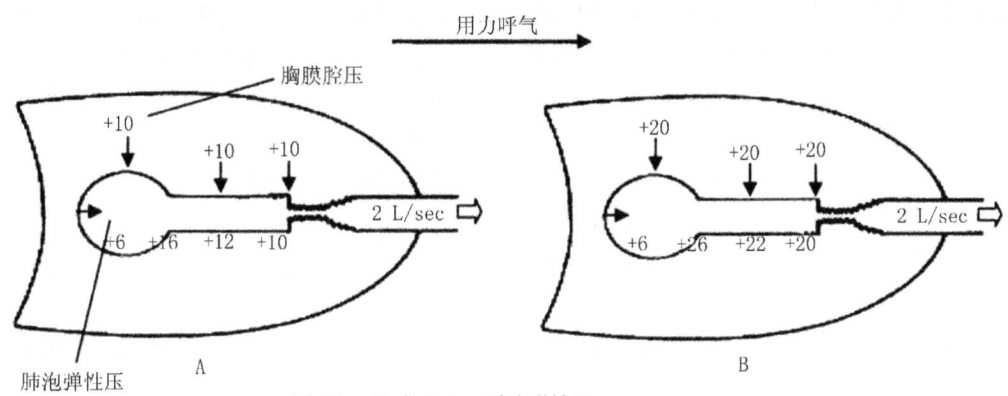

肺泡压 = 胸膜腔压 + 肺泡弹性压

图 5-9　非用力依赖部分的流速受限

A.肺泡弹性压＝6 cmH_2O,开始用力呼气时,胸膜腔压＝10 cmH_2O,肺泡压＝16 cmH_2O。随着呼气的进行,气道内压逐渐降低,等压点为 10 cmH_2O,等压点下游的气道内压＜气道外压,动态压迫变窄。B.呼气用力加大,胸膜腔压由 10 cmH_2O 增加到 20 cmH_2O,肺泡压由 16 cmH_2O 增加到 26 cmH_2O,气道内外的压力增加量是一样的,等压点不变,气道受压部位不变,流速没有增加

　　正常人在用力呼气时的流速容积曲线,同样也显示,开始 1/3 是用力依赖性的,后 2/3 是非用力依赖性的,但在 COPD 患者,由于肺泡弹性压降低,气道阻力增加,等压点向上游移位,比正常人更靠近肺泡侧,常常在小气道,在用力呼气时,气道容易过早地陷闭,使 RV 加大,而且在相同肺容积情况下,其 Vmax 比正常人为小,在 MEFV 曲线上,表现为降支呈勺状向内凹陷(图 5-10)。

　　图 5-10 为一重度 COPD 患者(左侧)和一正常人(右侧)MEFV 曲线的比较,纵坐标为流速,横坐标为肺容积,COPD 患者的肺容积大,PEFR 明显降低,且降支明显地呈勺状向内凹陷。

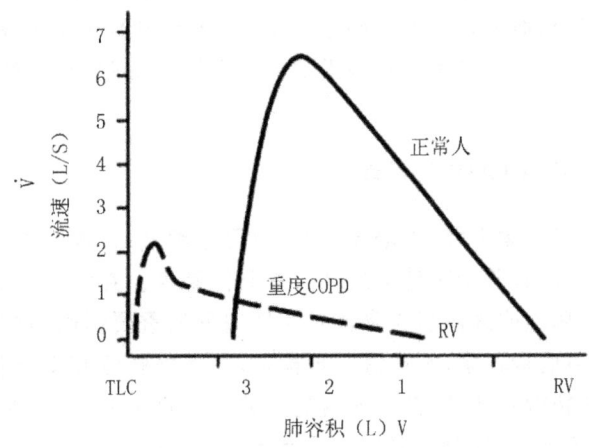

图 5-10　正常人与重度 COPD 患者的流速容积曲线

纵坐标为流速($\dot{V}$),横坐标为肺容积(V),COPD 患者 TLC 与 RV 明显增加,呼气峰流速降低,肺容积＜70％FVC 时,流速明显受限,曲线的降支呈勺状凹陷

(二)肺泡过度充气

　　在 COPD 患者常有 RV 和功能残气量(functional residual capacity,FRC)的增加,由于肺泡弹性压的降低和气道阻力的增加,呼气时间延长,在用力呼气末,肺泡气往往残留较多,因而 RV

增加,前述用力呼气时,小气道过早地陷闭,也是 RV 增加的原因,FRC 是潮气呼气末的肺容积,此时向外的胸壁弹性压和向内的肺泡弹性压保持平衡,肺气肿时,肺泡弹性压降低,向外扩张的力强,因而 FRC 增加,COPD 患者在潮气呼吸(平静呼吸)时,由于气道阻力的增加和呼吸频率的增快,呼气时间不够长,往往不足以排出过多的肺泡气,就要开始下一次吸气,因此 FRC 越来越高,这种情况称为动态性过度充气,随着 FRC 的增加,肺泡弹性压也增加,在呼气末,肺泡压可大于大气压,所增加的压力称为内源性呼气末正压(intrinsic postive end expiratory pressure,PEEPi),在下一次吸气时,胸膜腔的负压必须先抵消 PEEPi 后,才能有空气吸入,因而增加了呼吸功。

由于肺容积增加,横膈低平,在吸气开始时,横膈肌的肌纤维缩短,不在原始位置,因而收缩力减弱,容易发生呼吸肌疲劳。

由以上的病理生理可见,中重度 COPD 患者由于动态性肺泡过度充气,肺泡内源性 PEEP,吸气时对膈肌不利的几何学位置,在吸气时均会加重呼吸功,因此感到呼吸困难,特别是体力活动时,需要增加通气量,更感呼吸困难,最后导致呼吸肌疲劳和呼吸衰竭。

COPD 患者,呼气的时间常数延长,时间常数=肺顺应性×气道阻力,COPD 患者常有肺顺应性与气道阻力的增加,所以时间常数延长,呼气时间常常不足以排出过多的肺泡气,使肺容积增加,肺容积过高时,肺顺应性反而降低,以致呼吸功增加,肺泡通气量(alveolar ventilation,VA)减少,但若肺泡的血流灌注量更少,肺气肿区仍然是通气大于灌注,存在无效腔通气,无效腔通气是无效通气,徒然增加呼吸功。

(三)通气灌注比例不平衡

COPD 患者的各个肺区肺泡顺应性和气道阻力常有差异,因而时间常数也不一致,造成肺泡通气不均,有的肺泡区通气高于血流灌注(高 V/Q 区),有的肺泡区通气低于血流灌注(低 V/Q 区),高 V/Q 区有部分气体是无效通气,低 V/Q 区则流经肺泡的血液得不到充分的氧合,即进入左心,产生低氧血症,这种低氧血症发生的机制是由于 V/Q 比例不平衡所致。慢性低氧血症会引起肺血管收缩,血管内皮、平滑肌增生和管壁重塑与继发性红细胞增多,产生肺动脉高压和肺源性心脏病。

五、慢性阻塞性肺疾病的临床表现

早期患者,即使肺功能持续下降,可毫无症状,及至中晚期,出现咳嗽、咳痰、气短等症状,痰量因人而异,为白色黏液痰,合并细菌感染后则变为黏液脓性。在长期患病过程中,反复急性加重和缓解是本病的特点,病毒或细菌感染常常是急性加重的重要诱因,常发生于冬季,咯血不常见,但痰中可带血丝,如咯血量较多,则应进一步检查,以除外肺癌和支气管扩张,晚期患者气短症状常非常明显,即使是轻微的活动,都不能耐受。进行性的气短,提示肺气肿的存在。

晚期患者可见缩唇呼吸,呼气时嘴唇呈吹口哨状,以增加气道内压,使肺泡气缓慢地呼出,避免小气道过早地萎陷,以减少 RV。患者常采取上身前倾,两手支撑在椅上的特殊体位,此种姿势,可固定肩胛带,使胸大肌和背阔肌活动度增加,以协助肋骨的运动。患者胸廓前后径增加,肺底下移,呈桶状胸,呼吸运动减弱,叩诊为过清音,呼吸音减弱,肺底可有少量湿啰音,如湿性啰音较多,则应考虑合并支气管扩张,肺炎,左心衰竭等。COPD 在急性加重期,肺部可听到哮鸣音,表示支气管痉挛或黏膜水肿,黏液堵塞,但其程度常不如支气管哮喘那样严重而广泛。患者缺氧时,可出现发绀,如果有杵状指,则应考虑其他原因所致,如合并肺癌或支气管扩张等,因 COPD

或缺氧本身,并不会发生杵状指。合并肺源性心脏病时,可见颈静脉怒张,伴三尖瓣收缩期反流杂音,肝大、下肢水肿等,但水肿并不一定表示都有肺源性心脏病,因 COPD 呼吸衰竭伴低氧血症和高碳酸血症时,肾小球滤过率减少也可发生水肿。单纯肺源性心脏病心力衰竭时,很少有胸腔积液,如有胸腔积液则应进一步检查,以除外其他原因所致,如合并左心衰竭或肿瘤等,呼吸衰竭伴膈肌疲劳时可出现胸腹矛盾呼吸运动,即在吸气时,胸廓向外,腹部内陷,呼气时相反。并发肺性脑病时,患者可出现嗜睡,神志障碍,与严重的低氧血症和高碳酸血症有关。

COPD 可分两型,即慢支型和肺气肿型。慢支型又称紫肿型(blue bloater,BB),因缺氧发绀较重,常常合并肺源性心脏病,水肿明显;肺气肿型又称红喘型(pink puffer,PP),因缺氧相对较轻,发绀不明显,而呼吸困难、气喘较重。大多数患者,兼具这两型的特点,但临床上以某型的表现为主,确可见到。两型的特点见表 5-8。

表 5-8 COPD 慢支型与肺气肿型临床特点的比较

	慢支型	肺气肿型
气短	轻	重
咳痰	多	少
支气管感染	频繁	少
呼吸衰竭	反复出现	终末期表现
胸部 X 线	纹理增重,心脏大	肺透光度增加、肺大疱、心界小
PaO_2(mmHg)	<60	>60
$PaCO_2$(mmHg)	>50	<45
血细胞比容	高	正常
肺源性心脏病	常见	少见或终末期表现
气道阻力	高	正常至轻度
弥散能力	正常	降低

六、慢性阻塞性肺疾病的实验室检查

(一)胸部 X 线与 CT

慢支可见肺纹理增多;如果病变以肺气肿为主,可见肺透光度增加,肺纹理稀少,肋间隙增宽,横膈低平,有时可见肺大疱,普通 X 线对肺气肿的诊断阳性率不高,即使在中重度肺气肿,其阳性率也只有 40%。薄层(1.0~1.5 mm)高分辨 CT 阳性率比较高,与病理表现高度相关,CT 上可见到低密度的肺泡腔、肺大疱与肺血管减少,并可区别小叶中心型肺气肿,全小叶型肺气肿或隔旁肺气肿。胸部 X 线检查的另一重要功能在于发现其他肺疾病或心脏疾病,有助于 COPD 的鉴别诊断和并发症的诊断。

(二)肺功能

COPD 的特点是慢性气流受限,要证实有无气流受限,只能依靠肺功能检查,最常用的指标是一秒钟用力呼气容积(forced expiratory volume in one second,FEV_1)占其预计值的百分比(FEV_1%预计值)和 FEV_1 与其用力肺活量(forced vital capacity,FVC)之比(FEV_1/FVC)。后者是检出早期 COPD 一项敏感的指标,而 FEV_1%预计值对中晚期 COPD 的检查比较可靠,因中晚期 COPD,FVC 的降低比 FEV_1 的降低可相对更多,如果以 FEV_1/FVC 作为检测指标,则其比值可以不低或高。在诊断 COPD 时,必须以使用支气管舒张药以后测定的 FEV_1 为准,FEV_1 <80%预计值,和/或 FEV_1/FVC<70%可认为存在气流受限,FEV_1 值要求是使用支气管舒张药以后测定的,是为了去除可逆因素的影响,反映的是基础 FEV_1 值,如果基础值低于正常,则证明该气流受限不完全可逆。因 FEV_1 可反映大小气道功能,且其重复性好,最为常用,呼气峰流速(PEF)的重复性比 FEV_1 差,一般不常用。

中晚期 COPD 患者常有 TLC、FRC、RV 与 RV/TLC 比例的增加,但这些改变均非特异性的,不能区别慢支和肺气肿。

肺气肿时由于肺泡壁破坏,肺血管床面积减少,因此肺一氧化碳弥散量降低,降低的程度与肺气肿的严重程度大致平行,如果有DLCO的降低,则提示有肺气肿存在,但无DLCO的降低,不能排除有肺气肿,因 DLCO 不是一项敏感的指标。

肺顺应性(CL)可以用肺泡弹性压(Pel)与肺容积(V)相对应的变化表示,即 $CL=\triangle V/\triangle Pel(L/cmH_2O)$,肺气肿时,Pel 降低,CL 增加,可作为肺气肿的一个标志,但测定 Pel,需先测定胸膜腔内压,需放置食管气囊,实际工作中不易实行。

中重度 COPD 患者,常常伴有明显的气短和活动耐力的降低,但气短症状与 FEV_1、FVC 的降低常常不平行,因此许多学者认为现在 COPD 轻重程度的分级,仅根据肺功能是不全面的,还应参考呼吸困难程度(分级)、营养状况[体重指数=体重(kg)/身高^2(m^2)]、运动耐力(6 分钟步行试验)等指标,但也应指出,现在的肺功能分级,仅根据 FEV_1、FVC 的改变也是不全面的,COPD 的气短常常与肺泡的动态性过度充气,内源性 PEEP 等有关,而 FEV_1、FVC 并不是反映肺泡动态性过度充气的指标,深吸气量(inspiratory capacity,IC)=TLC-FRC,因 TLC 在短期内变化不大,IC 与 FRC 成反比,IC 能间接反映 FRC 的大小,而 FRC 代表肺泡的充气程度,当肺泡过度充气时,FRC 增加,IC 减少,过度充气改善时,FRC 减少,IC 增加,它是反映气短和活动耐力程度较好的指标,当 IC 降至 40%正常预计值以下时,常有明显的气短和活动耐力的下降,IC 的改变也可作为评价 COPD 治疗反应和预后的重要指标。

(三)动脉血气

测定的指标包括动脉氧分压、二氧化碳分压、酸碱度。平静时在海平面吸空气情况下,PaO_2 <8.0 kPa(60 mmHg),$PaCO_2 \leq$6.0 kPa(45 mmHg),表示 COPD 伴有 Ⅰ 型呼吸衰竭;PaO_2<8.0 kPa(60 mmHg),$PaCO_2$>6.7 kPa(50 mmHg),表示伴有 Ⅱ 型呼吸衰竭,pH 的正常范围为7.35~7.45,其测定可帮助判断有无酸碱平衡失调。

当 PaO_2 低于正常值时,FEV_1 常在 50%预计值以下,肺源性心脏病时,FEV_1 常在 30%预计值以下,PaO_2 常在 7.3 kPa(55 mmHg)以下,慢性呼吸衰竭可导致肺源性心脏病的发生,当有肺源性心脏病的临床表现时,即使 FEV_1>30%预计值,也提示属于第Ⅳ级极重度 COPD。

(四)血红蛋白

当 PaO_2<7.3 kPa(55 mmHg)时,常伴有红细胞的增多与血红蛋白浓度的增加,因此血红蛋白浓度高时,提示有慢性缺氧的存在。

七、慢性阻塞性肺疾病的诊断与鉴别诊断

(一)诊断

COPD 是一种渐进性疾病,经过多年的发展才发生症状,因此发病年龄多在 40 岁以后,大多数患者有吸烟史或有害气体粉尘接触史,晚期患者根据其年龄、病史、症状、体征、胸部 X 线、肺

功能、血气检查结果不难做出诊断,但在诊断上应注意以下几点。

(1)COPD 患者早期可无任何症状,要做到早期诊断,必须做肺功能检查,正常人自 25 岁以后,肺功能呈自然下降趋势,FEV_1 每年下降 20～30 mL,但 COPD 患者每年下降 40～80 mL,甚至更多,如果一个吸烟者经随访数年(3～4 年),FEV_1 逐年下降明显,即应认为是在向 COPD 发展,应劝患者戒烟。FEV_1/FVC 对早期 COPD 的诊断是一个较敏感的指标。在 20 世纪 70 年代至 80 年代早期,小气道功能检查曾风靡一时,如闭合容积/N 活量%(CV/VC%),50%肺活量时最大呼气流速(V50),25%肺活量时最大呼气流速(V25),Ⅲ相斜率(AN2/L)等,当时认为这些指标的异常是早期 COPD 的表现,但经多年的观察,这些指标的异常并不能预测 COPD 的发生,而应以使用支气管舒张药后 FEV_1/FVC,FEV_1%预计值异常作为 COPD 早期诊断的指标,如果 $FEV_1/FVC < 70\%$,而 $FEV_1 \geq 80\%$预计值,则是早期气流受限的指征。

(2)慢支的诊断标准是每年咳嗽、咳痰时间≥3 个月,连续 2 年以上,并能除外其他心肺疾病,但这个时间标准是为做流行病学调查而人为制订的,对个体患者,要了解有无慢性气流受限及其程度,则必须做肺功能检查,如果已有肺功能异常,虽然咳嗽、咳痰时间未达到上述标准,亦应诊断为 COPD,反之,咳嗽、咳痰时间虽然达到了上述标准,但肺功能正常,亦不能诊断为COPD,而应随访观察。

(3)COPD 患者中,绝大多数慢支与肺气肿并存,但二者的严重程度各异,肺气肿的诊断实际上是一个解剖学诊断,因根据其定义,必须有广泛的气腔壁的破坏,但在实际工作中,要求解剖诊断是不可能的,而慢支与肺气肿都可引起慢性气流受限,二者在肺功能上较难区别,如果 DLCO减少,肺顺应性增加,则有助于肺气肿的诊断,胸部薄层高分辨率 CT 对肺气肿的诊断也有帮助。但应注意吸烟者中有相当一部分人胸部高分辨率 CT 可见肺气肿的影像,只有在肺功能检查时出现气流受限,才能诊断为 COPD。

(4)COPD 轻重程度肺功能的分级(表 5-9)。

表 5-9　COPD 轻重程度肺功能的分级(FEV_1:吸入支气管舒张药后值)

级别	肺功能
Ⅰ级(轻度)	$FEV_1/FVC < 70\%$,$FEV_1 \geq 80\%$预计值
Ⅱ级(中度)	$FEV_1/FVC < 70\%$,$50\% \leq FEV_1 < 80\%$预计值
Ⅲ级(重度)	$FEV_1/FVC < 70\%$,$30\% \leq FEV_1 < 50\%$预计值
Ⅳ级(极重度)	$FEV_1/FVC < 70\%$,$FEV_1 < 30\%$预计值或 $30\% \leq FEV_1 < 50\%$预计值,伴有慢性呼吸衰竭

(5)COPD 发展过程中,根据病情可分为急性加重期和稳定期。急性加重期是指患者在其自然病程中咳嗽、咳痰、气短急性加重,超越了平常日与日间的变化,需要改变经常性治疗者。急性加重的诱因,主要是支气管病毒或细菌的感染和空气污染,但也有 1/3 原因不明,急性加重时,痰量增加,变为脓性或黏液脓性,肺部可出现哮鸣音或伴发热等,合并肺炎时,虽然也可诱发急性加重,但肺炎本身并不属于急性加重的范畴;稳定期患者咳嗽、咳痰、气短等症状稳定或症状轻微。

(6)晚期支气管哮喘和支气管扩张患者,肺功能可类似 COPD,不应诊断为 COPD,但可合并有 COPD。在诊断 COPD 时必须除外其他可能引起气流受限的疾病。

(二)鉴别诊断

COPD 应注意与支气管扩张、肺结核、支气管哮喘、特发性间质性肺炎等鉴别。前二者根据其临床表现和胸部 X 线不难鉴别,而 COPD 与支气管哮喘的鉴别有时比较困难,二者均有 FEV_1

的降低,通常是以慢性气流受限的可逆程度协助诊断,具体方法如下。

支气管舒张试验:①试验时患者应处于临床稳定期,无呼吸道感染。试验前 6 小时、12 小时分别停用短效与长效 β_2 受体激动剂,试验前 24 小时停用茶碱制剂。②试验前休息 15 分钟,然后测定 FEV_1 共3次,取其最高值,吸入沙丁胺醇,或特布他林 2~4 喷,10~15 分钟后再测定 FEV_1 3次,取其最高值。③计算 FEV_1 改善值,如果,且 FEV_1 绝对值在吸药后增加 200 mL 以上,为支气管舒张试验阳性,表示气流受限可逆性较大,支持支气管哮喘的诊断;如吸药后 FEV_1 改善率<15%则支持 COPD 的诊断。本试验在吸药后 FEV_1 改善率愈大,则对阳性的判断可靠性愈大,如果吸药后 FEV_1 绝对值的改善>400 mL,则更有意义。

因有 10%~20% 的 COPD 患者支气管舒张试验也可出现阳性,故单纯根据这一项检查来鉴别是哮喘或 COPD 是不可取的,还应结合临床表现,综合判断才比较可靠。

在临床工作中经常遇到的是关于慢性喘息型支气管炎(慢喘支)的鉴别诊断问题,慢喘支与支气管哮喘很难区别,所谓慢喘支可能包括两种情况,一种是 COPD 合并了支气管哮喘,另一种是 COPD 急性加重期时,肺部出现了哮鸣音。如果一个 COPD 患者,出现了典型的支气管哮喘症状,如接触某些变应原或刺激性气体后,肺部出现广泛的哮鸣音,过敏性体质,皮肤变应原试验阳性,支气管舒张试验阳性,对皮质激素治疗反应良好,则应诊断为 COPD 合并支气管哮喘。哮鸣音并非支气管哮喘所独有,某些 COPD 患者在急性加重时亦可出现哮鸣音,如果不具备以上哮喘发作的特点,则不应诊断为 COPD 合并哮喘,而应诊断为单纯的 COPD。慢性喘息型支气管炎这一名词以不用为宜,因应用这一名词,容易与 COPD 合并支气管哮喘发生混淆。

COPD 还应与特发性间质性肺炎相鉴别,因二者均有慢性咳嗽,气短等症状,后者胸部 X 线上的网状纹理容易误认为是慢支,但如果注意到其他特点则不难鉴别,COPD 的肺容积增加而特发性间质性肺炎肺容积减小,前者肺功能为阻塞性通气障碍而后者为限制性通气障碍,胸部高分辨率 CT 更容易将二者区别开来。应当注意的是 COPD 合并特发性间质性肺炎或其他限制性肺疾病时,其肺功能则兼具阻塞性通气障碍和限制性通气障碍的特点,因二者 FEV_1、FVC 都可以降低,此时诊断阻塞性通气障碍主要是根据 FEV_1/FVC 的降低,而限制性通气障碍主要是根据 TLC 的减少。

八、慢性阻塞性肺疾病的治疗

其治疗原则:①缓解症状;②预防疾病进展;③改善活动的耐受性;④改善全身状况;⑤预防治疗并发症;⑥预防治疗急性加重;⑦降低病死率。

(一)稳定期的治疗

1.戒烟

COPD 与吸烟的关系十分密切,应尽一切努力劝患者戒烟,戒烟以后,咳嗽、咳痰可有很大程度的好转,对已有肺功能损害的患者,即使肺功能不能逆转,但戒烟后也可以明显延缓病情的发展,提高生存率,对每一个 COPD 患者,劝其戒烟是医师应尽的职责,也是一项重要的治疗,据调查经医师 3 分钟的谈话,可使 5%~10% 的患者终身戒烟,其效果是可观的。

2.预防治疗感染

病毒与细菌感染常是病情加重的诱因,因寄生于 COPD 患者下呼吸道的细菌经常为肺炎链球菌与流感嗜血杆菌,如痰色变黄,提示细菌感染,可选用阿莫西林、阿莫西林/棒酸、头孢克洛、头孢呋辛等,重症患者可根据痰培养结果,给予抗生素治疗。为预防流感与肺炎,可行流感疫苗

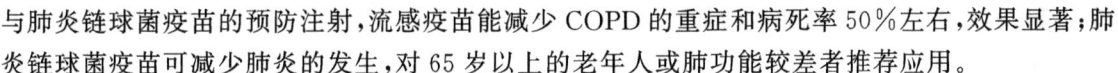

与肺炎链球菌疫苗的预防注射,流感疫苗能减少 COPD 的重症和病死率 50% 左右,效果显著;肺炎链球菌疫苗可减少肺炎的发生,对 65 岁以上的老年人或肺功能较差者推荐应用。

3.排痰

COPD 患者的咳嗽是因痰多引起,因此应助其排痰而不是单纯镇咳,有些患者痰液黏稠,不易咳出,不仅影响通气功能,还会增加感染机会,可口服沐舒坦、氯化铵或中药祛痰药等,也可超声雾化吸入,注意补充液体,入量过少则会使痰液干燥黏稠,不易咳出。

4.抗胆碱能药物

COPD 患者的迷走神经张力较高,而支气管基础口径是由迷走神经张力决定的,迷走神经张力越高,则支气管基础口径越窄。此外各种刺激,均能刺激迷走神经末梢,反射性地引起支气管痉挛,抗胆碱能药物可与迷走神经末梢释放的乙酰胆碱竞争性地与平滑肌细胞表面的胆碱能受体相结合,因而可阻断乙酰胆碱所致的支气管平滑肌收缩,对 COPD 患者有舒张支气管的作用,并可与 β_2 受体激动剂合用,比单一制剂作用更强。

抗胆碱能药物吸入剂有溴化异丙托品,它是阿托品的四胺衍生物,难溶于脂质,因此与阿托品不同,经呼吸道或胃肠道黏膜吸收的量很少,从而可避免吸入后类似阿托品的一些不良反应。用定量吸入器(MDI)每天喷 3～4 次,每次 2 喷,每喷 20 μg,必要时每次可喷 40～80 μg,水溶液用雾化器雾化吸入,每次剂量可用 0.025% 水溶液 2 mL(0.5 mg),用生理盐水 1 mL 稀释,吸入后起效时间为 5 分钟,30～60 分钟达高峰,维持 4～6 小时,由于此药不良反应较少,可长期吸入,但溴化异丙托品的作用时间短,疗效也不是很理想。

新近研制的长效抗胆碱能药噻托溴铵,一次吸入后,其作用 > 24 小时。胆碱能的受体为毒蕈碱受体,在人体主要有 M_1、M_2、M_3 3 种亚型,M_1 存在于副交感神经节,能介导乙酰胆碱的传递,M_3 分布在气道平滑肌细胞上,可能还分布在黏膜下腺体细胞上,能介导乙酰胆碱的作用,故 M_1、M_3 能促进气道平滑肌收缩和黏液腺分泌,M_2 分布在胆碱能神经末梢上,能反馈性地抑制乙酰胆碱的释放,故能部分地抵消 M_1、M_3 的作用。噻托溴铵能够竞争性地阻断乙酰胆碱与以上受体的结合,其对 M_1、M_3 的亲和力,比溴化异丙托晶强 10 倍,而其解离速度则慢100 倍,对 M_2 的亲和力,虽然噻托溴铵也比溴化异丙托品强 10 倍,但二者与 M_2 的解离速度都比与 M_1、M_3 的解离速度快得多,因此噻托溴铵对 M 受体具有选择性,对乙酰胆碱的阻断作用比溴化异丙托品强而且持久,每天吸入 18 μg,作用持续 > 24 小时,能够有效地舒张支气管,减少肺泡动态性过度充气,缓解呼吸困难,其治疗作用 6 周达到高峰,能够减少 COPD 的急性加重和住院率。噻托溴铵的缺点是起效时间稍慢,约为 30 分钟,吸入后 3 小时作用达高峰,因此在急性加重期,不宜于单独用药,其口干的不良反应较溴化异丙托品常见,但并不严重,多数患者可以耐受。

5.β_2 受体激动剂

其能舒张支气管,并有刺激支气管上皮细胞纤毛运动以利排痰的作用,可以预防各种刺激引起的支气管痉挛。常用的气雾剂有沙丁胺醇、特布他林等。前者每次吸入 100～200 μg(即喷吸 1～2次),每天 3～4 次,后者每次吸入 250～500 μg,每天 3～4 次,吸入后起效时间为 5 分钟,1 小时作用达高峰,维持 4～6 小时。

6.氨茶碱

其有舒张支气管,加强支气管上皮细胞纤毛运动,改善膈肌收缩力的作用,根据病情缓急,可口服或静脉滴注,但后者可使心率增快,宜慎用,目前有长效茶碱控释片,每天 2 次,一次 1 片,可维持疗效 24 小时。茶碱血浓度监测对估计疗效和不良反应有一定意义,> 5 mg/L 即有治疗作用,>15 mg/L时,不良反应明显增加。

7.糖皮质激素

长期吸入皮质激素并不能改变COPD患者FEV_1下降的趋势,但对FEV_1<50%预计值并有症状和反复发生急性加重的COPD患者,规则地每天吸入布地奈德/福莫特罗,或沙美特罗/氟地卡松联合制剂可减少急性加重的发作。前者干粉每吸的剂量为160 μg/4.5 μg,后者干粉每吸的剂量为50 μg/250 μg,每次1~2吸,每天2次。

8.氧疗

氧疗的指征:①PaO_2≤7.3 kPa(55 mmHg)或动脉血氧饱和度(SaO_2)≤88%,有或无高碳酸血症;②PaO_2 7.3~8.0 kPa(55~60 mmHg),或SaO_2<89%,并有肺动脉高压、心力衰竭水肿或红细胞增多症(血细胞比容>55%)。COPD呼吸衰竭患者除低氧血症外,常伴有二氧化碳潴留,吸入氧浓度(FiO_2)过高,会加重二氧化碳潴留,对呼吸衰竭患者应控制性给氧,氧流量1~2 L/min。呼吸衰竭患者最大的威胁为低氧血症,因会造成脑缺氧的不可逆性损害,因此对COPD合并明显的低氧血症患者,应首先给氧,但氧疗的目标是在静息状态下,将PaO_2提高到8.0~10.0 kPa(60~75 mmHg),或使SaO_2升至90%~92%,如果要求更高,则需加大FiO_2,容易发生二氧化碳麻醉。

对COPD所致的慢性低氧血症患者,使用长期的家庭氧疗,每天吸氧≥15小时,生存率有所改善。长期吸氧可以缓解患者的呼吸困难,改善生活质量,树立生活信心,对肺源性心脏病患者可以降低肺动脉压,改善心功能,因此应作为一个重要的治疗手段。

9.强心药与血管扩张药

对肺源性心脏病患者除伴有左心衰竭或室上性快速心律失常需用洋地黄外,一般不宜用,因缺氧时容易发生洋地黄中毒,对肺源性心脏病的治疗主要依靠纠正低氧血症和高碳酸血症,改善通气,控制感染,适当利尿等。近年来使用血管扩张药以降低肺动脉压的报道很多,其目的是减少右心室的后负荷,增加心排血量,改善氧合和组织的供氧,但使用血管扩张药后,有些患者的PaO_2反而下降,因COPD患者缺氧的主要原因,是肺内的V/Q比例不平衡,低V/Q区因为流经肺泡的血液不能充分氧合,势必降低PaO_2,出于机体的自我保护机制,低V/Q区的供血小动脉发生反射性痉挛,以维持V/Q比例的平衡,使用血管扩张药后,低V/Q区的供血增加,又恢复了V/Q比例的不平衡,故PaO_2下降,而这部分增加的供血,则是由正常V/Q区或高V/Q区转来,使这两个区域的V>Q,增加了无效腔通气,使$PaCO_2$增加。一氧化碳吸入是选择性肺血管扩张药,但对COPD的缺氧治疗同样无效,还会增加V/Q比例的不平衡,而对急性呼吸窘迫综合征(ARDS)治疗有效,是因后者的缺氧机制是肺内分流,而前者的缺氧机制是V/Q比例不平衡,故吸入一氧化碳对COPD不宜。

10.肺减容手术(lung volume reduction surgery,LVRS)

对非均匀性肺气肿,上叶肺气肿较重而活动耐力下降的患者,切除过度扩张的部分,保留较轻的部分,可以减少TLC、FRC,改善肺的弹性压与呼吸肌功能,改善生活质量,但由于费用昂贵,又是一种姑息手术,只能有选择地用于某些患者。

11.肺移植

对晚期COPD患者,经过适当的选择,肺移植可改善肺功能和生活质量,但肺移植的并发症多,成功率低,费用高,目前很难推广。

12.呼吸锻炼

对 COPD 患者应鼓励其做缓慢的深吸气深呼气运动,胸腹动作要协调,深呼气时要缩唇,以增加呼气时的阻力,防止气道萎陷,每天要有适合于自身体力的运动,以增加活动的耐力。

13.营养支持

重度 COPD 患者常有营养不良表现,可影响呼吸肌功能和呼吸道的防御功能,因此饮食中应含足够的热量和营养成分,接受呼吸机治疗的 COPD 患者,如果输入碳水化合物过多,会加重高碳酸血症,但对非呼吸机治疗患者则不必过多地限制碳水化合物,因减少碳水化合物,必然要增加脂肪含量,会引起患者厌食,营养支持是否能减少重症的发作和病死率,尚有待进一步的研究。

总之,稳定期 COPD 的治疗应根据病情而异,其分级治疗,表 5-10 可供参考。

表 5-10　稳定期 COPD 患者的推荐治疗

分期	特征	治疗方案
Ⅰ级(轻度)	$FEV_1/FVC<70\%$,$FEV_1 \geqslant 80\%$预计值	避免危险因素;接种流感疫苗;按需使用支气管扩张药
Ⅱ级(中度)	$FEV_1/FVC<70\%$,$50\% \leqslant FEV_1 <80\%$预计值	在上一级治疗的基础上,规律应用一种或多种长效支气管扩张药,康复治疗
Ⅲ级(重度)	$FEV_1/FVC<70\%$,$30\% \leqslant FEV_1 <50\%$预计值	在上一级治疗的基础上,反复急性发作,可吸入糖皮质激素
Ⅳ级(极重度)	$FEV_1/FVC<70\%$,$FEV_1 <30\%$预计值或$30\% \leqslant FEV_1 <50\%$预计值,伴有慢性呼吸衰竭	在上一级治疗的基础上,如有呼吸衰竭、长期氧疗,可考虑外科治疗

(二)急性加重期的治疗

(1)重症患者应测动脉血气,如果 pH 失代偿,说明患者的病情是近期内加重,肾脏还未来得及代偿。应当详细了解过去急性加重的诱因、频率和治疗情况,稳定期和加重期的血气情况,以作为此次治疗的参考。

(2)去除诱因。COPD 急性加重的诱因常见的有呼吸道感染(病毒或细菌)、空气污染,其他如使用镇静药、吸氧浓度过高或其他并发症,也可使病情加重,其中吸氧浓度过高,可抑制呼吸,$PaCO_2$ 上升,以致发生神志障碍,甚为常见,必须仔细询问病史,当 $PaCO_2$ 在 12.0 kPa(90 mmHg)以上,又有吸氧史,常常提示吸氧浓度过高,应采用控制性给氧。肺源性心脏病患者因使用利尿药或皮质激素,均容易造成低钾、低氯性代谢性碱中毒,代谢性碱中毒可抑制呼吸,脑血管收缩和氧解离曲线左移,加重缺氧,去除诱因后,病情自然会有所好转。其他肺炎、肺血栓栓塞、左心衰竭、自发性气胸等所产生的症状也很类似 COPD 急性加重,必须仔细鉴别,予以相应的治疗。

(3)低流量氧吸入,每分钟氧流量不大于 2 L,氧疗的目标是保持 PaO_2 在 8.0~10.0 kPa(60~75 mmHg),或 SaO_2 90%~92%,吸氧后 30~60 分钟应再测血气,如果 PaO_2 上升且 pH 下降不明显,或病情好转,说明给氧适当,如果 $PaO_2 >10.0$ kPa(75 mmHg),就有可能加重二氧化碳潴留和酸中毒。

(4)重症患者可经雾化器吸入支气管舒张药,0.025%溴化异丙托品水溶液 2 mL(0.5 mg)加生理盐水 1 mL 和/或 0.5%沙丁胺醇 0.5 mL 加生理盐水 2 mL 吸入,4~6 小时一次,雾化器的气源应使用压缩空气,而避免用氧气,因使用雾化器时,气源的流量 5~7 L/min,可使 $PaCO_2$ 急剧升高,但在用雾化器时,应同时给予低流量氧吸入。在急性加重期也可联合糖皮质激素和 β_2

受体激动剂治疗,或短效支气管舒张药,加用噻托溴铵。

(5)酌情静脉滴注氨茶碱 500～750 mg/d,速度宜慢,在可能条件下应动态监测氨茶碱血清浓度,使其保持在 10～15 μg/mL。

(6)应用广谱抗生素和祛痰药。

(7)如无糖尿病、溃疡、高血压等禁忌证,可口服泼尼松 30～40 mg/d,或静脉滴注其他相当剂量的糖皮质激素,共 7～10 天。延长疗程并不会增加疗效,反而增加不良反应。

(8)如有肺源性心脏病心力衰竭体征,可适当应用利尿药。

(9)机械通气治疗。目的是通过机械通气,支持生命,降低病死率,缓解症状,同时争取时间,通过药物等其他治疗使病情得到逆转。机械通气包括有创或无创,近年来通过随机对照研究,证明无创通气治疗急性呼吸衰竭的成功率,能达 80%～85%,能够降低 $PaCO_2$,改善呼吸性酸中毒,减少呼吸频率和呼吸困难,缩短住院时间,因为减少了插管有创通气,避免了并发症,也就降低了病死率,但无创通气并非适合所有患者,其适应证和禁忌证见表 5-11。有创性机械通气的适应证见表 5-12。

表 5-11　无创性正压通气在 COPD 加重期的应用指征

适应证(至少符合其中两项)
中至重度呼吸困难,伴辅助呼吸肌参与呼吸并出现胸腹矛盾呼吸运动
中至重度酸中毒(pH 7.30～7.35)和高碳酸血症($PaCO_2$ 6.0～8.0 kPa/45～60 mmHg)
呼吸频率>25 次/分
禁忌证(符合下列条件之一)
呼吸抑制或停止
心血管系统功能不稳定(低血压,心律失常,心肌梗死)
嗜睡、意识障碍或不合作者
易误吸者(吞咽反射异常,严重上消化道出血)
痰液黏稠或有大量气道分泌物
近期曾行面部或胃食管手术
头面部外伤,固有的鼻咽部异常
极度肥胖
严重的胃肠胀气

表 5-12　有创性机械通气在 COPD 加重期的应用指征

严重呼吸困难,辅助呼吸肌参与呼吸,并出现胸腹矛盾呼吸运动
呼吸频率>35 次/分
危及生命的低氧血症(PaO_2<5.3 kPa/40 mmHg 或 PaO_2/FiO_2<26.7 kPa/200 mmHg)
严重的呼吸性酸中毒(pH<7.25)及高碳酸血症
呼吸抑制或停止
嗜睡、意识障碍
严重心血管系统并发症(低血压、休克、心力衰竭)
其他并发症(代谢紊乱、脓毒血症、肺炎、肺血栓栓塞、气压伤、大量胸腔积液)
无创性正压通气治疗失败或存在无创性正压通气的使用禁忌证

机械通气的目标是使 PaO_2 维持在 8.0～10.0 kPa(60～75 mmHg)，或 SaO_2 90%～92%，$PaCO_2$ 也不必降至正常范围，而是使其恢复至稳定期水平，pH 保持正常即可，如果要使 $PaCO_2$ 降至正常，则会增加脱机的困难，同时 $PaCO_2$ 下降过快，肾脏没有足够的时间代偿，排出体内过多的 HCO_3 由呼吸性酸中毒转为代谢性碱中毒，对机体极为不利。

(10)呼吸兴奋药。COPD 呼吸衰竭急性加重期患者，是否应使用呼吸兴奋药，尚有不同意见，呼吸衰竭患者大多有呼吸中枢兴奋性增高，对这类患者使用呼吸兴奋药，徒然增加全身的氧耗，弊多利少。

(三)预后

影响预后的因素很多，但据观察，与预后关系最为密切的是患者的年龄与初始 FEV_1 值，年龄愈大、初始 FEV_1 值愈低，则预后愈差，长期家庭氧疗已被证明可改善预后。COPD 的预后，在个体间的差异较大，因此对一个具体患者，预言其生存时间的长短是不明智的。

（周明香）

第三节　肺炎支原体肺炎

一、定义

肺炎支原体肺炎是由肺炎支原体引起的急性呼吸道感染和肺部炎症，即"原发性非典型肺炎"，占社区获得性肺炎的 15%～30%。

二、病因

支原体是介于细菌与病毒之间能独立生活的最小微生物，无细胞壁，仅有 3 层膜组成细胞膜，共有30余种，部分可寄生于人体，但不致病，至目前为止，仅肯定肺炎支原体能引起呼吸道病变。当其进入下呼吸道后，一般并不侵入肺泡内，当存在超免疫反应时，可导致肺炎和神经系统、心脏损害。

三、诊断

(一)临床表现

1.病史

本病潜伏期 2～3 周，儿童、青年发病率高，以秋冬季为多发，以散发为主，多由患者急性期飞沫经呼吸道吸入而感染。

2.症状

起病较细菌性肺炎和病毒性肺炎缓慢，约半数患者并无症状。典型肺炎表现者仅占 10%，还可以咽炎、支气管炎、大泡性耳鼓膜炎形式出现。开始表现为上呼喊道感染症状，咳嗽、头痛、咽痛、低热继之出现中度发热，顽固的刺激性咳嗽常为突出表现，也可有少量黏痰或少量脓性痰。

3.体征

胸部体检可无胸部体征或仅有少许湿啰音。其临床症状轻，体征轻于胸部 X 线片表现是其特点之一。

4.肺外表现

极少数患者可伴发肺外其他系统的病变,出现胃肠炎、溶血性贫血、心肌炎、心包炎、肝炎。少数还伴发周围神经炎、脑膜炎及小脑共济失调等神经系统症状。

本病的症状一般较轻,发热持续1～3周,咳嗽可延长至4周或更久始消失。极少数伴有肺外严重并发症时可能引起死亡。

(二)胸部X线表现

胸部X线片表现多样化,但无特异性,肺部浸润多呈斑片状或均匀的模糊阴影,中、下肺野明显,有时呈网状、云雾状、粟粒状或间质浸润,严重者中、下肺结节影,少数病例可有胸腔积液。

(三)实验室检查

血常规显示白细胞总数正常或轻度增加,以淋巴细胞为主。血沉加快。痰、鼻分泌物和咽拭子培养可获肺炎支原体,但检出率较低。目前诊断主要靠血清学检查。可通过补体结合试验、免疫荧光试验、酶联免疫吸附试验测定血清中特异性抗体。补体结合抗体于起病10天后出现,在恢复期滴度高于或＞1∶64,抗体滴度呈4倍增长对诊断有意义。应用免疫荧光技术、核酸探针及PCR技术直接检测抗原有更高的敏感性、特异性及快速性。

(四)诊断依据

肺炎支原体肺炎的诊断需结合临床症状、胸部影像学检查和实验室资料确诊。

四、鉴别诊断

(一)病毒性肺炎

发病以冬春季节多见。免疫力低下的儿童和老年人是易感人群。不同病毒可有其特征性表现。麻疹病毒所致口腔黏膜斑,从耳后开始逐渐波及全身的皮疹。疱疹病毒性肺炎可同时伴发有皮肤疱疹。巨细胞病毒所致伴有迁移性关节痛,肌肉痛的发热。本病肺实变体征少见,这种症状重而体征少胸部X线表现轻不对称性是病毒性肺炎的特点之一。用抗生素治疗无效。确诊有赖于病原学和血清学检查。

(二)肺炎球菌肺炎

起病急骤,先有寒战,继之高热,体温可达39～41℃,多为稽留热,早期有干咳,渐有少量黏痰、脓性痰或典型的铁锈色痰。常有肺实变体征或胸部X线改变,痰中可查到肺炎链球菌。

(三)军团菌肺炎

本病多发生在夏秋季,中老年发病多,暴发性流行,持续性高热,发热约半数超过40℃,1/3有相对缓脉。呼吸系统症状相对较少,而精神神经系统症状较多,约1/3的患者出现嗜睡、神志模糊、谵语、昏迷、痴呆、焦虑、惊厥、定向障碍、抑郁、幻觉、失眠、健忘、言语障碍、步态失常等。早期部分患者有早期消化道症状,尤其是水样腹泻。从痰、胸液、血液中可直接分离出军团菌,血清学检查有助于诊断。

(四)肺结核

起病缓慢,有结核接触史,病变位于上肺野,短期内不消失,痰中可查到结核杆菌,红霉素治疗无效。

五、治疗

(一)抗感染治疗

肺炎支原体肺炎主要应用大环内酯类抗生素,红霉素为首选,剂量为 1.5～2.0 g/d,分 3～4 次服用,或用交沙霉素 1.2～1.8 g/d,克拉霉素每次 0.5 g,2 次/天,疗程 10～14 天。新型大环内酯类抗生素,如克拉霉素和阿奇霉素对肺炎支原体感染效果良好,克拉霉素每次 0.5 g,2 次/天;阿奇霉素第 1 天 0.5 g 后 4 天每次 0.25 g,1 次/天。也可应用氟喹诺酮类抗菌药物,如氧氟沙星、环丙沙星或左氧氟沙星等;病情重者可静脉给药,但不宜用于 18 岁以下的患者和孕妇。

(二)对症和支持

如镇咳和雾化吸入治疗。

(三)其他

出现严重肺外并发症,应给予相应处理。

(陈　琳)

第四节　衣原体肺炎

衣原体是一组专性细胞内寄生物。目前已发现衣原体有 4 个种:沙眼衣原体、鹦鹉热衣原体、肺炎衣原体和牲畜衣原体。其中与肺部感染关系最大的是鹦鹉热衣原体和肺炎衣原体,下面分别介绍由这两种衣原体引起的肺炎。

一、鹦鹉热肺炎

鹦鹉热是由鹦鹉热衣原体引起的急性传染病。这种衣原体寄生于鹦鹉、鸽、鸡、野鸡、火鸡、鸭、鹅、孔雀等百余种鸟类体内。由于最先是在鹦鹉体内发现的,并且是最常见的宿主,故得此名。

病原体吸入后首先在呼吸道局部的单核、巨噬细胞系统中繁殖,之后经血液循环播散到肺内及其他器官。肺内病变常位于肺门,并向外周扩散引起小叶性和间质性肺炎,以下垂部位的肺叶、肺段为主。早期肺泡内充满中性粒细胞及渗出液,其后为单核细胞。病变部位可发生突变、小量出血,严重时发生肺组织坏死,或者黏稠的明胶样黏液分泌物阻塞支气管引起严重缺氧。此外本病也可累及肝、脾、心、肾、消化道和脑、脑膜。

(一)临床表现

本病潜伏期多为 7～15 天。起病多隐袭。少数无症状,起病轻者如流感样,中重度者急性起病,寒战、高热,第一周体温可高达 40 ℃。头痛、乏力、肌肉痛、关节痛、畏光、鼻出血。1 周之后咳嗽、少量黏痰,重症者出现精神症状,如嗜睡、谵妄、木僵、抽搐,并出现缺氧、呼吸窘迫。此外还可出现一些消化道症状,如食欲下降、恶心、呕吐、腹痛。主要体征:轻症者只有咽部充血;中、重度者出现类似伤寒的玫瑰疹,相对缓脉,肺部可闻及湿啰音;重症者可出现肺实变体征,此外还可出现黄疸、肝大、脾大、浅表淋巴结肿大。

（二）辅助检查

血白细胞数多正常，血沉增快。将患者血及支气管分泌物接种到鸡胚、小白鼠或组织培养液中，可分离到衣原体。特异性补体结合试验或凝集试验呈阳性，急性期与恢复期（发病后 2～3 周）双份血清补体试验滴度增加 4 倍有诊断意义。X 线检查显示从肺门向外周放射状浸润病灶，下叶为多，呈弥漫性支气管肺炎或间质性肺炎表现，偶见粟粒样结节或实变影，偶有少量胸腔积液。

（三）诊断与鉴别诊断

参照禽类接触史、症状、体征、辅助检查结果进行诊断。由于本病临床表现、胸部 X 线检查无特异性，故应注意与各种病毒性肺炎、细菌性肺炎、真菌性肺炎及伤寒、布鲁氏菌病、传染性单核细胞增多症区别。

（四）治疗

四环素 2～3 g/d，分 4～6 次口服，连服 2 周，或退热后再继续服 10 天。必要时吸氧及其他对症处理，重症者可给予支持疗法。如发生急性呼吸窘迫综合征（ARDS），应迅速采取相应措施。

（五）预后

轻者可自愈。重症未经治疗者病死率可达 20％～40％，近年来应用抗生素治疗后病死率明显下降到 1％。

二、肺炎衣原体肺炎

肺炎衣原体目前已经成为社区获得性肺炎的第 3 或第 4 位最常见的致病菌，在社区获得性肺炎住院患者中由肺炎衣原体致病的占 6％～10％。研究发现，肺炎衣原体感染流行未找到鸟类引起传播的证据，提示肺炎衣原体是一种人类致病原，属于人-人传播，可能主要是通过呼吸道的飞沫传染，无症状携带者和长期排菌状态者（有时可长达 1 年）可促进传播。该病潜伏期 10～65 天。年老体弱、营养不良、COPD、免疫功能低下者易被感染。据报道近一半的人一生中感染过肺炎衣原体。肺炎衣原体易感性与年龄有关，儿童抗体检出率较低，5 岁者抗体检出率<5％，10 岁时<10％，而青少年时期迅速升高达30％～40％，中老年检出率仍高达 50％。有人报道肺炎衣原体感染分布呈双峰型，第 1 峰在 8～9 岁，第 2 峰从 70 岁开始。感染的性别差异在儿童时期不明显，但进入成年期则男性高于女性，到老年期更明显。肺炎衣原体感染一年四季均可发生，通常持续 5～8 个月。感染在热带国家多见，既可散发也可呈暴发流行（社区或家庭内）。感染后免疫力很弱，易于复发，每隔 3～4 年可有一次流行高峰，持续 2 年左右。

（一）临床表现

肺炎衣原体主要引起急性呼吸道感染，包括肺炎、支气管炎、鼻旁窦炎、咽炎、喉炎、扁桃体炎，临床上以肺炎为主。起病多隐袭，早期表现为上呼吸道感染症状，与支原体肺炎颇为相似，通常症状较轻，发热、寒战、肌痛、咳嗽、肺部可听到湿啰音。发生咽喉炎者表现为咽喉痛、声音嘶哑，有些患者可表现为两阶段病程：开始表现为咽炎，经对症处理好转，1～3 周后又发生肺炎或支气管炎，此时咳嗽加重。少数患者可无症状。肺炎衣原体也可使患有其他疾病的老年住院患者、大手术后患者、严重外伤者罹患肺炎，往往为重症感染。原有 COPD、心力衰竭患者感染肺炎衣原体时症状较重、咳脓痰、呼吸困难，甚或引起死亡。肺炎衣原体感染时也可伴有肺外表现，如中耳炎、结节性红斑、心内膜炎、急性心肌梗死、关节炎、甲状腺炎、脑炎、吉兰-巴雷综合征等。

(二)辅助检查

血白细胞正常或稍高，血沉加快，由于本病临床表现缺乏特异性，所以其诊断主要依据是有关病因的特殊实验室检查，包括病原体分离和血清学检测。

1.病原体分离培养

可从痰、咽拭子、扁桃体隐窝拭子、咽喉分泌物、支气管肺泡灌洗液中直接分离肺炎衣原体。采集标本后立即置于转运保存液中，在 4 ℃下送到实验室进行分离培养。肺炎衣原体培养较困难，培养基包括鸡胚卵黄囊、HeLa229 细胞、HL 细胞等。最近认为 HEP-2 细胞株可以促进肺炎衣原体生长，使临床标本容易分离。

2.酶联免疫吸附法(ELISA)

测定痰标本中肺炎衣原体抗原。其原理是用属特异性脂多糖单克隆抗体对衣原体抗原进行特异性检测，然后用沙眼衣原体种特异性主要外膜蛋白(MOMP)的单克隆抗体对沙眼衣原体进行直接衣原体显像。如果特异性衣原体抗原检测阳性，而沙眼衣原体种特异性检测阴性，则该微生物为肺炎衣原体或鹦鹉热衣原体；如标本对所有检测均呈阳性，则为沙眼衣原体。

3.应用 PCR 技术检测肺炎衣原体

按照 MOMP 基因保守区序列设计的引物可检测各种衣原体，按可变区肺炎衣原体种特异性的核酸序列设计的引物可以特异性地检测肺炎衣原体。PCR 检测需要注意质量控制，避免出现较多假阳性。

4.血清学试验

有两种，即 TWAR 株原体抗原的微量免疫荧光(MIF)抗体试验和补体结合(CF)抗体试验。前者是一种特异性检查方法，可用于鉴别 3 种衣原体；后一种试验属于非特异性，对所有衣原体均可发生反应。MIF 抗体包括特异性 IgG 和 IgM，可以鉴别新近感染或既往感染，初次感染或再感染。IgG 抗体阳性但效价不高，提示为既往感染。因为 IgM 和 CF 抗体通常在感染后 2～6 个月逐渐消失，而 IgG 抗体可持续存在。所以 IgG 抗体可用来普查肺炎衣原体感染。急性感染的抗体反应有两种形式：①初次感染或原发感染后免疫反应，多见于年轻人，早期衣原体 CF 抗体迅速升高，而 MIF 抗体出现较慢。其中 IgM 发病后 3 周才出现，IgG 发病后 6～8 周才出现。②再次感染或重复感染后免疫反应，多见于年龄较大的成年人，IgG 抗体常在 1～2 周出现，效价可以很高，往往没有衣原体 CF 抗体及 IgM 抗体出现，或其效价很低。目前制定的血清学阳性反应诊断标准：MIF 抗体急性感染期双份血清效价升高 4 倍以上，或单次血清标本 IgM ≥1：16，和/或单次血清标本 IgG≥1：512。既往感染史时 IgG＜1：512，但是≥1：16，衣原体 CF 抗体效价升高 4 倍以上，或≥1：64。重复感染者多有 CF 抗体和 IgM 抗体。大多数老年人多为再次感染，常无 CF 抗体反应。如果 CF 抗体效价升高，常提示为肺炎支原体感染。

5.胸部 X 线片

多显示肺叶或肺部浸润病灶，可见于双肺任何部位，但多见于下叶。

(三)诊断和鉴别诊断

当肺炎患者应用 β-内酰胺类抗生素治疗无效，患者仍旧干咳时应警惕肺炎衣原体感染。由于目前临床上缺乏特异性诊断肺炎衣原体感染的方法，所以确诊主要依靠实验室检查。应注意与肺炎支原体肺炎相鉴别。

(四)治疗

对于肺炎衣原体有效的抗生素有米诺环素、多西环素、红霉素。另外，利福平、罗比霉素

（RKM）、罗红霉素（RXM）、克拉霉素（CAM）等效果也很好。喹诺酮类如氧氟沙星、妥舒沙星也有效。通常成人首选四环素，孕妇和儿童首选红霉素。剂量稍大，疗程应充分，如四环素或红霉素 2 g/d，10～14 天，或 1 g/d 连用 21 天。

（林红波）

第五节　铜绿假单胞菌肺炎

铜绿假单胞菌是自然界普遍存在的革兰阴性需氧菌，分布广泛，几乎在任何有水的环境中均可生长，包括土壤、水的表面、植物、食物等。铜绿假单胞菌无芽孢，菌体一端单毛或多毛，有动力，能产生蓝绿色水溶性色素而形成绿色脓液。通过黏附和定植于宿主细胞，局部侵入及全身扩散而感染机体。其感染途径为皮肤、消化道、呼吸道、泌尿生殖道、骨关节、各种检查等。

一、易感因素

由于铜绿假单胞菌是人体的正常菌群之一，很少引起健康人的感染，而多发生于有基础疾病的患儿，包括严重心肺疾病、早产儿、烧伤、中性粒细胞缺乏、原发性免疫缺陷病、支气管扩张症、恶性肿瘤等。接受免疫抑制和长期（至少 7 天以上）广谱抗生素治疗、外科手术和机械通气后的儿童患铜绿假单胞杆菌肺炎的概率增加。故铜绿假单胞菌是院内获得性感染的重要病原菌。最近的研究表明在院内获得性肺炎中铜绿假单胞菌占 21%，是继金黄色葡萄球菌之后的第 2 位常见病原菌。沙特阿拉伯在 PICU 的一项研究表明，呼吸机相关肺炎中铜绿假单胞菌感染占 56.8%。虽然铜绿假单胞菌是院内获得性感染的常见病原菌，但 1.5%～5% 社区获得性肺炎是铜绿假单胞菌感染引起的。

二、发病机制

铜绿假单胞菌的主要致病物质为铜绿假单胞菌外毒素 A（pseudomonas exotoxin A，PEA）及内毒素，后者包括脂多糖及原内毒素蛋白（original endotoxin protein，OEP），OEP 具有神经毒作用。PEA 对巨噬细胞吞噬功能有抑制作用。铜绿假单胞菌肺炎的发病机制较复杂，引起感染的原因包括微生物及宿主两方面。而宿主的局部和全身免疫功能低下为主要因素。当人体细胞损伤或出现病毒感染时有利于铜绿假单胞菌的黏附。感染的严重程度依赖于细菌致病因子和宿主的反应。铜绿假单胞菌可以仅仅是定植，存在于碳水化合物的生物被膜中，偶尔有少数具有免疫刺激作用的基因表达。但也可以出现侵袭性感染，附着并损害上皮细胞，注射毒素，快速触发编程性细胞死亡和上皮细胞的完整性。上皮细胞在防御铜绿假单胞菌感染中起重要作用，中性粒细胞是清除细菌的主要吞噬细胞，肺泡巨噬细胞通过激活细胞表面受体产生细胞因子而参与宿主的炎症应答。许多细胞因子在铜绿假单胞菌感染宿主的免疫应答中起重要作用，包括 TNF-α、IL-4 和 IL-10。

由于抗生素的广泛应用可以引起铜绿假单胞菌定植，由于机械通气、肿瘤、前驱病毒感染，使患者气道受损，引起定植在气道的铜绿假单胞菌感染，出现肺炎、脓毒症甚至死亡。囊性纤维化（cystic fibrosis，CF）患者存在气道上皮和黏液下腺跨膜传导调节蛋白功能缺陷，因此 CF 患者对铜绿假单胞菌易感,而且可以引起逐渐加重的肺部疾病。美国对 CF 患者的研究数据表明58.7%患者存在铜绿假单胞菌感染。反复铜绿假单胞菌感染引起的慢性气道炎症是 CF 患者死亡的主要原因。在一项对儿童 CF 患者的纵列研究中表明,到 3 岁时 97% CF 儿童气道存在铜绿假单胞菌定植。接受免疫抑制剂治疗、中性粒细胞缺乏和 HIV 患者,由于丧失黏膜屏障、减少细菌的清除而感染。

当健康人暴露于严重污染的烟雾、水源时也可以感染,引起重症社区获得性肺炎。

三、病理

一些动物试验的研究表明,铜绿假单胞菌感染的家兔肺部早期病理改变为出血、渗出、中性粒细胞浸润、肺小脓肿形成等急性炎症反应。随着细菌反复吸入,逐渐出现较多的慢性炎症及在慢性炎症基础上急性发作的病理改变,如细支气管纤毛倒伏、部分脱落,管腔有脓栓形成,肺泡间隔增宽,炎细胞浸润以淋巴细胞为主。当停止吸入菌液后,这种慢性炎症改变持续存在,长时间不消失。

四、临床表现

铜绿假单胞杆菌肺炎是一种坏死性支气管肺炎。表现为寒战、中等度发热,早晨比下午高,感染中毒症状重、咳嗽、胸痛、呼吸困难和发绀;咳出大量绿色脓痰,可有咯血;脉搏与体温相对缓慢;肺部无明显大片实变的体征,有弥漫性细湿啰音及喘鸣音;如合并胸腔积液可出现病变侧肺部叩浊音,呼吸音减低或出现胸膜摩擦音;可有低血压、意识障碍、多系统损害表现,出现坏疽性深脓疱病、败血症、感染中毒性休克、DIC。一半患者有吸入病史。

在北京儿童医院收治的铜绿假单胞菌肺炎患儿中部分是社区获得性感染,往往为败血症的一部分。部分患儿存在基础疾病。是否存在感染性休克与肺出血对预测铜绿假单胞菌感染的预后至关重要。根据北京儿童医院对 8 例社区获得性铜绿假单胞菌败血症的研究发现,5 例死亡患儿均死于感染性休克,或合并肺出血。

五、实验室检查

多数患者白细胞轻-中度增高,但 1/3 患者白细胞计数可减少,并可见贫血、血小板计数减少及黄疸。根据北京儿童医院临床观察铜绿假单胞菌感染患儿外周血白细胞数最高可达 71.9×10^9/L,最低 1.0×10^9/L,血小板最低 24×10^9/L。CRP 显著增高,大部分患儿>100 mg/L;痰或胸腔积液中可找到大量革兰阴性杆菌,培养阳性。部分患儿血培养阳性。

六、影像学表现

胸部 X 线和 CT:可见结节状浸润阴影及许多细小脓肿,后可融合成大脓肿;一侧或双侧出现,但以双侧或多叶病变为多,多伴有胸腔积液或脓胸。

Winer-Muram 等对呼吸机相关铜绿假单胞菌肺炎的影像学研究显示:83%有肺内局限性透光度降低,多为多部位或双侧弥漫性病变;89.7%有胸腔积液,其中约 1/4 为脓胸;10.3%出现肺气肿;23%患者出现空洞,可单发或多发,可以是薄壁空洞或厚壁空洞,以大空洞(直径>3 cm)多见。Shah 等对铜绿假单胞菌肺炎的胸部 CT 研究显示:肺内实变见于所有患者,82%为多叶病变或上叶病变;50%为结节状病变,32%呈小叶中心芽孢状分布,18%为随机分布的大结节;

31％可见磨玻璃样改变；57％为支气管周围渗出病变；46％双侧、18％单侧胸腔积液；29％为坏死病变(图5-11～图5-13)。

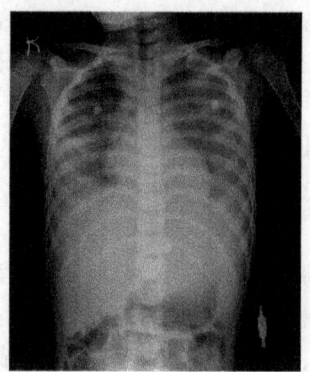 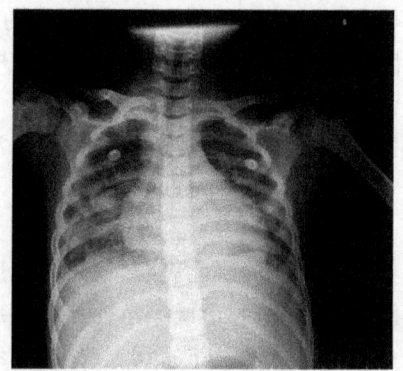

图5-11　铜绿假单胞菌肺炎胸部X线(一)　　　图5-12　铜绿假单胞菌肺炎胸部X线(二)

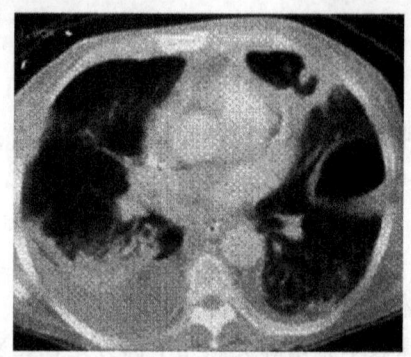

图5-13　胸部CT

肺内实变,磨玻璃样改变,左舌、下叶空洞,右侧胸腔积液和右下叶肺不张

七、鉴别诊断

(1)其他细菌性肺炎:临床和影像学表现与其他细菌性肺炎相似。但如果在高危人群中出现上述表现,应考虑到铜绿假单胞菌肺炎,确诊需要依靠痰、胸腔积液或血培养。

(2)小叶性干酪性肺炎。

八、治疗

提倡早期、及时应用敏感抗生素联合治疗,保护重要脏器功能和加强支持治疗。

美国胸科学会(ATS)于2005年发表的关于《成人医院获得性肺炎经验性治疗指南》,推荐对于有铜绿假单胞菌感染可能的患者使用氨基糖苷类(阿米卡星、庆大霉素或妥布霉素)或氟喹诺酮类(环丙沙星或左氧氟沙星),联合以下药物中的一种:抗假单胞菌的头孢菌素(头孢吡肟或头孢他啶)或抗假单胞菌的碳青酶烯类(亚胺培南或美罗培南)或β-内酰胺类加酶抑制剂(哌拉西林/他唑巴坦),作为经验性治疗的抗生素选择。但由于喹诺酮类和氨基糖苷类抗生素不良反应严重或可以引起未成熟动物的软骨发育不良,在儿童患者中慎用或禁用。

由于铜绿假单胞菌在自然界普遍存在,具有天然和获得性耐药性,目前耐药菌株有随抗生素使用频率的增加而逐年增多的趋势,存在较严重的交叉耐药现象,因此常给治疗带来困难。有研究表明静脉使用多黏菌素 E 治疗多重耐药铜绿假单胞菌感染效果良好(有效率 61%)。对铜绿假单胞菌无抗菌活性的罗红霉素与 β-内酰胺类药物联合治疗后疗效明显增强。阿奇霉素也可以在治疗铜绿假单胞菌生物被膜感染中对亚胺培南起到协同作用。

在成人患者中有雾化吸入妥布霉素和多黏菌素 E 预防和治疗多重耐药铜绿假单胞菌感染的研究,但缺乏儿童中安全性和有效性的研究。

对铜绿假单胞菌感染的免疫治疗越来越被重视,静脉注射丙种球蛋白可提高重症患者的治愈率。

九、预后

本病的预后与机体的免疫状态、是否存在基础疾病、细菌的接种量、对抗生素的敏感性及是否早期使用有效抗生素治疗有关。社区获得性铜绿假单胞菌肺炎病死率相对较低,约 8%,院内获得性感染死亡率较高,铜绿假单胞菌引起的呼吸机相关肺炎的病死率高达 50%～70%。免疫缺陷患者中铜绿假单胞菌肺炎的死亡率高达 40%。

(宗　杰)

第六节　流感嗜血杆菌肺炎

一、定义

流感嗜血杆菌肺炎是由流感嗜血杆菌引起的肺炎,易发生于 3 岁以下婴幼儿,近年成人发病逐渐增多,发病率仅次于肺炎链球菌肺炎,位居第二位。

二、病因

(1)人群中流感嗜血杆菌的带菌率很高,多寄生于上呼吸道(鼻咽部),为条件致病菌,通常并不致病,在 6 个月至 5 岁的婴幼儿和慢性肺部疾病患者中易诱发肺炎,秋冬季节为发病高峰季节,常发生于上呼吸道感染之后。

(2)流感嗜血杆菌肺炎的传染源为本病患者、恢复期患者及带菌者,主要通过呼吸道在人与人之间进行传播。

三、诊断

流感嗜血杆菌肺炎的临床表现及胸部 X 线征象与其他病原体引起的肺炎相似。因此,本病的诊断主要依据流感嗜血杆菌的分离。

(一)病史

(1)常见有慢性肺部疾病的患者或者有基础免疫缺陷的患者。

(2)有上呼吸道感染史。

(二)临床表现

(1)起病前多有上呼吸道感染,有高热、咳嗽、咳脓痰,伴气急、胸痛,偶有肌肉疼痛、关节痛。原有慢性阻塞性肺疾病的患者通常起病较为缓慢,表现为咳嗽、咳痰加重,可出现呼吸困难和发绀。严重患者有呼吸衰竭的临床表现。在免疫功能低下患者多数起病急,临床表现与肺炎链球菌肺炎相似。但本病并发脓胸较肺炎链球菌肺炎多见。75%可出现胸腔积液,少数患者并发脑膜炎、败血症。

(2)体征与一般肺炎相似,有实变时可有轻度叩诊浊音,听诊呼吸音减低,可闻及支气管呼吸音、散在或局限的干湿啰音,偶有胸膜摩擦音。

(3)胸部X线检查:3/4的患者可呈斑片状支气管肺炎表现,1/4的患者显示肺段或肺叶实变,很少形成脓肿,但可伴有类肺炎样胸腔积液,肺炎吸收后形成肺气囊。

(三)实验室检查

1.血液检查

白细胞计数总数大多增高,重症患者白细胞计数可减低。

2.病原学检查

用痰液或胸腔积液做细菌培养,分离出流感嗜血杆菌可确诊。近年来,应用DNA探针与外膜蛋白特异性单克隆抗体技术检测流感嗜血杆菌,阳性率与特异性均较高。

四、鉴别诊断

(一)肺炎链球菌肺炎

(1)起病急骤,寒战、高热、咳嗽、咳铁锈色痰。

(2)胸部X线表现大叶性,肺段或亚段分布的均匀密度增高阴影。

(3)病原菌检查:痰直接涂片染色,发现典型的革兰染色阳性、带荚膜的双球菌即可初步诊断。痰培养分离出典型的菌落是确诊的主要依据。

(二)军团菌肺炎

(1)典型症状有高热、相对缓脉、肌肉痛、乏力。

(2)肺外表现:恶心、呕吐、腹痛、腹泻、头痛、嗜睡等神经系统症状及肾功能损害。

(3)胸部X线表现肺外周的斑片状实质浸润阴影,可多叶受累,少数可有空洞形成。

(4)实验室检查:低钠血症,可有血肌酐、转氨酶及乳酸脱氢酶升高。

(5)抗体测定:血清军团菌抗体滴度升高达4倍或4倍以上。

(6)病原菌检查:痰培养,分离出军团杆菌,对本病诊断有决定意义。

五、治疗

(一)抗生素治疗

(1)首选头孢噻肟、头孢曲松或其他第二、三代头孢菌素。

(2)次选大环内酯类、环丙沙星、氧氟沙星、左氧氟沙星、亚胺培南或美罗培南。

(3)对青霉素一般不敏感,非产β-内酰胺酶者经典用药为氨苄西林6～12 g/d,分2～3次静脉滴注;或用阿莫西林1.5～3 g,分3次静脉滴注。

(4)β-内酰胺类药物与β-内酰胺酶抑制剂的复合制剂,如替卡西林-克拉维酸复合制剂(每次3.2 g,每天3～4次静脉滴注),对β-内酰胺酶稳定,目前可作为优先选用的药物。

(二)对症治疗

严重患者应卧床休息,高热者给予退热治疗,气急者给予吸氧,加强营养,维持水、电解质平衡。

(肖　雅)

第七节 肺炎克雷伯杆菌肺炎

一、概述

肺炎克雷伯杆菌肺炎(旧称肺炎杆菌肺炎),是最早被认识的革兰阴性杆菌肺炎,并且仍居当今社区获得性革兰阴性杆菌肺炎的首位,医院获得性革兰阴性杆菌肺炎的第二或第三位。肺炎克雷伯杆菌是克雷伯菌属最常见菌种,约占临床分离株的95%。肺炎克雷伯杆菌又分肺炎、臭鼻和鼻硬结3个亚种,其中又以肺炎克雷伯杆菌肺炎亚种最常见。根据荚膜抗原成分的不同,肺炎克雷伯杆菌分78个血清型,引起肺炎者以1～6型为多。由于抗生素的广泛应用,20世纪80年代以来肺炎克雷伯杆菌耐药率明显增加,特别是它产生超广谱β-内酰胺酶(ESBLs),能水解所有第3代头孢菌素和单酰胺类抗生素。目前不少报道肺炎克雷伯杆菌中产ESBLs比率高达30%～40%,并可引起医院感染暴发流行,正受到密切关注。该病好发于原有慢性肺部疾病、糖尿病、手术后和酒精中毒者,以中老年为多见。

二、诊断

(一)临床表现

多数患者起病突然,部分患者可有上呼吸道感染的前驱症状。主要症状为寒战、高热、咳嗽、咳痰、胸痛、呼吸困难和全身衰弱。痰色如砖红色,被认为是该病的特征性表现,可惜临床上甚为少见;有的患者咳痰呈铁锈色,或痰带血丝,或伴明显咯血。体检患者呈急性病容,常有呼吸困难和发绀,严重者有全身衰竭、休克和黄疸。肺叶实变期可发生相应实变体征,并常闻及湿啰音。

(二)辅助检查

1.一般实验室检查

周围血白细胞总数和中性粒细胞比例增加,核型左移。若白细胞数不高或反见减少,提示预后不良。

2.细菌学检查

经筛选的合格痰标本(鳞状上皮细胞<10个/低倍视野或白细胞>25个/低倍视野),或下呼吸道防污染标本培养分离到肺炎克雷伯杆菌,且达到规定浓度(痰培养菌量≥10^6 cfu/mL、防污染样本毛刷标本菌是≥10^3 cfu/mL),可以确诊。据报道20%～60%病例血培养阳性,更具有诊断价值。

3.影像学检查

X线征象,包括大叶实变、小叶浸润和脓肿形成。右上叶实变时重而黏稠的炎性渗出物,使叶间裂呈弧形下坠是肺炎克雷伯肺炎具有诊断价值的征象,但是并不常见。在慢性肺部疾病和免疫功能受损患者,患该病时大多表现为支气管肺炎。

三、鉴别诊断

该病应与各类肺炎包括肺结核相鉴别,主要依据病原体检查,并结合临床作出判别。

四、治疗

(一)一般治疗

与其他细菌性肺炎治疗相同。

(二)抗菌治疗

轻、中症患者最初经验性抗菌治疗,应选用 β-内酰胺类联合氨基糖苷类抗生素,然后根据药敏试验结果进行调整。若属产 ESBL 菌株,或既往常应用第 3 代头孢菌素治疗、或在 ESBL 流行率高的病区(包括 ICU)、或临床重症患者最初经验性治疗应选择碳青霉烯类抗生素(亚胺培南或美罗培南),因为目前仅有该类抗生素对 ESBLs 保持高度稳定,没有耐药。哌拉西林/三唑巴坦、头孢吡肟对部分 ESBLs 菌株体外有效,还有待积累更多经验。

(朱必香)

第八节　弥漫性泛细支气管炎

弥漫性泛细支气管炎(diffuse panbronchiolitis,DPB)是以两肺弥漫性呼吸性细支气管及其周围慢性炎症为特征的独立性疾病。目前认为 DPB 是东亚地区所特有的人种特异性疾病。DPB 的病理学特点为以呼吸性细支气管为中心的细支气管炎及细支气管周围炎,因炎症累及呼吸性细支气管壁的全层,故称之为弥漫泛细支气管炎。临床表现主要为慢性咳嗽、咳痰、活动后呼吸困难。胸部听诊可闻及间断性啰音。80%以上的 DPB 患者合并或既往有慢性鼻旁窦炎。胸部 X 线可见两肺弥漫性颗粒样结节状阴影,尤其胸部 CT 扫描显示两肺弥漫性小叶中心性颗粒样结节状阴影对协助诊断具有重要意义。肺功能检查主要为阻塞性通气功能障碍,但早期出现低氧血症,而弥散功能通常在正常范围内。实验室检查血清冷凝集试验效价升高,多在 1:64以上。本病是一种可治性疾病,治疗首选红霉素等大环内酯类,疗效显著。

一、流行病学

1969 年日本学者山中根据病理学改变首次报道了 DPB。20 世纪 70 年代本间等从临床提出 DPB 为一种独立性疾病。20 世纪 90 年代初欧美教科书对 DPB 加以描述,使其成为世界公认的新疾病。1980 年日本开始 DPB 流行病学调查,80 年代初调查结果推测日本 DPB 的发病率为11.1/10 万,1995 年为3.4/10 万。目前 DPB 最多见于日本,自 1992 年开始在东亚地区如韩国、中国等也有报道,然而欧美报道的病例极少且其中约 50%是亚洲人种。我国 1996 年首次报道明确诊断的 DPB,以后陆续报道了一些病例,但至今我国仍无流行病学调查资料。最近研究表明 DPB 是东亚地区所特有的人种特异性疾病。

二、病因

DPB 的病因至今不明,但可能与以下因素有关。

(一)遗传因素

近年研究表明 DPB 发病有明显的人种差别,且部分患者有家族发病。此外,84.8%的 DPB

患者合并有慢性鼻旁窦炎或家族内鼻旁窦炎支气管综合征(sino bronchial syndrome,SBS),因此有学者推测遗传因素可能是DPB及其与慢性鼻旁窦炎相关性的发病基础。目前认为DPB可能是一种具有多基因遗传倾向的呼吸系统疾病。最近研究结果表明,DPB与人体白细胞抗原(HLA)基因密切相关,日本DPB患者与HLA-B54(尤其是HLA-B54)基因有高度的相关性;而在韩国DPB患者与HLA-A11,有高度的相关性。有报道我国DPB患者可能与HLA-B54及HLA-A11有一定相关性。2000年,Keicho等认为DPB的易感基因存在于第6染色体短臂上的HLA-B位点和A位点之间,距离B位点300 kb为中心的范围内。最近研究推测DPB发病可能与TAP基因、白细胞介素-8(IL-8)基因、CETR基因及与黏蛋白基因(MUC5B)有关。

(二)慢性气道炎症与免疫系统异常

部分DPB患者支气管肺泡灌洗液(BALF)中中性粒细胞、IL-8及白三烯B4等均明显升高提示本病存在慢性气道炎症病变。此外,以下因素提示本病可能与免疫系统功能障碍有关:①血冷凝集试验效价升高及部分患者IgA增高;②病理检查显示呼吸性细支气管区域主要为淋巴细胞、浆细胞浸润和聚集;③DPB患者BALF中CD8淋巴细胞总数增高;④部分DPB患者与类风湿关节炎、成人T细胞白血病、非霍奇金淋巴瘤等并存。

(三)感染

DPB患者常合并铜绿假单胞菌感染,但铜绿假单胞菌是DPB的病因还是继发感染尚不清楚。有报道应用铜绿假单胞菌接种到动物气道内可成功建立DPB动物模型。也有人认为由于细菌停滞于气道黏膜上,引起由铜绿假单胞菌产生的弹性硬蛋白酶和一些炎症介质的生成,可能是造成DPB气道上皮细胞的损伤和气道炎症的原因。

三、病理

DPB的病理学特征为以两肺呼吸性细支气管为中心的细支气管炎及细支气管周围炎。因炎症病变累及两肺呼吸性细支气管的全层,故称之为弥漫性泛细支气管炎。

大体标本肉眼观察肺表面及切面均可见弥漫性分布的浅黄色或灰白色2~3 mm的小结节,结节大小较均匀,位于呼吸性细支气管区域,以两肺下叶多见。通常显示肺过度充气。镜下可见在呼吸性细支气管区域有淋巴细胞、浆细胞、组织细胞等圆形细胞的浸润,导致管壁增厚,常伴有淋巴滤泡增生。由于息肉样肉芽组织充填于呼吸性细支气管腔内,导致管壁狭窄或闭塞;呼吸性细支气管壁及周围的肺间质、肺泡隔、肺泡腔内可见吞噬脂肪的泡沫细胞聚集。病情进展部分患者可见支气管及细支气管扩张和末梢气腔的过度膨胀。有日本学者提出以下DPB病理诊断标准:①病变为累及两肺的弥漫性慢性气道炎症;②慢性炎症以细支气管及肺小叶中心部为主;③呼吸性细支气管壁、肺泡壁及肺泡间质泡沫细胞聚集和淋巴细胞浸润。

四、临床表现

本病常隐匿缓慢发病。发病可见于任何年龄,但多见于40~50岁的成年人。发病无性别差异。临床表现如下。

(一)症状

主要为慢性咳嗽、咳痰、活动后呼吸困难。首发症状常为咳嗽、咳痰,逐渐出现活动后呼吸困难。患者常在疾病早期反复合并有下呼吸道感染,咳大量脓性痰,而且痰量异常增多,每天咳痰量可达数百毫升。如不能及时治疗,病情呈进行性进展,可发展为继发性支气管扩张、呼吸衰竭、肺动脉高压和肺源性心脏病。

(二)体征

胸部听诊可闻及间断性湿啰音或粗糙的捻发音,有时可闻及干啰音或哮鸣音,尤以两下肺明显。啰音的多少主要决定于支气管扩张及气道感染等病变的程度。祛痰药物或抗生素治疗后,啰音均可减少。部分患者因存在支气管扩张可有杵状指。

(三)合并慢性鼻窦炎

80%以上 DPB 患者都合并有或既往有慢性鼻旁窦炎,部分患者有鼻塞、流脓涕或嗅觉减退等,但有些患者无症状,仅在进行影像学检查时被发现。如疑诊为 DPB 患者,应常规拍摄鼻窦 X 线或鼻窦 CT。

五、辅助检查

(一)胸部 X 线/肺部 CT 检查

胸部 X 线可见两肺野弥漫性散在分布的边缘不清的颗粒样结节状阴影,直径在 2~5 mm,多在 2 mm 以下,以两下肺野显著,常伴有肺过度膨胀。随病情进展,常可见肺过度膨胀及支气管扩张的双轨征。

肺部 CT 或胸部高分辨 CT(HRCT)特征:①两肺弥漫性小叶中心性颗粒状结节影;②结节与近端支气管血管束的细线相连形成"Y"字形树芽征;③病情进展细小支气管扩张呈小环状或管状影,伴有管壁增厚。HRCT 的这种特征性改变是诊断 DPB 非常重要的影像学依据。影像学显示的颗粒样小结节状阴影为呼吸性细支气管区域的炎性病变所致,随着病情加重或经大环内酯类抗生素治疗后,小结节状阴影可扩大或缩小乃至消失。

(二)肺功能检查及血气分析

肺功能主要为阻塞性通气功能障碍,病情进展可伴有肺活量下降,残气量(率)增加,但通常弥散功能在正常范围内。部分患者可伴有轻、中度的限制性通气功能障碍或混合性通气功能障碍。一秒用力呼气容积与用力肺活量比值(FEV_1/FVC)<70%,肺活量占预计值的百分比(VC%)<80%。残气量占预计值的百分比(RV%)>150%或残气量占肺总量的百分比(RV/TLC%)>45%。在日本早期的 DPB 诊断指标中,曾要求在以上肺功能检查中至少应具备三项,但弥散功能和肺顺应性通常在正常范围内,这对于我国临床诊断 DPB 患者有一定的参考价值。动脉血氧分压(PaO_2)<10.7 kPa(80 mmHg),发病初期就可以发生低氧血症,进展期可有高碳酸血症。

(三)实验室检查

日本 DPB 患者 90%血清冷凝集试验效价升高,多在 1∶64 以上,但支原体抗体多为阴性。我国患者冷凝集试验阳性率较低。部分患者可有血清 IgA、IgM 和血 CD4/CD8 比值增高,γ-球蛋白增高,血沉增快,类风湿因子阳性,但非特异性。部分患者可有血清 HLA-B54 或 HLA-A11 阳性。痰细菌学检查可发现起病初期痰中多为流感嗜血杆菌及肺炎链球菌,晚期多为铜绿假单胞菌感染。

(四)慢性鼻旁窦炎的检查

可选择鼻窦 X 线或鼻窦 CT 检查,以确定有无鼻旁窦炎。受累部位可为单侧或双侧上颌窦、筛窦、额窦等。

(五)病理检查

病理检查是确诊 DPB 的"金标准"。如果肺活检能发现典型的 DPB 病理学改变即可确诊。

经支气管镜肺活检(TBLB)方法简便且安全,但常因标本取材少,而且不一定能取到呼吸性细支气管肺组织,有一定的局限性。如欲提高检出率,应在 TBLB 检查时,取 3～5 块肺组织,如仍不能确诊,应行胸腔镜下肺活检或开胸肺活检,可提高本病的确诊率。

六、诊断标准

(一)临床诊断标准

日本于 1980 年首次推出 DPB 诊断标准后,厚生省于 1995 年进行了修改,1998 年其再次对 DPB 临床诊断标准进行了重新修改。目前日本和我国均使用 1998 年修改的临床诊断标准。DPB 临床诊断标准(1998 年日本厚生省)如下。

1.必要条件

(1)持续咳嗽、咳痰、活动后呼吸困难。

(2)影像学确定的慢性鼻旁窦炎或有明确的既往史。

(3)胸部 X 线可见弥漫性分布的两肺颗粒样结节状阴影或胸部 CT 见两肺弥漫性小叶中心性颗粒样结节状阴影。

2.参考条件

(1)胸部间断性湿啰音。

(2)第 1 秒用力呼气容积与用力肺活量比值($FEV_1/FVC\%$)<70% 以及动脉血氧分压(PaO_2)<10.7 kPa(80 mmHg)。

(3)血清冷凝集试验效价>1∶64。

3.临床诊断

(1)临床确诊:符合必要条件(1)+(2)+(3)加参考条件中的 2 项以上。

(2)临床拟诊:符合必要条件(1)+(2)+(3)。

(3)临床疑似诊断:符合必要条件(1)+(2)。

(二)病理确诊

肺组织病理学检查是诊断 DPB 的"金标准"。肺活检如能发现前述典型的 DPB 病理学改变即可确诊。

(三)鉴别诊断

本病应与慢性支气管炎和慢性阻塞性肺气肿、支气管扩张症、阻塞性细支气管炎(BO)、肺间质纤维化、支气管哮喘、囊性纤维化、尘肺、粟粒肺结核、支气管肺泡癌等相鉴别。

1.慢性阻塞性肺疾病

本病主要临床特点为长期咳嗽、咳痰或伴有喘息,晚期有呼吸困难,在冬季症状加重。患者多有长期较大量吸烟史。多见于老年男性。胸部 X 线可出现肺纹理增多、紊乱,呈条索状、斑点状阴影,以双下肺野明显。晚期肺充气过度,肺容积扩大,肋骨平举,肋间隙增宽,横膈低平下移,心影呈垂滴形,部分患者有肺大疱。胸部 CT 检查可确定小叶中心型或全小叶型肺气肿。肺功能检查为阻塞性通气功能障碍,$FEV_1/FVC\%$ 下降和残气量(RV)增加更为显著,弥散功能可有降低。COPD 的病理改变为终末细支气管远端气腔持续性不均、扩大及肺泡壁的破坏,而 DPB 病理为局灶性肺充气过度,极少有肺泡破坏。80% 以上 DPB 患者存在慢性副鼻旁窦炎,大部分患者血清冷凝集试验效价增高,而且 DPB 患者的肺弥散功能和顺应性通常在正常范围,此外,DPB 影像学胸部 X 线可见弥漫性分布两肺的颗粒样结节状阴影或胸部 CT 可见两肺弥漫性小叶中心性颗粒样结节状阴影也与 COPD 不同,可资鉴别。

2.支气管扩张症

本病主要症状为慢性咳嗽、咳痰和反复咯血。肺部可闻及固定性持续不变的湿性啰音。本病胸部 HRCT 可见多发囊状阴影及明确均匀的壁,然而支气管扩张的囊状阴影一般按支气管树分布,位于肺周围者较少,囊壁较厚,同时可见呈轨道征或迂曲扩张的支气管阴影。DPB 患者一般无咯血,晚期患者胸部 X 线可有细支气管扩张改变,但 DPB 影像学主要表现为两肺弥漫性分布的颗粒样结节状阴影。对可疑患者应进一步检查有无慢性副鼻旁窦炎和血清冷凝集试验效价等,以除外在 DPB 的基础上合并继发性支气管扩张症。

3.阻塞性细支气管炎(BO)

本病是一种小气道疾病。临床表现为急速进行性呼吸困难,肺部可闻及高调的吸气中期干鸣音;X 线提示肺过度通气,但无浸润影,也很少有支气管扩张;肺功能显示阻塞性通气功能障碍,而弥散功能正常;肺组织活检显示直径为 1~6 mm 的小支气管和细支气管的瘢痕狭窄和闭塞,管腔内无肉芽组织息肉,而且肺泡管和肺泡正常。DPB 患者起病缓慢,先有慢性咳嗽、咳痰史,活动时呼吸困难逐渐发生。胸部听诊多为间断性湿啰音。胸部 X 线检查可见弥漫性分布的两肺颗粒样结节状阴影,HRCT 可见两肺弥漫性小叶中心性颗粒样结节阴影,与 BO 不同。此外,病理改变也与阻塞性细支气管炎不同,故可以鉴别。

4.肺间质纤维化

本病最主要的症状是进行性加重的呼吸困难,其次为干咳。体征上本病有半数以上的患者双肺可闻及 Velcro 啰音。胸部 X 线片主要为间质性改变,早期可有磨玻璃样阴影,此后可出现细结节样或网状结节影,易与 DPB 混淆,但肺间质纤维化有肺容积的缩小和网状、蜂窝状阴影。此外,肺间质纤维化有明显的肺弥散功能降低,而且病理可以与 DPB 不同,可资鉴别。

七、治疗

(一)治疗方案

1.一线治疗

红霉素 250 mg,每天口服 2 次。用药期间应注意复查肝功能等。如果存在以下情况可选用二线治疗药物:①存在红霉素的不良反应;②药物相互拮抗作用;③使用红霉素治疗 1~3 个月无效者。

2.二线治疗

克拉霉素 250~500 mg/d,每天口服 1~2 次;罗红霉素 150~300 mg/d,每天口服 1~2 次。用药期间应监测肝功能等不良反应。

(二)疗效评估及疗程

在用药后 1~3 个月,评估临床症状并行肺功能、动脉血气分析及胸部影像学检查,以确定是否有效。如有效(临床症状、肺功能、血气分析及胸部影像学改善),可继续使用红霉素或克拉霉素或罗红霉素,用药至少需要 6 个月。服药 6 个月后如果仍有临床症状应继续服用以上药物 2 年。如应用以上药物治疗 3 个月以上仍无效者应考虑是否为 DPB 患者,应谨慎排除其他疾病的可能。

(三)停药时间

(1)早期 DPB 患者,经 6 个月治疗后病情恢复正常者可考虑停药。

（2）进展期 DPB 患者,经 2 年治疗后病情稳定者可以停药。停药后复发者再用药仍有效。

（3）DPB 伴有严重肺功能障碍或广泛支气管扩张或伴有呼吸衰竭的患者,需长期给药,疗程不少于 2 年。

（四）DPB 急性发作期治疗

如果 DPB 患者出现发热、咳脓痰、痰量增加等急性加重情况时,多为铜绿假单胞菌等细菌导致支气管扩张合并感染,此时应加用其他抗生素,如 β-内酰胺类/酶抑制药或头孢三代或氟喹诺酮类抗生素等,或根据痰培养结果选择抗生素。

（五）其他辅助治疗

包括使用祛痰药和支气管扩张药,有低氧血症时进行氧疗。

（宋建华）

第六章 消化内科疾病诊治

第一节 胃食管反流病

一、概述

胃食管反流病是指由于胃十二指肠内容物反流至食管引起胃灼热等反流症状和食管黏膜破损,凡经内镜和/或 24 小时食管 pH 检查证实有食管炎,或胃食管有异常反流者称为胃食管反流病(gastroesophageal reflux disease,GERD)。有食管炎症并有食管 pH 改变者,称为反流性食管炎(reflux esophagitis,RE)。有典型症状,24 小时食管 pH 检查证实有酸反流,但内镜检查阴性,称为非糜烂性反流性食管炎(nonerosive reflux disease,NERD),或内镜阴性反流性食管炎。

GERD 在西方国家中十分常见,人群中 30%～40%有胃灼热症状,我国北京协和医院和上海长海医院 1996 年对两地区成年人 GERD 流行病学调查表明,胃食管反流症状发生率高达 97%,GERD 患病率为 5.77%,RE 发病率为 1.92%。

病理性胃食管反流的发生是多因素的,其中包括食管本身及其防御机制的缺陷、反流物的性质、外界环境的影响以及其他疾病的作用等。任何因素都对发病起一定的作用,最终导致食管组织的损害,形成各种程度的食管炎症。

GERD 的典型症状为胃灼热、胸痛和反酸、反食。容易并发消化道出血、吞咽困难。胃食管反流病诊断主要依据症状学、24 小时 pH 监测及胃镜检查有否食管炎症。三者之中,内镜检查诊断意义最大。

二、内镜诊断

(一)反流食管炎的内镜特征

食管炎是组织学的诊断,在炎症情况下,内镜检查可见黏膜发红、粗大、表面有炎性渗出物,黏膜脆性增加,触之易出血,齿状线模糊,黏膜血管紊乱;较严重的病例黏膜上皮脱落、坏死,形成出血点、糜烂,乃至溃疡;重度食管炎可出现食管狭窄及 Barrett 食管。诊断食管炎必须有黏膜破损,如有出血点、出血斑、糜烂、溃疡等改变,而不能仅凭黏膜色泽改变,炎症必然有黏膜红肿,但黏膜红肿不一定意味有炎症。反流性食管炎形成是由于受反流的"酸"与"碱"的侵蚀,因而其发病部位均在食管中下段。最近有人将食管黏膜脆性增加以及食管黏膜血管的改变称为 GERD

的微细改变。它可能是 GERD 的早期黏膜变化,也有人认为是 GERD 的黏膜改变。对内镜阴性反流性食管炎(非糜烂性反流性食管炎)患者在内镜检查时,食管黏膜没有肉眼上的变化,但用放大内镜或电镜病理观察,可发现一些血管纹理、基底细胞间隙增宽等微小改变。

(二)反流性食管的内镜分类

RE 分类方法繁多,现介绍三种最常用的分类。

1.Savary-Miller 分类法

Ⅰ级:一个或数个融合性黏膜病变,表现为红斑或表浅糜烂。

Ⅱ级:为融合性食管糜烂伴渗出性病变,但未累及食管全周。

Ⅲ级:全周食管糜烂,渗出性病变。

Ⅳ级:溃疡、食管壁纤维化、狭窄、缩短、瘢痕化等慢性黏膜病变及 Barrett 食管。

Ⅰ~Ⅲ级分别代表食管轻、中、重度病变,Ⅳ级为有并发症之食管炎,但此分类法将食管黏膜红斑列入轻度食管炎,因而将一些未达标准的病变亦列入本病,扩大了诊断范围,现已少用。

2.洛杉矶分类法

1994 年第 10 届世界胃肠病会议推荐的分类法,至 1998 年在第 11 届会议上再次强调此分类法,洛杉矶分类亦为四级分类。

A 级:病灶局限于食管黏膜皱襞,直径<0.5 cm。

B 级:病灶仍局限于食管黏膜皱襞,相互不融合,但直径>0.5 cm。

C 级:病灶在黏膜顶部相融合,但不环绕整个食管壁。

D 级:病灶相融合,且范围>75%的食管壁。

比较两者分类的不同,主要是洛杉矶分类将病变程度向前移,根据黏膜病损程度更精细地分为四级,将食管狭窄等病变归属反流性食管炎的并发症,不作为分类依据,这样有利于对轻中程度病变的判断。

3.中国烟台会议分类法

1999 年 8 月由中华医学会消化内镜学分会召开的全国反流性食管病/炎研讨会上,对洛杉矶分类提出了适合国情的改良分类法。其内镜分级如表 6-1。

表 6-1 反流性食管炎的内镜诊断及分级

分级	内镜下表现	积分
0	正常(可有组织学改变)	0
Ⅰ	点状或条状发红,糜烂,无融合现象	1
Ⅱ	有条状发红,糜烂,并有融合,但非全周性	2
Ⅲ	病变广泛,发红,糜烂融合成全周性,或溃疡	3

烟台会议分类法是基于洛杉矶分类中 A、B 二级均为黏膜破损,均无融合性病变,仅是破损大小之区分,临床上将其分为两类意义不大,Ⅱ级与Ⅲ级相当于洛杉矶分类之 C 级与 D 级。烟台会议分类规定必须指明食管炎症的部位和长度,若有并发症,亦须加以指明。

(三)反流性食管炎的病理改变

RE 的基本病理改变:①食管鳞状上皮增生,包括基底细胞增生超过 3 层和上皮延伸;②黏膜固有层乳头向表面延伸,达上皮层厚度的 2/3,浅层毛细血管扩张,充血和/或出血;③上皮层内中性白细胞和淋巴细胞浸润;④黏膜糜烂或溃疡形成,炎细胞浸润,肉芽组织形成和/或纤维化;⑤齿状线上>3 cm,出现 Barrett 食管改变。

应该指出,反流性食管炎病理改变是非特异性的,其他病因亦可引起类似的病理变化,甚至在无反流性症状及内镜变化的人群中出现食管炎症变化。因而反流性食管炎的诊断不依赖于病理学检查。在送检病理时,应提供可靠的临床资料,表明取材部位(写明距齿状线几厘米)。

三、治疗

GERD 是一种慢性发作性疾病,即使不治疗也往往发展缓慢,绝大多数患者是采取内科治疗。治疗原则:①减少胃食管反流;②减低反流液的酸度;③增强食管清除力;④保护食管黏膜。

(一)改变生活方式

改变生活方式是 GERD 的有效基本治疗。包括:①改变体位,餐后保持直立,避免用力提物,勿穿紧身衣服,睡眠时抬高床脚并垫高上身;②戒烟和停止过量饮酒;③改变饮食成分和习惯,减少每餐食量或酸性食物,睡前勿进食,控制体重;④免服促进反流的药物,包括抗胆碱能药物、茶碱、地西泮、钙通道阻滞剂等。

(二)药物治疗

1.质子泵抑制剂

如奥美拉唑 20 mg 每天 1~2 次,雷贝拉唑 20 mg,每天 1~2 次,兰索拉唑 30 mg,每天 1~2 次,疗程 6~8 周。

2.促动力药

GERD 是上消化道动力疾病,其治疗在理论上,首先应改善动力,增加 LES 张力,改善食管清除功能,增加胃排空。常用的促动力剂有多潘立酮(10 mg,每天 3 次)、西沙必利(5~10 mg,每天3 次)等。

3.黏膜保护剂

当 GERD 引起食管炎症、糜烂或溃疡时,应用此类药物,可覆盖在病损表面形成一层保护膜,可以减轻症状,促进愈合。常用的药物有硫糖铝 1.0 g,每天 4 次,枸橼酸铋钾 110 mg,每天 4 次,餐前 1 小时及睡前服。其确切疗效尚有待研究。

(三)内镜介入治疗

GERD 的内镜治疗主要以减少反流为目的,如出现消化道出血、狭窄等并发症则进行相应的内镜处理。

1.射频治疗(radiofrequency,RF)

内镜下将射频装置放入胃食管交界处(GEJ)(图 6-1A);向囊内注气,使囊壁上的四个 Ni-Ta 电极刺入 GEJ 处的肌层,射频功率为 456 kHz,2~5 W,为防止黏膜温度过高,须用流水降温(图 6-1B);射频治疗后,肌层可见多处热烧灼性病变(图 6-1C);6 个月后,病灶愈合后,胶原增生,使 LES 加厚,起到防止反流作用(图 6-1D)。文献报道 6 个月的症状改善 87%,患者无须再服药。

2.内镜下结扎缝合法

经内镜活检孔道通过巴德缝合器,结扎贲门胃底黏膜,以减少胃内容物反流至食管。文献报道 6 个月后症状及 24 小时食管 pH 改善显著。

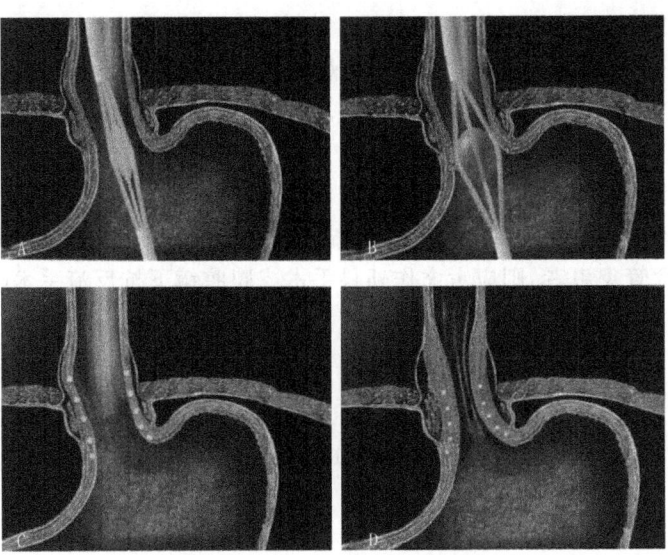

图 6-1　射频治疗 GERD 模式图

3.内镜直视下胃底折叠术

　　胃底折叠术是治疗 GERD 最主要的手术,开腹或腹腔镜都是创伤性手术,胃镜直视下胃底折叠术是最理想的方法。图 6-2A 显示在反转情况下,胃底折叠器与胃镜的关系,内镜被包裹在折叠器中,远端均可作弯角运动。张开缝合器,将组织钩针刺入 GEJ 处的一侧黏膜,直达浆膜层(图 6-2B),牵拉组织钩,关闭缝合器(图 6-2C),浆膜对浆膜的折叠已形成,防止胃食管的反流(图 6-2D、E)。

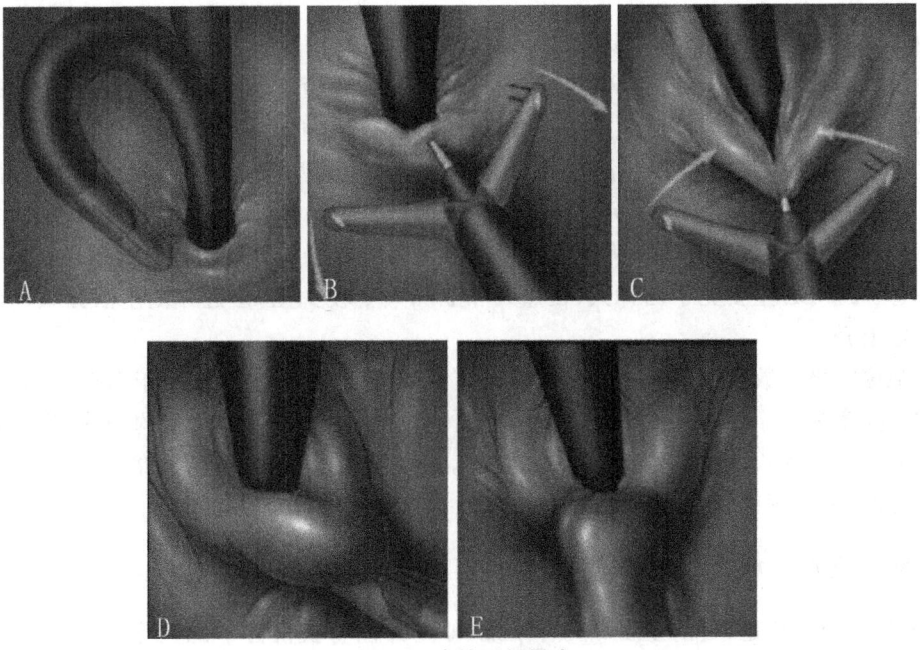

图 6-2　内镜下折叠术

A.胃底折叠器与胃镜的关系;B.张开缝合器,将组织钩针刺入 GEJ 处的一侧黏膜,直达浆膜层;
C.牵拉组织钩,关闭缝合器;D、E.浆膜对浆膜折叠,防止胃食管的反流

4.局部注射法

树脂玻璃(plexiglas PMMA)多为聚甲基丙烯酰树脂(polymethyl methacrylate,PMMA)在内镜反转时,沿齿状线下 2 cm,分点注入黏膜下,总剂量为 20～40 mL(平均 30 mL),局部肿胀可减少胃食管反流。

(四)外科手术治疗

GERD 患者如产生严重并发症,如出血、狭窄、Barrett 食管等,某些经内科治疗无效患者以及某些碱性反流性食管炎患者,则应考虑作外科手术或腹腔镜下抗反流手术(如胃底折叠术等)。

(葛晓棣)

第二节 Barrett 食 管

Barrett 食管(Barrett's esophagus,BE)是指食管的复层鳞状上皮被化生的柱状上皮所替代的一种病理现象。长度大于 3 cm 的称为长节段 BE(long segment Barrett esophagus,LSBE),短于此长度标准的即为短节段 BE(short segment Barrett esophagus,SSBE)。为避免胃食管交界处正常柱状上皮被误诊为 SSBE,SSBE 限定为内镜下食管外观异常(内衬柱状上皮)小于 3 cm,活检见有肠化生者。因 BE 与食管腺癌的发生密切相关,为食管癌前病变之一,近年在临床上受到广泛重视。

一、流行病学

因 BE 本身不引起症状,目前其确切发病率仍不详,通常所说发病率为内镜检查资料。BE 的内镜检出率为 0.3%～2%,在因胃食管反流症状而行内镜检查的患者中发现率为 8%～20%,其结果差异较大是因为不同的研究中 BE 的诊断标准不尽相同。一美国的资料报道,临床(内镜及活检)发现的 BE 为22.6 例/10 万人,经尸检得出的 BE 患病率为 376 例/10 万人,后者约高 17 倍,说明可能人群中大部分 BE 死前未被发现。BE 多见于中老年,平均发病年龄55岁,也可发生于青少年和儿童,西方学者认为在儿童期还有一发病高峰。男性患者明显多于女性,男女之比为(2～4)∶1。BE 主要见于白种人,在黑人和亚洲人中较少见,但近年随生活方式的改变,其发病率亦在上升。

食管腺癌除极少数发生于异位胃黏膜或黏膜下腺体外,绝大多数发生于 BE。研究报道 BE 中腺癌的发生率为 2%～9%,也有认为高达 15%,发生年龄 39～81 岁,平均为 60 岁,前瞻性研究结果为 BE 患者每年腺癌发生率 1/50～1/208,比一般人群高出 30～40 倍。随 BE 患者反流症状严重程度、发生频率和持续时间的增加,发生食管腺癌的危险性也升高。

二、病因及发病机制

BE 的病因尚不清楚,目前主要有两种学说,即先天性与获得性学说,赞同后者的学者较多,但也可能两种情况均参与了 BE 的发生。

(一)先天性学说

认为 BE 是由胚胎期食管上皮发育障碍引起。食管在形成初期表面为单层柱状上皮,大约从胚胎第 16 周起逐渐为复层鳞状上皮所取代,至出生前完成。若在这一过程中出现障碍,即可导致 BE 的形成。在儿童期发现较多 BE 支持这一理论。但该学说尚不能解释 BE 上皮中存在着肠型杯状细胞,因在胚胎初期及胎儿食管上皮中并无此种细胞。

(二)获得性学说

认为 BE 的形成是胃肠内容物反流持续刺激食管黏膜而发生的适应性变化,可造成胃食管反流的各因素均是 BE 的病因,另外不良的饮食习惯、吸烟、饮酒等可能与 BE 的发生也有一定关系。

三、病理

BE 大体所见可类似胃黏膜,有或深或浅的腺体开口小凹,也可呈绒毛状,类似小肠黏膜。BE 主要组织学改变为正常食管复层鳞状上皮由柱状上皮取代,黏膜固有层常有充血、水肿、炎细胞浸润及纤维化,但黏膜下及肌层结构正常。

四、临床表现

BE 患者的症状主要是由于反流性食管炎及其伴随病变引起,化生黏膜本身不引起症状。大多数患者有胃灼热、胸痛、反酸等胃食管反流症状,但症状发生率较之无 BE 的胃食管反流患者相对为低,可能是柱状上皮对消化液的刺激不如鳞状上皮敏感。吞咽困难也是常见症状,其中食管痉挛所致吞咽困难可缓解,而 BE 溃疡瘢痕狭窄、慢性食管炎引起管壁纤维化或发生于 BE 的腺癌所致的吞咽困难则为进行性的。

BE 可并发出血及穿孔。贫血约见于 1/3 的病例,一般为长期少量出血,出血量大者与溃疡侵蚀较大血管有关。BE 溃疡致食管下段穿孔可形成纵隔脓肿或食管瘘,从而引起相应症状,如穿入呼吸道可引起慢性咳嗽、呛咳或咯血。急性穿孔的病情凶险,可致休克。亦有溃疡穿入主动脉,引起致命性大出血的报道。但总的说来 BE 发生出血及穿孔并不多见。BE 患者发生腺癌的临床表现与食管鳞状上皮癌相似。

BE 无体征,偶可见由并发症引起的消瘦,面色苍白等。

五、诊断

(一)内镜诊断

可直接观察食管黏膜并通过活检确定其病理类型、是否伴异型增生或癌变,为确诊 BE 的手段。据报道内镜检测 BE 的敏感性为 82%～90%,特异性为 81%。SSBE 面积很小,位于齿状线附近时内镜下常易漏诊,LSBE 的内镜诊断准确率为 55%,而 SSBE 仅为 25%。

BE 在内镜下的典型表现为食管下段粉红或白色的光滑鳞状上皮中出现柱状上皮区,呈天鹅绒样红色斑块,常较正常胃黏膜更红,亦可光滑或可呈结节状,与鳞状上皮分界明显。黏膜多见充血水肿,可伴有糜烂,甚至形成"打洞样"深溃疡,其底部覆有炎性坏死物构成的假膜,其内镜下表现与胃溃疡的特点相似。据报道 BE 患者中约 40% 发生食管狭窄,多见于鳞柱状上皮交界处,常较短,程度轻重不等,也可沿食管纵轴走行。早期狭窄仅为黏膜炎症所致,经药物治疗可缓解,但常复发,复发时若因 BE 的扩大出现齿状线上移,狭窄的位置也可向近端移动。一旦黏膜下层受累,出现纤维增生,则狭窄变为不可逆。发生于柱状上皮节段中的狭窄常由溃疡瘢痕或并发腺癌引起。病变后期食管呈高度狭窄,内镜不易通过。

总之,Barrett 食管的内镜下观察要点如下。

(1)鳞-柱状上皮交界(SCJ)内镜检查标志:食管鳞状上皮表现为淡粉色光滑上皮,胃柱状上皮表现为橘红色上皮,鳞-柱状上皮交界处构成的齿状 Z 线,即为 SCJ(图 6-3)。

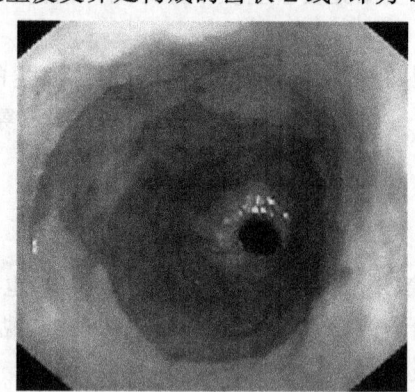

图 6-3 食管鳞-柱状上皮交界

(2)胃食管结合处(GEJ)内镜检查标志:GEJ 为管状食管与囊状胃的交界,其内镜下定位的标志为食管下端纵行栅栏样血管末梢或最小充气状态下胃黏膜皱襞的近侧缘。

(3)能明确区分 SCJ 及 GEJ 对于识别 BE 十分重要,因为在解剖学上 GEJ 与内镜观察到的 SCJ 并不一致且反流性食管炎黏膜在外观上可与 BE 混淆,所以确诊 BE 需要病理活检证实。

(4)BE 在内镜下的典型表现是 GEJ 的近端出现橘红色柱状上皮,即 SCJ 与 GEJ 分离。色素与放大内镜检查有助于对灶状肠上皮化生的定位,并能指导活检。

(二)病理学诊断

BE 的确诊要靠组织学检查发现柱状上皮,所以内镜检查时活检甚为重要。

1.活检取材

首先取材部位应正确,位置不当可致 BE 的假阳性或假阴性诊断。有时在内镜下准确定位较困难,解剖标志(如腹膜折返或食管壁内肌束不同等)在临床上是无用的;齿状线(即鳞柱状上皮交界线)与 LES 之间并不一定完全吻合,尤其是全周型 BE 时齿状线明显上移,食管下段炎症可致齿状线模糊不清,均不能表示胃食管的真正交界。目前多以胃黏膜皱襞消失处之上数毫米至 1 cm 为胃食管交界标志。另外在胃 His 角水平有一条横行黏膜皱襞,为胃食管的肌肉交界在腔内的表现,也可表示胃食管交界。

推荐使用四象限活检法,即常规从 GEJ 开始向上以 2 cm 的间隔分别在 4 个象限取活检,对怀疑有 BE 癌变者应每隔 1 cm 进行 4 个象限取活检,每间隔 1～2 cm 内各取一块活检,对有溃疡、糜烂、斑块、小结节狭窄及其他腔内异常者,均要取活检进行病理学检查。

2.病理染色

活检标本除行常规 HE 染色外,还应行阿尔辛蓝黏液组化染色,以提高肠腺化生的检出率。病理检查不易区分 SSBE 与贲门肠化生,近来有报道应用胞浆结构蛋白标志物 CK7 和 CK20 免疫组化染色来进行鉴别,发现在 94% 的食管腺癌和 100% 的 LSBE 标本中可以测到浅表腺体 CK20 染色,浅表和深层腺体 CK7 浓染,称为 Barrett CK7/20 型,而胃贲门肠化生或胃癌患者中则不能见到这种表现。但此 CK 染色法还有待证实。

染色法检查:若 BE 病灶无法确定时,可从内镜活检孔向可疑病变区喷洒染料进行染色检查。2%～2.5% Lugol碘液可将鳞状上皮染成棕黑色,柱状上皮区不着色,而1%～2%亚甲蓝(美蓝)或靛卡红则只在肠化上皮区染色,在这些特定部位取活检可提高肠化生上皮的检出率。

3.组织分型

(1)胃底型:与胃底上皮相似,可见主细胞和壁细胞,但BE上皮萎缩较明显,腺体较少且短小。此型多分布在BE的远端近贲门处。

(2)贲门型:与贲门上皮相似,有胃小凹和黏液腺,但无主细胞和壁细胞。

(3)特殊肠化生型:又称Ⅲ型肠化生或不完全小肠化生型,分布于鳞状细胞和柱状细胞交界处。具有不完全小肠或结肠表型,表面有微绒毛和隐窝,杯状细胞是其特征性细胞。

4.异型增生

(1)低度异型增生:组织结构正常,细胞核增大浓染,但胞核不超过细胞大小的1/2,可见有丝分裂象。杯状细胞和柱状细胞的黏蛋白减少,并可见到萎缩的杯状细胞。

(2)高度异型增生:腺体结构发生改变,可有分支出芽,呈绒毛状伸向黏膜表面。细胞核浓染并超过细胞大小的1/2,可不规则地分层,有丝分裂多见,杯状细胞和柱状细胞通常缺失,黏液产生缺失或减少,这种异常可延伸至黏膜表面。

5.分型

(1)按化生的柱状上皮长度分类:①长段BE(LSBE):化生的柱状上皮累及食管全周且长度≥3 cm。②短段BE(SSBE):化生的柱状上皮未累及食管全周或虽累及全周但长度<3 cm。

(2)按内镜下形态分类:分为全周型、岛型和舌型。①全周型:红色黏膜由胃向食管延伸,累及全周,与胃黏膜无明显界限,不伴食管炎或狭窄时多单纯表现为齿状线上移,但形状不规则,呈波浪状或指状,不对称或有中断,BE黏膜内有时可见鳞状上皮岛。②岛型:齿状线以上出现一处或多处斑片状红色黏膜,与齿状线不相连。岛型BE与胃黏膜异位的表现有时极为相似,后者为食管鳞状上皮中存在的直径常小于1 cm的红色孤立胃黏膜岛,与周围的黏膜分界清楚,半数为多发,但位置较BE为高,常位于环咽肌附近,活检为正常胃底或胃窦型黏膜。③舌型:齿状线局限性舌形向上突出,红色黏膜呈半岛状。舌型BE若长度很短内镜下常不易发现。

(3)布拉格C&M分类法:C代表全周型的化生黏膜的长度,M代表化生黏膜最大长度。如C3-M5表示为食管圆周段柱状上皮为3 cm,非圆周段或舌状延伸段在GEJ上方5 cm;C0-M3表示无全周段上皮化生,舌状伸展为GEJ上方3 cm。此种分级对≥1 cm化生黏膜有较高敏感性;而对<1 cm者则敏感性较差。

(三)X线检查

食管吞钡透视检查是普遍应用的方法,可见到食管裂孔疝、食管溃疡、狭窄及钡剂反流,但对BE上皮本身的诊断率较低。BE上皮的绒毛结构可在气钡双重造影下表现为食管下段黏膜呈网格状或颗粒状改变,但敏感性和特异性均不强。Barrett溃疡通常位于食管后壁,呈深的纵长形火山口状,直径多大于1 cm,其轮廓清晰,边缘规则而平。

(四)食管测压和食管pH及胆汁监测

BE多存在食管运动功能障碍和食管廓清能力低下、食管酸及十二指肠内容物反流增加,但是否与无BE的反流性食管炎有区别仍有争议。近年十二指肠内容物(主要为胆汁和胰液)食管反流在BE发生中的作用受到广泛重视。

黏膜电位差测定:柱状上皮的黏膜电位差(大于-25 mV)明显高于正常鳞状上皮黏膜电位差[(-15±5)mV],据此可识别Barrett黏膜。但因食管炎症、溃疡或腺癌时电位差与BE有较大重叠,目前应用较少。

(五)超声内镜(EUS)

EUS检查能清楚显示食管壁及其周围组织的结构和层次,对食管肿瘤的定性和分期具有重要作用,但对BE及异型增生的诊断作用还有待于进一步研究。文献报道EUS下BE患者的食管壁较对照组为厚。Adrain等发现以黏膜的第二层低回声层比第一层高回声层更厚为诊断BE的标准,发现所有BE及对照组均可正确诊断,但异型增生患者不能鉴别出。说明目前的EUS技术还不能很好地预测BE黏膜内肿瘤的发生。

六、治疗

BE治疗的目的是减轻反流,消除症状,治疗食管炎及防治并发症,而不是治疗Barrett化生本身。主要治疗措施如下。

(一)改变生活方式及药物治疗

改变生活方式包括体位方法、减肥、避免饱餐及进食一些可引起反流的食物和药物等,可减轻症状,减少反流的发生。药物治疗适应证为有反流症状,或内镜下有食管炎或糜烂、溃疡表现的良性BE患者。常用药物有抑酸剂及促动力剂。症状较轻者可单用H_2受体阻滞剂,症状较重或改善不明显者可加量或改用质子泵抑制剂,亦可一开始即选用质子泵抑制剂,症状控制后逐渐减量或改用低效药物。加用胆汁吸附剂(如铝碳酸镁)减少十二指肠胃食管反流可能对BE有益。症状或食管炎反复的患者应维持治疗。一般认为药物可改善症状及治疗食管炎,但不能消除Barrett上皮,最近有报道奥美拉唑减少酸反流后,BE上皮可部分或完全恢复到正常鳞状上皮,但结果有待证实。

(二)内镜介入治疗

近来,BE内镜治疗发展非常迅速,并得到了广大医务人员和患者的认可。内镜治疗的安全性和有效性报道BE患者为BE治疗提供了乐观的前景。

内镜治疗的适应证:伴有异型增生和黏膜内癌的BE患者,超声内镜检查可排除淋巴结转移。内镜治疗方法主要有氩等离子凝固术、高频电治疗、激光治疗、射频消融、光动力治疗、内镜下黏膜切除术和冷冻消融等。

1.热烧灼治疗Barrett食管

(1)氩离子凝固:APC技术是将电极产生的电能通过以$1\sim2L/min$的速度喷射的电离氩气传递至靶组织表面,引起大范围的靶组织非接触性损伤。一旦组织表面的黏膜炭化凝固,氩气将会停止释放,所以组织损伤的深度仅是$1\sim3$ mm。APC设备便宜,便于操作,可在各类内镜单位开展。

许多单位都对APC治疗Barrett食管的有效性进行评价,并且大多数研究均联用了PPIs。但有五个研究是联用手术治疗控制反流。

内镜下Barrett黏膜完全消除的成功率是$60\%\sim100\%$。在再生的鳞状上皮黏膜下,存在腺体和持续性肠化生的报道是$0\sim44\%$。长期随访内镜治疗成功的患者中有$0\sim68\%$会出现肠化生复发。此外,有报道内镜治疗已清除BE的患者,再生的鳞状上皮仍会出现新生腺癌。Kahaleh等采用多变量分析发现短段Barrett食管(short-segment BE)的识别和酸暴露的正常化是长期维持上皮再生仅有的可预料的独立因素。

APC治疗BE并发症较少,主要有胸部不适、疼痛恐怖,可抑酸、止痛等对症治疗。发热、出血、狭窄、穿孔甚至死亡,但发生严重并发症的概率<1%。

（2）电凝及热探头治疗:电凝法为经活检钳道送入电凝电极,将电极接触BE黏膜后接通高频交流电源,电流通过组织致其发热而坏死。报道多极电凝法较单极电凝效果好。热探头法为经活检钳道插入高温的探头,因通过热传导发挥作用,损伤较小,不易粘连。

多极电凝治疗(MPEC)是利用电能升高组织的温度,引起组织凝固、坏死。该技术需电极通过内镜通道,并和组织直接接触,直至组织出现白色凝块。

MPEC报道的并发症包括暂时性的疼痛恐怖、吞咽困难、胸痛、发热、出血、狭窄等,但并无穿孔的报道。

（3）激光凝固法:经内镜导入激光照射BE黏膜,光能在组织内转变为热能使BE上皮凝固坏死。常用的有Nd:YAG激光、KTP激光等。还有文献报道用氩光束等离子凝固法(ABPC)治疗BE。

激光热凝是利用光能切除病变组织。氩激光、钕-钇铝石榴石(Nd:YAG)激光和三磷酸钾盐(KTP:YAG)激光常用于治疗Barrett黏膜。Nd:YAG激光与氩激光、KTP:YAG激光相比,有较强的穿透能力。激光的光导纤维通过内镜活检通道进行操作。KTP:YAG和氩激光属于可见光光谱区,Nd:YAG激光属于红外线光谱区,均需要瞄准器进行操作。激光可通过接触式和非接触式的方法传递能量至靶组织。

多个研究报道地激光照射首次切除的成功率是22%～100%,复发率是0～85%。激光照射相关的并发症包括胸骨后疼痛、吞咽困难、吞咽疼痛、恶心、呕吐、发热、上腹部疼痛、咽喉痛、头痛、食管狭窄、出血和穿孔。

（4）射频消融:BARRX系统包括射频发生器和专用治疗性气囊导管。利用内镜使导管定位于需要治疗的部位后,射频能量短时、可控地释放以清除薄层Barrett黏膜,而不会破坏食管黏膜下层。虽然最近美国FDA批准了频率510 kHz的射频清除Barrett黏膜,但还没有该治疗方法有效性的报道。

总之,APC、电凝、激光以及射频消融治疗Barrett黏膜均有研究。大部分报道入选的BE患者均无异型增生或仅为低级别上皮内瘤变(LGD),但仍有部分研究入选的患者包括HGD。结果显示各个研究报道地鳞状上皮再生率变化很大。而且鳞状上皮黏膜下肠化生率很高,这将增加Barrett黏膜的随访监测的难度。长期随访还显示Barrett黏膜的复发率很高。鉴于以上原因,同时考虑操作相关的并发症,使得Barrett黏膜的热烧灼治疗在临床上的常规应用仍有问题需要解决。

2.光化学治疗

光动力治疗(PDT)是采用光敏剂、特定波长的非产热光源和氧化物引起组织损伤。光敏剂在组织内被非产热光源直接照射后激活,并产生不稳定、高活性的氧化物造成局部组织损伤。

血卟啉衍生物(HpD)、卟菲尔钠(porfimer sodium、光敏素)、5-氨基乙酰丙酸(5-ALA)和间-四氢氯苯(mTHPC)是BE治疗常用的光敏剂。光敏素是一种较纯的HpD,是在美国唯一批准于治疗BE的光敏剂。光敏素一般在波长630 nm的光照射前48小时静脉注射2.0 mg/kg。光敏素在组织的分布没有特异性,可造成食管全层组织坏死引起狭窄。光敏素可在体内存留3个月左右,为了防止光敏素激活,患者应避免阳光直射或强光照射。

5-ALA是在欧洲常用的光敏剂。5-ALA是一种口服的光敏剂前体药物,本身没有光敏物质。在体内5-ALA转化为光敏物质原卟啉IX,原卟啉IX几乎集中于黏膜内,仅造成组织表面黏膜的损伤,而减少了狭窄和穿孔的风险。5-ALA 口服 4～6 小时后予以波长 514 nm 或 635 nm 的光照射,其光敏性将在 24～48 小时衰减。而在美国 5-ALA 应用于治疗消化道疾病还未商品化。mTHPC 是第二代光敏剂,通过静脉给药,可被波长 514 nm 或 652 nm 的光激活。与光敏素比较,mTHPC 对瘤组织有高选择性,在皮肤中的衰减周期 2～3 周。在欧洲已用于治疗头颈部的早期癌,并开始治疗 Barrett 食管。

PDT 对 LGD 和 HGD 的疗效。在一项研究中,平均随访观察 19 个月,HGD 和 LGD 的患者中有 44％～50％可完全清除 Barrett 黏膜。经 PDT 后,34％的患者形成狭窄,6％的患者鳞状上皮黏膜下可出现腺体和早期癌变。另一项研究平均随访 50.7 个月,HGD 和 LGD 的患者中有 54％～71％可完全清除 Barrett 黏膜,30％的患者发生狭窄,4.9％的患者鳞状上皮黏膜下可出现腺体增生,4.6％的患者可出现鳞状上皮黏膜下腺癌。

Mayoclinic 研究者也报道了采用光敏素和 HpD 的治疗,BE 合并 HGD 的患者的 Barrett 黏膜完全消除率分别是 56％和 35％,狭窄的发生率分别是 25％和 27％,鳞状上皮黏膜下腺体再生分别是 0 和 4％。对于 BE 合并 HGD 或 LGD 完全去除 Barrett 黏膜是可能的。然而,食管狭窄的发生率为 25％～34％,而且治疗后仍有发生食管腺癌的风险。5-ALA 治疗 BE 的安全性和有效性的研究也有报道。Ackroyd 等对 BE 合并 LGD 的一项随机、双盲、安慰剂对照试验显示与 33％使用安慰剂治疗的患者相比 5-ALA 治疗的患者未再发异型增生。随访 24 个月,未发现食管狭窄等短期或长期并发症。Ackroyd 还报道了另一项研究,平均随访 53 个月,97％的患者 LGD 消失,无患者出现狭窄。还没有所有患者均能完全清除 Barrett 黏膜的研究的报道。另一些研究对 BE 合并 HGD 的治疗也报道了相似的结果。HGD 异型增生的程度可减轻,并且无狭窄发生。研究显示 5-ALA 治疗不能完全清除 Barrett 黏膜。mTHPC 的治疗有两个研究,共13 例患者。结果显示 mTHPC 可清除 Barrett 黏膜,减轻异型增生的程度,降低狭窄的发生率。

总之,PDT 可清除 Barrett 黏膜,减轻异型增生的程度。然而,还没有证据显示 PDT 可降低食管腺癌的发生率和死亡率。食管狭窄的并发症和治疗后应避免 3 个月光照的缺点使得 PDT 不易被患者接受。新一代的光敏剂需对异型增生和瘤组织有高选择性,并能快速激活,减少皮肤的光敏毒性。

3.内镜下黏膜切除术(EMR)和黏膜剥脱术(ESD)

内镜下黏膜切除术和黏膜剥脱术是从黏膜下层的中层或深层完全切除病变黏膜。可治愈起源于黏膜且未发生淋巴结转移的癌症,切除的标本还可进行组织病理学分期,评价治疗效果。

常见方法:①注射、切除;②注射、抬起、切除;③吸引帽辅助的 EMR,套扎;④ESD(图 6-4)。

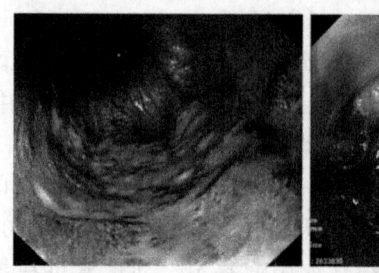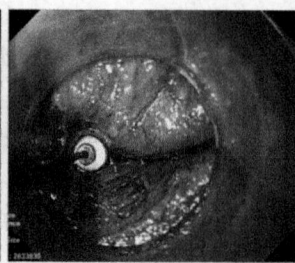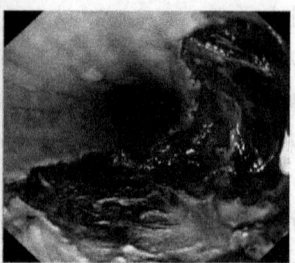

图 6-4　内镜下黏膜切除术和黏膜剥脱术

近年进行内镜介入治疗 BE 的报道逐渐增多,目的为消除 BE 上皮(尤其伴异型增生者),恢复正常鳞状上皮,治愈 BE。内镜下 BE 切除法主要包括内镜下激光治疗、光动力疗法(PDT)、电凝法、热探头及液氮冷冻治疗等,应同时用质子泵抑制剂进行强抑酸治疗,或用在抗反流手术后。原理为用内镜介入治疗使 BE 上皮坏死脱落,在无酸的环境内由鳞状上皮修复。

4.内镜下行气囊或探条扩张术

对于并发食管狭窄的 BE 患者,可在内镜下行气囊或探条扩张术,但对狭窄明显,探条不易通过者,忌勉强扩张,以防食管破裂。

(三)手术治疗

对内科正规治疗后症状或食管炎仍不缓解或易复发者应行抗反流手术,近年运用腹腔镜行抗反流手术逐渐增多,可降低费用及手术风险。有严重出血、溃疡、狭窄、穿孔及恶变等并发症的 BE 患者需采取手术治疗,主要方式为病变食管切除术。BE 伴重度异型增生但未发现明确癌变者的处理尚有争议,有人主张立即行食管切除,但此手术有一定并发症及死亡率,也有人主张密切随访,因全身疾病而不能手术的患者可行内镜下切除治疗。但总的说来内镜下 BE 切除目前经验仍较少,若切除不完全可能刺激病变,其疗效及安全性尚待大量研究证实。

(葛晓棣)

第三节 消化性溃疡

消化性溃疡主要指发生在胃和十二指肠的慢性溃疡,即胃溃疡(GU)和十二指肠溃疡(DU),因溃疡形成与胃酸/胃蛋白酶的消化作用有关而得名。溃疡的黏膜缺损超过黏膜肌层,不同于糜烂。

一、流行病学

消化性溃疡是全球性常见病。西方国家资料显示,自 20 世纪 50 年代以后,消化性溃疡发病率呈下降趋势。我国临床统计资料提示,消化性溃疡患病率在近十多年来亦开始呈下降趋势。本病可发生于任何年龄,但中年最为常见,DU 多见于青壮年,而 GU 多见于中老年,后者发病高峰比前者约迟 10 年。男性患病比女性较多。临床上,DU 比 GU 为多见,两者之比为(2～3):1,但有地区差异,在胃癌高发区 GU 所占的比例有所增加。

二、病因和发病机制

在正常生理情况下,胃十二指肠黏膜经常接触有强侵蚀力的胃酸和在酸性环境下被激活、能水解蛋白质的胃蛋白酶。此外,还经常受摄入的各种有害物质的侵袭,但却能抵御这些侵袭因素的损害,维持黏膜的完整性,这是因为胃十二指肠黏膜具有一系列防御和修复机制。目前认为,胃十二指肠黏膜的这一完善而有效的防御和修复机制,足以抵抗胃酸/胃蛋白酶的侵蚀。一般而言,只有当某些因素损害了这一机制才可能发生胃酸/胃蛋白酶侵蚀黏膜而导致溃疡形成。近年的研究已经明确,幽门螺杆菌和非甾体抗炎药是损害胃十二指肠黏膜屏障从而导致消化性溃疡发病的最常见病因。少见的特殊情况,当过度胃酸分泌远远超过黏膜的防御和修复作用也可能导致消化性溃疡发生。现将这些病因及其导致溃疡发生的机制分述如下。

(一)幽门螺杆菌

确认幽门螺杆菌为消化性溃疡的重要病因主要基于两方面的证据：①消化性溃疡患者的幽门螺杆菌检出率显著高于对照组的普通人群，在 DU 的检出率约为 90%、GU 为 70%～80%（幽门螺杆菌阴性的消化性溃疡患者往往能找到 NSAIDs 服用史等其他原因）；②大量临床研究肯定，成功根除幽门螺杆菌后溃疡复发率明显下降，用常规抑酸治疗后愈合的溃疡年复发率为 50%～70%，而根除幽门螺杆菌可使溃疡复发率降至 5% 以下，这就表明去除病因后消化性溃疡可获治愈。至于何以在感染幽门螺杆菌的人群中仅有少部分人（约 15%）发生消化性溃疡，一般认为，这是幽门螺杆菌、宿主和环境因素三者相互作用的不同结果。

幽门螺杆菌感染导致消化性溃疡发病的确切机制尚未阐明。目前比较普遍接受的一种假说试图将幽门螺杆菌、宿主和环境 3 个因素在 DU 发病中的作用统一起来。该假说认为，胆酸对幽门螺杆菌生长具有强烈的抑制作用，因此正常情况下幽门螺杆菌无法在十二指肠生存，十二指肠球部酸负荷增加是 DU 发病的重要环节，因为酸可使结合胆酸沉淀，从而有利于幽门螺杆菌在十二指肠球部生长。幽门螺杆菌只能在胃上皮组织定植，因此在十二指肠球部存活的幽门螺杆菌只有当十二指肠球部发生胃上皮化生才能定植下来，而据认为十二指肠球部的胃上皮化生是十二指肠对酸负荷的一种代偿反应。十二指肠球部酸负荷增加的原因，一方面与幽门螺杆菌感染引起慢性胃窦炎有关，幽门螺杆菌感染直接或间接作用于胃窦 D、G 细胞，削弱了胃酸分泌的负反馈调节，从而导致餐后胃酸分泌增加；另一方面，吸烟、应激和遗传等因素均与胃酸分泌增加有关。定植在十二指肠球部的幽门螺杆菌引起十二指肠炎症，炎症削弱了十二指肠黏膜的防御和修复功能，在胃酸/胃蛋白酶的侵蚀下最终导致 DU 发生。十二指肠炎症同时导致十二指肠黏膜分泌碳酸氢盐减少，间接增加十二指肠的酸负荷，进一步促进 DU 的发生和发展过程。

对幽门螺杆菌引起 GU 的发病机制研究较少，一般认为是幽门螺杆菌感染引起的胃黏膜炎症削弱了胃黏膜的屏障功能，胃溃疡好发于非泌酸区与泌酸区交界处的非泌酸区侧，反映了胃酸对屏障受损的胃黏膜的侵蚀作用。

(二)非甾体抗炎药(NSAIDs)

NSAIDs 是引起消化性溃疡的另一个常见病因。大量研究资料显示，服用 NSAIDs 患者发生消化性溃疡及其并发症的危险性显著高于普通人群。临床研究报道，在长期服用 NSAIDs 患者中 10%～25% 可发现胃或十二指肠溃疡，有 1%～4% 的患者发生出血、穿孔等溃疡并发症。NSAIDs 引起的溃疡以 GU 较 DU 多见。溃疡形成及其并发症发生的危险性除与服用 NSAIDs 种类、剂量、疗程有关外，尚与高龄、同时服用抗凝血药、糖皮质激素等因素有关。

NSAIDs 通过削弱黏膜的防御和修复功能而导致消化性溃疡发病，损害作用包括局部作用和系统作用两方面，系统作用是主要致溃疡机制，主要是通过抑制环加氧酶(COX)而起作用。COX 是花生四烯酸合成前列腺素的关键限速酶，COX 有两种异构体，即结构型 COX-1 和诱生型 COX-2。COX-1 在组织细胞中恒量表达，催化生理性前列腺素合成而参与机体生理功能调节；COX-2 主要在病理情况下由炎症刺激诱导产生，促进炎症部位前列腺素的合成。传统的NSAIDs 如阿司匹林、吲哚美辛等旨在抑制COX-2而减轻炎症反应，但特异性差，同时抑制了COX-1，导致胃肠黏膜生理性前列腺素 E 合成不足。后者通过增加黏液和碳酸氢盐分泌、促进黏膜血流增加、细胞保护等作用在维持黏膜防御和修复功能中起重要作用。

NSAIDs 和幽门螺杆菌是引起消化性溃疡发病的两个独立因素，至于两者是否有协同作用则尚无定论。

（三）胃酸/胃蛋白酶

消化性溃疡的最终形成是由于胃酸/胃蛋白酶对黏膜自身消化所致。因胃蛋白酶活性是pH 依赖性的，在 pH>4 时便失去活性，因此，在探讨消化性溃疡发病机制和治疗措施时主要考虑胃酸。无酸情况下罕有溃疡发生及抑制胃酸分泌药物能促进溃疡愈合的事实均确证胃酸在溃疡形成过程中的决定性作用，是溃疡形成的直接原因。胃酸的这一损害作用一般只有在正常黏膜防御和修复功能遭受破坏时才能发生。

DU 患者中约有 1/3 存在五肽胃泌素刺激的最大酸排量（MAO）增高，其余患者 MAO 多在正常高值，DU 患者胃酸分泌增高的可能因素及其在 DU 发病中的间接及直接作用已如前述。GU 患者基础酸排量（BAO）及 MAO 多属正常或偏低。对此，可能解释为 GU 患者多伴多灶萎缩性胃炎，因而胃体壁细胞泌酸功能已受影响，而 DU 患者多为慢性胃窦炎，胃体黏膜未受损或受损轻微因而仍能保持旺盛的泌酸能力。少见的特殊情况如胃泌素瘤患者，极度增加的胃酸分泌的攻击作用远远超过黏膜的防御作用，而成为溃疡形成的起始因素。近年来，非幽门螺杆菌、非 NSAIDs（也非胃泌素瘤）相关的消化性溃疡报道有所增加，这类患者病因未明，是否与高酸分泌有关尚有待研究。

（四）其他因素

下列因素与消化性溃疡发病有不同程度的关系。

（1）吸烟：吸烟者消化性溃疡发生率比不吸烟者高，吸烟影响溃疡愈合和促进溃疡复发。吸烟影响溃疡形成和愈合的确切机制未明，可能与吸烟增加胃酸分泌、减少十二指肠及胰腺碳酸氢盐分泌、影响胃十二指肠协调运动、黏膜损害性氧自由基增加等因素有关。

（2）遗传：遗传因素曾一度被认为是消化性溃疡发病的重要因素，但随着幽门螺杆菌在消化性溃疡发病中的重要作用得到认识，遗传因素的重要性受到挑战。例如，消化性溃疡的家族史可能是幽门螺杆菌感染的"家庭聚集"现象；O 型血胃上皮细胞表面表达更多黏附受体而有利于幽门螺杆菌定植。因此，遗传因素的作用尚有待进一步研究。

（3）急性应激可引起应激性溃疡已是共识。但在慢性溃疡患者，情绪应激和心理障碍的致病作用却无定论。临床观察发现长期精神紧张、过劳，确实易使溃疡发作或加重，但这多在慢性溃疡已经存在时发生，因此情绪应激可能主要起诱因作用，可能通过神经内分泌途径影响胃十二指肠分泌、运动和黏膜血流的调节。

（4）胃十二指肠运动异常：研究发现部分 DU 患者胃排空增快，这可使十二指肠球部酸负荷增大；部分 GU 患者有胃排空延迟，这可增加十二指肠液反流入胃，加重胃黏膜屏障损害。但目前认为，胃肠运动障碍不大可能是原发病因，但可加重幽门螺杆菌或 NSAIDs 对黏膜的损害。

概言之，消化性溃疡是一种多因素疾病，其中幽门螺杆菌感染和服用 NSAIDs 是已知的主要病因，溃疡发生是黏膜侵袭因素和防御因素失平衡的结果，胃酸在溃疡形成中起关键作用。

三、病理

DU 发生在球部，前壁比较常见；GU 多在胃角和胃窦小弯。组织学上，GU 大多发生在幽门腺区（胃窦）与泌酸腺区（胃体）交界处的幽门腺区一侧。幽门腺区黏膜可随年龄增长而扩大（假幽门腺化生和/或肠化生），使其与泌酸腺区之交界线上移，故老年患者 GU 的部位多较高。溃疡一般为单个，也可多个，呈圆形或椭圆形。DU 直径多<10 mm，GU 要比 DU 稍大。亦可见到直径>2 cm 的巨大溃疡。溃疡边缘光整、底部洁净，由肉芽组织构成，上面覆盖有灰白色或灰黄色纤维渗出物。活动性溃疡周围黏膜常有炎症水肿。溃疡浅者累及黏膜肌层,深者达肌层甚至浆膜层,溃破血管时引起出血,穿破浆膜层时引起穿孔。溃疡愈合时周围黏膜炎症、水肿消退,边缘上皮细胞增生覆盖溃疡面,其下的肉芽组织纤维转化,变为瘢痕,瘢痕收缩使周围黏膜皱襞向其集中。

四、临床表现

上腹痛是消化性溃疡的主要症状,但部分患者可无症状或症状较轻以致不为患者所注意,而以出血、穿孔等并发症为首发症状。典型的消化性溃疡有如下临床特点:①慢性过程,病史可达数年至数十年;②周期性发作,发作与自发缓解相交替,发作期可为数周或数月,缓解期亦长短不一,短者数周、长者数年;发作常有季节性,多在秋冬或冬春之交发病,可因精神情绪不良或过劳而诱发;③发作时上腹痛呈节律性,表现为空腹痛即餐后 2～4 小时和/或午夜痛,腹痛多为进食或服用抗酸药所缓解,典型节律性表现在 DU 多见。

(一)症状

上腹痛为主要症状,性质多为灼痛,亦可为钝痛、胀痛、剧痛或饥饿样不适感。多位于中上腹,可偏右或偏左。一般为轻至中度持续性痛。疼痛常有典型的节律性如上述。腹痛多在进食或服用抗酸药后缓解。

部分患者无上述典型表现的疼痛,而仅表现为无规律性的上腹隐痛或不适。具或不具典型疼痛者均可伴有反酸、嗳气、上腹胀等症状。

(二)体征

溃疡活动时上腹部可有局限性轻压痛,缓解期无明显体征。

五、特殊类型的消化性溃疡

(一)复合溃疡

复合溃疡指胃和十二指肠同时发生的溃疡。DU 往往先于 GU 出现。幽门梗阻发生率较高。

(二)幽门管溃疡

幽门管位于胃远端,与十二指肠交界,长约 2 cm。幽门管溃疡与 DU 相似,胃酸分泌一般较高。幽门管溃疡上腹痛的节律性不明显,对药物治疗反应较差,呕吐较多见,较易发生幽门梗阻、出血和穿孔等并发症。

(三)球后溃疡

DU 大多发生在十二指肠球部,发生在球部远段十二指肠的溃疡称球后溃疡。多发生在十二指肠乳头的近端。具 DU 的临床特点,但午夜痛及背部放射痛多见,对药物治疗反应较差,较易并发出血。

(四)巨大溃疡

巨大溃疡指直径＞2 cm 的溃疡。对药物治疗反应较差、愈合时间较慢,易发生慢性穿透或穿孔。胃的巨大溃疡注意与恶性溃疡鉴别。

(五)老年人消化性溃疡

近年,老年人发生消化性溃疡的报道增多。临床表现多不典型,GU 多位于胃体上部甚至胃底部,溃疡常较大,易误诊为胃癌。

(六)无症状性溃疡

约15%消化性溃疡患者可无症状,而以出血、穿孔等并发症为首发症状。可见于任何年龄,以老年人较多见;NSAIDs引起的溃疡近半数无症状。

六、实验室和其他检查

(一)胃镜检查

胃镜检查是确诊消化性溃疡首选的检查方法。胃镜检查不仅可对胃十二指肠黏膜直接观察、摄像,还可在直视下取活组织作病理学检查及幽门螺杆菌检测,因此胃镜检查对消化性溃疡的诊断及胃良、恶性溃疡鉴别诊断的准确性高于X线钡餐检查。例如,在溃疡较小或较浅时钡餐检查有可能漏诊;钡餐检查发现十二指肠球部畸形可有多种解释;活动性上消化道出血是钡餐检查的禁忌证;胃的良、恶性溃疡鉴别必须由活组织检查来确定。

内镜下消化性溃疡多呈圆形或椭圆形,也有呈线形,边缘光整,底部覆有灰黄色或灰白色渗出物,周围黏膜可有充血、水肿,可见皱襞向溃疡集中。内镜下溃疡可分为活动期(A)、愈合期(H)和瘢痕期(S)3个病期,其中每个病期又可分为1和2两个阶段。

(二)X线钡餐检查

X线钡餐检查适用于对胃镜检查有禁忌或不愿接受胃镜检查者。溃疡的X线征象有直接和间接两种:龛影是直接征象,对溃疡有确诊价值;局部压痛、十二指肠球部激惹和球部畸形、胃大弯侧痉挛性切迹均为间接征象,仅提示可能有溃疡。

(三)幽门螺杆菌检测

幽门螺杆菌检测应列为消化性溃疡诊断的常规检查项目,因为有无幽门螺杆菌感染决定治疗方案的选择。检测方法分为侵入性和非侵入性两大类。前者需通过胃镜检查取胃黏膜活组织进行检测,主要包括快呋塞米素酶试验、组织学检查和幽门螺杆菌培养;后者主要有^{13}C或^{14}C尿素呼气试验、粪便幽门螺杆菌抗原检测及血清学检查(定性检测血清抗幽门螺杆菌IgG抗体)。

快呋塞米素酶试验是侵入性检查的首选方法,操作简便、费用低。组织学检查可直接观察幽门螺杆菌,与快呋塞米素酶试验结合,可提高诊断准确率。幽门螺杆菌培养技术要求高,主要用于科研。^{13}C或^{14}C尿素呼气试验检测幽门螺杆菌敏感性及特异性高而无须胃镜检查,可作为根除治疗后复查的首选方法。

应注意,近期应用抗生素、质子泵抑制剂、铋剂等药物,因有暂时抑制幽门螺杆菌作用,会使上述检查(血清学检查除外)呈假阴性。

(四)胃液分析和血清胃泌素测定

胃液分析和血清胃泌素测定一般仅在疑有胃泌素瘤时做鉴别诊断之用。

七、诊断和鉴别诊断

慢性病程、周期性发作的节律性上腹疼痛,且上腹痛可为进食或抗酸药所缓解的临床表现是诊断消化性溃疡的重要临床线索。但应注意,一方面有典型溃疡样上腹痛症状者不一定是消化性溃疡,另一方面部分消化性溃疡患者症状可不典型甚至无症状。因此,单纯依靠病史难以做出可靠诊断。确诊有赖胃镜检查。X线钡餐检查发现龛影亦有确诊价值。

鉴别诊断本病主要临床表现为慢性上腹痛,当仅有病史和体检资料时,需与其他有上腹痛症状的疾病如肝、胆、胰、肠疾病和胃的其他疾病相鉴别。功能性消化不良临床常见且临床表现与消化性溃疡相似，应注意鉴别。如做胃镜检查，可确定有无胃十二指肠溃疡存在。

胃镜检查如见胃十二指肠溃疡，应注意与引起胃十二指肠溃疡的少见特殊病因或以溃疡为主要表现的胃十二指肠肿瘤鉴别。其中，与胃癌、胃泌素瘤的鉴别要点如下。

（一）胃癌

内镜或 X 线检查见到胃的溃疡，必须进行良性溃疡（胃溃疡）与恶性溃疡（胃癌）的鉴别。Ⅲ型（溃疡型）早期胃癌单凭内镜所见与良性溃疡鉴别有困难，放大内镜和染色内镜对鉴别有帮助，但最终必须依靠直视下取活组织检查鉴别。恶性溃疡的内镜特点：①溃疡形状不规则，一般较大；②底凹凸不平、苔污秽；③边缘呈结节状隆起；④周围皱襞中断；⑤胃壁僵硬、蠕动减弱（X线钡餐检查亦可见上述相应的 X 线征）。活组织检查可以确诊，但必须强调，对于怀疑胃癌而一次活检阴性者，必须在短期内复查胃镜进行再次活检；即使内镜下诊断为良性溃疡且活检阴性，仍有漏诊胃癌的可能，因此对初诊为胃溃疡者，必须在完成正规治疗的疗程后进行胃镜复查，胃镜复查溃疡缩小或愈合不是鉴别良、恶性溃疡的最终依据，必须重复活检加以证实。

（二）胃泌素瘤

胃泌素瘤亦称 Zollinger-Ellison 综合征，是胰腺非 β 细胞瘤分泌大量胃泌素所致。肿瘤往往很小（直径<1 cm），生长缓慢，半数为恶性。大量胃泌素可刺激壁细胞增生，分泌大量胃酸，使上消化道经常处于高酸环境，导致胃十二指肠球部和不典型部位（十二指肠降段、横段、甚或空肠近端）发生多发性溃疡。胃泌素瘤与普通消化性溃疡的鉴别要点是该病溃疡发生于不典型部位，具难治性特点，有过高胃酸分泌（BAO 和 MAO 均明显升高，且 BAO/MAO>60%）及高空腹血清胃泌素（>200 pg/mL，常>500 pg/mL）。

八、并发症

（一）出血

溃疡侵蚀周围血管可引起出血。出血是消化性溃疡最常见的并发症，也是上消化道大出血最常见的病因（约占所有病因的 50%）。

（二）穿孔

溃疡病灶向深部发展穿透浆膜层则并发穿孔。溃疡穿孔临床上可分为急性、亚急性和慢性3 种类型，以第一种常见。急性穿孔的溃疡常位于十二指肠前壁或胃前壁，发生穿孔后胃肠的内容物漏入腹腔而引起急性腹膜炎。十二指肠或胃后壁的溃疡深至浆膜层时已与邻近的组织或器官发生粘连，穿孔时胃肠内容物不流入腹腔，称为慢性穿孔，又称为穿透性溃疡。这种穿透性溃疡改变了腹痛规律，变得顽固而持续，疼痛常放射至背部。邻近后壁的穿孔或游离穿孔较小，只引起局限性腹膜炎时称亚急性穿孔，症状较急性穿孔轻而体征较局限，且易漏诊。

（三）幽门梗阻

幽门梗阻主要是由 DU 或幽门管溃疡引起。溃疡急性发作时可因炎症水肿和幽门部痉挛而引起暂时性梗阻，可随炎症的好转而缓解；慢性梗阻主要由于瘢痕收缩而呈持久性。幽门梗阻临床表现为餐后上腹饱胀、上腹疼痛加重，伴有恶心、呕吐，大量呕吐后症状可以改善，呕吐物含发酵酸性宿食。严重呕吐可致失水和低氯低钾性碱中毒。可发生营养不良和体重减轻。体检可见胃型和胃蠕动波，清晨空腹时检查胃内有振水声。进一步做胃镜或 X 线钡剂检查可确诊。

（四）癌变

少数 GU 可发生癌变，DU 则否。GU 癌变发生于溃疡边缘，据报道癌变率在 1% 左右。长期慢性GU病史、年龄在45岁以上、溃疡顽固不愈者应提高警惕。对可疑癌变者,在胃镜下取多点活检做病理检查;在积极治疗后复查胃镜,直到溃疡完全愈合;必要时定期随访复查。

九、治疗

治疗的目的是消除病因、缓解症状、愈合溃疡、防止复发和防治并发症。针对病因的治疗如根除幽门螺杆菌,有可能彻底治愈溃疡病,是近年消化性溃疡治疗的一大进展。

(一)一般治疗

生活要有规律,避免过度劳累和精神紧张。注意饮食规律,戒烟、酒。服用NSAIDs者尽可能停用,即使未用亦要告诫患者今后慎用。

(二)治疗消化性溃疡的药物及其应用

治疗消化性溃疡的药物可分为抑制胃酸分泌的药物和保护胃黏膜的药物两大类,主要起缓解症状和促进溃疡愈合的作用,常与根除幽门螺杆菌治疗配合使用。现就这些药物的作用机制及临床应用分别简述如下。

1.抑制胃酸药物

溃疡的愈合与抑酸治疗的强度和时间成正比。抗酸药具中和胃酸作用,可迅速缓解疼痛症状,但一般剂量难以促进溃疡愈合,故目前多作为加强止痛的辅助治疗。H_2 受体阻滞剂(H_2RA)可抑制基础及刺激的胃酸分泌,以前一作用为主,而后一作用不如PPI充分。使用推荐剂量各种 H_2RA 溃疡愈合率相近,不良反应发生率均低。西咪替丁可通过血-脑屏障,偶有精神异常不良反应;与雄激素受体结合而影响性功能;经肝细胞色素 P450 代谢而延长华法林、苯妥英钠、茶碱等药物的肝内代谢。雷尼替丁、法莫替丁和尼扎替丁上述不良反应较少。已证明 H_2RA 全天剂量于睡前顿服的疗效与1天2次分服相仿。由于该类药物价格较PPI便宜,临床上特别适用于根除幽门螺杆菌疗程完成后的后续治疗,及某些情况下预防溃疡复发的长程维持治疗。质子泵抑制剂(PPI)作用于壁细胞胃酸分泌终末步骤中的关键酶H^+/K^+-ATP酶,使其不可逆失活,因此抑酸作用比 H_2RA 更强且作用持久。与 H_2RA 相比,PPI促进溃疡愈合的速度较快、溃疡愈合率较高,因此特别适用于难治性溃疡或 NSAIDs 溃疡患者不能停用 NSAIDs 时的治疗。对根除幽门螺杆菌治疗,PPI与抗生素的协同作用较 H_2RA 好,因此是根除幽门螺杆菌治疗方案中最常用的基础药物。使用推荐剂量的各种PPI,对消化性溃疡的疗效相仿,不良反应均少。

2.保护胃黏膜药物

硫糖铝和胶体铋目前已少用作治疗消化性溃疡的一线药物。枸橼酸铋钾(胶体次枸橼酸铋)因兼有较强抑制幽门螺杆菌作用,可作为根除幽门螺杆菌联合治疗方案的组分,但要注意此药不能长期服用,因会过量蓄积而引起神经毒性。米索前列醇具有抑制胃酸分泌、增加胃十二指肠黏膜的黏液及碳酸氢盐分泌和增加黏膜血流等作用,主要用于NSAIDs溃疡的预防,腹泻是常见不良反应,因会引起子宫收缩,故孕妇忌服。

(三)根除幽门螺杆菌治疗

对幽门螺杆菌感染引起的消化性溃疡,根除幽门螺杆菌不但可促进溃疡愈合,而且可预防溃疡复发,从而彻底治愈溃疡。因此,凡有幽门螺杆菌感染的消化性溃疡,无论初发或复发、活动或静止、有无并发症,均应予以根除幽门螺杆菌治疗。

1.根除幽门螺杆菌的治疗方案

已证明在体内具有杀灭幽门螺杆菌作用的抗生素有克拉霉素、阿莫西林、甲硝唑(或替硝唑)、四环素、呋喃唑酮、某些喹诺酮类如左氧氟沙星等。PPI 及胶体铋体内能抑制幽门螺杆菌,与上述抗生素有协同杀菌作用。目前尚无单一药物可有效根除幽门螺杆菌,因此必须联合用药。应选择幽门螺杆菌根除率高的治疗方案力求一次根除成功。研究证明以 PPI 或胶体铋为基础加上两种抗生素的三联治疗方案有较高根除率。这些方案中,以 PPI 为基础的方案所含 PPI 能通过抑制胃酸分泌提高口服抗生素的抗菌活性从而提高根除率,再者 PPI 本身具有快速缓解症状和促进溃疡愈合作用,因此是临床中最常用的方案。而其中,又以 PPI 加克拉霉素再加阿莫西林或甲硝唑的方案根除率最高。幽门螺杆菌根除失败的主要原因是患者的服药依从性问题和幽门螺杆菌对治疗方案中抗生素的耐药性。因此,在选择治疗方案时要了解所在地区的耐药情况,近年世界不少国家和我国一些地区幽门螺杆菌对甲硝唑和克拉霉素的耐药率在增加,应引起注意。呋喃唑酮(200 mg/d,分 2 次)耐药性少见、价廉,国内报道用呋喃唑酮代替克拉霉素或甲硝唑的三联疗法亦可取得较高的根除率,但要注意呋喃唑酮引起的周围神经炎和溶血性贫血等不良反应。治疗失败后地再治疗比较困难,可换用另外两种抗生素(阿莫西林原发和继发耐药均极少见,可以不换)如 PPI 加左氧氟沙星(500 mg/d,每天1 次)和阿莫西林,或采用 PPI 和胶体铋合用再加四环素(1 500 mg/d,每天 2 次)和甲硝唑的四联疗法。

2.根除幽门螺杆菌治疗结束后的抗溃疡治疗

在根除幽门螺杆菌疗程结束后,继续给予一个常规疗程的抗溃疡治疗(如 DU 患者予 PPI 常规剂量,每天 1 次,总疗程 2~4 周,或 H_2RA 常规剂量、疗程 4~6 周;GU 患者 PPI 常规剂量、每天1 次、总疗程4~6 周,或 H_2RA 常规剂量、疗程 6~8 周)是最理想的。这在有并发症或溃疡面积大的患者尤为必要,但对无并发症且根除治疗结束时症状已得到完全缓解者,也可考虑停药以节省药物费用。

3.根除幽门螺杆菌治疗后复查

治疗后应常规复查幽门螺杆菌是否已被根除,复查应在根除幽门螺杆菌治疗结束至少 4 周后进行,且在检查前停用 PPI 或铋剂 2 周,否则会出现假阴性。可采用非侵入性的 ^{13}C 或 ^{14}C 尿素呼气试验,也可通过胃镜在检查溃疡是否愈合的同时取活检做尿素酶及(或)组织学检查。对未排除胃恶性溃疡或有并发症的消化性溃疡应常规进行胃镜复查。

(四)NSAIDs 溃疡的治疗、复发预防及初始预防

对服用 NSAIDs 后出现的溃疡,如情况允许应立即停用 NSAIDs,如病情不允许可换用对黏膜损伤少的 NSAIDs 如特异性 COX-2 抑制剂(如塞来昔布)。对停用 NSAIDs 者,可予常规剂量常规疗程的 H_2RA 或 PPI 治疗;对不能停用 NSAIDs 者,应选用 PPI 治疗(H_2RA 疗效差)。因幽门螺杆菌和 NSAIDs 是引起溃疡的两个独立因素,因此应同时检测幽门螺杆菌,如有幽门螺杆菌感染应同时根除幽门螺杆菌。溃疡愈合后,如不能停用 NSAIDs,无论幽门螺杆菌阳性还是阴性都必须继续 PPI 或米索前列醇长程维持治疗以预防溃疡复发。对初始使用 NSAIDs 的患者是否应常规给药预防溃疡的发生仍有争论。已明确的是,对于发生 NSAIDs 溃疡并发症的高危患者,如既往有溃疡病史、高龄、同时应用抗凝血药(包括低剂量的阿司匹林)或糖皮质激素者,应常规予抗溃疡药物预防,目前认为 PPI 或米索前列醇预防效果较好。

(五)溃疡复发的预防

有效根除幽门螺杆菌及彻底停服 NSAIDs,可消除消化性溃疡的两大常见病因,因而能大大

减少溃疡复发。对溃疡复发同时伴有幽门螺杆菌感染复发(再感染或复燃)者,可予根除幽门螺杆菌再治疗。下列情况则需用长程维持治疗来预防溃疡复发:①不能停用 NSAIDs 的溃疡患者,无论幽门螺杆菌阳性还是阴性(如前述);②幽门螺杆菌相关溃疡,幽门螺杆菌感染未能被根除;③幽门螺杆菌阴性的溃疡(非幽门螺杆菌、非 NSAIDs 溃疡);④幽门螺杆菌相关溃疡,幽门螺杆菌虽已被根除,但曾有严重并发症的高龄或有严重伴随病患者。长程维持治疗一般以 H_2RA 或 PPI 常规剂量的半量维持,而 NSAIDs 溃疡复发的预防多用 PPI 或米索前列醇,已如前述。

(六)外科手术指征

由于内科治疗的进展,目前外科手术主要限于少数有并发症者,包括:①大量出血经内科治疗无效;②急性穿孔;③瘢痕性幽门梗阻;④胃溃疡癌变;⑤严格内科治疗无效的顽固性溃疡。

十、预后

由于内科有效治疗的发展,预后远较过去为佳,病死率显著下降。死亡主要见于高龄患者,死亡的主要原因是并发症,特别是大出血和急性穿孔。

(葛晓棣)

第四节　急　性　胃　炎

急性胃炎是由多种不同的病因引起的急性胃黏膜炎症,包括急性单纯性胃炎、急性糜烂出血性胃炎和吞服腐蚀物引起的急性腐蚀性胃炎与胃壁细菌感染所致的急性化脓性胃炎。其中,临床意义最大和发病率最高的是以胃黏膜糜烂、出血为主要表现的急性糜烂出血性胃炎。

一、流行病学

迄今为止,目前国内外尚缺乏有关急性胃炎的流行病学调查。

二、病因

急性胃炎的病因众多,大致有外源性和内源性两大类,包括急性应激、化学性损伤(如药物、酒精、胆汁、胰液)和急性细菌感染等。

(一)外源性因素

1.药物

各种非甾体抗炎药(NSAIDs),包括阿司匹林、吲哚美辛、吡罗昔康和多种含有该类成分复方药物。另外,糖皮质激素和某些抗生素及氯化钾等均可导致胃黏膜损伤。

2.酒精

主要是大量酗酒可致急性胃黏膜胃糜烂甚至出血。

3.生物性因素

沙门菌、嗜盐菌和葡萄球菌等细菌或其毒素可使胃黏膜充血水肿和糜烂。幽门螺杆菌感染可引起急、慢性胃炎,发病机制类似,将在慢性胃炎节中叙述。

4.其他

某些机械性损伤(包括胃内异物或胃柿石等)可损伤胃黏膜。放射疗法可致胃黏膜受损。偶可见因吞服腐蚀性化学物质(强酸或强碱或甲酚及氯化汞、砷、磷等)引起的腐蚀性胃炎。

(二)内源性因素

1.应激因素

多种严重疾病如严重创伤、烧伤或大手术及颅脑病变和重要脏器功能衰竭等可导致胃黏膜缺血、缺氧而损伤。通常称为应激性胃炎,如果系脑血管病变、头颅部外伤和脑手术后引起的胃十二指肠急性溃疡称为 Cushing 溃疡,而大面积烧灼伤所致溃疡称为 Curling 溃疡。

2.局部血供缺乏

局部血供缺乏主要是腹腔动脉栓塞治疗后或少数因动脉硬化致胃动脉的血栓形成或栓塞引起供血不足。另外,还可见于肝硬化门静脉高压并发上消化道出血者。

3.急性蜂窝织炎或化脓性胃炎

此两者甚少见。

三、病理生理学和病理组织学

(一)病理生理学

胃黏膜防御机制包括黏膜屏障、黏液屏障、黏膜上皮修复、黏膜和黏膜下层丰富的血流、前列腺素和肽类物质(表皮生长因子等)和自由基清除系统。上述结果破坏或保护因素减少,使胃腔中的 H^+ 逆弥散至胃壁,肥大细胞释放组胺,则血管充血甚或出血、黏膜水肿及间质液渗出,同时可刺激壁细胞分泌盐酸、主细胞分泌胃蛋白酶原。若致病因子损及腺颈部细胞,则胃黏膜修复延迟、更新受阻而出现糜烂。

严重创伤、大手术、大面积烧伤、脑血管意外和严重脏器功能衰竭及休克或者败血症等所致的急性应激的发生机制:急性应激→皮质-垂体前叶-肾上腺皮质轴活动亢进、交感-副交感神经系统失衡→机体的代偿功能不足→不能维持胃黏膜微循环的正常运行→黏膜缺血、缺氧→黏液和碳酸氢盐分泌减少及内源性前列腺素合成不足→黏膜屏障破坏和氢离子反弥散→降低黏膜内pH→进一步损伤血管与黏膜→糜烂和出血。

NSAIDs 所引起者则为抑制环加氧酶(COX)致使前列腺素产生减少,黏膜缺血缺氧。氯化钾和某些抗生素或抗肿瘤药等则可直接刺激胃黏膜引起浅表损伤。

乙醇可致上皮细胞损伤和破坏,黏膜水肿、糜烂和出血。另外,幽门关闭不全、胃切除(主要是 Billroth Ⅱ 式)术后可引起十二指肠-胃反流,则此时由胆汁和胰液等组成的碱性肠液中的胆盐、溶血磷脂酰胆碱、磷脂酶 A 和其他胰酶可破坏胃黏膜屏障,引起急性炎症。

门静脉高压可致胃黏膜毛细血管和小静脉扩张及黏膜水肿,组织学表现为只有轻度或无炎症细胞浸润,可有显性或非显性出血。

(二)病理学改变

急性胃炎主要病理和组织学表现以胃黏膜充血、水肿,表面有片状渗出物或黏液覆盖为主。黏膜皱襞上可见局限性或弥漫性陈旧性或新鲜出血与糜烂,糜烂加深可累及胃腺体。

显微镜下则可见黏膜固有层多少不等的中性粒细胞、淋巴细胞、浆细胞和少量嗜酸性粒细胞浸润,可有水肿。表面的单层柱状上皮细胞和固有腺体细胞出现变性与坏死。重者黏膜下层亦有水肿和充血。

对于腐蚀性胃炎若接触了高浓度的腐蚀物质且长时间,则胃黏膜出现凝固性坏死、糜烂和溃疡,重者穿孔或出血甚至腹膜炎。

另外少见的化脓性胃炎可表现为整个胃壁(主要是黏膜下层)炎性增厚,大量中性粒细胞浸润,黏膜坏死。可有胃壁脓性蜂窝织炎或胃壁脓肿。

四、临床表现

(一)症状

部分患者可有上腹痛、腹胀、恶心、呕吐和嗳气及食欲缺乏等。如伴胃黏膜糜烂出血,则有呕血和/或黑便,大量出血可引起出血性休克。有时上腹胀气明显。细菌感染导致者可出现腹泻等。并有疼痛、吞咽困难和呼吸困难(由于喉头水肿)。腐蚀性胃炎可吐出血性黏液,严重者可发生食管或胃穿孔,引起胸膜炎或弥漫性腹膜炎。化脓性胃炎起病常较急,有上腹剧痛、恶心和呕吐、寒战和高热,血压可下降,出现中毒性休克。

(二)体征

上腹部压痛是常见体征,尤其多见于严重疾病引起的急性胃炎出血者。腐蚀性胃炎因口腔黏膜、食管黏膜和胃黏膜都有损害,口腔、咽喉黏膜充血、水肿和糜烂。化脓性胃炎有时体征酷似急腹症。

五、辅助检查

急性糜烂出血性胃炎的确诊有赖于急诊胃镜检查,一般应在出血后 24～48 小时内进行,可见到以多发性糜烂、浅表溃疡和出血灶为特征的急性胃黏膜病损。黏液糊或者可有新鲜或陈旧血液。一般急性应激所致的胃黏膜病损以胃体、胃底部为主,而 NSAIDs 或酒精所致的则以胃窦部为主。注意 X 线钡剂检查并无诊断价值。出血者做呕吐物或大便隐血试验,红细胞计数和血红蛋白测定。感染因素引起者,做白细胞计数和分类检查、大便常规检查和培养。

六、诊断和鉴别诊断

主要由病史和症状做出拟诊,经胃镜检查可得以确诊。但吞服腐蚀物质者禁忌胃镜检查。有长期服用 NSAIDs、酗酒及临床重危患者,均应想到急性胃炎的可能。对于鉴别诊断,腹痛为主者,应通过反复询问病史与急性胰腺炎、胆囊炎和急性阑尾炎等急腹症甚至急性心肌梗死相鉴别。

七、治疗

(一)基础治疗

基础治疗包括给予镇静、禁食、补液、解痉、止吐等对症支持治疗。此后给予流质或半流质饮食。

(二)针对病因治疗

针对病因治疗包括根除幽门累杆菌、去除 NSAIDs 或乙醇等诱因。

(三)对症处理

表现为反酸、上腹隐痛、烧灼感和嘈杂者,给予 H_2 受体拮抗药或质子泵抑制剂。以恶心、呕吐或上腹胀闷为主者可选用甲氧氯普胺、多潘立酮或莫沙必利等促动力药。以痉挛性疼痛为主者,可给予莨菪碱等药物进行对症处理。

有胃黏膜糜烂、出血者,可用抑制胃酸分泌的 H_2 受体阻滞剂或质子泵抑制剂外,还可同时应用胃黏膜保护药如硫糖铝或铝碳酸镁等。

对于较大量的出血则应采取综合措施进行抢救。当并发大量出血时,可以冰水洗胃或在冰水中加去甲肾上腺素(每 200 mL 冰水中加 8 mL),或同管内滴注碳酸氢钠,浓度为 1 000 mmol/L,24 小时滴 1 L,使胃内 pH 保持在 5 以上。凝血酶是有效的局部止血药,并有促进创面愈合作用,大剂量时止血作用显著。常规的止血药,如卡巴克络、抗血栓溶芳酸和酚磺乙胺等可静脉应用,但效果一般。内镜下止血往往可收到较好效果。

其他具体的药物请参照"慢性胃炎"和"消化性溃疡"的部分章节。

八、并发症的诊断、预防和治疗

急性胃炎的并发症包括穿孔、腹膜炎、水、电解质紊乱和酸碱失衡等。为预防细菌感染者选用抗生素治疗,因过度呕吐致脱水者及时补充水和电解质,并适时检测血气分析,必要时纠正酸碱平衡紊乱。对于穿孔或腹膜炎者,则必要时行外科治疗。

九、预后

病因去除后,急性胃炎多在短期内恢复正常。相反病因长期持续存在,则可转为慢性胃炎。由于绝大多数慢性胃炎的发生与 Hp 感染有关,而 Hp 自发清除少见,故慢性胃炎可持续存在,但多数患者无症状。流行病学研究显示,部分 Hp 相关性胃窦炎(<20%)可发生十二指肠溃疡。

(葛晓棣)

第五节　慢　性　胃　炎

慢性胃炎是由各种病因引起的胃黏膜慢性炎症。根据新悉尼胃炎系统和我国 2006 年颁布的《中国慢性胃炎共识意见》标准,由内镜及病理组织学变化,将慢性胃炎分为非萎缩性(浅表性)胃炎及萎缩性胃炎两大基本类型和一些特殊类型胃炎。

一、流行病学

幽门螺杆菌感染为慢性非萎缩性胃炎的主要病因。大致上说来,慢性非萎缩性胃炎发病率与幽门螺杆菌感染情况相平行,慢性非萎缩性胃炎流行情况因不同国家、不同地区幽门螺杆菌感染情况而异。一般幽门螺杆菌感染率发展中国家高于发达国家,感染率随年龄增加而升高。我国属幽门螺杆菌高感染率国家,估计人群中幽门螺杆菌感染率为 40%～70%。慢性萎缩性胃炎是原因不明的慢性胃炎,在我国是一种常见病、多发病,在慢性胃炎中占 10%～20%。

二、病因

(一)慢性非萎缩性胃炎的常见病因

1.幽门螺杆菌感染

幽门螺杆菌感染是慢性非萎缩性胃炎最主要的病因,两者的关系符合 Koch 提出的确定病原体为感染性疾病病因的 4 项基本要求,即该病原体存在于该病的患者中,病原体的分布与体内病变分布一致,清除病原体后疾病可好转,在动物模型中该病原体可诱发与人相似的疾病。

研究表明,80%～95%的慢性活动性胃炎患者胃黏膜中有幽门螺杆菌感染,5%～20%的幽门螺杆菌阴性率反映了慢性胃炎病因的多样性;幽门螺杆菌相关胃炎者,幽门螺杆菌胃内分布与炎症分布一致;根除幽门螺杆菌可使胃黏膜炎症消退,一般中性粒细胞消退较快,但淋巴细胞、浆细胞消退需要较长时间;志愿者和动物模型中已证实幽门螺杆菌感染可引起胃炎。

幽门螺杆菌感染引起的慢性非萎缩性胃炎中,胃窦为主全胃炎患者胃酸分泌可增加,十二指肠溃疡发生的危险度较高;而胃体为主全胃炎患者胃溃疡和胃癌发生的危险性增加。

2.胆汁和其他碱性肠液反流

幽门括约肌功能不全时含胆汁和胰液的十二指肠液反流入胃,可削弱胃黏膜屏障功能,使胃黏膜遭到消化液的刺激作用,产生炎症、糜烂、出血和上皮化生等病变。

3.其他外源性因素

酗酒、服用 NSAIDs 等药物、某些刺激性食物等均可反复损伤胃黏膜。这类因素均可各自或与幽门螺杆菌感染协同作用而引起或加重胃黏膜慢性炎症。

(二)慢性萎缩性胃炎的主要病因

1973 年,Strickland 将慢性萎缩性胃炎分为 A、B 两型,A 型是胃体弥漫性萎缩,导致胃酸分泌下降,影响维生素 B_{12} 及内因子的吸收,因此常合并恶性贫血,与自身免疫有关;B 型在胃窦部,少数人可发展成胃癌,与幽门螺杆菌、化学损伤(胆汁反流、非皮质激素消炎药、吸烟、酗酒等)有关,在我国,80%以上的属于第二类。

胃内攻击因子与防御修复因子失衡是慢性萎缩性胃炎发生的根本原因。具体病因与慢性非萎缩性胃炎相似。包括幽门螺杆菌感染;长期饮浓茶、烈酒、咖啡,食用过热、过冷、过于粗糙的食物,可导致胃黏膜的反复损伤;长期大量服用非甾体抗炎药如阿司匹林、吲哚美辛等可抑制胃黏膜前列腺素的合成,破坏黏膜屏障;烟草中的尼古丁不仅影响胃黏膜的血液循环,还可导致幽门括约肌功能紊乱,造成胆汁反流;各种原因的胆汁反流均可破坏黏膜屏障造成胃黏膜慢性炎症改变。比较特殊的是壁细胞抗原和抗体结合形成免疫复合体在补体参与下,破坏壁细胞;胃黏膜营养因子(如胃泌素、表皮生长因子等)缺乏;心力衰竭、动脉粥样硬化、肝硬化合并门脉高压、糖尿病、甲状腺病、慢性肾上腺皮质功能减退、尿毒症、干燥综合征、胃血流量不足及精神因素等均可导致胃黏膜萎缩。

三、病理生理学和病理学

(一)病理生理学

1.幽门螺杆菌感染

幽门螺杆菌感染途径为粪-口或口-口途径,其外壁靠黏附素而紧贴胃上皮细胞。

幽门螺杆菌感染的持续存在,致使腺体破坏,最终发展成为萎缩性胃炎。而感染幽门螺杆菌后胃炎的严重程度则除了与细菌本身有关外,还决定与患者机体情况和外界环境。如带有空泡毒素(VacA)和细胞毒相关基因(CagA)者,胃黏膜损伤明显较重。患者的免疫应答反应强弱、其胃酸的分泌情况、血型、民族和年龄差异等也影响胃黏膜炎症程度。此外,患者饮食情况也有一定作用。

2.自身免疫机制

研究早已证明,以胃体萎缩为主的 A 型萎缩性胃炎患者血清中,存在壁细胞抗体(PCA)和内因子抗体(IFA)。前者的抗原是壁细胞分泌小管微绒毛膜上的质子泵 H^+/K^+-ATP 酶,它破坏壁细胞而使胃酸分泌减少。而 IFA 则对抗内因子(壁细胞分泌的一种糖蛋白),使食物中的维生素 B_{12} 无法与后者结合被末端回肠吸收,最后引起维生素 B_{12} 吸收不良,甚至导致恶性贫血。IFA 具有特异性,几乎仅见于胃萎缩伴恶性贫血者。

造成胃酸和内因子分泌减少或丧失,恶性贫血是 A 型萎缩性胃炎的终末阶段,是自身免疫性胃炎最严重的标志。当泌酸腺完全萎缩时称为胃萎缩。

另外,近年发现幽门螺杆菌感染者中也存在着自身免疫反应,其血清抗体能与宿主胃黏膜上皮及黏液起交叉反应,如菌体 LewisX 和 LewisY 抗原。

3.外源性损伤因素破坏胃黏膜屏障

碱性十二指肠液反流等,可减弱胃黏膜屏障功能。致使胃腔内 H^+ 通过损害的屏障,反弥散入胃黏膜内,使炎症不易消散。长期慢性炎症,又加重屏障功能的减退,如此恶性循环使慢性胃炎久治不愈。

4.生理因素和胃黏膜营养因子缺乏

萎缩性变化和肠化生等皆与衰老相关,而炎症细胞浸润程度与年龄关系不大。这主要是老龄者的退行性变-胃黏膜小血管扭曲,小动脉壁玻璃样变性,管腔狭窄导致黏膜营养不良、分泌功能下降引起的。

新近研究证明,某些胃黏膜营养因子(胃泌素、表皮生长因子等)缺乏或胃黏膜感觉神经终器对这些因子不敏感可引起胃黏膜萎缩。如手术后残胃炎原因之一是 G 细胞数量减少,而引起胃泌素营养作用减弱。

5.遗传因素

萎缩性胃炎、维生素 B_{12} 吸收不良的患病率和 PCA、IFA 的阳性率很高,提示可能有遗传因素的影响。

(二)病理学

慢性胃炎病理变化是由胃黏膜损伤和修复过程所引起。病理组织学的描述包括活动性慢性炎症、萎缩和化生及异型增生等。此外,在慢性炎症过程中,胃黏膜也有反应性增生变化,如胃小凹上皮过形成、黏膜肌增厚、淋巴滤泡形成、纤维组织和腺管增生等。

近几年对于慢性胃炎尤其是慢性萎缩性胃炎的病理组织学,有不少新的进展。以下结合2006 年9月中华医学会消化病学分会的"全国第二届慢性胃炎共识会议"中制订的慢性胃炎诊治的共识意见,论述以下关键进展问题。

1.萎缩的定义

1996 年,新悉尼系统把萎缩定义为"腺体的丧失",这是模糊而易产生歧义的定义,反映了当时肠化是否属于萎缩,病理学家有不同认识。其后国际上一个病理学家的自由组织——萎缩联谊会(Atrophy Club 2000)进行了 3 次研讨会,并在 2002 年发表了对萎缩的新分类,12 位学者中有 8 位也曾是悉尼系统的执笔者,故此意见可认为是悉尼系统的补充和发展,有很高的权威性。

萎缩联谊会把萎缩新定义为"萎缩是胃固有腺体的丧失",将萎缩分为 3 种情况:无萎缩、未确定萎缩和萎缩,进而将萎缩分两个类型:非化生性萎缩和化生性萎缩。前者特点是腺体丧失伴有黏膜固有层中的纤维化或纤维肌增生;后者是胃黏膜腺体被化生的腺体所替换。这两类萎缩的程度分级仍用最初悉尼系统标准和新悉尼系统的模拟评分图,分为4级,即无、轻度、中度和重度萎缩。国际的萎缩新定义对我国来说不是新的,我国学者早年就认为"肠化或假幽门腺化生不是胃固有腺体,因此尽管胃腺体数量未减少,但也属萎缩",并在"全国第一届慢性胃炎共识会议"中做了说明。

对于上述第2个问题,答案显然是肯定的。这是因为多灶性萎缩性胃炎的胃黏膜萎缩呈灶状分布,即使活检块数少,只要病理活检发现有萎缩,就可诊断为萎缩性胃炎。在此次全国慢性胃炎共识意见中强调,需注意取材于糜烂或溃疡边缘的组织易存在萎缩,但不能简单地视为萎缩性胃炎。此外,活检组织太浅、组织包埋方向不当等因素均可影响萎缩的判断。

"未确定萎缩"是国际新提出的观点,认为黏膜层炎症很明显时,单核细胞密集浸润造成腺体被取代、移置或隐匿,以致难以判断这些"看来似乎丧失"的腺体是否真正丧失,此时暂先诊断为"未确定萎缩",最后诊断延期到炎症明显消退(大部分在幽门螺杆菌根除治疗3～6个月后),再取活检时做出。对萎缩的诊断采取了比较谨慎的态度。

目前,我国共识意见并未采用此概念。因为:①炎症明显时腺体被破坏、数量减少,在这个时点上,病理按照萎缩的定义可以诊断为萎缩,非病理不能。②一般临床希望活检后有病理结论,病理如不做诊断,会出现临床难做出诊断、对治疗效果无法评价的情况。尤其是在临床研究上,设立此诊断项会使治疗前或后失去相当一部分统计资料。慢性胃炎是个动态过程,炎症可以有两个结局:完全修复和不完全修复(纤维化和肠化),炎症明显期病理无责任预言今后趋向哪个结局。可以预料对萎缩采用的诊断标准不一,治疗有效率也不一,采用"未确定萎缩"的研究课题,因为事先去除了一部分可逆的萎缩,萎缩的可逆性就低。

2.肠化分型的临床意义与价值

用AB-PAS和HID-AB黏液染色能区分肠化亚型,然而,肠化分型的意义并未明了。传统观念认为,肠化亚型中的小肠型和完全型肠化无明显癌前病变意义,而大肠型肠化的胃癌发生危险性增高,从而引起临床的重视。支持肠化分型有意义的学者认为化生是细胞表型的一种非肿瘤性改变,通常在长期不利环境作用下出现。这种表型改变可以是干细胞内出现体细胞突变的结果,或是表现遗传修饰的变化导致后代细胞向不同方向分化的结果。胃内肠化生部位发现很多遗传改变,这些改变甚至可出现在异型增生前。他们认为肠化生中不完全型结肠型者,具有大多数遗传学改变,有发生胃癌的危险性。但近年,越来越多的临床资料显示其预测胃癌价值有限而更强调重视肠化范围,肠化分布范围越广,其发生胃癌的危险性越高。10多年来罕有从大肠型肠化随访发展成癌的报道。另一方面,从病理检测的实际情况看,肠化以混合型多见,大肠型肠化的检出率与活检块数有密切关系,即活检块数越多,大肠型肠化检出率越高。客观地讲,该型肠化生的遗传学改变和胃不典型增生(上皮内瘤)的改变相似。因此,对肠化分型的临床意义和价值的争论仍未有定论。

3.关于异型增生

异型增生(上皮内瘤变)是重要的胃癌癌前病变,分为轻度和重度(或低级别和高级别)两级。异型增生和上皮内瘤变是同义词,后者是WHO国际癌症研究协会推荐使用的术语。

4.萎缩和肠化发生过程是否存在不可逆转点

胃黏膜萎缩的产生主要有两种途径:一是干细胞区室和/或腺体被破坏;二是选择性破坏特定的上皮细胞而保留干细胞。这两种途径在慢性幽门螺杆菌感染中均可发生。

萎缩与肠化的逆转报道已经不在少数,但是否所有病患均有逆转可能,是否在萎缩的发生与发展过程中存在某一不可逆转点。这一转折点是否可能为肠化生,已明确幽门螺杆菌感染可诱发慢性胃炎,经历慢性炎症→萎缩→肠化→异型增生等多个步骤最终发展至胃癌(Correa 模式)。可否通过根除幽门螺杆菌来降低胃癌发生危险性始终是近年来关注的热点。多数研究表明,根除幽门螺杆菌可防止胃黏膜萎缩和肠化的进一步发展,但萎缩、肠化是否能得到逆转尚待更多研究证实。

Mera 和 Correa 等最新报道了一项长达 12 年的大型前瞻性随机对照研究,纳入 795 例具有胃癌前病变的成人患者,随机给予他们抗幽门螺杆菌治疗和/或抗氧化治疗。他们观察到萎缩黏膜在幽门螺杆菌根除后持续保持阴性 12 年后可以完全消退,而肠化黏膜也有逐渐消退的趋向,但可能需要随访更长时间。他们认为通过抗幽门螺杆菌治疗来进行胃癌的化学预防是可行的策略。

但是,部分学者认为在考虑萎缩的可逆性时,需区分缺失腺体的恢复和腺体内特定细胞的再生。在后一种情况下,干细胞区室被保留,去除有害因素可使壁细胞和主细胞再生,并完全恢复腺体功能。当腺体及干细胞被完全破坏后,腺体的恢复只能由周围未被破坏的腺窝单元来完成。

当萎缩伴有肠化生时,逆转机会进一步减小。如果肠化生是对不利因素的适应性反应,而且不利因素可以被确定和去除,此时肠化生有可能逆转。但是,肠化生还有很多其他原因,如胆汁反流、高盐饮食、酒精。这意味着即使在幽门螺杆菌感染个体,感染以外的其他因素亦可以引发或加速化生的发生。如果肠化生是稳定的干细胞内体细胞突变的结果,则改变黏膜的环境也许不能使肠化生逆转。

1992—2002 年的 34 篇文献里,根治幽门螺杆菌后萎缩可逆和无好转的基本各占一半,主要由于萎缩诊断标准、随访时间和间隔长短、活检取材部位和数量不统一所造成。建议今后制订统一随访方案,联合各医疗单位合作研究,使能得到大宗病例的统计资料。根治幽门螺杆菌可以产生某些有益效应,如消除炎症,消除活性氧所致的 DNA 损伤,缩短细胞更新周期,提高低胃酸者的泌酸量,并逐步恢复胃液维生素 C 的分泌。在预防胃癌方面,这些已被证实的结果可能比希望萎缩和肠化生逆转重要得多。

实际上,国际著名学者对有否此不可逆转点也有争论。如美国的 Correa 教授并不认同它的存在,而英国 Aberdeen 大学的 Emad Munir El-Omar 教授则强烈认为在异型增生发展至胃癌的过程中有某个节点,越过此则基本处于不可逆转阶段,但至今为止尚未明确此点的确切位置。

四、临床表现

流行病学研究表明,多数慢性非萎缩性胃炎患者无任何症状。少数患者可有上腹痛或不适、上腹胀、早饱、嗳气、恶心等非特异性消化不良症状。某些慢性萎缩性胃炎患者可有上腹部灼痛、胀痛、钝痛或胀闷且以餐后为著,食欲缺乏、恶心、嗳气、便秘或腹泻等症状。内镜检查和胃黏膜组织学检查结果与慢性胃炎患者症状的相关分析表明,患者的症状缺乏特异性,且症状之有无及严重程度与内镜所见及组织学分级并无肯定的相关性。

伴有胃黏膜糜烂者,可有少量或大量上消化道出血,长期少量出血可引起缺铁性贫血。胃体萎缩性胃炎可出现恶性贫血,常有全身衰弱、疲软、神情淡漠、隐性黄疸,消化道症状一般较少。

体征多不明显,有时上腹轻压痛,胃体胃炎严重时可有舌炎和贫血。

慢性萎缩性胃炎的临床表现不仅缺乏特异性,而且与病变程度并不完全一致。

五、辅助检查

(一)胃镜及活组织检查

1.胃镜检查

随着内镜器械的长足发展,内镜观察更加清晰。内镜下慢性非萎缩性胃炎可见红斑(点状、片状、条状),黏膜粗糙不平,出血点(斑),黏膜水肿及渗出等基本表现,尚可见糜烂及胆汁反流。萎缩性胃炎则主要表现为黏膜色泽白,不同程度的皱襞变平或消失。在不过度充气状态下,可透见血管纹,轻度萎缩时见到模糊的血管,重度时看到明显血管分支。内镜下肠化黏膜呈灰白色颗粒状小隆起,重者贴近观察有绒毛状变化。肠化也可以呈平坦或凹陷外观的。如果喷撒亚甲蓝色素,肠化区可能出现被染上蓝色,非肠化黏膜不着色。

胃黏膜血管脆性增加可致黏膜下出血,谓之壁内出血,表现为水肿或充血胃黏膜上见点状、斑状或线状出血,可多发、新鲜和陈旧性出血相混杂。如观察到黑色附着物常提示糜烂等致出血。

值得注意的是,少数幽门螺杆菌感染性胃炎可有胃体部皱襞肥厚,甚至宽度达到 5 mm 以上,且在适当充气后皱襞不能展平,用活检钳将黏膜提起时,可见帐篷征,这是和恶性浸润性病变鉴别点之一。

2.病理组织学检查

萎缩的确诊依赖于病理组织学检查。萎缩的肉眼与病理之符合率仅为 $38\%\sim78\%$,这与萎缩或肠化甚至幽门螺杆菌的分布都是非均匀的,或者说多灶性萎缩性胃炎的胃黏膜萎缩呈灶状分布有关。当然,只要病理活检发现有萎缩,就可诊断为萎缩性胃炎。但如果未能发现萎缩,却不能轻易排除之。如果不取足够多的标本或者内镜医师并未在病变最重部位(这也需要内镜医师的经验)活检,则势必可能遗漏病灶。反之,当在糜烂或溃疡边缘的组织活检时,即使病理发现了萎缩,却不能简单地视为萎缩性胃炎,这是因为活检组织太浅、组织包埋方向不当等因素均可影响萎缩的判断。还有,根除幽门螺杆菌可使胃黏膜活动性炎症消退,慢性炎症程度减轻。一些因素可影响结果的判断,如:①活检部位的差异。②幽门螺杆菌感染时胃黏膜大量炎症细胞浸润,形如萎缩;但根除幽门螺杆菌后胃黏膜炎症细胞消退,黏膜萎缩、肠化可望恢复。然而在胃镜活检取材多少问题上,病理学家的要求与内镜医师出现了矛盾。从病理组织学观点来看,5 块或更多则有利于组织学的准确判断,然而,就内镜医师而言,考虑到患者的医疗费用,主张 2~3 块即可。

(二)幽门螺杆菌检测

活组织病理学检查时可同时检测幽门螺杆菌,并可在内镜检查时多取 1 块组织做快呋塞米素酶检查以增加诊断的可靠性。其他检查幽门螺杆菌的方法包括:①胃黏膜直接涂片或组织切片,然后以 Gram 或 Giemsa 或 Warthin-Starry 染色(经典方法),甚至 HE 染色,免疫组化染色则有助于检测球形幽门螺杆菌。②细菌培养:为金标准;需特殊培养基和微需氧环境,培养时间 3~7 天,阳性率可能不高但特异性高,且可做药物敏感试验。③血清幽门螺杆菌抗体测定:多在流行病学调查时用。④尿素呼吸试验:是一种非侵入性诊断法,口服 ^{13}C 或 ^{14}C 标记的尿素后,检测患者呼气中的 $^{13}CO_2$ 或 $^{14}CO_2$ 量,结果准确。⑤聚合酶联反应法(PCR 法):能特异地检出不同来源标本中的幽门螺杆菌。

根除幽门螺杆菌治疗后,可在胃镜复查时重复上述检查,亦可采用非侵入性检查手段,如 ^{13}C 或 ^{14}C 尿素呼气试验、粪便幽门螺杆菌抗原检测及血清学检查。应注意,近期使用抗生素、质子泵抑制剂、铋剂等药物,因有暂时抑制幽门螺杆菌作用,会使上述检查(血清学检查除外)呈假阴性。

(三)X线钡剂检查

X线钡剂检查主要是很好地显示胃黏膜相的气钡双重造影。对于萎缩性胃炎,常常可见胃皱襞相对平坦和减少。但依靠X线诊断慢性胃炎价值不如胃镜和病理组织学。

(四)实验室检查

1.胃酸分泌功能测定

非萎缩性胃炎胃酸分泌常正常,有时可以增高。萎缩性胃炎病变局限于胃窦时,胃酸可正常或低酸,低酸是由于泌酸细胞数量减少和 H^+ 向胃壁反弥散所致。测定基础胃液分泌量(BAO)及注射组胺或五肽胃泌素后测定最大泌酸量(MAO)和高峰泌酸量(PAO)以判断胃泌酸功能,有助于萎缩性胃炎的诊断及指导临床治疗。A型慢性萎缩性胃炎患者多无酸或低酸,B型慢性萎缩性胃炎患者可正常或低酸,往往在给予酸分泌刺激药后,亦不见胃液和胃酸分泌。

2.胃蛋白酶原(PG)测定

胃体黏膜萎缩时血清 PGⅠ 水平及 PGⅠ/Ⅱ 比例下降,严重者可伴餐后血清 G-17 水平升高;胃窦黏膜萎缩时餐后血清 G-17 水平下降,严重者可伴 PGⅠ 水平及 PGⅠ/Ⅱ 比例下降。然而,这主要是一种统计学上的差异。

日本学者发现无症状胃癌患者,本法85%阳性,PGⅠ或比值降低者,推荐进一步胃镜检查,以检出伴有萎缩性胃炎的胃癌。该试剂盒用于诊断萎缩性胃炎和判断胃癌倾向在欧洲国家应用要多于我国。

3.血清胃泌素测定

如果以放射免疫法检测血清胃泌素,则正常值应低于100 pg/mL。慢性萎缩性胃炎胃体为主者,因壁细胞分泌胃酸缺乏、反馈性地 G 细胞分泌胃泌素增多,致胃泌素中度升高。特别是当伴有恶性贫血时,该值可达1 000 pg/mL或更高。注意此时要与胃泌素瘤相鉴别,后者是高胃酸分泌。慢性萎缩性胃炎以胃窦为主时,空腹血清胃泌素正常或降低。

4.自身抗体

血清 PCA 和 IFA 阳性对诊断慢性胃体萎缩性胃炎有帮助,尽管血清 IFA 阳性率较低,但胃液中 IFA 的阳性,则十分有助于恶性贫血的诊断。

5.血清维生素 B_{12} 浓度和维生素 B_{12} 吸收试验

慢性胃体萎缩性胃炎时,维生素 B_{12} 缺乏,常低于200 ng/L。维生素 B_{12} 吸收试验(Schilling试验)能检测维生素 B_{12} 在末端回肠吸收情况且可与回盲部疾病和严重肾功能障碍相鉴别。同时服用 ^{58}Co 和 ^{57}Co(加有内因子)标记的氰钴素胶囊。此后收集24小时尿液。如两者排出率均>10%则正常,若尿中 ^{58}Co 排出率低于10%,而 ^{57}Co 的排出率正常则常提示恶性贫血;而两者均降低的常常是回盲部疾病或者肾衰竭者。

六、诊断和鉴别诊断

(一)诊断

鉴于多数慢性胃炎患者无任何症状,或即使有症状也缺乏特异性体征,因此根据症状和体征难以做出慢性胃炎的正确诊断。慢性胃炎的确诊主要依赖于内镜检查和胃黏膜活检组织学检查,尤其是后者的诊断价值更大。

按照悉尼胃炎标准要求,完整的诊断应包括病因、部位和形态学三方面。例如,诊断为"胃窦为主慢性活动性幽门螺杆菌胃炎"和"NSAIDs 相关性胃炎"。当胃窦和胃体炎症程度相差 2 级或以上时,加上"为主"修饰词,如"慢性(活动性)胃炎,胃窦显著"。当然这些诊断结论最好是在病理报告后给出,实际的临床工作中,胃镜医师可根据胃镜下表现给予初步诊断。病理诊断则主要依据新悉尼胃炎系统,如图 6-5 所示。

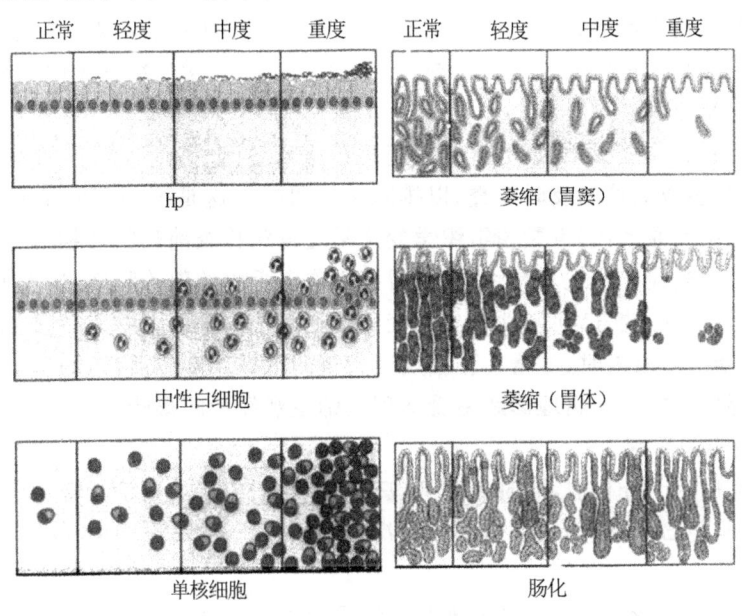

图 6-5　新悉尼胃炎系统

对于自身免疫性胃炎诊断,要予以足够的重视。因为胃体活检者甚少,或者很少开展 PCA 和 IFA 的检测,诊断该病者很少。为此,如果遇到以全身衰弱和贫血为主要表现,而上消化道症状往往不明显者,应做血清胃泌素测定和/或胃液分析,异常者进一步做维生素 B_{12} 吸收试验,血清维生素 B_{12} 浓度测定可获确诊。注意不能仅仅凭活检组织学诊断本病,特别标本数少时,这是因为幽门螺杆菌感染性胃炎后期,胃窦肠化,幽门螺杆菌上移,胃体炎症变得显著,可与自身免疫性胃炎表现相重叠,但后者胃窦黏膜的变化很轻微。另外,淋巴细胞性胃炎也可出现类似情况,而其并无泌酸腺萎缩。

A 型、B 型萎缩性胃炎特点见表 6-2。

表 6-2　A 型和 B 型慢性萎缩性胃炎的鉴别

项　目	A 型慢性萎缩性胃炎	B 型慢性萎缩性胃炎
胃窦	正常	萎缩
胃体	弥漫性萎缩	多然性
血清胃泌素	明显升高	不定,可以降低或不变
胃酸分泌	降低	降低或正常
自身免疫抗体(内因子抗体和壁细胞抗体)阳性率	90%	10%
恶性贫血发生率	90%	10%
可能的病因	自身免疫,遗传因素	幽门螺杆菌、化学损伤

(二)鉴别诊断

1.功能性消化不良

2006年,《中国慢性胃炎共识意见》将消化不良症状与慢性胃炎做了对比:一方面慢性胃炎患者可有消化不良的各种症状;另一方面,一部分有消化不良症状者如果胃镜和病理检查无明显阳性发现,可能仅仅为功能性消化不良。当然,少数功能性消化不良患者可同时伴有慢性胃炎。这样在慢性胃炎与消化不良症状功能性消化不良之间形成较为错综复杂的关系。但一般说来,消化不良症状的有无和严重程度与慢性胃炎的内镜所见或组织学分级并无明显相关性。

2.早期胃癌和胃溃疡

几种疾病的症状有重叠或类似,但胃镜及病理检查可鉴别。重要的是,如遇到黏膜糜烂,尤其是隆起性糜烂,要多取活检和及时复查,以排除早期胃癌。这是因为即使是病理组织学诊断,也有一定局限性。主要原因:①胃黏膜组织学变化易受胃镜检查前夜的食物(如某些刺激性食物加重黏膜充血)性质、被检查者近日是否吸烟、胃镜操作者手法的熟练程度、患者恶心反应等诸种因素影响。②活检是点的调查,而慢性胃炎病变程度在整个黏膜面上并非一致,要多点活检才能做出全面估计,判断治疗效果时,尽量在黏膜病变较重的区域或部位活检,如系治疗前后比较,则应在相同或相近部位活检。③病理诊断易受病理医师主观经验的影响。

3.慢性胆囊炎与胆石症

其与慢性胃炎症状十分相似,同时并存者也较多。对于中年女性诊断慢性胃炎时,要仔细询问病史,必要时行胆囊B超检查,以了解胆囊情况。

4.其他

慢性肝炎和慢性胰腺疾病等,也可出现与慢性胃炎类似症状,在详询病史后,行必要的影像学检查和特异的实验室检查。

七、预后

慢性萎缩性胃炎常合并肠上皮化生。慢性萎缩性胃炎绝大多数预后良好,少数可癌变,其癌变率为1‰~3‰。目前认为慢性萎缩性胃炎若早期发现,及时积极治疗,病变部位萎缩的腺体是可以恢复的,其可转化为非萎缩性胃炎或被治愈,改变了以往人们对慢性萎缩性胃炎不可逆转的认识。根据萎缩性胃炎每年的癌变率为0.5%~1%,那么,胃镜和病理检查的随访间期定位多长才既提高早期胃癌的诊断率,又方便患者和符合医药经济学要求。这也一直是不同地区和不同学者分歧较大的问题。在我国,城市和乡村由不同胃癌发生率和医疗条件差异。如果纯粹从疾病进展和预防角度考虑,一般认为,不伴有肠化和异型增生的萎缩性胃炎可1~2年做内镜和病理随访1次;活检有中重度萎缩伴有肠化的萎缩性胃炎1年左右随访1次。伴有轻度异型增生并剔除取于癌旁者,根据内镜和临床情况缩短至6~12个月随访1次;而重度异型增生者需立即复查胃镜和病理,必要时手术治疗或内镜下局部治疗。

八、治疗

慢性非萎缩性胃炎的治疗目的是缓解消化不良症状和改善胃黏膜炎症。治疗应尽可能针对病因,遵循个体化原则。消化不良症状的处理与功能性消化不良相同。无症状、幽门螺杆菌阴性的非萎缩性胃炎无须特殊治疗。

（一）一般治疗

慢性萎缩性胃炎患者，不论其病因如何，均应戒烟、忌酒，避免使用损害胃黏膜的药物如 NSAIDs 等，及避免对胃黏膜有刺激性的食物和饮品，如过于酸、甜、咸、辛辣和过热、过冷食物，浓茶、咖啡等，饮食宜规律，少吃油炸、烟熏、腌制食物，不食腐烂变质的食物，多吃新鲜蔬菜和水果，所食食品要新鲜并富于营养，保证有足够的蛋白质、维生素（如维生素 C 和叶酸等）及铁质摄入，精神上乐观，生活要规律。

（二）针对病因或发病机制的治疗

1.根除幽门螺杆菌

慢性非萎缩性胃炎的主要症状为消化不良，其症状应归属于功能性消化不良范畴。目前，国内外均推荐对幽门螺杆菌阳性的功能性消化不良行根除治疗。因此，有消化不良症状的幽门螺杆菌阳性慢性非萎缩性胃炎患者均应根除幽门螺杆菌。另外，如果伴有胃黏膜糜烂，也该根除幽门螺杆菌。大量研究结果表明，根除幽门螺杆菌可使胃黏膜组织学得到改善；对预防消化性溃疡和胃癌等有重要意义；对改善或消除消化不良症状具有费用-疗效比优势。

2.保护胃黏膜

关于胃黏膜屏障功能的研究由来已久。1964 年，美国密歇根大学 Horace Willard Davenport 博士首次提出"胃黏膜具有阻止 H^+ 自胃腔向黏膜内扩散的屏障作用"。1975 年，美国密歇根州 Upjohn 公司的 A.Robert 博士发现前列腺素可明显防止或减轻 NSAIDs 和应激等对胃黏膜的损伤，其效果呈剂量依赖性。从而提出细胞保护的概念。1996 年，加拿大的 Wallace 教授较全面阐述胃黏膜屏障，根据解剖和功能将胃黏膜的防御修复分为 5 个层次——黏液-HCO_3^- 屏障、单层柱状上皮屏障、胃黏膜血流量、免疫细胞-炎症反应和修复重建因子作用等。至关重要的上皮屏障主要包括胃上皮细胞顶膜能抵御高浓度酸、胃上皮细胞之间紧密连接、胃上皮抗原呈递、免疫探及并限制潜在有害物质，并且它们大约每 72 小时完全更新一次。这说明它起着关键作用。

近年来，有关前列腺素和胃黏膜血流量等成为胃黏膜保护领域的研究热点。这与 NSAIDs 药物的广泛应用带来的不良反应日益引起学者的重视有关。美国加州大学戴维斯分校的 Tarnawski 教授的研究显示，前列腺素保护胃黏膜抵抗致溃疡及致坏死因素损害的机制不仅是抑制胃酸分泌。当然表皮生长因子（EGF）、成纤维生长因子（bFGF）和血管内皮生长因子（VEGF）及热休克蛋白等都是重要的黏膜保护因子，在抵御黏膜损害中起重要作用。

然而，当机体遇到有害因素强烈攻击时，仅依靠自身的防御修复能力是不够的，强化黏膜防卫能力，促进黏膜的修复是治疗胃黏膜损伤的重要环节之一。具有保护和增强胃黏膜防御功能或者防止胃黏膜屏障受到损害的一类药物统称为胃黏膜保护药。包括铝碳酸镁、硫糖铝、胶体铋剂、地诺前列酮、替普瑞酮、吉法酯、谷氨酰胺类、瑞巴派特等药物。另外，吉法酯能增加胃黏膜更新，提高细胞再生能力，增强胃黏膜对胃酸的抵抗能力，达到保护胃黏膜作用。

3.抑制胆汁反流

促动力药如多潘立酮可防止或减少胆汁反流；胃黏膜保护药，特别是有结合胆酸作用的铝碳酸镁制剂，可增强胃黏膜屏障、结合胆酸，从而减轻或消除胆汁反流所致的胃黏膜损害。考来烯胺可络合反流至胃内的胆盐，防止胆汁酸破坏胃黏膜屏障，方法为每次 3～4 g，每天 3～4 次。

（三）对症处理

消化不良症状的治疗由于临床症状与慢性非萎缩性胃炎之间并不存在明确关系，因此症状治疗事实上属于功能性消化不良的经验性治疗。慢性胃炎伴胆汁反流者可应用促动力药（如多潘立酮)和/或有结合胆酸作用的胃黏膜保护药(如铝碳酸镁制剂)。

(1)有胃黏膜糜烂和/或以反酸、上腹痛等症状为主者,可根据病情或症状严重程度选用抗酸药、H_2受体拮抗药或质子泵抑制剂(PPI)。

(2)促动力药如多潘立酮、马来酸曲美布汀、莫沙必利、盐酸伊托必利主要用于上腹饱胀、恶心或呕吐等为主要症状者。

(3)胃黏膜保护药如硫糖铝、瑞巴派特、替普瑞酮、吉法酯、依卡倍特适用于有胆汁反流、胃黏膜损害和/或症状明显者。

(4)抗抑郁药或抗焦虑治疗:可用于有明显精神因素的慢性胃炎伴消化不良症状患者,同时应予耐心解释或心理治疗。

(5)助消化治疗:对于伴有腹胀、食欲缺乏等消化不良症状而无明显上述胃灼热、反酸、上腹饥饿痛症状者,可选用含有胃酶、胰酶和肠酶等复合酶制剂治疗。

(6)其他对症治疗:包括解痉止痛、止吐、改善贫血等。

(7)对于贫血,若为缺铁,应补充铁剂。大细胞贫血者根据维生素 B_{12} 或叶酸缺乏分别给予补充。

(葛晓栋)

第六节　急性病毒性肝炎

急性病毒性肝炎(acute viral hepatitis,AVH)是指由嗜肝病毒引起的以急性肝脏损害为主的一种感染性疾病,包括甲、乙、丙、丁、戊型肝炎。甲型肝炎和戊型肝炎是自限性疾病,但丙型肝炎及乙型肝炎则可转为慢性感染。其他病毒感染偶然情况下可累及肝脏如巨细胞病毒、疱疹病毒、柯萨奇病毒、腺病毒等,分别称之为巨细胞病毒性肝炎、疱疹病毒性肝炎、柯萨奇病毒性肝炎、腺病毒性肝炎等。

一、诊断

(一)急性无黄疸型肝炎

应根据流行病学史、临床症状、体征、实验室检查及病原学检测结果综合判断,并排除其他疾病。

1.流行病学史

如密切接触史和注射史等。密切接触史是指与确诊病毒性肝炎患者(特别是急性期)同吃、同住、同生活或经常接触肝炎病毒污染物(如血液、粪便)或有性接触而未采取防护措施者。注射史是指在半年内曾接受输血、血液制品及未经严格消毒的器具注射药物、免疫接种和针刺治疗等。

2.症状

指近期内出现的、持续几天以上无其他原因可解释的症状,如乏力、食欲减退、恶心、腹胀等。

3.体征

指肝大并有压痛、肝区叩击痛,部分患者可有轻度脾大。

4.实验室检查

主要指血清 ALT、AST 升高。

5.病原学检测阳性

凡实验室检查阳性,且流行病学史、症状和体征三项中有两项阳性或实验室检查及体征(或实验室检查及症状)均明显阳性,并排除其他疾病者可诊断为急性无黄疸型肝炎。凡单项血清 ALT 升高,或仅有症状、体征,或有流行病学史及 2～4 项中有任一项阳性者,均为疑似病例。对疑似病例应进行动态观察或结合其他检查(包括肝组织病理学检查)做出诊断。疑似病例如病原学诊断阳性,且除外其他疾病者可确诊。

(二)急性黄疸型肝炎

凡符合急性肝炎诊断条件,血清胆红素超过正常值上限,或尿胆红素阳性,并排除其他原因引起的黄疸,可诊断为急性黄疸型肝炎。

二、鉴别诊断

(一)其他病毒所致的肝炎

如巨细胞病毒、EB 病毒感染等,应根据原发病的临床特点和病原学、血清学检查结果进行鉴别。

传染性单核细胞增多症是由人疱疹Ⅳ型病毒(EBV)引起的全身性单核吞噬细胞反应。多见于青少年。发热、咽峡炎、皮疹、全身性淋巴结肿大、脾大。约半数患者有轻微黄疸。外周血白细胞数正常或增高,异型淋巴细胞占 10%～50%。血清 ALT 多明显增高,但不及病毒性肝炎。抗 EBV-IgM 是特异性的血清标志物,可结合 EBV-DNA 检测,明确诊断。

巨细胞病毒(CMV)在新生儿期常为隐性感染,婴儿期可引起致死性肺炎。成人感染可有非常不同的临床表现:类似传染性单核细胞增多症,但常无咽峡炎和颈后淋巴结肿大。发热是较显著的症状,可持续至黄疸后不退。黄疸继续 2～3 周,甚至长达 3 个月。ALT 和 ALP 增高,消化道症状和血清转氨酶增高都不及病毒性肝炎明显。外周血有不典型淋巴细胞。偶尔发生致死性的大块肝细胞坏死;有时引起肉芽肿性肝炎。可伴长期不明热,偶有胆汁淤滞。可自尿或唾液分离病毒,或 PCR 检测病毒核酸。血清抗 CMV-IgM 阳性。肝组织见腺泡内淋巴细胞和多形核细胞灶性聚集,肝细胞核内有 CMV 包涵体。

(二)感染中毒性肝炎

如肾综合征出血热、恙虫病、伤寒、钩端螺旋体病、阿米巴肝病、急性血吸虫病等,主要依据原发病的临床特点和实验室检查加以鉴别。

(三)药物性肝损害

有使用肝毒性药物的病史,停药后肝功能可逐渐恢复,肝炎病毒标志物阴性。

(四)溶血性黄疸

常有药物或感染等诱因,表现为贫血、腰痛、发热、血红蛋白尿、网织红细胞升高,黄疸大多较轻,主要为间接胆红素升高,尿胆红素不升高,而尿胆原明显升高。

(五)肝外梗阻性黄疸

常见病因有胆石症、胰头癌、壶腹周围癌、肝癌、胆管癌等。有原发病症状,体征,肝功能损害较轻,以直接胆红素增高为主,多伴有血清转肽酶和碱性磷酸酶升高。粪便呈浅灰色或白陶土色,尿胆红素升高,尿胆原减少或缺如。影像学检查可见肝内外胆管扩张。

三、治疗原则

(一)一般处理

1.休息

急性肝炎的早期,应住院或就地隔离并卧床休息;恢复期逐渐增加活动,但要避免过劳,以利康复。

2.饮食

早期宜进食清淡易消化食物,补充足够热量和维生素;恢复期要避免过食,碳水化合物摄取要适量,以避免发生脂肪肝。绝对禁酒,不饮含有酒精的饮料、营养品及药物。

(二)药物治疗

急性病毒性肝炎治疗的最重要的一条原则就是大多数病例应当给予支持疗法。患者有明显食欲缺乏、频繁呕吐并有黄疸时,除休息及营养外,可静脉补液及应用保肝、抗炎、退黄等药物。根据不同病情,可采用相应的中医中药治疗。

1.急性甲型肝炎

不存在慢性感染,预后良好,发展至重型肝炎者较少。主要采取支持与对症治疗。密切观察老年、妊娠、手术后或免疫功能低下患者的病情,若出现病情转重,应及时按重型肝炎处理。年龄大于 40 岁的患者和有慢性肝病基础的患者是发生暴发性肝衰竭的高危人群。口服避孕药物和激素替代治疗者,应当停用,以防止发生淤胆性肝炎;一般多不主张应用肾上腺皮质激素。

2.急性乙型肝炎

应区别是急性乙型肝炎或是慢性乙型肝炎急性发作,前者处理同甲型肝炎,后者按慢性乙型肝炎治疗。既往健康的成人在发生乙肝病毒(HBV)急性感染后 $95\%\sim99\%$ 可以自发恢复,一般不需要抗病毒治疗。对于出现凝血功能障碍,重度黄疸,或肝性脑病的患者应住院治疗。对老年,合并其他疾病或不能耐受口服药物治疗者,也要考虑住院。对疑诊的急性乙型肝炎病例,其HBsAg 在急性发病的 3~6 个月内清除。目前如果不经过随访,不可能将急性乙肝同慢性乙肝的急性发作区别开来,因此随访对所有的病例都是必需的。是否应该应用非核苷反转录酶抑制剂(NNRTI)抗病毒治疗尚无共识,大多数患者并没有用药的指征,但是在某些特定的患者是有指征的。

(1)HBV 感染所致暴发型肝炎。

(2)重度急性乙肝。满足下列任意两个标准:①肝性脑病;②血清胆红素>10.0 ULN;③国际标准化比值(INR)>1.6,特别是逐渐上升者。

(3)病程延长者(如症状持续或症状出现后胆红素升高>10.0 ULN 超过 4 周)。

(4)免疫功能不全者,伴有丙型肝炎病毒(HCV)或丁型肝炎病毒(HDV)感染,或有基础肝脏疾病。

这些 NNRTI 用药指征概述了急性乙型肝炎和慢性乙型肝炎再激活的鉴别。干扰素因为有增加肝脏炎症坏死的风险,尽量避免应用。可以给予替诺福韦,替比夫定和恩替卡韦单药治疗。当患者病情好转,HBsAg 清除后可以终止治疗。

3.急性丙型肝炎

因急性丙型肝炎容易转为慢性,确诊为急性丙型肝炎者应争取早期抗病毒治疗。方案与慢性丙型肝炎的初次治疗相同(见慢性丙型肝炎的初次治疗)。其他方案:PEG-IFN 联合或不联合

RBV,快速病毒学应答的基因 2/3 型患者疗程 16 周,基因 1 型患者疗程 24 周。急性期无应答的丙型肝炎患者要根据病情给予重复抗病毒治疗。

4.丁型肝炎

同乙型肝炎治疗。

5.急性戊型肝炎

同甲型肝炎。对于妊娠特别是晚期妊娠合并戊型肝炎、老年戊型肝炎、慢性肝病合并戊型肝炎、乙型肝炎或丙型肝炎重叠感染戊型肝炎病毒(HEV)者,有较高的肝衰竭发生率和病死率,在临床治疗中应对这类患者高度重视,监测、护理和治疗措施应强于普通戊型肝炎患者。若病情出现恶化,应及时按肝衰竭处理。妊娠特别是晚期妊娠合并戊型肝炎患者消化道症状重,产后大出血多见,必要时终止妊娠。国外已有器官移植患者感染 HEV 后出现慢性化的个别报道,对这类患者是否需要抗病毒治疗和抗病毒治疗能否改善患者预后目前尚缺乏循证医学依据。

(三)其他治疗

急性病毒性肝炎总体预后良好,但一些特殊情况如妊娠、老年、存在基础疾病或肝炎病毒重叠/共同感染时,发生急性肝衰竭机会增多。原位肝移植对急性肝衰竭是最好的选择,但多种原因使得临床应用受限。包括血浆置换、分子循环再吸附等在内的人工肝支持治疗,可以迅速清除患者体内代谢毒素和致病因子,改善机体内环境,有利于损伤肝细胞的修复。详见人工肝治疗部分。

近年来干细胞移植治疗急性肝衰竭受到广泛重视。已有较多基础及临床研究证实,干细胞除了可少量分化为相应组织细胞(如肝细胞)外,尚可合成多种生长因子、细胞因子,对肝脏内局部微环境产生营养性旁分泌作用,包括抗炎、刺激内源性细胞增殖和血管增生等。干细胞可以采用自体骨髓/外周血或脐血/脐带间充质干细胞。不同来源的干细胞作用相似,但急性肝衰竭患者病情重,通常有出血倾向或其他并发症,自体干细胞采集受限,脐血/脐带间充质干细胞可能更适合,由于急性肝衰竭时,肝脏的结构基本完整,一般通过静脉移植就可达到治疗目的。需要指出的是,目前干细胞治疗的病例数量仍较少并且多缺乏对照,缺乏远期疗效和安全性分析,应权衡利弊,慎重选择。

(苏雪艳)

第七节　慢性乙型病毒性肝炎

慢性乙型病毒性肝炎(chronic hepatitis B,CHB)简称慢性乙型肝炎,是由乙型肝炎病毒(HBV)感染引起的以肝损害为主的传染病,主要经血液(如输血、不安全注射等)、母婴及性接触传播。临床表现多样,可无明显症状,亦可有乏力、食欲下降、腹胀、尿色加深等症状。影响 HBV 感染慢性化的最主要因素是感染时的年龄。HBV 感染的自然史人为地划分为 4 期:免疫耐受期、免疫清除期、低(非)复制期及再活动期。

世界卫生组织报道,全球约 20 亿人曾感染 HBV,2.4 亿人为 HBV 感染者。2006 年我国乙型肝炎血清流行病学调查结果显示,我国 1～59 岁人群乙型肝炎表面抗原(HBsAg)携带率是7.18%,5 岁以下儿童是 0.96%。由于人口基数大,HBV 感染是严重危害人民健康的重要公共卫生问题。近年伴随着抗 HBV 药物的研发与上市,CHB 患者抗病毒治疗有了较多选择,但方案选择不当或耐药处理不当会严重影响疗效。

一、诊断

既往有乙型肝炎史或发现 HBsAg 阳性＞6 个月,现 HBsAg 和/或 HBV DNA 阳性,可诊断为慢性感染。根据感染者的临床表现、血清学、病毒学、生物化学、影像学等辅助检查,将慢性感染分为 6 种情况。

(一)慢性 HBV 携带者

免疫耐受期的 HBsAg、HBeAg 和 HBV DNA 阳性者,1 年内连续随访 3 次,每次至少间隔 3 个月,均显示血清 ALT 和 AST 在正常范围,HBV DNA 常处于高水平,肝组织学检查无病变或轻微。

(二)HBeAg 阳性慢性乙型肝炎

血清 HBsAg、HBeAg、HBV DNA 阳性,ALT 持续或反复异常,或肝组织学检查示肝炎病变。

(三)HBeAg 阴性慢性乙型肝炎

血清 HBsAg、HBV DNA 阳性,持续 HBeAg 阴性,ALT 持续或反复异常,或肝组织学示肝炎病变。

(四)非活动性 HBsAg 携带者

血清 HBsAg 阳性、HBeAg 阴性、抗-HBe 阳性或阴性,HBV DNA 定量低于检测下限,1 年内连续随访 3 次以上,每次至少隔 3 个月,ALT 和 AST 均在正常范围。肝组织学检查示:组织学活动指数(HAI)评分＜4 或根据其他的半定量计分系统判定病变轻微。

(五)隐匿性慢性乙型肝炎

血清 HBsAg 阴性,血清和/或肝组织中 HBV DNA 阳性,并有慢性乙型肝炎的临床表现。除 HBV DNA 阳性外,患者可有血清抗-HBs、抗-HBe 和/或抗-HBc 阳性,有约 20％隐匿性 CHB 患者的血清学标志物均阴性。诊断主要通过血清 HBV DNA 检测,尤其对抗-HBc 持续阳性者更是这样。

(六)乙型肝炎肝硬化

HBV 相关肝硬化临床诊断的必备条件。

(1)组织学或临床显示存在肝硬化的证据。

(2)有病因学明确的 HBV 感染证据。通过病史或相应的检查已明确或排除其他常见原因,如酒精、其他嗜肝病毒感染等。

临床将肝硬化(liver cirrhosis,LC)分为代偿期和失代偿期。代偿期影像学、生物化学或血液学检查示肝细胞合成功能障碍,或有门静脉高压症存在的证据,或组织学符合 LC 诊断,无食管胃底静脉曲张破裂出血、腹水或肝性脑病等症状或严重并发症;失代偿期者可出现肝性脑病、食管胃底静脉曲张破裂出血、腹水等并发症。

为准确预测患者疾病进展、判断死亡风险,可按五期分类法评估并发症。

1 期:无静脉曲张、腹水。

2 期:有静脉曲张,无出血、腹水。

3 期:有腹水,无出血,伴或不伴静脉曲张。

4 期：有出血，伴或不伴腹水。

5 期：脓毒血症。

1、2 期为代偿期，3 期到 5 期为失代偿期。各期肝硬化 1 年病死率分别＜1％、3％～4％、20％、50％和＞60％，肝硬化患者预后和死亡风险与并发症的出现密切相关。

二、鉴别诊断

(一)其他病毒导致的肝炎

如甲型、丙型、戊型肝炎、传染性单核细胞增多症等，可据原发病的临床特点、病原学及血清学检查鉴别。

(二)感染中毒性肝炎

如麻疹、伤寒等，主要据原发病的临床特点及实验室结果鉴别。

(三)肝豆状核变性(Wilson 病)

血清铜、铜蓝蛋白降低，角膜出现 KF 环有鉴别意义。

(四)自身免疫性肝病

主要有原发性胆汁性肝硬化(PBC)、自身免疫性肝炎(AIH)。PBC 主要影响肝内胆管；AIH 主要破坏肝细胞。检查主要据自身抗体和肝组织学诊断。

(五)药物性肝炎

有损肝药物史，停药后肝炎可逐渐恢复。

(六)酒精性肝病

患者有长期大量饮酒史。

(七)脂肪性肝病

多为肥胖者。血清甘油三酯常升高，B 超检查有助于诊断，FIBROSCAN 可评价肝脏脂肪化程度。

(八)原发性肝癌

主要依据影像学、肝脏肿瘤标志物等检查鉴别。

三、实验室检查

(一)生化学检查

1.血清丙氨酸氨基转移酶(ALT)、天门冬氨酸氨基转移酶(AST)

最常用，其水平可反映肝细胞损伤程度。

2.血清胆红素

其水平与胆汁代谢、排泄程度相关，升高主要因为肝细胞损害、肝内外胆管阻塞和溶血。肝衰竭者血清胆红素可进行性升高，每天上升≥1 倍正常值上限(ULN)，且可出现胆红素升高与 ALT 和 AST 下降的"胆酶分离"现象。

3.血清蛋白和球蛋白

反映肝脏合成功能，CHB、肝硬化和肝衰竭者可有血清蛋白下降。随着肝损害加重，白蛋白/球蛋白比值可逐渐下降或倒置(＜1)。

4.凝血酶原时间(PT)及凝血酶原活动度(PTA)

PT 是反映肝脏凝血因子合成功能的重要指标，PTA 是 PT 测定值的常用表示方法，对判断疾病进展及预后有较大价值,近期内 PTA 进行性降至 40% 以下为肝衰竭的重要诊断标准之一,<20% 者提示预后不良。亦有用国际标准化比值(INR)来表示此项指标者,INR 值的升高同 PTA 值的下降有同样意义。

5.血清胆碱酯酶

血清胆碱酯酶可反映肝脏合成功能,对了解肝脏应急功能和贮备功能有参考价值。

6.血清 γ-谷氨酰转肽酶(GGT)

健康人血清中 GGT 主要来自肝脏。此酶在急性肝炎、慢性活动性肝炎及肝硬化失代偿时可轻中度升高。各种原因导致的肝内外胆汁淤积时可显著升高。

7.血清碱性磷酸酶(ALP)

经肝胆系统排泄。当 ALP 产生过多或排泄受阻时,血中 ALP 可发生变化。

8.血清总胆汁酸(TBA)

健康人周围血液中血清胆汁酸含量极低,当肝细胞损害或肝内、外阻塞时,胆汁酸代谢异常,TBA 升高。

9.血清甲胎蛋白(AFP)

血清 AFP 及其异质体是诊断 HCC 的重要指标。应注意其升高的幅度、动态变化及其与 ALT 和 AST 的消长关系,并结合临床表现和肝脏影像学检查综合分析。患者 AFP 可轻度升高,若过度升高应注意排除肝癌。

(二)HBV 血清学检查

HBV 血清学标志包括 HBsAg、抗-HBs、HBeAg、抗-HBe、抗-HBc 和抗-HBcIgM,建议进行定量检测。

HBsAg 阳性表示 HBV 感染;抗-HBs 为保护性抗体,阳性表示对 HBV 有免疫,见于乙型肝炎康复及接种乙型肝炎疫苗者;抗 HBc-IgM 阳性多见于急性乙型肝炎及 CHB 急性发作;抗-HBc 总抗体主要是 IgG 型抗体,只要感染过 HBV,此抗体为阳性。血清 HBsAg 定量检测可用于预测疾病进展、抗病毒疗效和预后。

(三)HBV DNA、基因型和耐药突变检测

1.血清 HBV DNA 定量检测

主要用于判断 HBV 感染的病毒复制水平,可用于抗病毒治疗适应证的选择及疗效判断。目前 CobasTaq-ManPCR 检测是国际公认的稳定性、灵敏性较高的方法,检测值以 IU/mL 表示。

2.HBV 基因分型和耐药突变株检测

常用方法:①基因型特异性引物聚合酶链反应(PCR)法;②基因序列测定法;③线性探针反向杂交法。怀疑耐药者,如有条件者建议行耐药检测,确定突变位点和模式,进行针对性的治疗,对于原发无应答、部分病毒学应答或病毒学突破者,耐药检测有助于指导方案调整。

(四)肝纤维化非侵袭性诊断

1.APRI 评分

天门冬氨酸氨基转移酶(AST)和血小板(PLT)比率指数(aspartate aminotransferase-to-platelet ratio index,APRI)可用于肝硬化评估。成人中 APRI 评分>2,预示患者已经发生肝硬化。APRI 计算公式为[(AST/ULN)×100/PLT(×10^9/L)]。

2.FIB-4 指数

基于 ALT、AST、PLT 和患者年龄的 FIB-4 指数可用于 CHB 患者肝纤维化诊断和分期。

FIB-4＝(年龄×AST)/(血小板×ALT 的平方根)。

3.瞬时弹性成像(transient elastography,TE)

是一种较为成熟的无创检查,优势为操作简便,且可重复,能够较准确识别轻度肝纤维化和进展性肝纤维化或早期肝硬化;但受肥胖、操作者的经验、胆汁淤积、肝脏炎症坏死等多种因素影响。

TE 的临床应用:胆红素正常,没有进行抗病毒治疗者,肝硬度测定值(LSM)≥17.5 kPa 可诊断肝硬化,LSM≥12.4 kPa(ALT<2×ULN 时为 10.6 kPa)可诊断为进展性肝纤维化,LSM<10.6 kPa可排除肝硬化,LSM≥9.4 kPa 可诊断显著肝纤维化,LSM<7.4 kPa 可排除进展性肝纤维化,LSM 7.4~9.4 kPa 可考虑肝活检。转氨酶及胆红素均正常者,LSM≥12.0 kPa 诊断肝硬化,LSM≥9.0 kPa 诊断进展性肝纤维化,LSM<9.0 kPa 排除肝硬化,LSM<6.0 kPa 排除进展性肝纤维化,LSM 6.0~9.0 kPa 可考虑肝活检。

(五)影像学检查

主要目的是监测 CHB 的临床进展、了解有无肝硬化、占位性病变和鉴别其性质,尤其是监测和诊断 HCC。

1.腹部超声检查

最常用的方法,操作简便、直观、无创、价廉,可判断肝和脾脏大小及形态、肝内重要血管情况和肝内有无占位性病变。但检查容易受解剖部位、仪器设备、操作者经验等因素限制。

2.电子计算机断层成像(CT)

是诊断和鉴别诊断的重要影像学方法,可用于观察肝脏形态、了解有无肝硬化、发现占位性病变并鉴别性质,其动态增强多期扫描对 HCC 的诊断有高度敏感性和特异性。

3.磁共振(MRI 或 MR)

组织分辨率高,可多方位、多序列成像,无放射性辐射,对肝组织结构变化显示和分辨率优于CT 和腹部超声。动态增强多期扫描及特殊增强剂显像对鉴别良恶性肝内占位病变优于 CT。

(六)电子胃镜检查

慢性肝病尤其是肝硬化经常并发胃黏膜病变、食管胃底静脉曲张和出血。胃镜检查可直观其病变情况,并行镜下曲张静脉套扎等治疗。

(七)病理学检查

肝活检目的是评价患者肝脏病变程度、排除其他疾病、判断预后和监测治疗应答。

CHB 的病理学特点:不同程度的汇管区及周围炎症,浸润的炎细胞以单核细胞为主(主要包括淋巴细胞及少数浆细胞和巨噬细胞),炎细胞聚集常引起汇管区扩大,可引起界板肝细胞凋亡和坏死而形成界面炎,称碎屑样坏死。小叶内肝细胞可发生变性、坏死、凋亡,并可见毛玻璃样肝细胞、凋亡小体。少数 CHB 可无肝纤维化形成,但多数常因病毒持续感染、炎症活动导致细胞外基质过度沉积,呈不同程度的汇管区纤维性扩大、间隔形成,Masson 三色染色及网状纤维染色有助于肝纤维化程度的评价。

免疫组织化学染色法可检测肝组织内 HBsAg 和 HBcAg 的表达。如需要,可采用核酸原位杂交法或 PCR 法行肝组织内 HBV DNA 或 cccDNA 检测。

CHB 肝组织炎症坏死的分级和纤维化程度的分期,推荐采用国际上常用的 Metavir 评分系统。

四、治疗与监测

CHB 治疗的总体目标：最大限度地长期抑制 HBV，减轻肝细胞炎症坏死和肝纤维化，延缓和减少肝衰竭、肝脏失代偿、肝硬化、HCC 及其并发症的发生，从而改善生活质量和延长存活时间。

CHB 的治疗主要包括抗病毒、免疫调节、抗纤维化、抗氧化、抗炎、对症治疗，其中抗病毒治疗最关键，只要有适应证且条件允许，就应尽早开始规范的抗病毒治疗。治疗过程中，对于部分合适的患者，应尽可能追求临床治愈，即停止治疗后仍有持续的病毒学应答、HBsAg 消失、ALT 复常、肝脏组织学改善。

(一)抗 HBV 治疗

1.适应证

HBeAg 阳性患者，发现 ALT 水平升高后，建议观察 3～6 个月，如未发生自发性 HBeAg 血清学转换，建议抗病毒治疗。

(1)推荐抗病毒治疗的人群需满足的条件如下。①HBV DNA 水平：HBeAg 阳性者，HBV DNA≥20 000 U/mL（相当于 10^5 拷贝/毫升）；HBeAg 阴性者，HBV DNA≥2 000 U/mL（相当于 10^4 拷贝/毫升）。②ALT 水平：一般需 ALT 持续升高≥2×ULN；如用干扰素治疗，ALT ≤10×ULN，血清 TBIL<2×ULN。

(2)达不到上述治疗标准、持续 HBV DNA 阳性、有以下情形之一者，建议考虑抗病毒治疗：①有明显肝脏炎症（2 级以上）/纤维化，特别是肝纤维化 2 级以上。②ALT 持续处于 1～2×ULN，尤其年龄>30 岁者，建议行肝活检或无创性检查，明确纤维化情况后抗病毒。③ALT 持续正常（每 3 个月检查 1 次）、年龄>30 岁、有肝硬化/HCC 家族史，建议行肝活检或无创性检查，明确肝脏纤维化情况后抗病毒。④有肝硬化证据时，应积极抗病毒治疗。开始治疗前应排除合并其他因素导致的 ALT 升高。

2.抗病毒药物及方案选择

α 干扰素（IFN-α）和核苷（酸）类似物（NAs）是目前批准治疗 HBV 的两类药物，均可用于无肝功能失代偿患者的初始治疗。干扰素为基础的治疗常用于年轻患者，优先选择聚乙二醇干扰素（PEG-IFN-α）。普通或 PEG-IFN-α 规范治疗无应答者，若有治疗指征，可选用 NAs 再治疗。NAs 包括拉米夫定（LAM）、阿德福韦酯（ADV）、恩替卡韦（ETV）、替比夫定（LdT）、替诺福韦酯（TDF），优先考虑抗病毒疗效好、低耐药的药物，建议 ETV 或 TDF。NAs 规范治疗后原发无应答者（治疗至少 6 个月时血清 HBV DNA 下降幅度<2log），应改变方案治疗。

(1)干扰素：包括普通 IFN-α、聚乙二醇干扰素，用法及注意事项如下。

1)普通 IFN-α：3～5 mU，每周 3 次或隔天 1 次，皮下注射，疗程一般 6～12 个月。可据患者应答和耐受情况适当调整剂量及疗程。如有应答，为提高疗效可延长疗程；若经过 24 周治疗未发生 HBsAg 定量下降、HBV DNA 较基线下降<2log，建议停 IFN-α，改用 NAs 治疗。

2)聚乙二醇干扰素（PEG-IFN-α-2a 和 PEG-IFN-α-2b）：PEG-IFN-α-2a 180 μg（如用 PEG-IFN-α-2b,1.0～1.5 μg/kg 体重），每周 1 次，皮下注射，推荐疗程 1 年。剂量及疗程可据患者应答及耐受性等调整，延长疗程可减少停药复发。若 24 周治疗后 HBsAg 定量仍>20 000 U/mL，建议停止治疗。

3)治疗前预测因素：HBeAg 阴性患者无有效的治疗前预测病毒学应答的因素。有以下因素的 HBeAg 阳性者，接受 PEG-IFN-α 治疗 HBeAg 血清学转换率较高：①基因型为 A/B 型；②高

ALT 水平;③基线 HBsAg 低水平;④HBV DNA<2×10^8 IU/mL;⑤肝组织炎症坏死 G2 以上。有抗病毒指征的患者中,相对年轻者、希望近年内生育者、期望短期完成治疗者、初次抗病毒治疗者,可优先考虑 PEG-IFN-α 治疗。

4)治疗过程中的预测因素:HBeAg 阳性者,治疗 24 周 HBsAg 和 HBV DNA 定量水平是治疗应答的预测因素。接受 PEG-IFN-α 治疗,如果 24 周 HBsAg<1 500 U/mL,继续单药治疗至 48 周可获得较高 HBeAg 血清学转换率。若经过 24 周治疗 HBsAg 定量仍>20 000 U/mL,建议停止 PEG-IFN-α 治疗,改用 NAs 治疗。HBeAg 阴性 CHB,治疗过程中 HBsAg 下降、HBV DNA 水平是停药后持续病毒学应答的预测因素。如果经过 12 周治疗,HBsAg 未下降、HBV DNA 较基线下降<2log 10 U/mL,考虑停止 PEG-IFN-α 治疗。

5)禁忌证:绝对禁忌证包括妊娠或短期内有妊娠计划、精神病病史(精神分裂症或严重抑郁症等)、未能控制的癫痫、失代偿期肝硬化、未控制的自身免疫病、有严重感染,视网膜疾病,心力衰竭和慢性阻塞性肺部等基础疾病。

相对禁忌证包括甲状腺疾病,既往抑郁症史,未控制的糖尿病、高血压,治疗前中性粒细胞计数<1.0×10^9/L 和/或血小板计数<50×10^9/L。

6)监测与处置:IFN-α 治疗者,每月监测全血细胞计数和血清 ALT 水平。12 和 24 周时评估血清 HBV DNA 水平以评价初始应答。①HBeAg 阳性者:治疗 12 周、24 周、48 周、治疗后 24 周时监测 HBeAg 和 HBeAb。较理想的转归是 HBeAg 发生血清学转换且血清 ALT 正常、实时 PCR 法检测不到血清 HBV DNA。如发生 HBeAg 血清学转换,须长期随访。如果 HBV DNA 检测不到,发生 HBeAg 血清学转换后 6 个月须监测 HBsAg。如出现原发无应答,需考虑停止干扰素治疗,换用 NAs。②HBeAg 阴性者:48 周治疗期间,需监测药物安全性和有效性,病毒学应答(HBV DNA<10^3拷贝/毫升)与肝病缓解相关。如果检测不到 HBV DNA,6 个月后应检测 HBsAg。

7)不良反应处理。①流感样症状:发热、乏力、头痛、肌痛等,可睡前注射 IFN-α,或注射同时服用解热镇痛药。②一过性外周血细胞减少:如中性粒细胞绝对计数≤0.75×10^9/L 和/或血小板<50×10^9/L,需降低 IFN-α 剂量,1~2 周后复查,如恢复,则可逐渐增加至原量。中性粒细胞绝对计数≤0.5×10^9/L 和/或血小板<25×10^9/L,应暂停 IFN-α。对中性粒细胞明显降低者,可试用粒细胞或粒细胞巨噬细胞集落刺激因子(G/GM-CSF)治疗。③精神异常:可表现为抑郁、妄想、重度焦虑等。症状严重者及时停药。④自身免疫现象:部分患者可出现自身抗体,少部分患者会出现甲状腺疾病、糖尿病、血小板减少、银屑病、白斑、类风湿关节炎和系统性红斑狼疮样综合征等,应请相关科室医师会诊,严重者停药。⑤其他少见的不良反应:间质性肺炎、肾脏损害、心血管并发症、听力下降等,应停止治疗。

(2)核苷(酸)类似物(NAs):用法用量及注意事项如下。

1)治疗中的疗效预测和优化治疗:首选高基因耐药屏障的药物;如果应用低基因耐药屏障的药物,应该进行优化治疗或联合治疗。

2)治疗策略。①HBeAg 阳性患者:对于 ALT 升高者,建议先观察 3~6 个月,如未发生自发 HBeAg 血清学转换且 ALT 持续升高,考虑抗病毒治疗。药物选择:初治者,优先选用 ETV、TDF 或 PEG-IFN。已经开始服用 LAM、LdT 或 ADV 治者:如治疗 24 周后病毒定量>300 拷贝/毫升,改用 TDF 或加用 ADV 治疗。NAs 的总疗程建议至少 4 年,在达到 HBV DNA 低于检测下限、ALT 复常、HBeAg 血清学转换后,再巩固治疗至少 3 年(每隔 6 个月复查一次)仍保持不变者,可考虑停药,但延长疗程可减少复发。②HBeAg 阴性患者:抗病毒疗程宜长,停药后肝炎复发率高。药物选择:初治者优先选用 ETV、TDF 或 PEG-IFN。已经服用 LAM、LdT 或 ADV 者:建议在抗病毒治疗过程中按照"路线图"概念指导用药,提高疗效、降低耐药。疗程:达到 HBsAg 消失、HBV DNA 低于检测下限,巩固治疗 1 年半(至少 3 次复查,每次间隔 6 月)仍保持不变时,可考虑停药。③代偿期和失代偿期肝硬化:中国和亚太肝病指南均建议对于病情已进展至肝硬化者,需长期抗病毒治疗。药物选择:初治者优先推荐 ETV 和 TDF。IFN 禁用于失代偿性者,对代偿期者也慎用。④美国肝病指南建议:年龄＞40 岁、ALT 正常、HBV DNA 升高(＞$100×10^4$ U/mL)、肝活检示有明显炎症坏死或纤维化者进行抗病毒治疗。⑤抗病毒治疗过程中的患者随访(表 6-3)。

表 6-3　抗病毒治疗过程中的检查项目及频率

检查项目	干扰素治疗患者建议监测频率	核苷类药物治疗患者建议监测频率
血常规	治疗第 1 个月每 1～2 周检测 1 次,以后每月检测 1 次至治疗结束	每 6 个月检测 1 次至治疗结束
血生化指标	每月检测 1 次至治疗结束	每 3～6 个月检测 1 次至治疗结束
HBV DVA	每 3 个月检测 1 次至治疗结束	每 3～6 个月检测 1 次至治疗结束
HBsAg/抗-HBs/HBeAg/抗-HBe	每 3 个月检测 1 次	每 6 个月检测 1 次至治疗结束
甲胎蛋白(AFP)	每 6 个月检测 1 次	每 6 个月检测 1 次至治疗结束
肝硬度测定(ISM)	每 6 个月检测 1 次	每 6 个月检测 1 次至治疗结束
甲状腺功能和血糖	每 3 个月检测 1 次,如治疗前已存在甲状腺功能异常或已患糖尿病,建议每月检查甲状腺功能和血糖水平	根据既往病情决定
精神状态	密切观察,定期评估精神状态;对出现明显抑郁症状和有自杀倾向的患者,应立即停止治疗并密切监护	根据既往病情决定
腹部超声	每 6 个月检测 1 次,肝硬化患者每 3 个月检测 1 次,如超声发现异常,建议行 CT 或 MRI 检查	每 6 个月检测 1 次至治疗结束
其他检查	根据患者病情决定	服用 LdT 的患者,应每 3～6 个月检测 CK;服用 TDF/ADV 者每 3～6 个月检测肌苷和血磷

治疗期间至少每 3 个月检测 ALT、HBeAg、HBsAg 和 HBV DNA,如用 ADV、TDF 还应监测肾功能(胱抑素 C、血肌酐、尿素氮、血清磷、尿微量蛋白);应用 LdT,须监测肌酸激酶。

NAs 经肾代谢,推荐对肌酐清除率降低者调整剂量。服用肾毒性药物者和服用 ADV/TDF 者,应监测肾毒性,及时调整药物剂量。

LdT 可致肌肉损害(表现为肌酸激酶升高,严重者伴肌肉酸痛甚至横纹肌溶解),故合并肌炎者应避免使用该药。接受 Peg-IFN 联合 LdT 治者,可发生周围神经病变,应避免联合应用。

曾有 HIV 阳性者服用 TDF 发生骨矿物质密度下降的报道,但须进行长期研究。

慢性 HBV 感染无论处在何种疾病状态，一般 3～6 个月应检测肝脏肿瘤标志物及影像学检查，以期早发现 HCC。

3）治疗结束后的随访：目的是评估停药者抗病毒治疗的长期疗效，监测疾病进展及 HCC 的发生。HCC 筛查建议选择敏感方法，如磁共振检查（MRI），钆塞酸二钠为造影剂的强化 MRI 检查对发现早期肝癌有较高的敏感性和特异性。

不论患者治疗过程中是否获得应答，停药后 3 个月内应每月检测肝功、HBV 血清学标志物及 HBV DNA；后每 3 个月检测肝功能、HBV 血清学标志物及 HBV DNA，至少随访 1 年时间，以便及时发现肝炎复发、肝功能恶化。对于持续 ALT 正常且 HBV DNA 低于检测下限者，至少每年检测 HBV DNA、肝功能、AFP 和腹部彩超（US）检查。对于 ALT 正常、HBV DNA 阳性者，建议每 6 个月检测 ALT、HBV DNA、AFP、US。对于肝硬化者，应每 3 个月检测 AFP 和 US，必要时行 CT/MRI 检查，以便早期发现 HCC。对肝硬化者还应每 1～2 年进行胃镜检查，观察食管胃底静脉曲张的有无及进展情况。

4）耐药管理：大多数接受 NAs 治疗者需长期治疗，这将增加病毒耐药风险。①耐药预防：选择强效、低耐药的药物，可预防耐药。建议避免单药序贯治疗，因可筛选出多种 NAs 耐药变异株。起始即选择两种以上药物同时使用联合治疗可能预防或延迟耐药，但何种药物联用能实现最优效价比，尚待进一步明确。②耐药预测：多种因素可能与 NAs 耐药发生相关，包括 NAs 种类、初始治疗时 HBV DNA 定量、ALT 水平、肝纤维化或肝硬化基础、曾接受 NAs 治疗等。研究显示早期病毒学应答情况是预测耐药发生率的重要指标。③挽救治疗：通常病毒学突破先于生物化学突破，在生物化学突破前进行挽救治疗可免于发生肝炎突发、肝病恶化，建议及时检测耐药位点，据耐药类型实施挽救治疗（表 6-4）。

表 6-4　NAs 耐药挽救治疗推荐表

耐药种类	推荐药物
LAM/LdT 耐药	换用 TDF 或加 ADV
ADV 耐药，之前未使用 LAM	换用 ETV 或 TDF
治疗 LAM/LdT 耐药时出现对 ADV 耐药	换用 TDF 或 ETV 加 ADV
ETV 耐药	换用 TDF 或加 ADV
发生多药耐药突变（A181T＋N236T＋M204T）	ETV＋TDF 或 ETV＋ADV

5）特殊人群。①无应答及应答不佳者：普通或 PEG-IFN-α 规范治疗无应答者，可选用 NAs 再治疗。使用耐药基因屏障低的 NAs 治疗后原发无应答或应答不佳者，依从性良好的情况下，应及时调整方案治疗。②化疗和免疫抑制剂治疗者：慢性感染者接受肿瘤化疗或免疫抑制治疗，尤其是大剂量类固醇过程中，有 20%～50% 的患者可出现不同程度的乙型肝炎再活动，重者出现急性肝衰竭甚至死亡。高病毒载量是发生乙型肝炎再活动最重要的危险因素。预防性抗病毒治疗可明显降低乙型肝炎再活动。建议选用强效低耐药的 ETV 或 TDF 治疗。所有因其他疾病而接受化疗或免疫抑制剂治疗者，起始治疗前都应常规筛查 HBsAg、抗-HBc 和 HBV DNA，在开始免疫抑制剂及化疗药物前一周开始应用抗 HBV 治疗。HBsAg 阴性、抗-HBc 阳性者，若使用 B 细胞单克隆抗体等，可考虑预防应用抗 HBV 药物。化疗和免疫抑制剂治疗停止后，应继续 NAs 治疗超过 6 个月。NAs 停用后可出现复发，甚至病情恶化，应注意随访和监测。③HBV 和 HCV 合并感染者的治疗：综合患者血清 ALT 水平、HBV DNA 水平、HCV RNA 水平，采取

不同方案。对 HBV DNA 低于检测下限，HCV RNA 可检出者参照抗 HCV 方案。HBV DNA 和 HCV RNA 均可检出，先用标准剂量 PEG-IFN-α 和利巴韦林治疗 3 个月，如 HBV DNA 下降 <2log 10 U/mL，建议加用 ETV 或 TDF 治疗；或换用抗 HCV 直接抗病毒药物并加用 ETV 或 TDF 治疗。④ HBV 和 HIV 合并感染者的治疗：近期不需要进行抗逆转录病毒治疗 (antiretroviral therapy，ART)（CD4$^+$T 淋巴细胞＞500/μL）者，如符合 CHB 抗病毒治疗标准，建议选择 PEG-IFN-α 或 ADV 抗 HBV 治疗。一过性或轻微 ALT 升高（1～2×ULN）者，建议肝活检或无创肝纤维化评估。CD4$^+$T 淋巴细胞≤500/μL 时，无论 CHB 处于何种阶段，均应开始 ART，优先选用 TDF 加 LAM，或 TDF 加恩曲他滨（FTC）。正在接受 ART 且治疗有效者，若 ART 方案中无抗 HBV 药物，可加用 NAs 或 PEG-IFN-α 治疗。需要改变 ART 方案时，除非患者已获得 HBeAg 血清学转换、并完成足够的巩固治疗，不应当在无有效药物替代前中断抗 HBV 的有效药物。⑤乙型肝炎导致的肝衰竭：HBsAg 阳性和/或 HBV DNA 阳性的急性和亚急性肝衰竭患者应尽早选择 NAs 治疗，建议选择 ETV 或 TDF，疗程应持续至 HBsAg 发生血清学转换。慢加急或亚急性肝衰竭及慢性肝衰竭者，HBV DNA 阳性就需治疗。肝脏移植者 HBsAg 和/或 HBV DNA 阳性都应治疗，首选 ETV 或 TDF。肝衰竭者抗病毒治疗中应注意监测血浆乳酸水平。⑥乙型肝炎相关 HCC：建议选择 NAs 治疗，优先考虑 ETV 或 TDF 治疗。因外科手术切除、肝动脉化疗栓塞、放疗或消融等治疗可导致 HBV 复制活跃。研究显示，HCC 肝切除术时 HBV DNA 水平是预测术后复发的独立危险因素之一，抗 HBV 治疗可显著延长 HCC 患者的无复发生存期、提高总体生存率。⑦肝移植者：建议尽早应用强效、低耐药的 NAs 治疗，以防止移植肝再感染 HBV，且应终身使用抗 HBV 药物以防乙型肝炎复发。移植肝 HBV 再感染低风险者（移植前患者 HBV DNA 不可测）可在移植前直接应用 ETV 或 TDF 治疗，术后无须使用 HBIG。移植肝 HBV 再感染高风险者，术中无肝期给予 HBIG，移植后方案为 NAs 联合低剂量 HBIG，其中选择 ETV 或 TDF 联合低剂量 HBIG 能更好抑制术后乙型肝炎复发，已选择其他 NAs 者需密切监测耐药发生，及时调整方案。⑧妊娠相关情况处理：有生育要求者，若有治疗适应证，尽量孕前应用 IFN 或 NAs 治疗，以期孕前 6 个月完成治疗。治疗期间应采取可靠避孕措施。对于妊娠期间的 CHB 患者，ALT 轻度升高可密切观察，肝脏病变较重者，在与患者充分沟通并权衡利弊后，可以使用 TDF 或 LDT 抗病毒治疗。意外妊娠者，如应用 IFN-α 治疗，建议终止妊娠；如应用 NAs，服用妊娠 B 级药物（LdT 和 TDF）或 LAM，在充分沟通、权衡利弊的情况下，可继续治疗；应用 ETV 和 ADV，在充分沟通、权衡利弊的情况下，需换用 TDF 或 LdT 治疗，可继续妊娠。免疫耐受期妊娠者血清 HBV DNA 高载量是母婴传播的高危因素之一，新生儿标准乙型肝炎免疫预防及母亲有效的抗 HBV 治疗可显著降低母婴传播发生率。妊娠中后期如检测 HBV DNA 载量＞2×10^6 U/mL，与患者充分沟通知情同意基础上，可于妊娠第 24～28 周开始给予 TDF、LdT 或 LAM 治疗。建议产后停药，停药后可母乳喂养。男性抗病毒治疗者的生育问题：应用 IFN-α 治疗者，停药后 6 个月可考虑生育；应用 NAs 治疗者，在与患者充分沟通的前提下可考虑生育。⑨肾损害者：推荐使用 LdT 或 ETV 治疗。NAs 治疗是 HBV 相关肾小球肾炎治疗的关键，推荐使用强效、低耐药的药物。对于存在肾损害风险者，NAs 多数以药物原型经肾脏清除，因此，用药时需据患者肾功能受损程度确定给药间隔和/或剂量调整（具体参考相关药品说明书）。已存在肾脏疾病及其高风险者，尽量避免选择 ADV/TDF。有研究提示 LdT 可能有改善估算肾小球滤过率（estimated glomerular filtration rate，eGFR）的作用，机制不明。

(二)其他免疫调节治疗

免疫调节治疗有望成为治疗 HBV 的重要手段,但目前缺乏疗效确切的特异性疗法。胸腺肽 α1 可增强机体非特异性免疫功能,有抗病毒适应证、不能耐受或不愿接受 IFN 或 NAs 治疗者,如有条件,可选择胸腺肽 α1 1.6 mg,皮下注射,每周 2 次,疗程 6 个月。胸腺肽 α1 联合其他抗 HBV 药物的疗效需大样本、随机、对照的临床研究验证。

(三)抗炎、抗氧化治疗

抗炎、抗氧化药物种类包括甘草酸制剂、水飞蓟宾制剂、五味子制剂、多不饱和卵磷脂制剂、营养支持药物等,其主要通过保护肝细胞膜及细胞器等起作用,改善肝脏生物化学指标,但不能取代抗病毒治疗。ALT 明显升高者或肝组织学明显炎症坏死者,抗病毒治疗基础上可适当应用抗炎保肝药物,不宜同时应用多种药物,以免加重肝脏负担,或因药物相互作用发生不良反应。

(四)抗纤维化治疗

有研究表明,经 IFN-α 或/和 NAs 治疗后,肝组织病理学可见纤维化甚至肝硬化减轻。因此,抗病毒治疗是抗纤维化治疗的基础。多个抗肝纤维化的中药方剂(如扶正化瘀胶囊、复方鳖甲软肝片等)研究显示有一定疗效,但需要进一步进行大样本、随机、双盲临床试验,并进行肝组织学检查,以进一步确定其疗效。

(五)最新研究进展及未来展望

1.替诺福韦艾拉酚胺富马酸(tenofovir alafenamide fumarate,TAF)

TAF 是一种核苷酸反转录酶抑制物,也是一种新的 TDF 前体,前期实验证实其安全性和耐受性较好,在降低 HBV DNA 方面与 TDF 相似。在新试验中,TAF 的剂量被确定为每天剂量 25 mg,以进一步观察疗效与安全性。

2.关于 NAs 和 IFN-α 联合/序贯方案

研究包括 IFN-α 联合 LAM、ADV、ETV、TDF 治疗,但需要进一步研究其确切疗效及进行成本收益分析。

3.新的治疗方法及免疫调节治疗

(1)目前有希望药物的作用机制是通过直接作用于 HBV 感染肝细胞,通过诱导 cccDNA 降解或抑制 HBV 进入或抑制病毒蛋白表达而发挥作用。目前已有多种药物在进行研究,如 Bay41-4109、GLS4、NVR-1221 等,而环孢素类似物(钠牛磺胆酸盐协同转运肽抑制剂)未来可能会成为抗 HBV 的药物。

(2)免疫调节治疗:治疗性疫苗试图通过恢复获得性的免疫起作用,其他研究试图通过刺激肝内固有免疫抗病毒,但尚需进一步研究其疗效和安全性。

(苏雪艳)

第七章 神经内科疾病诊治

第一节 脑 出 血

脑出血(intracerebral hemorrhage,ICH)也称脑溢血,是指原发性非外伤性脑实质内出血,故又称原发性或自发性脑出血。脑出血是脑内的血管病变破裂而引起的出血,绝大多数是高血压伴发小动脉微动脉瘤在血压骤升时破裂所致,称为高血压性脑出血。主要病理特点为局部脑血流变化、炎症反应,以及脑出血后脑血肿的形成和血肿周边组织受压、水肿、神经细胞凋亡。80%的脑出血发生在大脑半球,20%发生在脑干和小脑。脑出血起病急骤,临床表现为头痛、呕吐、意识障碍、偏瘫、偏身感觉障碍等。在所有脑血管疾病患者中,脑出血占20%~30%,年发病率为60/10万~80/10万,急性期病死率为30%~40%,是病死率和致残率很高的常见疾病。该病常发生于40~70岁,其中>50岁的人群发病率最高,达93.6%,但近年来发病年龄有越来越年轻的趋势。

一、病因与发病机制

(一)病因

高血压及高血压合并小动脉硬化是 ICH 的最常见病因,约95%的 ICH 患者患有高血压。其他病因有先天性动静脉畸形或动脉瘤破裂、脑动脉炎血管壁坏死、脑瘤出血、血液病并发脑内出血、烟雾病(moyamoya 病)、脑淀粉样血管病变、梗死性脑出血、药物滥用、抗凝或溶栓治疗等。

(二)发病机制

尚不完全清楚,与下列因素相关。

1.高血压

持续性高血压引起脑内小动脉或深穿支动脉壁脂质透明样变性和纤维蛋白样坏死,使小动脉变脆,血压持续升高引起动脉壁疝或内膜破裂,导致微小动脉瘤或微夹层动脉瘤。血压骤然升高时血液自血管壁渗出或动脉瘤壁破裂,血液进入脑组织形成血肿。此外,高血压引起远端血管痉挛,导致小血管缺氧坏死、血栓形成、斑点状出血及脑水肿,继发脑出血,可能是子痫时高血压脑出血的主要机制。脑动脉壁中层肌细胞薄弱,外膜结缔组织少且缺乏外层弹力层,豆纹动脉等穿动脉自大脑中动脉近端呈直角分出,受高血压血流冲击易发生粟粒状动脉瘤,使深穿支动脉成为脑出血的主要好发部位,故豆纹动脉外侧支称为出血动脉。

2.淀粉样脑血管病

它是老年人原发性非高血压性脑出血的常见病因,好发于脑叶,易反复发生,常表现为多发性脑出血。发病机制不清,可能为血管内皮异常导致渗透性增加,血浆成分包括蛋白酶侵入血管壁,形成纤维蛋白样坏死或变性,导致内膜透明样增厚,淀粉样蛋白沉积,使血管中膜、外膜被淀粉样蛋白取代,弹性膜及中膜平滑肌消失,形成蜘蛛状微血管瘤扩张,当情绪激动或活动诱发血压升高时血管瘤破裂引起出血。

3.其他因素

血液病如血友病、白血病、血小板减少性紫癜、红细胞增多症、镰状细胞病等可因凝血功能障碍引起大片状脑出血。肿瘤内异常新生血管破裂或侵蚀正常脑血管也可导致脑出血。维生素 B_1、维生素 C 缺乏或毒素(如砷)可引起脑血管内皮细胞坏死,导致脑出血,出血灶特点通常为斑点状而非融合成片。结节性多动脉炎、病毒性和立克次体性疾病等可引起血管床炎症,炎症致血管内皮细胞坏死、血管破裂发生脑出血。脑内小动、静脉畸形破裂可引起血肿,脑内静脉循环障碍和静脉破裂亦可导致出血。血液病、肿瘤、血管炎或静脉窦闭塞性疾病等所致脑出血亦常表现为多发性脑出血。

(三)脑出血后脑水肿的发生机制

脑出血后机体和脑组织局部发生一系列病理生理反应,其中自发性脑出血后最重要的继发性病理变化之一是脑水肿。由于血肿周围脑组织形成水肿带,继而引起神经细胞及其轴突的变性和坏死,成为患者病情恶化和死亡的主要原因之一。目前认为,ICH 后脑水肿与占位效应、血肿内血浆蛋白渗出和血凝块回缩、血肿周围继发缺血、血肿周围组织炎症反应、水通道蛋白-4(AQP-4)及自由基级联反应等有关。

1.占位效应

占位效应主要是通过机械性压力和颅内压增高引起。巨大血肿可立即产生占位效应,造成周围脑组织损害,并引起颅内压持续增高。早期主要为局灶性颅内压增高,随后发展为弥漫性颅内压增高,而颅内压的持续增高可引起血肿周围组织广泛性缺血,并加速缺血组织的血管通透性改变,引发脑水肿形成。同时,脑血流量降低、局部组织压力增加可促发血管活性物质从受损的脑组织中释放,破坏血-脑屏障,引发脑水肿形成。因此,血肿占位效应虽不是脑水肿形成的直接原因,但可通过影响脑血流量、周围组织压力及颅内压等因素,间接地在脑出血后脑水肿形成机制中发挥作用。

2.血肿内血浆蛋白渗出和血凝块回缩

血肿内血液凝结是脑出血超急性期血肿周围组织脑水肿形成的首要条件。在正常情况下,脑组织细胞间隙中的血浆蛋白含量非常低,但在血肿周围组织细胞间隙中却可见血浆蛋白和纤维蛋白聚积,这可导致细胞间隙胶体渗透压增高,使水分渗透到脑组织内形成水肿。此外,血肿形成后由于血凝块回缩,使血肿腔静水压降低,这也将导致血液中的水分渗透到脑组织间隙形成水肿。凝血连锁反应激活、血凝块回缩(血肿形成后血块分离成 1 个红细胞中央块和 1 个血清包绕区)及纤维蛋白沉积等,在脑出血后血肿周围组织脑水肿形成中发挥着重要作用。血凝块形成是脑出血血肿周围组织脑水肿形成的必经阶段,而血浆蛋白(特别是凝血酶)则是脑水肿形成的关键因素。

3.血肿周围继发缺血

脑出血后血肿周围局部脑血流量显著降低,而脑血流量的异常降低可引起血肿周围组织缺血。一般脑出血后6～8小时,血红蛋白和凝血酶释出细胞毒性物质,兴奋性氨基酸释放增多等,细胞内钠聚集,则引起细胞毒性水肿;出血后4～12小时,血-脑屏障开始破坏,血浆成分进入细胞间液,则引起血管源性水肿。同时,脑出血后形成的血肿在降解过程中,产生的渗透性物质和缺血的代谢产物,也使组织间渗透压增高,促进或加重脑水肿,从而形成血肿周围半暗带。

4.血肿周围组织炎症反应

脑出血后血肿周围中性粒细胞、巨噬细胞和小胶质细胞活化,血凝块周围活化的小胶质细胞和神经元中白细胞介素-1(IL-1)、白细胞介素-6(IL-6)、细胞间黏附因子-1(ICAM-1)和肿瘤坏死因子-α(TNF-α)表达增加。临床研究采用双抗夹心酶联免疫吸附试验检测41例脑出血患者脑脊液 IL-1 和 S100 蛋白含量发现,急性患者脑脊液 IL-1 水平显著高于对照组,提示 IL-1 可能促进了脑水肿和脑损伤的发展。ICAM-1在中枢神经系统中分布广泛。Gong 等的研究证明,脑出血后12 小时神经细胞开始表达ICAM-1,3 天达高峰,持续 10 天逐渐下降;脑出血后 1 天时血管内皮开始表达 ICAM-1,7 天达高峰,持续 2 周。表达ICAM-1的白细胞活化后能产生大量蛋白水解酶,特别是基质金属蛋白酶(MMP),促使血-脑屏障通透性增加,血管源性脑水肿形成。

5.水通道蛋白-4(AQP-4)与脑水肿

过去一直认为水的跨膜转运是通过被动扩散实现的,而水通道蛋白(aquaporin,AQP)的发现完全改变了这种认识。现在认为,水的跨膜转运实际上是一个耗能的主动过程,是通过 AQP实现的。AQP 在脑组织中广泛存在,可能是脑脊液重吸收、渗透压调节、脑水肿形成等生理、病理过程的分子生物学基础。迄今已发现的 AQP 至少存在 10 种亚型,其中 AQP-4 和 AQP-9 可能参与血肿周围脑组织水肿的形成。实验研究脑出血后不同时间点大鼠脑组织 AQP-4 的表达分布发现,对照组和实验组未出血侧AQP-4 在各时间点的表达均为弱阳性,而水肿区从脑出血后 6 小时开始表达增强,3 天时达高峰,此后逐渐回落,1 周后仍明显高于正常组。另外,随着出血时间的推移,出血侧 AQP-4 表达范围不断扩大,表达强度不断增强,并且与脑水肿严重程度呈正相关。以上结果提示,脑出血能导致细胞内外水和电解质失衡,细胞内外渗透压发生改变,激活位于细胞膜上的 AQP-4,进而促进水和电解质通过 AQP-4 进入细胞内导致细胞水肿。

6.自由基级联反应

脑出血后脑组织缺血缺氧发生一系列级联反应造成自由基浓度增加。自由基通过攻击脑内细胞膜磷脂中多聚不饱和脂肪酸和脂肪酸的不饱和双键,直接造成脑损伤发生脑水肿;同时引起脑血管通透性增加,亦加重脑水肿从而加重病情。

二、病理

肉眼所见脑出血病例尸检时脑外观可见到明显动脉粥样硬化,出血侧半球膨隆肿胀,脑回宽、脑沟窄,有时可见少量蛛网膜下腔积血,颞叶海马与小脑扁桃体处常可见脑疝痕迹,出血灶一般在2～8 cm,绝大多数为单灶,仅 1.8％～2.7％为多灶。常见的出血部位为壳核出血,出血向内发展可损伤内囊,出血量大时可破入侧脑室。丘脑出血时,血液常穿破第三脑室或侧脑室,向外可损伤内囊。脑桥和小脑出血时,血液可穿破第四脑室,甚至可经中脑导水管逆行进入侧脑室。原发性脑室出血,出血量小时只侵及单个脑室或多个脑室的一部分;大量出血时全部脑室均可被血液充满,脑室扩张积血形成铸型。脑出血血肿周围脑组织受压,水肿明显,颅内压增高,脑组织可移位。幕上半球出血,血肿向下破坏或挤压丘脑下部和脑干,使其变形、移位和继发出血,并常出现小脑幕疝;如中线部位下移可形成中心疝;颅内压增高明显或小脑出血较重时均易发生枕骨大孔疝,这些都是导致患者死亡的直接原因。急性期后,血块溶解,含铁血黄素和破坏的脑组织被吞噬细胞清除,胶质增生,小出血灶形成胶质瘢痕,大者形成囊腔,称为中风囊,腔内可见黄色液体。

显微镜观察可分为3期。①出血期:可见大片出血,红细胞多新鲜。出血灶边缘多出现坏死。软化的脑组织,神经细胞消失或呈局部缺血改变,常有多形核白细胞浸润。②吸收期:出血24～36小时即可出现胶质细胞增生,小胶质细胞及来自血管外膜的细胞形成格子细胞,少数格子细胞含铁血黄素。星形胶质细胞增生及肥胖变性。③修复期:血液及坏死组织渐被清除,组织缺损部分由胶质细胞、胶质纤维及胶原纤维代替,形成瘢痕。出血灶较小可完全修复,较大则遗留囊腔。血红蛋白代谢产物长久残存于瘢痕组织中,呈现棕黄色。

三、临床表现

(一)症状与体征

1.意识障碍

多数患者发病时很快出现不同程度的意识障碍,轻者可呈嗜睡,重者可昏迷。

2.高颅压征

高颅压征表现为头痛、呕吐。头痛以病灶侧为重,意识蒙眬或浅昏迷者可见患者用健侧手触摸病灶侧头部;呕吐多为喷射性,呕吐物为胃内容物,如合并消化道出血可为咖啡样物。

3.偏瘫

病灶对侧肢体瘫痪。

4.偏身感觉障碍

病灶对侧肢体感觉障碍,主要是痛觉、温度觉减退。

5.脑膜刺激征

脑膜刺激征见于脑出血已破入脑室、蛛网膜下腔及脑室原发性出血之时,可有颈项强直或强迫头位,Kernig征阳性。

6.失语症

优势半球出血者多伴有运动性失语症。

7.瞳孔与眼底异常

瞳孔可不等大、双瞳孔缩小或散大。眼底可有视网膜出血和视盘水肿。

8.其他症状

如心律不齐、呃逆、呕吐咖啡色样胃内容物、呼吸节律紊乱、体温迅速上升及心电图异常等变化。脉搏常有力或缓慢,血压多升高,可出现肢端发绀,偏瘫侧多汗,面色苍白或潮红。

(二)不同部位脑出血的临床表现

1.基底节区出血

基底节区出血为脑出血中最多见者,占60%～70%。其中壳核出血最多,约占脑出血的60%,主要是豆纹动脉尤其是其外侧支破裂引起;丘脑出血较少,约占10%,主要是丘脑穿动脉或丘脑膝状体动脉破裂引起;尾状核及屏状核等出血少见。虽然各核出血有其特点,但出血较多时均可侵及内囊,出现一些共同症状。现将常见的症状分轻、重两型叙述如下。

(1)轻型:多属壳核出血,出血量一般为数毫升至30 mL,或为丘脑小量出血,出血量仅数毫升,出血限于丘脑或侵及内囊后肢。患者突然头痛、头晕、恶心呕吐、意识清楚或轻度障碍,出血灶对侧出现不同程度的偏瘫,亦可出现偏身感觉障碍及偏盲(三偏征),两眼可向病灶侧凝视,优势半球出血可有失语。

(2)重型:多属壳核大量出血,向内扩展或穿破脑室,出血量可达30~160 mL;或丘脑较大量出血,血肿侵及内囊或破入脑室。发病突然,意识障碍重,鼾声明显,呕吐频繁,可吐咖啡样胃内容物(由胃部应激性溃疡所致)。丘脑出血病灶对侧常有偏身感觉障碍或偏瘫,肌张力低,可引出病理反射,平卧位时,患侧下肢呈外旋位。但感觉障碍常先于或重于运动障碍,部分病例病灶对侧可出现自发性疼痛。常有眼球运动障碍(眼球向上注视麻痹,呈下视内收状态)。瞳孔缩小或不等大,一般为出血侧散大,提示已有小脑幕疝形成;部分病例有丘脑性失语(言语缓慢而不清、重复言语、发音困难、复述差,朗读正常)或丘脑性痴呆(记忆力减退、计算力下降、情感障碍、人格改变等)。如病情发展,血液大量破入脑室或损伤丘脑下部及脑干,昏迷加深,出现去大脑强直或四肢弛缓,面色潮红或苍白,出冷汗,鼾声大作,中枢性高热或体温过低,甚至出现肺水肿、上消化道出血等内脏并发症,最后多发生枕骨大孔疝死亡。

2.脑叶出血

脑叶出血又称皮质下白质出血。应用 CT 以后,发现脑叶出血约占脑出血的15%,发病年龄11~80 岁不等,40 岁以下占 30%,年轻人多由血管畸形(包括隐匿性血管畸形)、moyamoya病引起,老年人常见于高血压动脉硬化及淀粉样血管病等。脑叶出血以顶叶最多见,以后依次为颞叶、枕叶、额叶,40%为跨叶出血。脑叶出血除意识障碍、颅内高压和抽搐等常见症状外,还有各脑叶的特异表现。

(1)额叶出血:常有一侧或双侧的前额痛、病灶对侧偏瘫。部分病例有精神行为异常、凝视麻痹、言语障碍和癫痫发作。

(2)顶叶出血:常有病灶侧颞部疼痛;病灶对侧的轻偏瘫或单瘫、深浅感觉障碍和复合感觉障碍;体象障碍、手指失认和结构失用症等,少数病例可出现下象限盲。

(3)颞叶出血:常有耳部或耳前部疼痛,病灶对侧偏瘫,但上肢瘫重于下肢,中枢性面、舌瘫可有对侧上象限盲;优势半球出血可出现感觉性失语或混合性失语;可有颞叶癫痫、幻嗅、幻视、兴奋躁动等精神症状。

(4)枕叶出血:可出现同侧眼部疼痛,同向性偏盲和黄斑回避现象,可有一过性黑矇和视物变形。

3.脑干出血

(1)中脑出血:中脑出血少见,自 CT 应用于临床后,临床已可诊断。轻症患者表现为突然出现复视、眼睑下垂、一侧或两侧瞳孔扩大、眼球不同轴、水平或垂直眼震,同侧肢体共济失调,也可表现大脑脚综合征(Weber 综合征)或红核综合征(Benedikt 综合征)。重者出现昏迷、四肢迟缓性瘫痪、去大脑强直,常迅速死亡。

(2)脑桥出血。占脑出血的 10%左右。病灶多位于脑桥中部的基底部与被盖部之间。患者表现突然头痛,同侧第Ⅵ、Ⅶ、Ⅷ对脑神经麻痹,对侧偏瘫(交叉性瘫痪),出血量大或病情重者常有四肢瘫,很快进入意识障碍、针尖样瞳孔、去大脑强直、呼吸障碍,多迅速死亡。可伴中枢性高热、大汗和应激性溃疡等。一侧脑桥小量出血可表现为脑桥腹内侧综合征(Foville 综合征)、闭锁综合征和脑桥腹外侧综合征(Millard-Gubler综合征)。

(3)延髓出血:延髓出血更为少见,突然意识障碍,血压下降,呼吸节律不规则,心律失常,轻症病例可呈延髓背外侧综合征(Wallenberg综合征),重症病例常因呼吸心跳停止而死亡。

4.小脑出血

小脑出血约占脑出血的 10%。多见于一侧半球的齿状核部位,小脑蚓部也可发生。发病突然,眩晕明显,频繁呕吐,枕部疼痛,病灶侧共济失调,可见眼球震颤,同侧周围性面瘫,颈项强直等,如不仔细检查,易误诊为蛛网膜下腔出血。当出血量不大时,主要表现为小脑症状,如病灶侧共济失调,眼球震颤,构音障碍和吟诗样语言,无偏瘫。出血量增加时,还可表现有脑桥受压体征,如展神经麻痹、侧视麻痹等,以及肢体偏瘫和/或锥体束征。病情如继续加重,颅内压增高明显,昏迷加深,极易发生枕骨大孔疝死亡。

5.脑室出血

脑室出血分原发与继发两种,继发性是指脑实质出血破入脑室者;原发性指脉络丛血管出血及室管膜下动脉破裂出血,血液直流入脑室者。以前认为脑室出血罕见,现已证实占脑出血的 3%～5%。55% 的患者出血量较少,仅部分脑室有血,脑脊液呈血性,类似蛛网膜下腔出血。临床常表现为头痛、呕吐、项强、Kernig 征阳性、意识清楚或一过性意识障碍,但常无偏瘫体征,脑脊液血性,酷似蛛网膜下腔出血,预后良好,可以完全恢复正常;出血量大,全部脑室均被血液充满者,其临床表现符合既往所谓脑室出血的症状,即发病后突然头痛、呕吐、昏迷、瞳孔缩小或时大时小,眼球浮动或分离性斜视,四肢肌张力增高,病理反射阳性,早期出现去大脑强直,严重者双侧瞳孔散大,呼吸深,鼾声明显,体温明显升高,面部充血多汗,预后极差,多迅速死亡。

四、诊断与鉴别诊断

(一)诊断要点

1.一般性诊断要点

(1)急性起病,常有头痛、呕吐、意识障碍、血压增高和局灶性神经功能缺损症状,部分病例有眩晕或抽搐发作。饮酒、情绪激动、过度劳累等是常见的发病诱因。

(2)常见的局灶性神经功能缺损症状和体征包括偏瘫、偏身感觉障碍、偏盲等,多于数分钟至数小时内达到高峰。

(3)头颅 CT 扫描可见病灶中心呈高密度改变,病灶周边常有低密度水肿带。头颅 MRI/MRA 有助于脑出血的病因学诊断和观察血肿的演变过程。

2.各部位脑出血的临床诊断要点

(1)壳核出血。①对侧肢体偏瘫,优势半球出血常出现失语。②对侧肢体感觉障碍,主要是痛觉、温度觉减退。③对侧偏盲。④凝视麻痹,呈双眼持续性向出血侧凝视。⑤尚可出现失用、体象障碍、记忆力和计算力障碍、意识障碍等。

(2)丘脑出血。①丘脑型感觉障碍:对侧半身深浅感觉减退、感觉过敏或自发性疼痛。②运动障碍:出血侵及内囊可出现对侧肢体瘫痪,多为下肢重于上肢。③丘脑性失语:言语缓慢而不清、重复言语、发音困难、复述差,朗读正常。④丘脑性痴呆:记忆力减退、计算力下降、情感障碍、人格改变。⑤眼球运动障碍:眼球向上注视麻痹,常向内下方凝视。

(3)脑干出血。①中脑出血:突然出现复视,眼睑下垂;一侧或两侧瞳孔扩大,眼球不同轴,水平或垂直眼震,同侧肢体共济失调,也可表现 Weber 综合征或 Benedikt 综合征;严重者很快出现意识障碍,去大脑强直。②脑桥出血:突然头痛,呕吐,眩晕,复视,眼球不同轴,交叉性瘫痪或偏瘫、四肢瘫等。出血量较大时,患者很快进入意识障碍,针尖样瞳孔,去大脑强直,呼吸障碍,并可伴有高热、大汗、应激性溃疡等,多迅速死亡;出血量较少时可表现为一些典型的综合征,如

Foville 综合征、Millard-Gubler 综合征和闭锁综合征等。③延髓出血：突然意识障碍，血压下降，呼吸节律不规则，心律失常，继而死亡。轻者可表现为不典型的 Wallenberg 综合征。

(4)小脑出血：①突发眩晕、呕吐、后头部疼痛，无偏瘫。②有眼震，站立和步态不稳，肢体共济失调、肌张力降低及颈项强直。③头颅 CT 扫描示小脑半球或小脑蚓高密度影及第四脑室、脑干受压。

(5)脑叶出血。①额叶出血：前额痛、呕吐、痫性发作较多见；对侧偏瘫、共同偏视、精神障碍；优势半球出血时可出现运动性失语。②顶叶出血：偏瘫较轻，而偏侧感觉障碍显著；对侧下象限盲，优势半球出血时可出现混合性失语。③颞叶出血：表现为对侧中枢性面、舌瘫及上肢为主的瘫痪；对侧上象限盲；优势半球出血时可有感觉性或混合性失语；可有颞叶癫痫、幻嗅、幻视。④枕叶出血：对侧同向性偏盲，并有黄斑回避现象，可有一过性黑蒙和视物变形；多无肢体瘫痪。

(6)脑室出血：①突然头痛、呕吐，迅速进入昏迷或昏迷逐渐加深。②双侧瞳孔缩小，四肢肌张力增高，病理反射阳性，早期出现去大脑强直，脑膜刺激征阳性。③常出现丘脑下部受损的症状及体征，如上消化道出血、中枢性高热、大汗、应激性溃疡、急性肺水肿、血糖增高、尿崩症等。④脑脊液压力增高，呈血性。⑤轻者仅表现头痛、呕吐、脑膜刺激征阳性，无局限性神经体征。临床上易误诊为蛛网膜下腔出血，需通过头颅 CT 检查来确定诊断。

(二)鉴别诊断

1.脑梗死

脑梗死发病较缓，或病情呈进行性加重；头痛、呕吐等颅内压增高症状不明显；典型病例一般不难鉴别；但脑出血与大面积脑梗死、少量脑出血与脑梗死临床症状相似，鉴别较困难，常需头颅 CT 鉴别。

2.脑栓塞

脑栓塞起病急骤，一般缺血范围较广，症状常较重，常伴有风湿性心脏病、心房颤动、细菌性心内膜炎、心肌梗死或其他容易产生栓子来源的疾病。

3.蛛网膜下腔出血

蛛网膜下腔出血好发于年轻人，突发剧烈头痛，或呈爆裂样头痛，以颈枕部明显，有的可痛牵颈背、双下肢。呕吐较频繁，少数严重患者呈喷射状呕吐。约 50％的患者可出现短暂、不同程度的意识障碍，尤以老年患者多见。常见一侧动眼神经麻痹，其次为视神经、三叉神经和展神经麻痹，脑膜刺激征常见，无偏瘫等脑实质损害的体征，头颅 CT 可帮助鉴别。

4.外伤性脑出血

外伤性脑出血是闭合性头部外伤所致，发生于受冲击颅骨下或对冲部位，常见于额极和颞极，外伤史可提供诊断线索，CT 可显示血肿外形不整。

5.内科疾病导致的昏迷

(1)糖尿病昏迷。①糖尿病酮症酸中毒：多数患者在发生意识障碍前数天有多尿、烦渴多饮和乏力，随后出现食欲缺乏、恶心、呕吐，常伴头痛、嗜睡、烦躁、呼吸深快、呼气中有烂苹果味(丙酮)。随着病情进一步发展，出现严重失水，尿量减少，皮肤弹性差，眼球下陷，脉细速，血压下降，至晚期时各种反射迟钝甚至消失，嗜睡甚至昏迷。尿糖、尿酮体呈强阳性，血糖和血酮体均有升高。头部 CT 结果阴性。②高渗性非酮症糖尿病昏迷：起病时常先有多尿、多饮，但多食不明显，或反而食欲缺乏，以致常被忽视。失水随病程进展逐渐加重，出现神经精神症状，表现为嗜睡、幻觉、定向障碍、偏盲、上肢拍击样粗震颤、痫性发作(多为局限性发作)等，最后陷入昏迷。尿糖强阳性，但无酮症或较轻,血尿素氮及肌酐升高。突出的表现为血糖常高至 33.3 mmol/L(600 mg/dL)以上,一般为 33.3～66.6 mmol/L(600～1 200 mg/dL);血钠升高可达 155 mmol/L;血浆渗透压显著增高达 330～460 mmol/L,一般在 350 mmol/L 以上。头部 CT 结果阴性。

(2)肝性昏迷。有严重肝病和/或广泛门体侧支循环,精神紊乱、昏睡或昏迷,明显肝功能损害或血氨升高,扑翼(击)样震颤和典型的脑电图改变(高波幅的 δ 波,每秒少于 4 次)等,有助于诊断与鉴别诊断。

(3)尿毒症昏迷。少尿(＜400 mL/d)或无尿(＜50 mL/d),血尿,蛋白尿,管型尿,氮质血症,水、电解质紊乱和酸碱失衡等。

(4)急性酒精中毒。①兴奋期:血乙醇浓度达到 11 mmol/L(50 mg/dL)即感头痛、欣快、兴奋。血乙醇浓度超过 16 mmol/L(75 mg/dL),健谈、饶舌、情绪不稳定、自负、易激怒,可有粗鲁行为或攻击行动,也可能沉默、孤僻;浓度达到 22 mmol/L(100 mg/dL)时,驾车易发生车祸。②共济失调期:血乙醇浓度达到 33 mmol/L(150 mg/dL)时,肌肉运动不协调,行动笨拙,言语含糊不清,眼球震颤,视力模糊,复视,步态不稳,出现明显共济失调。浓度达到 43 mmol/L(200 mg/dL)时,出现恶心、呕吐、困倦。③昏迷期:血乙醇浓度升至 54 mmol/L(250 mg/dL)时,患者进入昏迷期,表现昏睡、瞳孔散大、体温降低。血乙醇浓度超过 87 mmol/L(400 mg/dL)时,患者陷入深昏迷,心率快、血压下降,呼吸慢而有鼾音,可出现呼吸、循环麻痹而危及生命。实验室检查可见血清乙醇浓度升高,呼出气中乙醇浓度与血清乙醇浓度相当;动脉血气分析可见轻度代谢性酸中毒;电解质失衡,可见低血钾、低血镁和低血钙;血糖可降低。

(5)低血糖昏迷。低血糖昏迷是指各种原因引起的重症的低血糖症。患者突然昏迷、抽搐,表现为局灶神经系统症状的低血糖易被误诊为脑出血。化验血糖＜2.8 mmol/L,推注葡萄糖后症状迅速缓解,发病后 72 小时复查头部 CT 结果阴性。

(6)药物中毒。①镇静催眠药中毒:有服用大量镇静催眠药史,出现意识障碍和呼吸抑制及血压下降。胃液、血液、尿液中检出镇静催眠药。②阿片类药物中毒:有服用大量吗啡或哌替啶的阿片类药物史,或有吸毒史,除了出现昏迷、针尖样瞳孔(哌替啶的急性中毒瞳孔反而扩大)、呼吸抑制"三联征"等特点外,还可出现发绀、面色苍白、肌肉无力、惊厥、牙关禁闭、角弓反张,呼吸先浅而慢,后叹息样或潮式呼吸、肺水肿、休克、瞳孔对光反射消失,死于呼吸衰竭。血、尿阿片类毒物成分,定性试验呈阳性。使用纳洛酮可迅速逆转阿片类药物所致的昏迷、呼吸抑制、缩瞳等毒性作用。

(7)CO 中毒。①轻度中毒:血液碳氧血红蛋白(COHb)可超过 10％～20％。患者有剧烈头痛、头晕、心悸、口唇黏膜呈樱桃红色、四肢无力、恶心、呕吐、嗜睡、意识模糊、视物不清、感觉迟钝、谵妄、幻觉、抽搐等。②中度中毒:血液 COHb 浓度可高达 30％～40％。患者出现呼吸困难、意识丧失、昏迷,对疼痛刺激可有反应,瞳孔对光反射和角膜反射可迟钝,腱反射减弱,呼吸、血压和脉搏可有改变。经治疗可恢复且无明显并发症。③重度中毒:血液 COHb 浓度可＞50％以上。深昏迷,各种反射消失。患者可呈去大脑皮质状态(患者可以睁眼,但无意识,不语,不动,不主动进食或大小便,呼之不应,推之不动,肌张力增强),常有脑水肿、惊厥、呼吸衰竭、肺水肿、上消化道出血、休克和严重的心肌损害,出现心律失常,偶可发生心肌梗死。有时并发脑局灶损害,出现锥体系或锥体外系损害体征。监测血中 COHb 浓度可明确诊断。

应详细询问病史,内科疾病导致昏迷者有相应的内科疾病病史,仔细查体,局灶体征不明显;脑出血者则同向偏视,一侧瞳孔散大、一侧面部船帆现象、一侧上肢出现扬鞭现象、一侧下肢呈外旋位,血压升高。CT 检查可助鉴别。

五、治疗

急性期的主要治疗原则:保持安静,防止继续出血;积极抗脑水肿,降低颅内压;调整血压;改善循环;促进神经功能恢复;加强护理,防治并发症。

(一)一般治疗

1.保持安静

(1)卧床休息 3～4 周,脑出血发病后 24 小时内,特别是 6 小时内可有活动性出血或血肿继续扩大,应尽量减少搬运,就近治疗。重症需严密观察体温、脉搏、呼吸、血压、瞳孔和意识状态等生命体征变化。

(2)保持呼吸道通畅,头部抬高 15°～30°角,切忌无枕仰卧;疑有脑疝时应床脚抬高 45°角,意识障碍患者应将头歪向一侧,以利于口腔、气道分泌物及呕吐物流出;痰稠不易吸出,则要行气管切开,必要时吸氧,以使动脉血氧饱和度维持在 90% 以上。

(3)意识障碍或消化道出血者宜禁食 24～48 小时,发病后 3 天,仍不能进食者,应鼻饲以确保营养。过度烦躁不安的患者可适量用镇静药。

(4)注意口腔护理,保持大便通畅,留置尿管的患者应做膀胱冲洗以预防尿路感染。加强护理,经常翻身,预防压疮,保持肢体功能位置。

(5)注意水、电解质平衡,加强营养。注意补钾,液体量应控制在 2 000 mL/d 左右,或以尿量加 500 mL 来估算,不能进食者鼻饲各种营养品。对于频繁呕吐、胃肠道功能减弱或有严重的应激性溃疡者,应考虑给予肠外营养。如有高热、多汗、呕吐或腹泻者,可适当增加入液量,或 10% 脂肪乳 500 mL 静脉滴注,每天 1 次。如需长期采用鼻饲,应考虑胃造瘘术。

(6)脑出血急性期血糖含量增高可以是原有糖尿病的表现或是应激反应。高血糖和低血糖都能加重脑损伤。当患者血糖含量增高超过 11.1 mmol/L 时,应立即给予胰岛素治疗,将血糖控制在 8.3 mmol/L 以下。同时应监测血糖,若发生低血糖,可用葡萄糖口服或注射纠正低血糖。

2.亚低温治疗

亚低温治疗能够减轻脑水肿,减少自由基的产生,促进神经功能缺损恢复,改善患者预后。降温方法:立即行气管切开,静脉滴注冬眠肌松合剂(0.9% 氯化钠注射液 500 mL+氯丙嗪 100 mg+异丙嗪 100 mg),同时冰毯机降温。行床旁监护仪连续监测体温(T)、心率(HR)、血压(BP)、呼吸(R)、脉搏(P)、血氧饱和度(SPO_2)、颅内压(ICP)。直肠温度(RT)维持在 34～36 ℃,持续 3～5 天。冬眠肌松合剂用量和速度根据患者 T、HR、BP、肌张力等调节。保留自主呼吸,必要时应用同步呼吸机辅助呼吸,维持 SPO_2 在 95% 以上,10～12 小时将 RT 降至 34～36 ℃。当 ICP 降至正常后 72 小时,停止亚低温治疗。采用每天恢复 1～2 ℃,复温速度不超过 0.1 ℃/h。在 24～48 小时内,将患者 RT 复温至 36.5～37.0 ℃。局部亚低温治疗实施越早,效果越好,建议在脑出血发病 6 小时内使用,治疗时间最好持续 48～72 小时。

(二)调控血压和防止再出血

脑出血患者一般血压都高,甚至比平时更高,这是因为颅内压增高时机体保证脑组织供血的代偿性反应,当颅内压下降时血压亦随之下降,因此一般不应使用降血压药物,尤其是注射利血平等强有力降压剂。目前理想的血压控制水平还未确定,主张采取个体化原则,应根据患者年龄、病前有无高血压、病后血压情况等确定适宜血压水平。但血压过高时,容易增加再出血的危险性,则应及时控制高血压。一般来说,收缩压≥26.7 kPa(200 mmHg),舒张压≥15.3 kPa(115 mmHg)时,应降血压治疗,使血压控制于治疗前原有血压水平或略高水平。收缩压≤24.0 kPa(180 mmHg)或舒张压≤15.3 kPa(115 mmHg)时,或平均动脉压≤17.3 kPa(130 mmHg)时可暂不使用降压药,但需密切观察。收缩压在 24.0～30.7 kPa(180～230 mmHg)或舒张压在 14.0～18.7 kPa(105～140 mmHg)宜口服卡托普利、美托洛尔等降压药,收缩压 24.0 kPa(180 mmHg)以内或舒张压14.0 kPa(105 mmHg)以内,可观察而不用降压药。急性期过后(约 2 周),血压仍持续过高时可系统使用降压药,急性期血压急骤下降表明病情严重,应给予升压药物以保证足够的脑供血量。

止血剂及凝血剂对脑出血并无效果,但如合并消化道出血或有凝血障碍时仍可使用。消化道出血时,还可经胃管鼻饲或口服云南白药、三七粉、氢氧化铝凝胶和/或冰牛奶、冰盐水等。

(三)控制脑水肿

脑出血后 48 小时水肿达到高峰,维持 3～5 天或更长时间后逐渐消退。脑水肿可使 ICP 增高和导致脑疝,是影响功能恢复的主要因素和导致早期死亡的主要死因。积极控制脑水肿、降低ICP 是脑出血急性期治疗的重要环节,必要时可行 ICP 监测。治疗目标是使 ICP 降至 2.7 kPa(20 mmHg)以下,脑灌注压＞9.3 kPa(70 mmHg),应首先控制可加重脑水肿的因素,保持呼吸道通畅,适当给氧,维持有效脑灌注,限制液体和盐的入量等。应用皮质类固醇减轻脑出血后脑水肿和降低 ICP,其有效证据不充分;脱水药只有短暂作用,常用 20%甘露醇、利尿药如呋塞米等。

1.20%甘露醇

20%甘露醇为渗透性脱水药,可在短时间内使血浆渗透压明显升高,形成血与脑组织间渗透压差,使脑组织间液水分向血管内转移,经肾脏排出,每 8 g 甘露醇可由尿带出水分 100 mL,用药后 20～30 分钟开始起效,2～3 小时作用达峰。常用剂量 125～250 mL,1 次/6～8 小时,疗程7～10 天。如患者出现脑疝征象可快速加压经静脉或颈动脉推注,可暂时缓解症状,为术前准备赢得时间。冠心病、心肌梗死、心力衰竭和肾功能不全者慎用,注意用药不当可诱发肾衰竭和水盐及电解质失衡。因此,在应用甘露醇脱水时,一定要严密观察患者尿量、血钾和心肾功能,一旦出现尿少、血尿、无尿时应立即停用。

2.利尿剂

呋塞米注射液较常用,脱水作用不如甘露醇,但可抑制脑脊液产生,用于心、肾功能不全不能用甘露醇的患者,常与甘露醇合用,减少甘露醇用量。每次 20～40 mg,每天 2～4 次,静脉注射。

3.甘油果糖氯化钠注射液

该药为高渗制剂,通过高渗透性脱水,能使脑水分含量减少,降低颅内压。本品降低颅内压作用起效较缓,持续时间较长,可与甘露醇交替使用。推荐剂量为每次 250～500 mL,每天 1～2 次,静脉滴注,连用 7 天左右。

4.10%人血清蛋白

10%人血清蛋白通过提高血浆胶体渗透压发挥对脑组织脱水降颅压作用,改善病灶局部脑组织水肿,作用持久。适用于低蛋白血症的脑水肿伴高颅压的患者。推荐剂量每次 10～20 g,每天 1～2 次,静脉滴注。该药可增加心脏负担,心功能不全者慎用。

5.地塞米松

地塞米松可防止脑组织内星形胶质细胞肿胀,降低毛细血管通透性,维持血-脑屏障功能。抗脑水肿作用起效慢,用药后 12～36 小时起效。剂量每天 10～20 mg,静脉滴注。由于易并发感染或使感染扩散,可促进或加重应激性上消化道出血,影响血压和血糖控制等,临床不主张常规使用,病情危重、不伴上消化道出血者可早期短时间应用。

若药物脱水、降颅压效果不明显,出现颅高压危象时可考虑转外科手术开颅减压。

(四)控制感染

发病早期或病情较轻时通常不需使用抗生素,老年患者合并意识障碍易并发肺部感染,合并吞咽困难易发生吸入性肺炎,尿潴留或导尿易合并尿路感染,可根据痰液或尿液培养、药物敏感试验等选用抗生素治疗。

(五)维持水电解质平衡

患者液体的输入量最好根据其中心静脉压(CVP)和肺毛细血管楔压(PCWP)来调整,CVP保持在 0.7～1.6 kPa(5～12 mmHg)或者 PCWP 维持在 1.3～1.8 kPa(10～14 mmHg)。无此条件时每天液体输入量可按前 1 天尿量＋500 mL 估算。每天补钠 50～70 mmol/L,补钾40～50 mmol/L,糖类 13.5～18 g。使用液体种类应以生理盐水注射液或复方氯化钠注射液(林格液)为主,避免用高渗糖水,若用糖时可按每 4 g 糖加 1 U 胰岛素后再使用。由于患者使用大量脱水药、进食少、合并感染等原因,极易出现电解质紊乱和酸碱失衡,应加强监护和及时纠正,意识障碍患者可通过鼻饲管补充足够热量的营养和液体。

(六)对症治疗

1.中枢性高热

中枢性高热宜先行物理降温,如头部、腋下及腹股沟区放置冰袋,戴冰帽或睡冰毯等。效果不佳者可用多巴胺受体激动剂,如溴隐亭 3.75 mg/d,逐渐加量至 7.5～15.0 mg/d,分次服用。

2.痫性发作

痫性发作可静脉缓慢推注(注意患者呼吸)地西泮 10～20 mg,控制发作后可予卡马西平片,每次100 mg,每天 2 次。

3.应激性溃疡

丘脑、脑干出血患者常合并应激性溃疡和引起消化道出血,机制不明,可能是出血影响边缘系统、丘脑、丘脑下部及下行自主神经纤维,使肾上腺皮质激素和胃酸分泌大量增加,黏液分泌减少及屏障功能削弱。常在病后第 2～14 天突然发生,可反复出现,表现呕血及黑便,出血量大时常见烦躁不安、口渴、皮肤苍白、湿冷、脉搏细速、血压下降、尿量减少等外周循环衰竭表现。可采取抑制胃酸分泌和加强胃黏膜保护治疗,用 H_2 受体阻滞剂:①雷尼替丁,每次 150 mg,每天 2 次,口服。②西咪替丁,0.4～0.8 g/d,加入0.9％氯化钠注射液,静脉滴注。③注射用奥美拉唑钠,每次 40 mg,每 12 小时静脉注射 1 次,连用 3 天。还可用硫糖铝,每次 1 g,每天 4 次,口服;或氢氧化铝凝胶,每次 40～60 mL,每天 4 次,口服。若发生上消化道出血可用去甲肾上腺素4～8 mg加冰盐水 80～100 mL,每天4～6 次,口服;云南白药,每次 0.5 g,每天 4 次,口服。保守治疗无效时可在胃镜下止血,须注意呕血引起窒息,并补液或输血维持血容量。

4.心律失常

心房颤动常见,多见于病后前 3 天。心电图复极改变常导致易损期延长,易损期出现的期前收缩可导致室性心动过速或心室颤动。这可能是脑出血患者易发生猝死的主要原因。心律失常影响心排血量,降低脑灌注压,可加重原发脑病变,影响预后。应注意改善冠心病患者的心肌供血,给予常规抗心律失常治疗,及时纠正电解质紊乱,可试用 β 受体阻滞剂和钙通道阻滞剂治疗,维护心脏功能。

5.大便秘结

脑出血患者,由于卧床等原因,常会出现便秘。用力排便时腹压增高,从而使颅内压升高,可加重脑出血症状。便秘时腹胀不适,使患者烦躁不安,血压升高,亦可使病情加重,故脑出血患者便秘的护理十分重要。便秘可用甘油灌肠剂(支),患者侧卧位插入肛门内 6～10 cm,将药液缓慢注入直肠内 60 mL,5～10 分钟即可排便;缓泻剂如酚酞 2 片,每晚口服,亦可用中药番泻叶 3～9 g 泡服。

6.稀释性低钠血症

稀释性低钠血症又称血管升压素分泌异常综合征,10％的脑出血患者可发生。因血管升压素分泌减少,尿排钠增多,血钠降低,可加重脑水肿,每天应限制水摄入量在 800～1 000 mL,补钠 9～12 g;宜缓慢纠正,以免导致脑桥中央髓鞘溶解症。另有脑耗盐综合征,是心钠素分泌过高导致低钠血症,应输液补钠治疗。

7.下肢深静脉血栓形成

急性脑卒中患者易并发下肢和瘫痪肢体深静脉血栓形成,患肢进行性水肿和发硬,肢体静脉血流图检查可确诊。勤翻身、被动活动或抬高瘫痪肢体可预防;治疗可用肝素 5 000 U,静脉滴注,每天 1 次;或低分子量肝素,每次 4 000 U,皮下注射,每天 2 次。

(七)外科治疗

外科治疗可挽救重症患者的生命及促进神经功能恢复,手术宜在发病后 6～24 小时内进行,预后直接与术前意识水平有关,昏迷患者通常手术效果不佳。

1.手术指征

(1)脑叶出血:患者清醒、无神经障碍和小血肿(＜20 mL)者,不必手术,可密切观察和随访。患者意识障碍、大血肿和在 CT 片上有占位征,应手术。

(2)基底节和丘脑出血:大血肿、神经障碍者应手术。

(3)脑桥出血:原则上内科治疗。但对非高血压性脑桥出血如海绵状血管瘤,可手术治疗。

(4)小脑出血:血肿直径≥2 cm 者应手术,特别是合并脑积水、意识障碍、神经功能缺失和占位征者。

2.手术禁忌证

(1)深昏迷患者(GCS 3～5 级)或去大脑强直。

(2)生命体征不稳定,如血压过高、高热、呼吸不规则,或有严重系统器质病变者。

(3)脑干出血。

(4)基底节或丘脑出血影响到脑干。

(5)病情发展急骤,发病数小时即深昏迷者。

3.常用手术方法

(1)小脑减压术:高血压性小脑出血最重要的外科治疗,可挽救生命和逆转神经功能缺损,病程早期患者处于清醒状态时手术效果好。

(2)开颅血肿清除术:占位效应引起中线结构移位和初期脑疝时外科治疗可能有效。

(3)钻孔扩大骨窗血肿清除术。

(4)钻孔微创颅内血肿清除术。

(5)脑室出血脑室引流术。

(八)早期康复治疗

原则上应尽早开始。在神经系统症状不再进展,没有严重精神、行为异常,生命体征稳定,没有严重的并发症时即可开始康复治疗的介入,但需注意康复方法的选择。早期康复治疗对恢复患者的神经功能,提高生活质量是十分有利的。早期对瘫痪肢体进行按摩及被动运动,开始有主动运动时即应根据康复要求按阶段进行训练,以促进神经功能恢复,避免出现关节挛缩、肌肉萎缩和骨质疏松;对失语患者需加强言语康复训练。

(九)加强护理,防治并发症

常见的并发症有肺部感染、上消化道出血、吞咽困难和水电解质紊乱、下肢静脉血栓形成、肺栓塞、肺水肿、冠状动脉性疾病和心肌梗死、心脏损伤、痫性发作等。脑出血预后与急性期护理有直接关系,合理的护理措施十分重要。

1.体位

头部抬高 15°~30°角,既能保持脑血流量,又能保持呼吸道通畅。切忌无枕仰卧。凡意识障碍患者宜采用侧卧位,头稍前屈,以利口腔分泌物流出。

2.饮食与营养

营养不良是脑出血患者常见的易被忽视的并发症,应充分重视。重症意识障碍患者急性期应禁食1~2天,静脉补给足够能量与维生素,发病 48 小时后若无活动性消化道出血,可鼻饲流质饮食,应考虑营养合理搭配与平衡。患者意识转清、咳嗽反射良好、能吞咽时可停止鼻饲,应注意喂食时宜取 45°角半卧位,食物宜做成糊状,流质饮料均应选用茶匙喂食,喂食出现呛咳可拍背。

3.呼吸道护理

脑出血患者应保持呼吸道通畅和足够通气量,意识障碍或脑干功能障碍患者应行气管插管,指征是 $PaO_2 < 8.0$ kPa(60 mmHg)、$PaCO_2 > 6.7$ kPa(50 mmHg)或有误吸危险者。鼓励勤翻身、拍背,鼓励患者尽量咳嗽,咳嗽无力痰多时可超声雾化治疗,呼吸困难、呼吸道痰液多、经鼻抽吸困难者可考虑气管切开。

4.压疮防治与护理

昏迷或完全性瘫痪患者易发生压疮,预防措施包括定时翻身,保持皮肤干燥清洁,在骶部、足跟及骨隆起处加垫气圈,经常按摩皮肤及活动瘫痪肢体促进血液循环,皮肤发红可用 70％乙醇溶液或温水轻柔,涂以 3.5％安息香酊。

(王书军)

第二节　蛛网膜下腔出血

蛛网膜下腔出血是指脑表面或脑底部的血管自发破裂,血液流入蛛网膜下腔,伴或不伴颅内其他部位出血的一种急性脑血管疾病。本病可分为原发性、继发性和外伤性。原发性 SAH 是指脑表面或脑底部的血管破裂出血,血液直接或基本直接流入蛛网膜下腔所致,称特发性蛛网膜下腔出血或自发性蛛网膜下腔出血,约占急性脑血管疾病的 15％,是神经科常见急症之一;继发性 SAH 则为脑实质内、脑室、硬脑膜外或硬脑膜下的血管破裂出血,血液穿破脑组织进入脑室或蛛网膜下腔者;外伤引起的概称外伤性 SAH,常伴发于脑挫裂伤。SAH 临床表现为急骤起病的剧烈头痛、呕吐、精神或意识障碍、脑膜刺激征和血性脑脊液。SAH 的年发病率世界各国各不相同,中国约为 5/10 万,美国为 6/10 万~16/10 万,德国约为 10/10 万,芬兰约为 25/10 万,日本约为 25/10 万。

一、病因与发病机制

(一)病因

SAH 的病因很多,以动脉瘤为最常见,包括先天性动脉瘤、高血压动脉硬化性动脉瘤、夹层动脉瘤和感染性动脉瘤等,其他如脑血管畸形、脑底异常血管网、结缔组织病、脑血管炎等。约 75%~85% 的非外伤性 SAH 患者为颅内动脉瘤破裂出血,其中,先天性动脉瘤发病多见于中青年;高血压动脉硬化性动脉瘤为梭形动脉瘤,约占 13%,多见于老年人。脑血管畸形占第 2 位,以动静脉畸形最常见,约占 15%,常见于青壮年。其他如烟雾病、感染性动脉瘤、颅内肿瘤、结缔组织病、垂体卒中、脑血管炎、血液病及凝血障碍性疾病、妊娠并发症等均可引起 SAH。近年发现约 15% 的 ISAH 患者病因不清,即使 DSA 检查也未能发现 SAH 的病因。

1.动脉瘤

近年来,对先天性动脉瘤与分子遗传学的多个研究支持Ⅰ型胶原蛋白 α_2 链基因(COLIA$_2$)和弹力蛋白基因(FLN)是先天性动脉瘤最大的候补基因。颅内动脉瘤好发于 Willis 环及其主要分支的血管分叉处,其中位于前循环颈内动脉系统者约占 85%,位于后循环基底动脉系统者约占 15%。对此类动脉瘤的研究证实,血管壁的最大压力来自沿血流方向上的血管分叉处的尖部。随着年龄增长,在血压增高、动脉瘤增大,更由于血流涡流冲击和各种危险因素的综合因素作用下,出血的可能性也随之增大。颅内动脉瘤体积的大小与有无蛛网膜下腔出血相关,直径<3 mm 的动脉瘤,SAH 的风险小;直径>5~7 mm 的动脉瘤,SAH 的风险高。对于未破裂的动脉瘤,每年发生动脉瘤破裂出血的危险性介于 1%~2% 之间。曾经破裂过的动脉瘤有更高的再出血率。

2.脑血管畸形

脑血管畸形以动静脉畸形最常见,且 90% 以上位于小脑幕上。脑血管畸形是胚胎发育异常形成的畸形血管团,血管壁薄,在有危险因素的条件下易诱发出血。

3.高血压动脉硬化性动脉瘤

长期高血压动脉粥样硬化导致脑血管弯曲多,侧支循环多,管径粗细不均,且脑内动脉缺乏外弹力层,在血压增高、血流涡流冲击等因素影响下,管壁薄弱的部分逐渐向外膨胀形成囊状动脉瘤,极易破裂出血。

4.其他病因

动脉炎或颅内炎症可引起血管破裂出血,肿瘤可直接侵袭血管导致出血。脑底异常血管网形成后可并发动脉瘤,一旦破裂出血可导致反复发生的脑实质内出血或 SAH。

(二)发病机制

蛛网膜下腔出血后,血液流入蛛网膜下腔淤积在血管破裂相应的脑沟和脑池中,并可下流至脊髓蛛网膜下腔,甚至逆流至第四脑室和侧脑室,引起一系列变化,主要包括:①颅内容积增加。血液流入蛛网膜下腔使颅内容积增加,引起颅内压增高,血液流入量大者可诱发脑疝。②化学性脑膜炎。血液流入蛛网膜下腔后直接刺激血管,使白细胞崩解释放各种炎症介质。③血管活性物质释放。血液流入蛛网膜下腔后,血细胞破坏产生各种血管活性物质(氧合血红蛋白、5-羟色胺、血栓烷 A_2、肾上腺素、去甲肾上腺素)刺激血管和脑膜,使脑血管发生痉挛和蛛网膜颗粒粘连。④脑积水。血液流入蛛网膜下腔在颅底或逆流入脑室发生凝固,造成脑脊液回流受阻引起急性阻塞性脑积水和颅内压增高;部分红细胞随脑脊液流入蛛网膜颗粒并溶解,使其阻塞,引起脑脊液吸收减慢,最后产生交通性脑积水。⑤下丘脑功能紊乱。血液及其代谢产物直接刺激下丘脑引起神经内分泌紊乱,引起发热、血糖含量增高、应激性溃疡、肺水肿等。⑥脑-心综合征。急性高颅压或血液直接刺激下丘脑、脑干,导致自主神经功能亢进,引起急性心肌缺血、心律失常等。

二、病理

肉眼可见脑表面呈紫红色,覆盖有薄层血凝块;脑底部的脑池、脑桥小脑三角及小脑延髓池等处可见更明显的血块沉积,甚至可将颅底的血管、神经埋没。血液可穿破脑底面进入第三脑室和侧脑室。脑底大量积血或脑室内积血可影响脑脊液循环出现脑积水,约 5% 的患者,由于部分红细胞随脑脊液流入蛛网膜颗粒并使其堵塞,引起脑脊液吸收减慢而产生交通性脑积水。蛛网膜及软膜增厚、色素沉着,脑与神经、血管间发生粘连。脑脊液呈血性。血液在蛛网膜下腔的分布,以出血量和范围分为弥散型和局限型。前者出血量较多,穹隆面与基底面蛛网膜下腔均有血液沉积;后者血液则仅存于脑底池。$40\%\sim60\%$ 的脑标本并发脑内出血。出血的次数越多,并发脑内出血的比例越大。并发脑内出血的发生率第 1 次约 39.6%,第 2 次约 55%,第 3 次达 100%。出血部位随动脉瘤的部位而定。动脉瘤好发于 Willis 环的血管上,尤其是动脉分叉处,可单发或多发。

三、临床表现

SAH 发生于任何年龄,发病高峰多在 $30\sim60$ 岁;50 岁后,ISAH 的危险性有随年龄的增加而升高的趋势。男女在不同的年龄段发病不同,10 岁前男性的发病率较高,男女比为 $4:1$;$40\sim50$ 岁时,男女发病相等;$70\sim80$ 岁时,男女发病率之比高达 $1:10$。临床主要表现为剧烈头痛、脑膜刺激征阳性、血性脑脊液。在严重病例中,患者可出现意识障碍,从嗜睡至昏迷不等。

(一)症状与体征

1.先兆及诱因

先兆通常是不典型头痛或颈部僵硬,部分患者有病侧眼眶痛、轻微头痛、动眼神经麻痹等表现,主要由少量出血造成;70%的患者存在上述症状数天或数周后出现严重出血,但绝大部分患者起病急骤,无明显先兆。常见诱因有过量饮酒、情绪激动、精神紧张、剧烈活动、用力状态等,这些诱因均能增加 ISAH 的风险性。

2.一般表现

出血量大者,当日体温即可升高,可能与下丘脑受影响有关;多数患者于 $2\sim3$ 天后体温升高,多属于吸收热;SAH 后患者血压增高,$1\sim2$ 周病情趋于稳定后逐渐恢复病前血压。

3.神经系统表现

绝大部分患者有突发持续性剧烈头痛。头痛位于前额、枕部或全头,可扩散至颈部、腰背部;常伴有恶心、呕吐。呕吐可反复出现,系由颅内压急骤升高和血液直接刺激呕吐中枢所致。如呕吐物为咖啡色样胃内容物则提示上消化道出血,预后不良。头痛部位各异,轻重不等,部分患者类似眼肌麻痹型偏头痛。有 48％～81％ 的患者可出现不同程度的意识障碍,轻者嗜睡,重者昏迷,多逐渐加深。意识障碍的程度、持续时间和意识恢复的可能性均与出血量、出血部位及有无再出血有关。

部分患者以精神症状为首发或主要的临床症状,常表现为兴奋、躁动不安、定向障碍,甚至谵妄和错乱;少数可出现迟钝、淡漠、抗拒等。精神症状可由大脑前动脉或前交通动脉附近的动脉瘤破裂引起,大多在病后 1～5 天出现,但多数在数周内自行恢复。癫痫发作较少见,多发生在出血时或出血后的急性期,国外发生率为 6％～26.1％,国内资料为 10％～18.3％。在一项 SAH 的大宗病例报道中,大约有 15％ 的动脉瘤性 SAH 表现为癫痫。癫痫可为局限性抽搐或全身强直-阵挛性发作,多见于脑血管畸形引起者,出血部位多在天幕上,多由于血液刺激大脑皮质所致,患者有反复发作倾向。部分患者由于血液流入脊髓蛛网膜下腔可出现神经根刺激症状,如腰背痛。

4.神经系统体征

(1)脑膜刺激征:SAH 的特征性体征,包括头痛、颈强直、Kernig 征和 Brudzinski 征阳性。常于起病后数小时至 6 天内出现,持续 3～4 周。颈强直发生率最高(6％～100％)。另外,应当注意临床上有少数患者可无脑膜刺激征,如老年患者,可能因蛛网膜下腔扩大等老年性改变和痛觉不敏感等因素,往往使脑膜刺激征不明显,但意识障碍仍可较明显,老年人的意识障碍可达 90％。

(2)脑神经损害:以第 Ⅱ、Ⅲ 对脑神经最常见,其次为第 Ⅴ、Ⅵ、Ⅶ、Ⅷ 对脑神经,主要由于未破裂的动脉瘤压迫或破裂后的渗血、颅内压增高等直接或间接损害引起。少数患者有一过性肢体单瘫、偏瘫、失语,早期出现者多因出血破入脑实质和脑水肿所致;晚期多由于迟发性脑血管痉挛引起。

(3)眼症状:SAH 的患者中,17％ 有玻璃体膜下出血,7％～35％ 有视盘水肿。视网膜下出血及玻璃体下出血是诊断 SAH 有特征性的体征。

(4)局灶性神经功能缺失:如有局灶性神经功能缺失有助于判断病变部位,如突发头痛伴眼睑下垂者,应考虑载瘤动脉可能是后交通动脉或小脑上动脉。

(二)SAH 并发症

1.再出血

在脑血管疾病中,最易发生再出血的疾病是 SAH,国内文献报道再出血率为 24％ 左右。再出血临床表现严重,病死率远远高于第 1 次出血,一般发生在第 1 次出血后 10～14 天,2 周内再发生率占再发病例的 54％～80％。近期再出血病死率为 41％～46％,甚至更高。再发出血多因动脉瘤破裂所致,通常在病情稳定的情况下,突然头痛加剧、呕吐、癫痫发作,并迅速陷入深昏迷,瞳孔散大,对光反射消失,呼吸困难甚至停止。神经定位体征加重或脑膜刺激征明显加重。

2.脑血管痉挛

脑血管痉挛(CVS)是 SAH 发生后出现的迟发性大、小动脉的痉挛狭窄,以后者更多见。典型的血管痉挛发生在出血后 3～5 天,于 5～10 天达高峰,2～3 周逐渐缓解。在大多数研究中,血管痉挛发生率在 25％～30％。早期可逆性 CVS 多在蛛网膜下腔出血后 30 分钟内发生,表现为短暂的意识障碍和神经功能缺失。70％ 的 CVS 在蛛网膜下腔出血后 1～2 周内发生,尽管及时干预治疗,但仍有约 50％ 有症状的 CVS 患者将会进一步发展为脑梗死。因此,CVS 的治疗关键在预防。血管痉挛发作的临床表现通常是头痛加重或意识状态下降,除发热和脑膜刺激征外,也可表现局灶性的神经功能损害体征,但不常见。尽管导致血管痉挛的许多潜在危险因素已经确定,但 CT 扫描所见的蛛网膜下腔出血的数量和部位是最主要的危险因素。基底池内有厚层血块的患者比仅有少量出血的患者更容易发展为血管痉挛。虽然国内外均有大量的临床观察和实验数据,但是 CVS 的机制仍不确定。蛛网膜下腔出血本身或其降解产物中的一种或多种成分可能是导致 CVS 的原因。

CVS 的检查常选择经颅多普勒超声(TCD)和数字减影血管造影(DSA)检查。TCD 有助于血管痉挛的诊断。TCD 血液流速峰值>200 cm/s 和/或平均流速>120 cm/s 时能很好地与血管造影显示的严重血管痉挛相符。值得提出的是,TCD 只能测定颅内血管系统中特定深度的血管段。测得数值的准确性在一定程度上依赖于超声检查者的经验。动脉插管血管造影诊断CVS 较 TCD 更为敏感。CVS 患者行血管造影的价值不仅用于诊断,更重要的目的是血管内治疗。动脉插管血管造影为有创检查,价格较昂贵。

3.脑积水

大约 25% 的动脉瘤性蛛网膜下腔出血患者由于出血量大、速度快,血液大量涌入第三脑室、第四脑室并凝固,使第四脑室的外侧孔和正中孔受阻,可引起急性梗阻性脑积水,导致颅内压急剧升高,甚至出现脑疝而死亡。急性脑积水常发生于起病数小时至 2 周内,多数患者在 1~2 天内意识障碍呈进行性加重,神经症状迅速恶化,生命体征不稳定,瞳孔散大。颅脑 CT 检查可发现阻塞上方的脑室明显扩大等脑室系统有梗阻表现,此类患者应迅速进行脑室引流术。慢性脑积水是 SAH 后 3 周至 1 年内发生的脑积水,原因可能为蛛网膜下腔出血刺激脑膜,引起无菌性炎症反应形成粘连,阻塞蛛网膜下腔及蛛网膜绒毛而影响脑脊液的吸收与回流,以脑脊液吸收障碍为主,病理切片可见蛛网膜增厚纤维变性,室管膜破坏及脑室周围脱髓鞘改变。Johnston 认为脑脊液的吸收与蛛网膜下腔和上矢状窦的压力差及蛛网膜绒毛颗粒的阻力有关。当脑外伤后颅内压增高时,上矢状窦的压力随之升高,使蛛网膜下腔和上矢状窦的压力差变小,从而使蛛网膜绒毛微小管系统受压甚至关闭,直接影响脑脊液的吸收。由于脑脊液的积蓄造成脑室内静水压升高,致使脑室进行性扩大。因此,慢性脑积水的初期,患者的颅内压是高于正常的,及至脑室扩大到一定程度之后,由于加大了吸收面,才渐使颅内压下降至正常范围,故临床上称之为正常颅压脑积水。但由于脑脊液的静水压已超过脑室壁所能承受的压力,使脑室不断继续扩大、脑萎缩加重而致进行性痴呆。

4.自主神经及内脏功能障碍

自主神经及内脏功能障碍常因下丘脑受出血、脑血管痉挛和颅内压增高的损伤所致,临床可并发心肌缺血或心肌梗死、急性肺水肿、应激性溃疡。这些并发症被认为是由于交感神经过度活跃或迷走神经张力过高所致。

5.低钠血症

尤其是重症 SAH 常影响下丘脑功能,而导致有关水盐代谢激素的分泌异常。目前,关于低钠血症发生的病因有两种机制,即血管升压素分泌异常综合征和脑性耗盐综合征。

SIADH 理论是 1957 年由 Bartter 等提出的,该理论认为,低钠血症产生的原因是由于各种创伤性刺激作用于下丘脑,引起血管升压素(ADH)分泌过多,或血管升压素渗透性调节异常,丧失了低渗对 ADH 分泌的抑制作用,而出现持续性 ADH 分泌。肾脏远曲小管和集合管重吸收水分的作用增强,引起水潴留、血钠被稀释及细胞外液增加等一系列病理生理变化。同时,促肾上腺皮质激素(ACTH)相对分泌不足,血浆 ACTH 降低,醛固酮分泌减少,肾小管排钾保钠功能下降,尿钠排出增多。细胞外液增加和尿、钠丢失的后果是血浆渗透压下降和稀释性低血钠,尿渗透压高于血渗透压,低钠而无脱水,中心静脉压增高的一种综合征。若进一步发展,将导致水分从细胞外向细胞内转移、细胞水肿及代谢功能异常。当血钠<120 mmol/L 时,可出现恶心、呕吐、头痛;当血钠<110 mmol/L 时可发生嗜睡、躁动、谵语、肌张力低下、腱反射减弱或消失甚至昏迷。

但 20 世纪 70 年代末以来,越来越多的学者发现,发生低钠血症时,患者多伴有尿量增多和尿钠排泄量增多,而血中 ADH 并无明显增加。这使得脑性耗盐综合征的概念逐渐被接受。SAH 时,CSWS 的发生可能与脑钠肽(BNP)的作用有关。下丘脑受损时可释放出 BNP,脑血管痉挛也可使 BNP 升高。BNP 的生物效应类似心房钠尿肽(ANP),有较强的利钠和利尿反应。CSWS 时可出现厌食、恶心、呕吐、无力、直立性低血压、皮肤无弹性、眼球内陷、心率增快等表现。诊断依据:细胞外液减少,负钠平衡,水摄入与排出率<1,肺动脉楔压<1.1 kPa(8 mmHg),中央静脉压<0.8 kPa(6 mmHg),体重减轻。Ogawasara 提出每天对 CSWS 患者定时测体重和中央静脉压是诊断 CSWS 和鉴别 SIADH 最简单和实用的方法。

四、辅助检查

(一)脑脊液检查

目前,脑脊液(CSF)检查尚不能被 CT 检查所完全取代。由于腰椎穿刺(LP)有诱发再出血和脑疝的风险,在无条件行 CT 检查和病情允许的情况下,或颅脑 CT 所见可疑时才可考虑谨慎施行 LP 检查。均匀一致的血性脑脊液是诊断 SAH 的金标准,脑脊液压力增高,蛋白含量增高,糖和氯化物水平正常。起初脑脊液中红、白细胞比例与外周血基本一致(700∶1),12 小时后脑脊液开始变黄,2~3 天后因出现无菌性炎症反应,白细胞计数可增加,初为中性粒细胞,后为单核细胞和淋巴细胞。LP 阳性结果与穿刺损伤出血的鉴别很重要。通常是通过连续观察试管内红细胞计数逐渐减少的三管试验来证实,但采用脑脊液离心检查上清液黄变及匿血反应是更灵敏的诊断方法。脑脊液细胞学检查可见巨噬细胞内吞噬红细胞及碎片,有助于鉴别。

(二)颅脑 CT 检查

CT 检查是诊断蛛网膜下腔出血的首选常规检查方法。急性期颅脑 CT 检查快速、敏感,不但可早期确诊,还可判定出血部位、出血量、血液分布范围及动态观察病情进展和有无再出血迹象。急性期 CT 表现为脑池、脑沟及蛛网膜下腔呈高密度改变,尤以脑池局部积血有定位价值,但确定出血动脉及病变性质仍需借助于数字减影血管造影(DSA)检查。发病距 CT 检查的时间越短,显示蛛网膜下腔出血病灶部位的积血越清楚。Adams 观察发病当日 CT 检查显示阳性率为 95%,1 天后降至 90%,5 天后降至 80%,7 天后降至 50%。CT 显示蛛网膜下腔高密度出血征象,多见于大脑外侧裂池、前纵裂池、后纵裂池、鞍上池、和环池等。CT 增强扫描可能显示大的动脉瘤和血管畸形。须注意 CT 阴性并不能绝对排除 SAH。

部分学者依据 CT 扫描并结合动脉瘤好发部位推测动脉瘤的发生部位,如蛛网膜下腔出血以鞍上池为中心呈不对称向外扩展,提示颈内动脉瘤;外侧裂池基底部积血提示大脑中动脉瘤;前纵裂池基底部积血提示前交通动脉瘤;出血以脚间池为中心向前纵裂池和后纵裂池基底部扩散,提示基底动脉瘤。CT 显示弥漫性出血或局限于前部的出血发生再出血的风险较大,应尽早行 DSA 检查确定动脉瘤部位并早期手术。MRA 作为初筛工具具有无创、无风险的特点,但敏感性不如 DSA 检查高。

(三)数字减影血管造影

确诊 SAH 后应尽早行数字减影血管造影(DSA)检查,以确定动脉瘤的部位、大小、形状、数量、侧支循环和脑血管痉挛等情况,并可协助除外其他病因如动静脉畸形、烟雾病和炎性血管瘤等。大且不规则、分成小腔(为责任动脉瘤典型的特点)的动脉瘤可能是出血的动脉瘤。如发病之初脑血管造影未发现病灶,应在发病 1 个月后复查脑血管造影,可能会有新发现。DSA 可显示 80%的动脉瘤及几乎 100%的血管畸形,而且对发现继发性脑血管痉挛有帮助。脑动脉瘤大多数在 2~3 周内再次破裂出血,尤以病后 6~8 天为高峰,因此对动脉瘤应早检查、早期手术治疗,如在发病后 2~3 天内,脑水肿尚未达到高峰时进行手术则手术并发症少。

(四)MRI 检查

MRI 对蛛网膜下腔出血的敏感性不及 CT。急性期 MRI 检查还可能诱发再出血。但 MRI 可检出脑干隐匿性血管畸形;对直径3~5 mm的动脉瘤检出率可达 84%~100%,而由于空间分辨率较差,不能清晰显示动脉瘤颈和载瘤动脉,仍需行 DSA 检查。

(五)其他检查

心电图可显示 T 波倒置、QT 间期延长、出现高大 U 波等异常;血常规、凝血功能和肝功能检查可排除凝血功能异常方面的出血原因。

五、诊断与鉴别诊断

(一)诊断

根据以下临床特点,诊断 SAH 一般并不困难,如突然起病,主要症状为剧烈头痛,伴呕吐;可有不同程度的意识障碍和精神症状,脑膜刺激征明显,少数伴有脑神经及轻偏瘫等局灶症状;辅助检查 LP 为血性脑脊液,脑 CT 所显示的出血部位有助于判断动脉瘤。

临床分级:一般采用 Hunt-Hess 分级法(表 7-1)或世界神经外科联盟(WFNS)分级(表 7-2)。前者主要用于动脉瘤引起 SAH 的手术适应证及预后判断的参考,Ⅰ~Ⅲ级应尽早行 DSA,积极术前准备,争取尽早手术;对Ⅳ~Ⅴ级先行血块清除术,待症状改善后再行动脉瘤手术。后者根据格拉斯哥昏迷评分和有无运动障碍进行分级,即Ⅰ级的 SAH 患者很少发生局灶性神经功能缺损;GCS≤12 分(Ⅳ~Ⅴ级)的患者,不论是否存在局灶神经功能缺损,并不影响其预后判断;对于 GCS 13~14 分(Ⅱ~Ⅲ级)的患者,局灶神经功能缺损是判断预后的补充条件。

表 7-1 Hunt-Hess 分级法

分级	标准
0	未破裂动脉瘤
Ⅰ	无症状或轻微头痛
Ⅱ	中-重度头痛、脑膜刺激征、脑神经麻痹
Ⅲ	嗜睡、意识混浊、轻度局灶性神经体征
Ⅳ	昏迷、中或重度偏瘫,有早期去大脑强直或自主神经功能紊乱
Ⅴ	深昏迷、去大脑强直,濒死状态

注:凡有高血压、糖尿病、高度动脉粥样硬化、慢性肺部疾病等全身性疾病,或 DSA 呈现高度脑血管痉挛的病例,则向恶化阶段提高 1 级。

表 7-2 WFNS 的 SAH 分级

分级	GCS	运动障碍
Ⅰ	15	无
Ⅱ	14～13	无
Ⅲ	14～13	有局灶性体征
Ⅳ	12～7	有或无
Ⅴ	6～3	有或无

注:GCS(Glasgow Coma Scale)格拉斯哥昏迷评分。

(二)鉴别诊断

1.脑出血

脑出血深昏迷时与 SAH 不易鉴别,但脑出血多有局灶性神经功能缺失体征,如偏瘫、失语等,患者多有高血压病史。仔细的神经系统检查及脑 CT 检查有助于鉴别诊断。

2.颅内感染

颅内感染发病较 SAH 缓慢。各类脑膜炎起病初均先有高热,脑脊液呈炎性改变而有别于 SAH。进一步脑影像学检查,脑沟、脑池无高密度增高影改变。脑炎临床表现为发热、精神症状、抽搐和意识障碍,且脑脊液多正常或只有轻度白细胞数增高,只有脑膜出血时才表现为血性脑脊液;脑 CT 检查有助于鉴别诊断。

3.瘤卒中

依靠详细病史(如有慢性头痛、恶心、呕吐等)、体征和脑 CT 检查可以鉴别。

六、治疗

主要治疗原则:①控制继续出血,预防及解除血管痉挛,去除病因,防治再出血,尽早采取措施预防、控制各种并发症。②掌握时机尽早行 DSA 检查,如发现动脉瘤及动静脉畸形,应尽早行血管介入、手术治疗。

(一)一般处理

绝对卧床护理 4～6 周,避免情绪激动和用力排便,防治剧烈咳嗽,烦躁不安时适当应用止咳剂、镇静剂;稳定血压,控制癫痫发作。对于血性脑脊液伴脑室扩大者,必要时可行脑室穿刺和体外引流,但应掌握引流速度要缓慢。发病后应密切观察 GCS 评分,注意心电图变化,动态观察局灶性神经体征变化和进行脑功能监测。

(二)防止再出血

二次出血是本病的常见现象,故积极进行药物干预对防治再出血十分必要。蛛网膜下腔出血急性期脑脊液纤维素溶解系统活性增高,第 2 周开始下降,第 3 周后恢复正常。因此,选用抗纤维蛋白溶解药物抑制纤溶酶原的形成,具有防治再出血的作用。

1.6-氨基己酸

6-氨基己酸为纤维蛋白溶解抑制剂,可阻止动脉瘤破裂处凝血块的溶解,又可预防再破裂和缓解脑血管痉挛。每次 8～12 g 加入 10% 葡萄糖盐水 500 mL 中静脉滴注,每天 2 次。

2.氨甲苯酸

氨甲苯酸又称抗血纤溶芳酸,能抑制纤溶酶原的激活因子,每次200～400 mg,溶于葡萄糖注射液或生理盐水注射液 20 mL 中缓慢静脉注射,每天 2 次。

3.氨甲环酸

氨甲环酸为氨甲苯酸的衍化物,抗血纤维蛋白溶酶的效价强于前两种药物,每次 250～500 mg加入 5％葡萄糖注射液 250～500 mL 中静脉滴注,每天 1～2 次。

但近年的一些研究显示抗纤溶药虽有一定的防止再出血作用,但同时增加了缺血事件的发生,因此不推荐常规使用此类药物,除非凝血障碍所致出血时可考虑应用。

(三)降颅压治疗

蛛网膜下腔出血可引起颅内压升高、脑水肿,严重者可出现脑疝,应积极进行脱水降颅压治疗,主要选用 20％甘露醇静脉滴注,每次 125～250 mL,2～4 次/天;呋塞米入小壶,每次 20～80 mg,2～4 次/天;清蛋白 10～20 g/d,静脉滴注。药物治疗效果不佳或疑有早期脑疝时,可考虑脑室引流或颞肌下减压术。

(四)防治脑血管痉挛及迟发性缺血性神经功能缺损

目前认为脑血管痉挛引起迟发性缺血性神经功能缺损是动脉瘤性 SAH 最常见的死亡和致残原因。钙通道阻滞剂可选择性作用于脑血管平滑肌,减轻脑血管痉挛和 DIND。常用尼莫地平,每天 10 mg(50 mL),以每小时 2.5～5.0 mL 速度泵入或缓慢静脉滴注,5～14 天为 1 个疗程;也可选择尼莫地平,每次 40 mg,每天 3 次,口服。国外报道高血压-高血容量-血液稀释疗法可使大约 70％的患者临床症状得到改善。有数个报道认为与以往相比,"3H"疗法能够明显改善患者预后。增加循环血容量,提高平均动脉压(MAP),降低血细胞比容(HCT)至 30％～50％,被认为能够使脑灌注达到最优化。3H 疗法必须排除已存在脑梗死、高颅压,并已夹闭动脉瘤后才能应用。

(五)防治急性脑积水

急性脑积水常发生于病后 1 周内,发生率为 9％～27％。急性阻塞性脑积水患者脑 CT 显示脑室急速进行性扩大,意识障碍加重,有效的疗法是行脑室穿刺引流和冲洗。但应注意防止脑脊液引流过度,维持颅内压在 2.0～4.0 kPa(15～30 mmHg),因过度引流会突然发生再出血。长期脑室引流要注意继发感染(脑炎、脑膜炎),感染率为 5％～10％。同时常规应用抗生素防治感染。

(六)低钠血症的治疗

SIADH 的治疗原则主要是纠正低血钠和防止体液容量过多。可限制液体摄入量,1 天<500～1 000 mL,使体内水分处于负平衡以减少体液过多与尿钠丢失。注意应用利尿剂和高渗盐水,纠正低血钠与低渗血症。当血浆渗透压恢复,可给予 5％葡萄糖注射液维持,也可用抑制 ADH 药物,地美环素 1～2 g/d,口服。

CSWS 的治疗主要是维持正常水盐平衡,给予补液治疗。可静脉或口服等渗或高渗盐液,根据低钠血症的严重程度和患者耐受程度单独或联合应用。高渗盐液补液速度以每小时 0.7 mmol/L,24 小时<20 mmol/L 为宜。如果纠正低钠血症速度过快可导致脑桥脱髓鞘病,应予特别注意。

(七)外科治疗

经造影证实有动脉瘤或动静脉畸形者,应争取手术或介入治疗,根除病因防止再出血。

1.显微外科

夹闭颅内破裂的动脉瘤是消除病变并防止再出血的最好方法,而且动脉瘤被夹闭,继发性血管痉挛就能得到积极有效的治疗。一般认为 Hunt-Hess 分级Ⅰ～Ⅱ级的患者应在发病后48～72小时内早期手术。应用现代技术,早期手术已经不再难以克服。一些神经血管中心富有经验的医师已经建议给低评分的患者早期手术,只要患者的血流动力学稳定,颅内压得以控制即可。对于神经状况分级很差和/或伴有其他内科情况,手术应该延期。对于病情不太稳定、不能承受早期手术的患者,可选择血管内治疗。

2.血管内治疗

选择适合的患者行血管内放置 Guglielmi 可脱式弹簧圈(Guglielmi detachable coils, GDCs),已经被证实是一种安全的治疗手段。近年来,一般认为治疗指征为手术风险大或手术治疗困难的动脉瘤。

七、预后与预防

(一)预后

临床常采用 Hunt 和 Kosnik 修改的 Botterell 的分级方案,对预后判断有帮助。Ⅰ～Ⅱ级患者预后佳,Ⅳ～Ⅴ级患者预后差,Ⅲ级患者介于两者之间。

首次蛛网膜下腔出血的病死率为10%～25%。病死率随着再出血递增。再出血和脑血管痉挛是导致死亡和致残的主要原因。蛛网膜下腔出血的预后与病因、年龄、动脉瘤的部位、瘤体大小、出血量、有无并发症、手术时机选择及处置是否及时、得当有关。

(二)预防

蛛网膜下腔出血病情常较危重,病死率较高,尽管不能从根本上达到预防目的,但对已知的病因应及早积极对因治疗,如控制血压、戒烟、限酒,以及尽量避免剧烈运动、情绪激动、过劳、用力排便、剧烈咳嗽等;对于长期便秘的个体应采取辨证论治思路长期用药(如麻仁润肠丸、芪蓉润肠口服液、香砂枳术丸、越鞠保和丸等);情志因素常为本病的诱发因素,对于已经存在脑动脉瘤、动脉血管夹层或烟雾病的患者,保持情绪稳定至关重要。

不少尸检材料证实,患者生前曾患动脉瘤但未曾破裂出血,说明存在危险因素并不一定完全会出血,预防动脉瘤破裂有着非常重要的意义。应当强调的是,蛛网膜下腔出血常在首次出血后2周再次发生出血且常常危及生命,故对已出血患者积极采取有效措施进行整体调节并及时给予恰当的对症治疗,对预防再次出血至关重要。

(贺　静)

第三节　脑　栓　塞

脑栓塞以前称栓塞性脑梗死,是指来自身体各部位的栓子,经颈动脉或椎动脉进入颅内,阻塞脑部血管,中断血流,导致该动脉供血区域的脑组织缺血缺氧而软化坏死及相应的脑功能障碍。临床表现出相应的神经系统功能缺损症状和体征,如急骤起病的偏瘫、偏身感觉障碍和偏盲等。大面积脑梗死还有颅内高压症状,严重时可发生昏迷和脑疝。脑栓塞约占脑梗死的 15%。

一、病因与发病机制

(一)病因

脑栓塞按其栓子来源不同,可分为心源性脑栓塞、非心源性脑栓塞及来源不明的脑栓塞。心源性栓子占脑栓塞的 60%~75%。

1.心源性

风湿性心脏病引起的脑栓塞,占整个脑栓塞的 50% 以上。二尖瓣狭窄或二尖瓣狭窄合并闭锁不全者最易发生脑栓塞,因二尖瓣狭窄时,左心房扩张,血流缓慢瘀滞,又有涡流,易于形成附壁血栓,血流的不规则更易使之脱落成栓子,故心房颤动时更易发生脑栓塞。慢性心房颤动是脑栓塞形成最常见的原因。其他还有心肌梗死、心肌病的附壁血栓,以及细菌性心内膜炎时瓣膜上的炎性赘生物脱落、心脏黏液瘤和心脏手术等病因。

2.非心源性

主动脉及发出的大血管粥样硬化斑块和附着物脱落引起的血栓栓塞也是脑栓塞的常见原因。另外,还有炎症的脓栓、骨折的脂肪栓、人工气胸和气腹的空气栓、癌栓、虫栓和异物栓等。还有来源不明的栓子等。

(二)发病机制

各个部位的栓子通过颈动脉系统或椎动脉系统时,栓子阻塞血管的某一分支,造成缺血、梗死和坏死,产生相应的临床表现;还有栓子造成远端的急性供血中断,该区脑组织发生缺血性变性、坏死及水肿;另外,由于栓子的刺激,该段动脉和周围小动脉反射性痉挛,结果不仅造成该栓塞的动脉供血区的缺血,同时因其周围的动脉痉挛,进一步加重脑缺血损害的范围。

二、病理

脑栓塞的病理改变与脑血栓形成基本相同。但是,有以下几点不同:①脑栓塞的栓子与动脉壁不粘连;而脑血栓形成是在动脉壁上形成的,所以栓子与动脉壁粘连不易分开;②脑栓塞的栓子可以向远端移行,而脑血栓形成的栓子不能;③脑栓塞所致的梗死灶,有 60% 以上合并出血性梗死;脑血栓形成所致的梗死灶合并出血性梗死较少;④脑栓塞往往为多发病灶,脑血栓形成常为一个病灶。另外,炎性栓子可见局灶性脑炎或脑脓肿,寄生虫栓子在栓塞处可发现虫体或虫卵。

三、临床表现

(一)发病年龄

风湿性心脏病引起者以中青年为多,冠心病及大动脉病变引起者以中老年人为多。

(二)发病情况

发病急骤,在数秒钟或数分钟之内达高峰,是所有脑卒中发病最快者,有少数患者因反复栓塞可在数天内呈阶梯式加重。一般,发病无明显诱因,安静和活动时均可发病。

(三)症状与体征

约有 4/5 的脑栓塞发生于前循环,特别是大脑中动脉,病变对侧出现偏瘫、偏身感觉障碍和偏盲,优势半球病变还有失语。癫痫发作很常见,因大血管栓塞,常引起脑血管痉挛,有部分性发作或全面性发作。椎-基底动脉栓塞约占 1/5,起病有眩晕、呕吐、复视、交叉性瘫痪、共济失调、构音障碍和吞咽困难等。栓子进入一侧或两侧大脑后动脉有同向性偏盲或皮质盲。基底动脉主干栓塞会导致昏迷、四肢瘫痪,可引起闭锁综合征及基底动脉尖综合征。

心源性栓塞患者有心慌、胸闷、心律不齐和呼吸困难等。

四、辅助检查

(一)胸部 X 线检查

胸部 X 线检查可发现心脏肥大。

(二)心电图检查

心电图检查可发现陈旧或新鲜心肌梗死、心律失常等。

(三)超声心动图检查

超声心动图检查是评价心源性脑栓塞的重要依据之一,能够显示心脏立体解剖结构,包括瓣膜反流和运动、心室壁的功能和心腔内的肿块。

(四)多普勒超声检查

多普勒超声检查有助于测量血流通过狭窄瓣膜的压力梯度及狭窄的严重程度。彩色多普勒超声血流图可检测瓣膜反流程度并可研究与血管造影的相关性。

(五)经颅多普勒超声(TCD)

TCD 可检测颅内血流情况,评价血管狭窄的程度及闭塞血管的部位,也可检测动脉粥样硬化的斑块及微栓子的部位。

(六)神经影像学检查

头颅 CT 和 MRI 检查可显示缺血性梗死和出血性梗死改变。合并出血性梗死高度支持脑栓塞的诊断,许多患者继发出血性梗死临床症状并未加重,发病 3～5 天内复查 CT 可早期发现继发性梗死后出血。早期脑梗死 CT 难于发现,常规 MRI 假阳性率较高,MRI 弥散成像(DWI)和灌注成像(PWI)可以发现超急性期脑梗死。磁共振血管成像(MRA)是一种无创伤性显示脑血管狭窄或阻塞的方法,造影特异性较高。数字减影血管造影(DSA)可更好地显示脑血管狭窄的部位、范围和程度。

(七)腰椎穿刺脑脊液检查

脑栓塞引起的大面积脑梗死可有压力增高和蛋白含量增高。出血性脑梗死时可见红细胞。

五、诊断与鉴别诊断

(一)诊断

(1)多为急骤发病。

(2)多数无前驱症状。

(3)一般意识清楚或有短暂意识障碍。

(4)有颈内动脉系统或椎-基底动脉系统症状和体征。

(5)腰椎穿刺脑脊液检查一般不应含血,若有红细胞可考虑出血性脑栓塞。

(6)栓子的来源可为心源性或非心源性,也可同时伴有脏器栓塞症状。

(7)头颅 CT 和 MRI 检查有梗死灶或出血性梗死灶。

（二）鉴别诊断

1.血栓形成性脑梗死

均为急性起病的偏瘫、偏身感觉障碍，但血栓形成性脑梗死发病较慢，短期内症状可逐渐进展，一般无心房颤动等心脏病症状，头颅 CT 很少有出血性梗死灶，以资鉴别。

2.脑出血

均为急骤起病的偏瘫，但脑出血多数有高血压、头痛、呕吐和意识障碍，头颅 CT 为高密度灶可以鉴别。

六、治疗

（一）抗凝治疗

对抗凝治疗预防心源性脑栓塞复发的利弊，仍存在争议。有的学者认为，脑栓塞容易发生出血性脑梗死和大面积脑梗死，可有明显的脑水肿，所以在急性期不主张应用较强的抗凝药物，以免引起出血性梗死，或并发脑出血及加重脑水肿。也有学者认为，抗凝治疗是预防随后再发栓塞性脑卒中的重要手段。心房颤动或有再栓塞风险的心源性病因、动脉夹层或动脉高度狭窄的患者，可应用抗凝药物预防再栓塞。栓塞复发的高风险可完全抵消发生出血的风险。常用的抗凝药物有以下几种。

1.肝素

肝素有妨碍凝血活酶的形成作用；能增强抗凝血酶、中和活性凝血因子及纤溶酶；还有消除血小板的凝集作用，通过抑制透明质酸酶的活性而发挥抗凝作用。肝素每次 12 500～25 000 U（100～200 mg）加入 5％葡萄糖注射液或生理盐水注射液 1 000 mL 中，缓慢静脉滴注或微泵注入，以每分钟 10～20 滴为宜，维持48 小时，同时第 1 天开始口服抗凝药。

有颅内出血、严重高血压、肝肾功能障碍、消化道溃疡、急性细菌性心内膜炎和出血倾向者禁用。根据部分凝血活酶时间（APTT）调整剂量，维持治疗前 APTT 值的 1.5～2.5 倍，及时检测凝血活酶时间及活动度。用量过大，可导致严重自发性出血。

2.那曲肝素钙

那曲肝素钙又名低分子肝素钙，是一种由普通肝素通过硝酸分解纯化而得到的低分子肝素钙盐，其平均分子量为 4 500 D。目前认为，低分子肝素钙是通过抑制凝血酶的生长而发挥作用。另外，还可溶解血栓和改善血流动力学。对血小板的功能影响明显小于肝素，很少引起出血并发症。因此，那曲肝素钙是一种比较安全的抗凝药。每次 4 000～5 000 U（WHO 单位），腹部脐下外侧皮下垂直注射，每天1～2 次，连用 7～10 天，注意不能用于肌内注射。可能引起注射部位出血性瘀斑、皮下瘀血、血尿和过敏性皮疹。

3.华法林

华法林为香豆素衍生物钠盐，通过拮抗维生素 K 的作用，使凝血因子 Ⅱ、Ⅶ、Ⅸ 和 Ⅹ 的前体物质不能活化，在体内发挥竞争性的抑制作用，为一种间接性的中效抗凝剂。第 1 天给予 5～10 mg 口服，第2 天半量；第3 天根据复查的凝血酶原时间及活动度结果调整剂量，凝血酶原活动度维持在 25％～40％给予维持剂量，一般维持量为每天 2.5～5.0 mg，可用 3～6 个月。不良反应可有牙龈出血、血尿、发热、恶心、呕吐和腹泻等。

（二）脱水降颅压药物

脑栓塞患者常为大面积脑梗死、出血性脑梗死，常有明显脑水肿，甚至发生脑疝的危险，对此必须立即应用降颅压药物。心源性脑栓塞应用甘露醇可增加心脏负荷,有引起急性肺水肿的风险。20%甘露醇每次只能给 125 mL 静脉滴注,每天 4～6 次。为增强甘露醇的脱水力度,同时必须加用呋塞米,每次 40 mg 静脉注射,每天 2 次,可减轻心脏负荷,达到保护心脏的作用,保证甘露醇的脱水治疗;甘油果糖每次250～500 mL缓慢静脉滴注,每天 2 次。

(三)扩张血管药物

1.丁苯酞

丁苯酞每次 200 mg,每天 3 次,口服。

2.葛根素注射液

葛根素注射液每次 500 mg 加入 5%葡萄糖注射液或生理盐水注射液 250 mL 中静脉滴注,每天 1 次,可连用10～14 天。

3.复方丹参注射液

复方丹参注射液每次 2 支(4 mL)加入 5%葡萄糖注射液或生理盐水注射液 250 mL 中静脉滴注,每天1 次,可连用 10～14 天。

4.川芎嗪注射液

川芎嗪注射液每次 100 mg 加入 5%葡萄糖注射液或生理盐水注射液 250 mL 中静脉滴注,每天 1 次,可连用10～15 天,有脑水肿和出血倾向者忌用。

(四)抗血小板聚集药物

早期暂不应用,特别是已有出血性梗死者急性期不宜应用。当急性期过后,为预防血栓栓塞的复发,可较长期应用阿司匹林或氯吡格雷。

(五)原发病治疗

对感染性心内膜炎(亚急性细菌性心内膜炎),在病原菌未培养出来时,给予青霉素每次320 万～400 万单位加入 5%葡萄糖注射液或生理盐水注射液 250 mL 中静脉滴注,每天 4～6 次;已知病原微生物,对青霉素敏感的首选青霉素,对青霉素不敏感者选用头孢曲松钠,每次2 g加入 5%葡萄糖注射液250～500 mL 中静脉滴注,12 小时滴完,每天 2 次。对青霉素过敏和过敏体质者慎用,对头孢菌素类药物过敏者禁用。对青霉素和头孢菌素类抗生素不敏感者可应用去甲万古霉素,30 mg/(kg・d),分 2 次静脉滴注,每 0.8 g 药物至少加 200 mL 液体,在 1 小时以上时间内缓慢滴入,可用4～6 周,24 小时内最大剂量不超过 2 g,此药有明显的耳毒性和肾毒性。

七、预后与预防

(一)预后

脑栓塞急性期病死率为5%～15%,多死于严重脑水肿、脑疝。心肌梗死引起的脑栓塞预后较差,多遗留严重的后遗症。如栓子来源不消除,半数以上患者可能复发,约 2/3 在 1 年内复发,复发的病死率更高。10%～20%的脑栓塞患者可能在病后 10 天内发生第 2 次栓塞,病死率极高。栓子较小、症状较轻和及时治疗的患者,神经功能障碍可以部分或完全缓解。

(二)预防

最重要的是预防脑栓塞的复发。目前认为,对于心房颤动、心肌梗死和二尖瓣脱垂患者可首选华法林作为二级预防的药物,阿司匹林也有效,但效果低于华法林。华法林的剂量一般为每天2.5～3.0 mg,老年人每天 1.5～2.5 mg,并可采用国际标准化比值(INR)为标准进行治疗,既可获效,又可减少出血的危险性。1993年,欧洲13个国家108个医疗中心联合进行了一组临床试验,共入选1 007例非风湿性心房颤动发生TIA或小卒中的患者,分为3组,一组应用香豆素,一组用阿司匹林,另一组用安慰剂,随访2～3年,计算脑卒中或其他部位栓塞的发生率。结果发现应用香豆素组每年可减少9%脑卒中发生率,阿司匹林组减少4%。前者出血发生率为2.8%(每年),后者为0.9%(每年)。

关于脑栓塞发生后何时开始应用抗凝剂仍有不同看法。有的学者认为,过早应用可增加出血的危险性,因此建议发病后数周再开始应用抗凝剂比较安全。据临床研究结果表明,高血压是引起出血的主要危险因素,如能严格控制高血压,华法林的剂量强度控制在INR 2.0～3.0之间,则其出血发生率可以降低。因此,目前认为华法林可以作为某些心源性脑栓塞的预防药物。

(王书军)

第四节　血栓形成性脑梗死

血栓形成性脑梗死主要是脑动脉主干或皮质支动脉粥样硬化导致血管增厚、管腔狭窄闭塞和血栓形成;还可见于动脉血管内膜炎症、先天性血管畸形、真性红细胞增多症及血液高凝状态、血流动力学异常等,均可致血栓形成,引起脑局部血流减少或供血中断,脑组织缺血、缺氧导致软化坏死,出现局灶性神经系统症状和体征,如偏瘫、偏身感觉障碍和偏盲等。大面积脑梗死还有颅内高压症状,严重者可发生昏迷和脑疝。约90%的血栓形成性脑梗死是在动脉粥样硬化的基础上发生的,因此称动脉粥样硬化性血栓形成性脑梗死。

脑梗死的发病率约为110/10万,占全部脑卒中的60%～80%;其中血栓形成性脑梗死占脑梗死的60%～80%。

一、病因与发病机制

(一)病因

1.动脉壁病变

血栓形成性脑梗死最常见的病因为动脉粥样硬化,常伴高血压,与动脉粥样硬化互为因果。其次为各种原因引起的动脉炎、血管异常(如夹层动脉瘤、先天性动脉瘤)等。

2.血液成分异常

血液黏度增高,以及真性红细胞增多症、血小板增多症、高脂血症等,都可使血液黏度增高,血液淤滞,引起血栓形成。如果没有血管壁的病变为基础,不会发生血栓。

3.血流动力学异常

在动脉粥样硬化的基础上,当血压下降、血流缓慢、脱水、严重心律失常及心功能不全时,可导致灌注压下降,有利于血栓形成。

(二)发病机制

发病机制主要是动脉内膜深层的脂肪变性和胆固醇沉积,形成粥样硬化斑块及各种继发病变,使管腔狭窄甚至阻塞。病变逐渐发展,则内膜分裂,内膜下出血和形成内膜溃疡。内膜溃疡易发生血栓形成,使管腔进一步狭窄或闭塞。由于动脉粥样硬化好发于大动脉的分叉处及拐弯处,故脑血栓的好发部位为大脑中动脉、颈内动脉的虹吸部及起始部、椎动脉及基底动脉的中下段等。由于脑动脉有丰富的侧支循环,管腔狭窄需达到80％以上才会影响脑血流量。逐渐发生的动脉硬化斑块一般不会出现症状,当内膜损伤破裂形成溃疡后,血小板及纤维素等血中有形成分黏附、聚集、沉着形成血栓。当血压下降、血流缓慢、脱水等血液黏度增加,致供血减少或促进血栓形成的情况下,即出现急性缺血症状。

病理生理学研究发现,脑的耗氧量约为总耗氧量的20％,故脑组织缺血缺氧是以血栓形成性脑梗死为代表的缺血性脑血管疾病的核心发病机制。脑组织缺血缺氧将会引起神经细胞肿胀、变性、坏死、凋亡,以及胶质细胞肿胀、增生等一系列继发反应。脑血流阻断1分钟后神经元活动停止,缺血缺氧4分钟即可造成神经元死亡。脑缺血的程度不同而神经元损伤的程度也不同。脑神经元损伤导致局部脑组织及其功能的损害。缺血性脑血管疾病的发病是多方面而且相当复杂的过程,脑缺血损害也是一个渐进的过程,神经功能障碍随缺血时间的延长而加重。目前的研究发现氧自由基的形成、钙离子超载、一氧化氮(NO)和一氧化氮合成酶的作用、兴奋性氨基酸毒性作用、炎症细胞因子损害、凋亡调控基因的激活、缺血半暗带功能障碍等方面参与了其发生机制。这些机制作用于多种生理、病理过程的不同环节,对脑功能演变和细胞凋亡给予调节,同时也受到多种基因的调节和制约,构成一种复杂的相互调节与制约的网络关系。

1.氧自由基损伤

脑缺血时氧供应下降和ATP减少,导致过氧化氢、羟自由基,以及起主要作用的过氧化物等氧自由基的过度产生和超氧化物歧化酶等清除自由基的动态平衡状态遭到破坏,攻击膜结构和DNA,破坏内皮细胞膜,使离子转运、生物能的产生和细胞器的功能发生一系列病理生理改变,导致神经细胞、胶质细胞和血管内皮细胞损伤,增加血-脑屏障通透性。自由基损伤可加重脑缺血后的神经细胞损伤。

2.钙离子超载

研究认为,Ca^{2+}超载及其一系列有害代谢反应是导致神经细胞死亡的最后共同通路。细胞内Ca^{2+}超载有多种原因:①在蛋白激酶C等的作用下,兴奋性氨基酸(EAA)、内皮素和NO等物质释放增加,导致受体依赖性钙通道开放使大量Ca^{2+}内流。②细胞内Ca^{2+}浓度升高可激活磷脂酶、三磷酸酯醇等物质,使细胞内储存的Ca^{2+}释放,导致Ca^{2+}超载。③ATP合成减少,Na^+-K^+-ATP酶功能降低而不能维持正常的离子梯度,大量Na^+内流和K^+外流,细胞膜电位下降产生去极化,导致电压依赖性钙通道开放,大量Ca^{2+}内流。④自由基使细胞膜发生脂质过氧化反应,细胞膜通透性发生改变和离子运转,引起Ca^{2+}内流使神经细胞内Ca^{2+}浓度异常升高。⑤多巴胺、5-羟色胺和乙酰胆碱等水平升高,使Ca^{2+}内流和胞内Ca^{2+}释放。Ca^{2+}内流进一步干扰了线粒体氧化磷酸化过程,且大量激活钙依赖性酶类,如磷脂酶、核酸酶及蛋白酶,以及自由基形成、能量耗竭等一系列生化反应,最终导致细胞死亡。

3.一氧化氮(NO)和一氧化氮合成酶的作用

有研究发现,NO作为生物体内重要的信使分子和效应分子,具有神经毒性和脑保护双重作用,即低浓度NO通过激活鸟苷酸环化酶使环鸟苷酸(cGMP)水平升高,扩张血管,抑制血小板聚集、白细胞-内皮细胞的聚集和黏附,阻断NMDA受体,减弱其介导的神经毒性作用起保护作用;而高浓度NO与超氧自由基作用形成过氧亚硝酸盐或者氧化产生亚硝酸阴离子,加强脂质过氧化,使ATP酶活性降低,细胞蛋白质损伤,且能使各种含铁硫的酶失活,从而阻断DNA复制及靶细胞内的能量合成和能量衰竭,亦可通过抑制线粒体呼吸功能实现其毒性作用而加重缺血脑组织的损害。

4.兴奋性氨基酸毒性作用

兴奋性氨基酸(EAA)是广泛存在于哺乳动物中枢神经系统的正常兴奋性神经递质,参与传递兴奋性信息,同时又是一种神经毒素,以谷氨酸(Glu)和天冬氨酸(Asp)为代表。脑缺血使物质转化(尤其是氧和葡萄糖)发生障碍,使维持离子梯度所必需的能量衰竭和生成障碍。因为能量缺乏,膜电位消失,细胞外液中谷氨酸异常增高导致神经元、血管内皮细胞和神经胶质细胞持续去极化,并有谷氨酸从突触前神经末梢释放。胶质细胞和神经元对神经递质的再摄取一般均需耗能,神经末梢释放的谷氨酸发生转运和再摄取障碍,导致细胞间隙 EAA 异常堆积,产生神经毒性作用。EAA 毒性可以直接导致急性细胞死亡,也可通过其他途径导致细胞凋亡。

5.炎症细胞因子损害

脑缺血后炎症级联反应是一种缺血区内各种细胞相互作用的动态过程,是造成脑缺血后的第 2 次损伤。在脑缺血后,由于缺氧及自由基增加等因素均可通过诱导相关转录因子合成,淋巴细胞、内皮细胞、多形核白细胞和巨噬细胞、小胶质细胞及星形胶质细胞等一些具有免疫活性的细胞均能产生细胞因子,如肿瘤坏死因子(TNF-α)、血小板活化因子(PAF)、白细胞介素(IL)系列、转化生长因子(TGF)-β_1 等,细胞因子对白细胞又有趋化作用,诱导内皮细胞表达细胞间黏附分子(ICAM-1)、P-选择素等黏附分子,白细胞通过其毒性产物、巨噬细胞作用和免疫反应加重缺血性损伤。

6.凋亡调控基因的激活

细胞凋亡是由体内外某种信号触发细胞内预存的死亡程序而导致的以细胞 DNA 早期降解为特征的主动性自杀过程。细胞凋亡在形态学和生化特征上表现为细胞皱缩,细胞核染色质浓缩,DNA 片段化,而细胞的膜结构和细胞器仍完整。脑缺血后,神经元生存的内外环境均发生变化,多种因素如过量的谷氨酸受体的激活、氧自由基释放和细胞内 Ca^{2+} 超载等,通过激活与调控凋亡相关基因、启动细胞死亡信号转导通路,最终导致细胞凋亡。缺血性脑损伤所致的细胞凋亡可分 3 个阶段:信号传递阶段、中央调控阶段和结构改变阶段。

7.缺血半暗带功能障碍

缺血半暗带(IP)是无灌注的中心(坏死区)和正常组织间的移行区。IP 是不完全梗死,其组织结构存在,但有选择性神经元损伤。围绕脑梗死中心的缺血性脑组织的电活动中止,但保持正常的离子平衡和结构上的完整。假如再适当增加局部脑血流量,至少在急性阶段突触传递能完全恢复,即 IP 内缺血性脑组织的功能是可以恢复的。缺血半暗带是兴奋性细胞毒性、梗死周围去极化、炎症反应、细胞凋亡起作用的地方,使该区迅速发展成梗死灶。缺血半暗带的最初损害表现为功能障碍,有独特的代谢紊乱。主要表现在葡萄糖代谢和脑氧代谢这两方面:①当血流速度下降时,蛋白质合成抑制,启动无氧糖酵解、神经递质释放和能量代谢紊乱。②急性脑缺血缺氧时,神经元和神经胶质细胞由于能量缺乏、K^+ 释放和谷氨酸在细胞外积聚而去极化,缺血中心区的细胞只去极化而不复极;而缺血半暗带的细胞以能量消耗为代价可复极,如果细胞外的 K^+ 和谷氨酸增加,这些细胞也只去极化,随着去极化细胞数量的增大,梗死灶范围也不断扩大。

尽管对缺血性脑血管疾病一直进行着研究,但对其病理生理机制尚不够深入,希望随着中西医结合对缺血性脑损伤治疗的研究进展,其发病机制也随之更深入地阐明,从而更好地为临床和理论研究服务。

二、病理

动脉闭塞 6 小时以内脑组织改变尚不明显,属可逆性,8～48 小时缺血最重的中心部位发生软化,并出现脑组织肿胀、变软,灰白质界限不清。如病变范围扩大、脑组织高度肿胀时,可向对侧移位,甚至形成脑疝。镜下见组织结构不清,神经细胞及胶质细胞坏死,毛细血管轻度扩张,周围可见液体和红细胞渗出,此期为坏死期。动脉阻塞 2～3 天后,特别是 7～14 天,脑组织开始液化,脑组织水肿明显,病变区明显变软,神经细胞消失,吞噬细胞大量出现,星形胶质细胞增生,此期为软化期。3～4 周后液化的坏死组织被吞噬和移走,胶质增生,小病灶形成胶质瘢痕,大病灶形成中风囊,此期称恢复期,可持续数月至 1～2 年。上述病理改变称白色梗死。少数梗死区,由于血管丰富,于再灌流时可继发出血,呈现出血性梗死或称红色梗死。

三、临床表现

(一)症状与体征

多在 50 岁以后发病,常伴有高血压;多在睡眠中发病,醒来才发现肢体偏瘫。部分患者先有头昏、头痛、眩晕、肢体麻木、无力等短暂性脑缺血发作的前驱症状,多数经数小时甚至 1～2 天症状达高峰,通常意识清楚,但大面积脑梗死或基底动脉闭塞可有意识障碍,甚至发生脑疝等危重症状。神经系统定位体征视脑血管闭塞的部位及梗死的范围而定。

(二)临床分型

有的根据病情程度分型,如完全性缺血性中风,是指起病 6 小时内病情即达高峰,一般较重,可有意识障碍。还有的根据病程进展分型,如进展型缺血性中风,则指局限性脑缺血逐渐进展,数天内呈阶梯式加重。

1.按病程和病情分型

(1)进展型:局限性脑缺血症状逐渐加重,呈阶梯式加重,可持续 6 小时至数天。

(2)缓慢进展型:在起病后 1～2 周症状仍逐渐加重,血栓逐渐发展,脑缺血和脑水肿的范围继续扩大,症状由轻变重,直到出现对侧偏瘫、意识障碍,甚至发生脑疝,类似颅内肿瘤,又称类脑瘤型。

(3)大块梗死型:又称爆发型,如颈内动脉或大脑中动脉主干等较大动脉的急性脑血栓形成,往往症状出现快,伴有明显脑水肿、颅内压增高,患者头痛、呕吐、病灶对侧偏瘫,常伴意识障碍,很快进入昏迷,有时发生脑疝,类似脑出血,又称类脑出血型。

(4)可逆性缺血性神经功能缺损(reversible ischemic neurologic deficit,RIND):此型患者症状、体征持续超过 24 小时,但在 2～3 周内完全恢复,不留后遗症。病灶多数发生于大脑半球半卵圆中心,可能由于该区尤其是非优势半球侧侧支循环迅速而充分地代偿,缺血尚未导致不可逆的神经细胞损害,也可能是一种较轻的梗死。

2.OCSP 分型

OCSP 分型即英国牛津郡社区脑卒中研究规划(Oxfordshire Community Stroke Project,OCSP)的分型。

(1)完全前循环梗死(TACI):表现为三联征,即完全大脑中动脉(MCA)综合征的表现。①大脑高级神经活动障碍(意识障碍、失语、失算、空间定向力障碍等);②同向偏盲;③对侧 3 个部位(面、上肢和下肢)较严重的运动和/或感觉障碍。多为 MCA 近段主干,少数为颈内动脉虹吸段闭塞引起的大面积脑梗死。

(2)部分前循环梗死(PACI):有以上三联征中的两个,或只有高级神经活动障碍,或感觉运动缺损较 TACI 局限。提示是 MCA 远段主干、各级分支或 ACA 及分支闭塞引起的中、小梗死。

(3)后循环梗死(POCI):表现为各种不同程度的椎-基底动脉综合征——可表现为同侧脑神经瘫痪及对侧感觉运动障碍;双侧感觉运动障碍;双眼协同活动及小脑功能障碍,无长束征或视野缺损等。为椎-基底动脉及分支闭塞引起的大小不等的脑干、小脑梗死。

(4)腔隙性梗死(LACI):表现为腔隙综合征,如纯运动性偏瘫、纯感觉性脑卒中、共济失调性轻偏瘫、手笨拙-构音不良综合征等。大多是基底节或脑桥小穿支病变引起的小腔隙灶。

OCSP 分型方法简便,更加符合临床实际的需要,临床医师不必依赖影像或病理结果即可对急性脑梗死迅速分出亚型,并作出有针对性的处理。

(三)临床综合征

1.颈内动脉闭塞综合征

颈内动脉闭塞综合征指颈内动脉血栓形成,主干闭塞。病史中可有头痛、头晕、晕厥、半身感觉异常或轻偏瘫;病变对侧有偏瘫、偏身感觉障碍和偏盲;可有精神症状,严重时有意识障碍;病变侧有视力减退,有的还有视神经盘萎缩;病灶侧有 Horner 综合征;病灶侧颈动脉搏动减弱或消失;优势半球受累可有失语,非优势半球受累可出现体象障碍。

2.大脑中动脉闭塞综合征

大脑中动脉闭塞综合征指大脑中动脉血栓形成,大脑中动脉主干闭塞,引起病灶对侧偏瘫、偏身感觉障碍和偏盲,优势半球受累还有失语。累及非优势半球可有失用、失认和体象障碍等顶叶症状。病灶广泛,可引起脑肿胀,甚至死亡。

(1)皮质支闭塞:引起病灶对侧偏瘫、偏身感觉障碍,面部及上肢重于下肢,优势半球病变有运动性失语,非优势半球病变有体象障碍。

(2)深穿支闭塞:出现对侧偏瘫和偏身感觉障碍,优势半球病变可出现运动性失语。

3.大脑前动脉闭塞综合征

大脑前动脉闭塞综合征指大脑前动脉血栓形成,大脑前动脉主干闭塞。在前交通动脉以前发生阻塞时,因为病损脑组织可通过对侧前交通动脉得到血供,故不出现临床症状;在前交通动脉分出之后阻塞时,可出现对侧中枢性偏瘫,以面瘫和下肢瘫为重,可伴轻微偏身感觉障碍;并可有排尿障碍(旁中央小叶受损);精神障碍(额极与胼胝体受损);强握及吸吮反射(额叶受损)等。

(1)皮质支闭塞:引起对侧下肢运动及感觉障碍;轻微共济运动障碍;排尿障碍和精神障碍。

(2)深穿支闭塞:引起对侧中枢性面、舌及上肢瘫。

4.大脑后动脉闭塞综合征

大脑后动脉闭塞综合征指大脑后动脉血栓形成。约 70% 的患者两条大脑后动脉来自基底动脉,并有后交通动脉与颈内动脉联系交通。有 20%～25% 的人一条大脑后动脉来自基底动脉,另一条来自颈内动脉;其余的人中,两条大脑后动脉均来自颈内动脉。

大脑后动脉供应颞叶的后部和基底面、枕叶的内侧及基底面,并发出丘脑膝状体及丘脑穿动脉供应丘脑血液。

(1)主干闭塞:引起对侧同向性偏盲,上部视野受损较重,黄斑回避(黄斑视觉皮质代表区为大脑中、后动脉双重血液供应,故黄斑视力不受累)。

(2)中脑水平大脑后动脉起始处闭塞:可见垂直性凝视麻痹、动眼神经麻痹、眼球垂直性歪扭斜视。

(3)双侧大脑后动脉闭塞:有皮质盲、记忆障碍(累及颞叶)、不能识别熟悉面孔(面容失认症)、幻视和行为综合征。

(4)深穿支闭塞:丘脑穿动脉闭塞则引起红核丘脑综合征,病侧有小脑性共济失调,意向性震颤。舞蹈样不自主运动和对侧感觉障碍。丘脑膝状体动脉闭塞则引起丘脑综合征,病变对侧偏身感觉障碍(深感觉障碍较浅感觉障碍为重),病变对侧偏身自发性疼痛。轻偏瘫,共济失调和舞蹈-手足徐动症。

5.椎-基底动脉闭塞综合征

椎-基底动脉闭塞综合征指椎-基底动脉血栓形成。椎-基底动脉实为一连续的脑血管干并有着共同的神经支配,无论是结构、功能还是临床病症的表现,两侧互为影响,实难予以完全分开,故常总称为"椎-基底动脉系疾病"。

(1)基底动脉主干闭塞综合征:指基底动脉主干血栓形成。发病虽然不如脑桥出血那么急,但病情常迅速恶化,出现眩晕、呕吐、四肢瘫痪、共济失调、昏迷和高热等。大多数在短期内死亡。

(2)双侧脑桥正中动脉闭塞综合征:指双侧脑桥正中动脉血栓形成,为典型的闭锁综合征,表现为四肢瘫痪、假性延髓性麻痹、双侧周围性面瘫、双眼球外展麻痹、两侧的侧视中枢麻痹。但患者意识清楚,视力、听力和眼球垂直运动正常,所以,患者通过听觉、视觉和眼球上下运动表示意识和交流。

(3)基底动脉尖综合征:基底动脉尖分出两对动脉——小脑上动脉和大脑后动脉,分支供应中脑、丘脑、小脑上部、颞叶内侧及枕叶。血栓性闭塞多发生于基底动脉中部,栓塞性病变通常发生在基底动脉尖。栓塞性病变导致眼球运动及瞳孔异常,表现为单侧或双侧动眼神经部分或完全麻痹、眼球上视不能(上丘受累)、光反射迟钝而调节反射存在(顶盖前区病损)、一过性或持续性意识障碍(中脑或丘脑网状激活系统受累)、对侧偏盲或皮质盲(枕叶受累)、严重记忆障碍(颞叶内侧受累)。如果是中老年人突发意识障碍又较快恢复,有瞳孔改变、动眼神经麻痹、垂直注视障碍、无明显肢体瘫痪和感觉障碍应想到该综合征的可能。如果还有皮质盲或偏盲、严重记忆障碍更支持本综合征的诊断,需做头部 CT 或 MRI 检查,若发现有双侧丘脑、枕叶、颞叶和中脑病灶则可确诊。

(4)中脑穿动脉综合征:指中脑穿动脉血栓形成,亦称 Weber 综合征,病变位于大脑脚底,损害锥体束及动眼神经,引起病灶侧动眼神经麻痹和对侧中枢性偏瘫。中脑穿动脉闭塞还可引起 Benedikt 综合征,累及动眼神经髓内纤维及黑质,引起病灶侧动眼神经麻痹及对侧锥体外系症状。

(5)脑桥支闭塞综合征:指脑桥支血栓形成引起的 Millard-Gubler 综合征,病变位于脑桥的腹外侧部,累及展神经核和面神经核及锥体束,引起病灶侧眼球外直肌麻痹、周围性面神经麻痹和对侧中枢性偏瘫。

(6)内听动脉闭塞综合征:指内听动脉血栓形成(内耳卒中)。内耳的内听动脉有两个分支,较大的耳蜗动脉供应耳蜗及前庭迷路下部;较小的耳蜗动脉供应前庭迷路上部,包括水平半规管及椭圆囊斑。由于口径较小的前庭动脉缺乏侧支循环,以致前庭迷路上部对缺血选择性敏感,故迷路缺血常出现严重眩晕、恶心呕吐。若耳蜗支同时受累则有耳鸣、耳聋。耳蜗支单独梗死则会突发耳聋。

(7)小脑后下动脉闭塞综合征:指小脑后下动脉血栓形成,也称 Wallenberg 综合征。表现为急性起病的头晕、眩晕、呕吐(前庭神经核受损)、交叉性感觉障碍,即病侧面部感觉减退、对侧肢体痛觉、温度觉障碍(病侧三叉神经脊束核及对侧交叉的脊髓丘脑束受损),同侧 Horner 综合征(下行交感神经纤维受损),同侧小脑性共济失调(绳状体或小脑受损),声音嘶哑、吞咽困难(疑核受损)。小脑后下动脉常有解剖变异,常见不典型临床表现。

四、辅助检查

(一)影像学检查

1.胸部 X 线检查

胸部 X 线检查了解心脏情况及肺部有无感染和癌肿等。

2.CT 检查

CT 检查不仅可确定梗死的部位及范围,而且可明确是单发还是多发。在缺血性脑梗死发病 12～24 小时内,CT 常没有明显的阳性表现。梗死灶最初表现为不规则的稍低密度区,病变与血管分布区一致。常累及基底节区,如为多发灶,亦可连成一片。病灶大、水肿明显时可有占位效应。在发病后 2～5 天,病灶边界清晰,呈楔形或扇形等。1～2 周,水肿消失,边界更清,密度更低。发病第 2 周,可出现梗死灶边界不清楚,边缘出现等密度或稍低密度,即模糊效应;在增强扫描后往往呈脑回样增强,有助于诊断。4～5 周,部分小病灶可消失,而大片状梗死灶密度进一步降低和囊变,后者 CT 值接近脑脊液。

在基底节和内囊等处的小梗死灶(一般在 15 mm 以内)称之为腔隙性脑梗死,病灶亦可发生在脑室旁深部白质、丘脑及脑干。

在 CT 排除脑出血并证实为脑梗死后,CT 血管成像(CTA)对探测颈动脉及其各主干分支的狭窄准确性较高。

3.MRI 检查

MRI 检查对病灶较 CT 敏感性、准确性更高的一种检测方法,其无辐射、无骨伪迹、更易早期发现小脑、脑干等部位的梗死灶,并于脑梗死后 6 小时左右便可检测到由于细胞毒性水肿造成 T_1 和 T_2 加权延长引起的 MRI 信号变化。近年除常规应用 SE 法的 T_1 和 T_2 加权以影像对比度原理诊断外,更需采用功能性磁共振成像,如弥散成像(DWI)和表观弥散系数(apparent diffusion coefficient,ADC)、液体衰减反转恢复序列(FLAIR)等进行水平位和冠状位检查,往往在脑缺血发生后 1～1.5 小时便可发现脑组织水含量增加引起的 MRI 信号变化,并随即可进一步行磁共振血管成像(MRA)、CT 血管成像(CTA)或数字减影血管造影(DSA)以了解梗死血管部位,为超早期施行动脉内介入溶栓治疗创造条件,有时还可发现血管畸形等非动脉硬化性血管病变。

(1)超早期:脑梗死临床发病后 1 小时内,DWI 便可描出高信号梗死灶,ADC 序列显示暗区。实际上 DWI 显示的高信号灶仅是血流低下引起的缺血灶。随着缺血的进一步进展,DWI 从高信号渐转为等信号或低信号,病灶范围渐增大;PWI、FLAIR 及 T_2WI 均显示高信号病灶区。值得注意的是,DWI 对超早期脑干缺血性病灶,在水平位不易发现,而往往在冠状位可清楚显示。

(2)急性期:血-脑屏障尚未明显破坏,缺血区有大量水分子聚集,T_1WI 和 T_2WI 明显延长,T_1WI 呈低信号,T_2WI 呈高信号。

(3)亚急性期及慢性期:由于正血红铁蛋白游离,T_1WI 呈边界清楚的低信号,T_2WI 和

FLAIR 均呈高信号;直至病灶区水肿消除,坏死组织逐渐产生,囊性区形成,乃至脑组织萎缩,FLAIR 呈低信号或低信号与高信号混杂区,中线结构移向病侧。

(二)脑脊液检查

脑梗死患者脑脊液检查一般正常,大块梗死型患者可有压力增高和蛋白含量增高;出血性梗死时可见红细胞。

(三)经颅多普勒超声

TCD 是诊断颅内动脉狭窄和闭塞的手段之一,对脑底动脉严重狭窄($>65\%$)的检测有肯定的价值。局部脑血流速度改变与频谱图形异常是脑血管狭窄最基本的 TCD 改变。三维 B 超检查可协助发现颈内动脉粥样硬化斑块的大小和厚度,有没有管腔狭窄及严重程度。

(四)心电图检查

心电图检查进一步了解心脏情况。

(五)血液学检查

1.血常规、血沉、抗"O"和凝血功能检查

血常规、血沉、抗"O"和凝血功能检查了解有无感染征象、活动风湿和凝血功能情况。

2.血糖

血糖了解有无糖尿病。

3.血清脂质

血清脂质包括总胆固醇和甘油三酯有无增高。

4.脂蛋白

低密度脂蛋白胆固醇(LDL-C)由极低密度脂蛋白胆固醇(VLDL-C)转化而来。通常情况下,LDL-C 从血浆中清除,其所含胆固醇酯由脂肪酸水解,当体内 LDL-C 显著升高时,LDL-C 附着到动脉的内皮细胞与 LDL 受体结合,而易被巨噬细胞摄取,沉积在动脉内膜上形成动脉硬化。有一组报道正常人组LDL-C(2.051 ± 0.853)mmol/L,脑梗死患者组为(3.432 ± 1.042)mol/L。

5.载脂蛋白 B

载脂蛋白 B(ApoB)是血浆低密度脂蛋白(LDL)和极低密度脂蛋白(VLDL)的主要载脂蛋白,其含量能精确反映出 LDL 的水平,与动脉粥样硬化(AS)的发生关系密切。在 AS 的硬化斑块中,胆固醇并不是孤立地沉积于动脉壁上,而是以 LDL 整个颗粒形成沉积物;ApoB 能促进沉积物与氨基多糖结合成复合物,沉积于动脉内膜上,从而加速 AS 形成。对总胆固醇(TC)、LDL-C均正常的脑血栓形成患者,ApoB 仍然表现出较好的差别性。

ApoA-I 的主要生物学作用是激活卵磷脂胆固醇转移酶,此酶在血浆胆固醇(Ch)酯化和 HDL 成熟(即 HDL→HDL_2→HDL_3)过程中起着极为重要的作用。ApoA-I 与 HDL_2 可逆结合以完成 Ch 从外周组织转移到肝脏。因此,ApoA-I 显著下降时,可形成 AS。

6.血小板聚集功能

近些年来的研究提示血小板聚集功能亢进参与体内多种病理反应过程,尤其是对缺血性脑血管疾病的发生、发展和转归起重要作用。血小板最大聚集率(PMA)、解聚型出现率(PDC)和双相曲线型出现率(PBC),发现缺血型脑血管疾病 PMA 显著高于对照组,PDC 明显低于对照组。

7.血栓烷 A_2 和前列环素

许多文献强调花生四烯酸(AA)的代谢产物在影响脑血液循环中起着重要作用,其中血栓

烷 A_2（TXA_2）和前列环素（PGI_2）的平衡更引人注目。脑组织细胞和血小板等质膜有丰富的不饱和脂肪酸,脑缺氧时,磷脂酶 A_2 被激活,分解膜磷脂使 AA 释放增加。后者在环氧化酶的作用下血小板和血管内皮细胞分别生成 TXA_2 和 PGI_2。TXA_2 和 PGI_2 水平改变在缺血性脑血管疾病的发生上是原发还是继发的问题,目前还不清楚。TXA_2 大量产生,PGI_2 的生成受到抑制,使正常情况下 TXA_2 与 PGI_2 之间的动态平衡受到破坏。TXA_2 强烈的缩血管和促进血小板聚集作用因失去对抗而占优势,对于缺血性低灌流的发生起着重要作用。

8.血液流变学

缺血性脑血管疾病全血黏度、血浆比黏度、血细胞比容升高,血小板电泳和红细胞电泳时间延长。通过对脑血管疾病进行 133 例脑血流（CBF）测定,并将黏度相关的几个变量因素与 CBF 做了统计学处理,发现全部患者的 CBF 均低于正常,证实了血液黏度因素与 CBF 的关系。有学者把血液流变学各项异常作为脑梗死的危险因素之一。

红细胞表面带有负电荷,其所带电荷越少,电泳速度就越慢。有一组报道示脑梗死组红细胞电泳速度明显慢于正常对照组,说明急性脑梗死患者红细胞表面电荷减少,聚集性强,可能与动脉硬化性脑梗死的发病有关。

五、诊断与鉴别诊断

（一）诊断

（1）血栓形成性脑梗死为中年以后发病。

（2）常伴有高血压。

（3）部分患者发病前有 TIA 史。

（4）常在安静休息时发病,醒后发现症状。

（5）症状、体征可归为某一动脉供血区的脑功能受损,如病灶对侧偏瘫、偏身感觉障碍和偏盲,优势半球病变还有语言功能障碍。

（6）多无明显头痛、呕吐和意识障碍。

（7）大面积脑梗死有颅内高压症状,头痛、呕吐或昏迷,严重时发生脑疝。

（8）脑脊液检查多属正常。

（9）发病 12～48 小时后 CT 出现低密度灶。

（10）MRI 检查可更早发现梗死灶。

（二）鉴别诊断

1.脑出血

血栓形成性脑梗死和脑出血均为中老年人多见的急性起病的脑血管疾病,必须进行 CT/MRI检查予以鉴别。

2.脑栓塞

血栓形成性脑梗死和脑栓塞同属脑梗死范畴,且均为急性起病,后者多有心脏病病史,或有其他肢体栓塞史,心电图检查可发现心房颤动等,以供鉴别诊断。

3.颅内占位性病变

少数颅内肿瘤、慢性硬膜下血肿和脑脓肿患者可以突然发病,表现局灶性神经功能缺失症状,而易与脑梗死相混淆。但颅内占位性病变常有颅内高压症状和逐渐加重的临床经过,颅脑 CT 对鉴别诊断有确切的价值。

4.脑寄生虫病

脑寄生虫病如脑囊虫病、脑型血吸虫病,也可在癫痫发作后,急性起病偏瘫。寄生虫的有关免疫学检查和神经影像学检查可帮助鉴别。

六、治疗

《欧洲脑卒中组织(ESO)缺血性脑卒中和短暂性脑缺血发作处理指南》[欧洲脑卒中促进会(EUSI),2008年]推荐所有急性缺血性脑卒中患者都应在卒中单元内接受以下治疗。

(一)溶栓治疗

理想的治疗方法是在缺血组织出现坏死之前,尽早清除栓子,早期使闭塞脑血管再开通和缺血区的供血重建,以减轻神经组织的损害,正因为如此,溶栓治疗脑梗死一直引起人们的广泛关注。国外早在1958年即有溶栓治疗脑梗死的报道,由于有脑出血等并发症,益处不大,溶栓疗法一度停止使用。近30多年来,由于溶栓治疗急性心肌梗死的患者取得了很大的成功,大大减少了心肌梗死的范围,病死率下降20%～50%。溶栓治疗脑梗死又受到了很大的鼓舞。再者,CT扫描能及时排除颅内出血,可在早期或超早期进行溶栓治疗,因而提高了疗效和减少脑出血等并发症。

1.病例选择

(1)临床诊断符合急性脑梗死。

(2)头颅CT扫描排除颅内出血和大面积脑梗死。

(3)治疗前收缩压不宜>24.0 kPa(180 mmHg),舒张压不宜>14.7 kPa(110 mmHg)。

(4)无出血素质或出血性疾病。

(5)年龄>18岁及<75～80岁。

(6)溶栓最佳时机为发病后6小时内,特别是在3小时内。

(7)获得患者家属的书面知情同意。

2.禁忌证

(1)病史和体检符合蛛网膜下腔出血。

(2)CT扫描有颅内出血、肿瘤、动静脉畸形或动脉瘤。

(3)两次降压治疗后血压仍>24.0/14.7 kPa(180/110 mmHg)。

(4)过去30天内有手术史或外伤史,3个月内有脑外伤史。

(5)病史有血液疾病、出血素质、凝血功能障碍或使用抗凝药物史,凝血酶原时间(PT)>15秒,部分凝血活酶时间(APTT)>40秒,国际标准化比值(INR)>1.4,血小板计数<$100×10^9$/L。

(6)脑卒中发病时有癫痫发作的患者。

3.治疗时间窗

前循环脑卒中的治疗时间窗一般认为在发病后6小时内(使用阿替普酶为3小时内),后循环闭塞时的治疗时间窗适当放宽到12小时。这一方面是因为脑干对缺血耐受性更强,另一方面是由于后循环闭塞后预后较差,更积极的治疗有可能挽救患者的生命。许多研究者尝试放宽治疗时限,有认为脑梗死12～24小时内早期溶栓治疗有可能对少部分患者有效。但美国脑卒中协会(ASA)和欧洲脑卒中促进会(EUSI)都赞同认真选择在缺血性脑卒中发作后3小时内早期恢复缺血脑的血流灌注,才可获得良好的转归。两个指南也讨论了超过治疗时间窗溶栓的效果,EUSI的结论是目前仅能作为临床试验的组成部分。对于不能可靠地确定脑卒中发病时间的患者,包括睡眠觉醒时发现脑卒中发病的病例,两个指南均不推荐进行静脉溶栓治疗。

4.溶栓药物

(1)尿激酶:从健康人新鲜尿液中提取分离,然后再进行高度精制而得到的蛋白质,没有抗原性,不引起变态反应。其溶栓特点为不仅溶解血栓表面,而且深入栓子内部,但对陈旧性血栓则难起作用。尿激酶是非特异性溶栓药,与纤维蛋白的亲和力差,常易引起出血并发症。尿激酶的剂量和疗程目前尚无统一标准,剂量波动范围也大。

静脉滴注法:尿激酶每次 100 万~150 万单位溶于 0.9%氯化钠注射液 500~1 000 mL,静脉滴注,仅用 1 次。另外,还可每次尿激酶 20 万~50 万单位溶于 0.9%氯化钠注射液 500 mL 中静脉滴注,每天 1 次,可连用 7~10 天。

动脉滴注法:选择性动脉给药有两种途径。一是超选择性脑动脉注射法,即经股动脉或肘动脉穿刺后,先进行脑血管造影,明确血栓所在的部位,再将导管插至颈动脉或椎-基底动脉的分支,直接将药物注入血栓所在的动脉或直接注入血栓处,达到较准确的选择性溶栓作用。在注入溶栓药后,还可立即再进行血管造影了解溶栓的效果。二是采用颈动脉注射法,常规颈动脉穿刺后,将溶栓药注入发生血栓的颈动脉,起到溶栓的效果。动脉溶栓尿激酶的剂量一般是 10 万~30 万单位,有学者报道药物剂量还可适当加大。但急性脑梗死取得疗效的关键是掌握最佳的治疗时间窗,才会取得更好的效果,治疗时间窗比给药途径更重要。

(2)阿替普酶(rt-PA):rt-PA 是第一种获得美国食品药品监督管理局(FDA)批准的溶栓药,特异性作用于纤溶酶原,激活血块上的纤溶酶原,而对血循环中的纤溶酶原亲和力小。因纤溶酶赖氨酸结合部位已被纤维蛋白占据,血栓表面的 α_2-抗纤溶酶作用很弱,但血中的纤溶酶赖氨酸结合部位未被占据,故可被 α_2-抗纤溶酶很快灭活。因此,rt-PA 优点为局部溶栓,很少产生全身抗凝、纤溶状态,而且无抗原性。但 rt-PA 半衰期短(3~5 分钟),而且血循环中纤维蛋白原激活抑制物的活性高于 rt-PA,会有一定的血管再闭塞,故临床溶栓必须用大剂量连续静脉滴注。rt-PA 治疗剂量是 0.85~0.90 mg/kg,总剂量<90 mg,10%的剂量先予静脉推注,其余 90%的剂量在 24 小时内静脉滴注。

美国(美国脑卒中学会、美国心脏病协会分会,2007)更新的《急性缺血性脑卒中早期治疗指南》指出,早期治疗的策略性选择,发病接诊的当时第一阶段医师能做的就是 3 件事:①评价患者。②诊断、判断缺血的亚型。③分诊、介入、外科或内科,0~3 小时的治疗只有一个就是静脉溶栓,而且推荐使用 rt-PA。

《中国脑血管病防治指南》(卫计委疾病控制司、中华医学会神经病学分会,2004 年)建议:①对经过严格选择的发病 3 小时内的急性缺血性脑卒中患者,应积极采用静脉溶栓治疗,首选阿替普酶(rt-PA),无条件采用 rt-PA 时,用尿激酶替代。②发病 3~6 小时的急性缺血性脑卒中患者,可应用静脉尿激酶溶栓治疗,但选择患者应更严格。③对发病 6 小时以内的急性缺血性脑卒中患者,在有经验和有条件的单位,可以考虑进行动脉内溶栓治疗研究。④基底动脉血栓形成的溶栓治疗时间窗和适应证,可以适当放宽。⑤超过时间窗溶栓,不会提高治疗效果,且会增加再灌注损伤和出血并发症,不宜溶栓,恢复期患者应禁用溶栓治疗。

美国《急性缺血性脑卒中早期处理指南》(美国脑卒中学会、美国心脏病协会分会,2007)Ⅰ级建议:MCA 梗死<6 小时的严重脑卒中患者,动脉溶栓治疗是可以选择的,或可选择静脉内滴注rt-PA;治疗要求患者处于一个有经验、能够立刻进行脑血管造影,且提供合格的介入治疗的脑卒中中心。鼓励相关机构界定遴选能进行动脉溶栓的个人标准。Ⅱ级建议:对于具有使用静脉溶

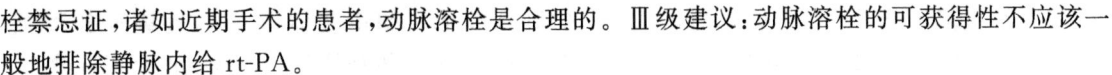

栓禁忌证,诸如近期手术的患者,动脉溶栓是合理的。Ⅲ级建议:动脉溶栓的可获得性不应该一般地排除静脉内给 rt-PA。

(二)降纤治疗

降纤治疗可以降解血栓蛋白质,增加纤溶系统的活性,抑制血栓形成或促进血栓溶解。此类药物亦应早期应用,最好是在发病后 6 小时内,但没有溶栓药物严格,特别适应于合并高纤维蛋白原血症者。目前,国内纤溶药物种类很多,现介绍下面几种。

1.巴曲酶

巴曲酶又名东菱克栓酶,能分解纤维蛋白原,抑制血栓形成,促进纤溶酶的生成,而纤溶酶是溶解血栓的重要物质。巴曲酶的剂量和用法:第 1 天 10 BU,第 3 天和第 5 天各为 5～10 BU 稀释于100～250 mL 0.9％氯化钠注射液中,静脉滴注 1 小时以上。对治疗前纤维蛋白原在 4 g/L 以上和突发性耳聋(内耳卒中)的患者,首次剂量为 15～20 BU,以后隔天 5 BU,疗程 1 周,必要时可增至 3 周。

2.精纯溶栓酶

精纯溶栓酶又名注射用降纤酶,是以我国尖吻蝮蛇(又名五步蛇)的蛇毒为原料,经现代生物技术分离、纯化而精制的蛇毒制剂。本品为缬氨酸蛋白水解酶,能直接作用于血中的纤维蛋白 α-链释放出肽 A。此时生成的肽 A 血纤维蛋白体的纤维系统,诱发 t-PA 的释放,增加t-PA的活性,促进纤溶酶的生成,使已形成的血栓得以迅速溶解。本品不含出血毒素,因此很少引起出血并发症。剂量和用法:首次 10 U 稀释于 100 mL 0.9％氯化钠注射液中缓慢静脉滴注,第 2 天 10 U,第 3 天5～10 U。必要时可适当延长疗程,1 次5～10 U,隔天静脉滴注 1 次。

3.降纤酶

降纤酶曾用名蝮蛇抗栓酶、精纯抗栓酶和去纤酶。取材于东北白眉蝮蛇蛇毒,是单一成分蛋白水解酶。剂量和用法:急性缺血性脑卒中,首次 10 U 加入 0.9％氯化钠注射液 100～250 mL 中静脉滴注,以后每天或隔天 1 次,连用 2 周。

4.注射用纤溶酶

从蝮蛇蛇毒中提取纤溶酶并制成制剂,其原理是利用抗体最重要的生物学特性——抗体与抗原能特异性结合,即抗体分子只与其相应的抗原发生结合。纤溶酶单克隆抗体纯化技术,就是用纤溶酶抗体与纤溶酶进行特异性结合,从而达到分离纯化纤溶酶,同时去除蛇毒中的出血毒素和神经毒。剂量和用法:对急性脑梗死(发病后 72 小时内)第 1～3 天每次 300 U 加入 5％葡萄糖注射液或 0.9％氯化钠注射液250 mL中静脉滴注,第 4～14 天每次 100～300 U。

5.安康乐得

安康乐得是马来西亚一种蝮蛇毒液的提纯物,是一种蛋白水解酶,能迅速有效地降低血纤维蛋白原,并可裂解纤维蛋白肽 A,导致低纤维蛋白血症。剂量和用法:2～5 AU/kg,溶于 250～500 mL 0.9％氯化钠注射液中,6～8 小时静脉滴注完,每天 1 次,连用 7 天。

《中国脑血管病防治指南》建议:①脑梗死早期(特别是 12 小时以内)可选用降纤治疗,高纤维蛋白血症更应积极降纤治疗。②应严格掌握适应证和禁忌证。

(三)抗血小板聚集药

抗血小板聚集药又称血小板功能抑制剂。随着对血栓性疾病发生机制认识的加深,发现血小板在血栓形成中起着重要的作用。近年来,抗血小板聚集药在预防和治疗脑梗死方面越来越引起人们的重视。

抗血小板聚集药主要包括血栓烷 A_2 抑制剂(阿司匹林)、ADP 受体拮抗剂(噻氯匹定、氯吡格雷)、磷酸二酯酶抑制剂(双嘧达莫)、糖蛋白(GP)Ⅱb/Ⅲa 受体拮抗剂和其他抗血小板药物。

1.阿司匹林

阿司匹林是一种强效的血小板聚集抑制剂。阿司匹林抗栓作用的机制,主要是基于对环氧化酶的不可逆性抑制,使血小板内花生四烯酸转化为血栓烷 A_2(TXA_2)受阻,因为 TXA_2 可使血小板聚集和血管平滑肌收缩。在脑梗死发生后,TXA_2 可增加脑血管阻力、促进脑水肿形成。小剂量阿司匹林,可以最大限度地抑制 TXA_2 和最低限度地影响前列环素(PGI_2),从而达到比较理想的效果。国际脑卒中实验协作组和 CAST 协作组两项非盲法随机干预研究表明,脑卒中发病后 48 小时内应用阿司匹林是安全有效的。

阿司匹林预防和治疗缺血性脑卒中效果的不恒定,可能与用药剂量有关。有些研究者认为每天给75～325 mg最为合适。有学者分别给患者口服阿司匹林每天 50 mg、100 mg、325 mg 和 1 000 mg,进行比较,发现 50 mg/d 即可完全抑制 TXA_2 生成,出血时间从5.03分钟延长到6.96 分钟,100 mg/d 出血时间7.78 分钟,但 1 000 mg/d 反而缩减至 6.88 分钟。也有人观察到口服阿司匹林 45 mg/d,尿内 TXA_2 代谢产物能被抑制 95％,而尿内 PGI_2 代谢产物基本不受影响;每天 100 mg,则尿内 TXA_2 代谢产物完全被抑制,而尿内 PGI_2 代谢产物保持基线的 25％～40％;若用 1 000 mg/d,则上述两项代谢产物完全被抑制。根据以上实验结果和临床体会提示,阿司匹林每天 100～150 mg 最为合适,既能达到预防和治疗的目的,又能避免发生不良反应。

《中国脑血管病防治指南》建议:①多数无禁忌证的未溶栓患者,应在脑卒中后尽早(最好 48 小时内)开始使用阿司匹林。②溶栓患者应在溶栓 24 小时后,使用阿司匹林,或阿司匹林与双嘧达莫缓释剂的复合制剂。③阿司匹林的推荐剂量为 150～300 mg/d,分2 次服用,2～4 周后改为预防剂量(50～150 mg/d)。

2.氯吡格雷

由于噻氯匹定有明显的不良反应,已基本被淘汰,被第 2 代 ADP 受体拮抗剂氯吡格雷所取代。氯吡格雷和噻氯匹定一样对 ADP 诱导的血小板聚集有较强的抑制作用,对花生四烯酸、胶原、凝血酶、肾上腺素和血小板活化因子诱导的血小板聚集也有一定的抑制作用。与阿司匹林不同的是,它们对 ADP 诱导的血小板第Ⅰ相和第Ⅱ相的聚集均有抑制作用,且有一定的解聚作用。它还可以与红细胞膜结合,降低红细胞在低渗溶液中的溶解倾向,改变红细胞的变形能力。

氯吡格雷和阿司匹林均可作为治疗缺血性脑卒中的一线药物,多项研究都说明氯吡格雷的效果优于阿司匹林。氯吡格雷与阿司匹林合用防治缺血性脑卒中,比单用效果更好。氯吡格雷可用于预防颈动脉粥样硬化高危患者急性缺血事件。有文献报道 23 例颈动脉狭窄患者,在颈动脉支架置入术前常规服用阿司匹林 100 mg/d,介入治疗前晚给予负荷剂量氯吡格雷 300 mg,术后服用氯吡格雷 75 mg/d,3 个月后经颈动脉彩超发现,新生血管内皮已完全覆盖支架,无血管闭塞和支架内再狭窄。

氯吡格雷的使用剂量为每次 50～75 mg,每天 1 次。它的不良反应与阿司匹林比较,发生胃肠道出血的风险明显降低,发生腹泻和皮疹的风险略有增加,但明显低于噻氯匹定。主要不良反应有头昏、头胀、恶心、腹泻,偶有出血倾向。氯吡格雷禁用于对本品过敏者及近期有活动性出血者。

3.双嘧达莫

双嘧达莫通过抑制磷酸二酯酶活性,阻止环腺苷酸(cAMP)的降解,提高血小板 cAMP 的水平,具有抗血小板黏附聚集的能力。双嘧达莫已作为预防和治疗冠心病、心绞痛的药物,而用于防治缺血性脑卒中的效果仍有争议。欧洲脑卒中预防研究(ESPS)大宗 RCT 研究认为双嘧达莫与阿司匹林联合防治缺血性脑卒中,疗效是单用阿司匹林或双嘧达莫的 2 倍,并不会导致更多的出血不良反应。

美国 FDA 最近批准了阿司匹林和双嘧达莫复方制剂用于预防脑卒中。这一复方制剂每片含阿司匹林 50 mg 和缓释双嘧达莫 400 mg。一项单中心大规模随机试验发现,与单用小剂量阿司匹林比较,这种复方制剂可使脑卒中发生率降低 22%,但这项资料的价值仍有争论。

双嘧达莫的不良反应轻而短暂,长期服用可有头痛、头晕、呕吐、腹泻、面红、皮疹和皮肤瘙痒等。

4.血小板糖蛋白(glycoprotein,GP)Ⅱb/Ⅲa 受体拮抗剂

GPⅡb/Ⅲa 受体拮抗剂是一种新型抗血小板药,其通过阻断 GPⅡb/Ⅲa 受体与纤维蛋白原配体的特异性结合,有效抑制各种血小板激活剂诱导的血小板聚集,进而防止血栓形成。GPⅡb/Ⅲa 受体是一种血小板膜蛋白,是血小板活化和聚集反应的最后通路。GPⅡb/Ⅲa 受体拮抗剂能完全抑制血小板聚集反应,是作用最强的抗血小板药。

GPⅡb/Ⅲa 受体拮抗剂分 3 类,即抗体类如阿昔单抗、肽类如依替巴肽和非肽类如替罗非班。这 3 种药物均获美国 FDA 批准应用。

该药还能抑制动脉粥样硬化斑块的其他成分,对预防动脉粥样硬化和修复受损血管壁起重要作用。GPⅡb/Ⅲa 受体拮抗剂在缺血性脑卒中二级预防中的剂量、给药途径、时间、监护措施及安全性等目前仍在探讨之中。

有报道对于阿替普酶(rt-PA)溶栓和球囊血管成形术机械溶栓无效的大血管闭塞和急性缺血性脑卒中患者,GPⅡb/Ⅲa 受体拮抗剂能够提高治疗效果。阿昔单抗的抗原性虽已减低,但仍有部分患者可引起变态反应。

5.西洛他唑

西洛他唑可抑制磷酸二酯酶(PDE),特别是 PDEⅢ,提高 cAMP 水平,从而起到扩张血管和抗血小板聚集的作用,常用剂量为每次 50~100 mg,每天 2 次。

为了检测西洛他唑对颅内动脉狭窄进展的影响,有学者进行了一项多中心双盲随机与安慰剂对照研究,将 135 例大脑中动脉 M1 段或基底动脉狭窄有急性症状者随机分为两组,一组接受西洛他唑 200 mg/d 治疗,另一组给予安慰剂治疗,所有患者均口服阿司匹林 100 mg/d,在进入试验和 6 个月后分别做 MRA 和 TCD 对颅内动脉狭窄程度进行评价。主要转归指标为 MRA 上有症状颅内动脉狭窄的进展,次要转归指标为临床事件和 TCD 的狭窄进展。西洛他唑组,45 例有症状颅内动脉狭窄者中有 3 例(6.7%)进展、11 例(24.4%)缓解;而安慰剂组 15 例(28.8%)进展、8 例(15.4%)缓解,两组差异有显著性意义。

有症状颅内动脉狭窄是一个动态变化的过程,西洛他唑有可能防止颅内动脉狭窄的进展。西洛他唑的不良反应可有皮疹、头晕、头痛、心悸、恶心、呕吐,偶有消化道出血、尿路出血等。

6.三氟柳

三氟柳的抗血栓形成作用是通过干扰血小板聚集的多种途径实现的,如不可逆性抑制环氧化酶(CoX)和阻断血栓素 A₂(TXA₂)的形成。三氟柳抑制内皮细胞 CoX 的作用极弱,不影响前列腺素合成。另外,三氟柳及其代谢产物 2-羟基-4-三氟甲基苯甲酸可抑制磷酸二酯酶,增加血小板和内皮细胞内 cAMP 的浓度,增强血小板的抗聚集效应,该药应用于人体时不会延长出血

时间。

有研究将 2 113 例 TIA 或脑卒中患者随机分组,进行三氟柳(600 mg/d)或阿司匹林(325 mg/d)治疗,平均随访 30.1 个月,主要转归指标为非致死性缺血性脑卒中、非致死性心肌梗死和血管性疾病死亡的联合终点,结果两组联合终点发生率、各个终点事件发生率和存活率均无明显差异,三氟柳组出血性事件发生率明显低于阿司匹林组。

7.沙格雷酯

沙格雷酯是 5-HT$_2$ 受体阻滞剂,具有抑制由 5-HT 增强的血小板聚集作用和由 5-HT 引起的血管收缩的作用,增加被减少的侧支循环血流量,改善周围循环障碍等。口服沙格雷酯后 1～5 小时即有抑制血小板的聚集作用,可持续 4～6 小时。口服每次 100 mg,每天 3 次。不良反应较少,可有皮疹、恶心、呕吐和胃部灼热感等。

8.曲克芦丁

曲克芦丁能抑制血小板聚集,防止血栓形成,同时能对抗 5-HT、缓激肽引起的血管损伤,增加毛细血管抵抗力,降低毛细血管通透性等。每次 200 mg,每天 3 次,口服;或每次 400～600 mg加入 5％葡萄糖注射液或 0.9％氯化钠注射液 250～500 mL 中静脉滴注,每天 1 次,可连用 15～30 天。不良反应较少,偶有恶心和便秘。

(四)扩血管治疗

扩张血管药目前仍然是广泛应用的药物,但脑梗死急性期不宜使用,因为脑梗死病灶后的血管处于血管麻痹状态,此时应用血管扩张药,能扩张正常血管,对病灶区的血管不但不能扩张,还要从病灶区盗血,称"偷漏现象"。因此,血管扩张药应在脑梗死发病 2 周后才应用。常用的扩张血管药有以下几种。

1.丁苯酞

丁苯酞每次 200 mg,每天 3 次,口服。偶见恶心,腹部不适,有严重出血倾向者忌用。

2.倍他司汀

倍他司汀每次 20 mg 加入 5％葡萄糖注射液 500 mL 中静脉滴注,每天1次,连用 10～15 天;或每次8 mg,每天3 次,口服。有些患者会出现恶心、呕吐和皮疹等不良反应。

3.盐酸法舒地尔注射液

盐酸法舒地尔注射液每次 60 mg(2 支)加入 5％葡萄糖注射液或 0.9％氯化钠注射液250 mL中静脉滴注,每天1 次,连用 10～14 天。可有一过性颜面潮红、低血压和皮疹等不良反应。

4.丁咯地尔

丁咯地尔每次 200 mg 加入 5％葡萄糖注射液或 0.9％氯化钠注射液250～500 mL中,缓慢静脉滴注,每天1 次,连用 10～14 天。可有头痛、头晕、肠胃道不适等不良反应。

5.银杏达莫注射液

银杏达莫注射液每次 20 mL 加入 5％葡萄糖注射液或 0.9％氯化钠注射液 500 mL 中静脉滴注,每天 1 次,可连用14 天。偶有头痛、头晕、恶心等不良反应。

6.葛根素注射液

葛根素注射液每次 500 mg 加入 5％葡萄糖注射液或 0.9％氯化钠注射液 500 mL 中静脉滴注,每天 1 次,连用14 天。少数患者可出现皮肤瘙痒、头痛、头昏、皮疹等不良反应,停药后可自行消失。

7.灯盏花素注射液

灯盏花素注射液每次 20 mL(含灯盏花乙素 50 g)加入 5％葡萄糖注射液或 0.9％氯化钠注射液 250 mL 中静脉滴注,每天 1 次,连用 14 天。偶有头痛、头昏等不良反应。

(五)钙通道阻滞剂

钙通道阻滞剂是继 β 受体阻滞剂之后,脑血管疾病治疗中最重要的进展之一。正常时细胞内钙离子浓度为 10^{-9} mol/L,细胞外钙离子浓度比细胞内高 10 000 倍。在病理情况下,钙离子迅速内流到细胞内,使原有的细胞内外钙离子平衡破坏,结果造成:①由于血管平滑肌细胞内钙离子增多,导致血管痉挛,加重缺血、缺氧。②由于大量钙离子激活 ATP 酶,使 ATP 酶加速消耗,结果细胞内能量不足,多种代谢无法维持。③由于大量钙离子破坏了细胞膜的稳定性,使许多有害物质释放出来。④由于神经细胞内钙离子陡增,可加速已经衰竭的细胞死亡。使用钙通道阻滞剂的目的在于阻止钙离子内流到细胞内,阻断上述病理过程。

钙通道阻滞剂改善脑缺血和解除脑血管痉挛的可能机制:①解除缺血灶中的血管痉挛。②抑制肾上腺素能受体介导的血管收缩,增加脑组织葡萄糖利用率,继而增加脑血流量。③有梗死的半球内血液重新分布,缺血区脑血流量增加,高血流区血流量减少,对临界区脑组织有保护作用。几种常用的钙通道阻滞剂介绍如下。

1.尼莫地平

尼莫地平为选择性扩张脑血管作用最强的钙通道阻滞剂。口服,每次 40 mg,每天 3～4 次。注射液,每次 24 mg,溶于 5％葡萄糖注射液 1 500 mL 中静脉滴注,开始注射时,1 mg/h,若患者能耐受,1 小时后增至 2 mg/h,每天 1 次,连续用药 10 天,以后改用口服。德国 Bayer 药厂生产的尼莫同,每次口服 30～60 mg,每天 3 次,可连用 1 个月。注射液开始 2 小时可按照 0.5 mg/h 静脉滴注,如果耐受性良好,尤其血压无明显下降时,可增至 1 mg/h,连用 7～10 天后改为口服。该药规格为尼莫同注射液 50 mL 含尼莫地平 10 mg,一般每天静脉滴注 10 mg。不良反应比较轻微,口服时可有一过性消化道不适、头晕、嗜睡和皮肤瘙痒等。静脉给药可有血压下降(尤其是治疗前有高血压者)、头痛、头晕、皮肤潮红、多汗、心率减慢或心率加快等。

2.尼卡地平

尼卡地平对脑血管的扩张作用强于外周血管的作用。每次口服 20 mg,每天 3～4 次,连用 1～2 个月。可有胃肠道不适、皮肤潮红等不良反应。

3.氟桂利嗪

氟桂利嗪每次 5～10 mg,睡前服。有嗜睡、乏力等不良反应。

4.桂利嗪

桂利嗪每次口服 25 mg,每天 3 次。有嗜睡、乏力等不良反应。

(六)防治脑水肿

大面积脑梗死、出血性梗死的患者多有脑水肿,应给予降低颅压处理,如床头抬高 30°角,避免有害刺激、解除疼痛、适当吸氧和恢复正常体温等基本处理;有条件行颅内压测定者,脑灌注压应保持在 9.3 kPa(70 mmHg)以上;避免使用低渗和含糖溶液,如脑水肿明显者应快速给予降颅压处理。

1.甘露醇

甘露醇对缩小脑梗死面积与减轻病残有一定的作用。甘露醇除降低颅内压外,还可降低血液黏度、增加红细胞变形性、减少红细胞聚集、减少脑血管阻力、增加灌注压、提高灌注量、改善脑的微循环。同时,还可提高心排血量。每次125～250 mL静脉滴注,6小时1次,连用7～10天。甘露醇治疗脑水肿疗效快、效果好。不良反应:降颅压有反跳现象,可能引起心力衰竭、肾功能损害、电解质紊乱等。

2.复方甘油注射液

复方甘油注射液能选择性脱出脑组织中的水分,可减轻脑水肿;在体内参加三羧酸循环代谢后转换成能量,供给脑组织,增加脑血流量,改善脑循环,因而有利于脑缺血病灶的恢复。每天500 mL静脉滴注,每天2次,可连用15～30天。静脉滴注速度应控制在2 mL/min,以免发生溶血反应。由于要控制静脉滴速,并不能用于急救。有大面积脑梗死的患者,有明显脑水肿甚至发生脑疝,一定要应用足量的甘露醇,或甘露醇与复方甘油同时或交替用药,这样可以维持恒定的降颅压作用和减少甘露醇的用量,从而减少甘露醇的不良反应。

3.七叶皂苷钠注射液

七叶皂苷钠注射液有抗渗出、消水肿、增加静脉张力、改善微循环和促进脑功能恢复的作用。每次25 mg加入5％葡萄糖注射液或0.9％氯化钠注射液250～500 mL中静脉滴注,每天1次,连用10～14天。

4.手术减压治疗

手术减压治疗主要适用于恶性大脑中动脉(MCA)梗死和小脑梗死。

(七)提高血氧和辅助循环

高压氧是有价值的辅助疗法,在脑梗死的急性期和恢复期都有治疗作用。最近研究提示,脑广泛缺血后,纠正脑的乳酸中毒或脑代谢产物积聚,可恢复神经功能。高压氧向脑缺血区域弥散,可使这些区域的细胞在恢复正常灌注前得以生存,从而减轻缺血缺氧后引起的病理改变,保护受损的脑组织。

(八)神经细胞活化剂

据一些药物试验研究报告,这类药物有一定的营养神经细胞和促进神经细胞活化的作用,但确切的效果,尚待进一步大宗临床验证和评价。

1.胞磷胆碱

胞磷胆碱参与体内卵磷脂的合成,有改善脑细胞代谢的作用和促进意识的恢复。每次750 mg加入5％葡萄糖注射液250 mL中静脉滴注,每天1次,连用15～30天。

2.三磷酸胞苷二钠

三磷酸胞苷二钠主要药效成分是三磷酸胞苷,该物质不仅能直接参与磷脂与核酸的合成,而且还间接参与磷脂与核酸合成过程中的能量代谢,有神经营养、调节物质代谢和抗血管硬化的作用。每次60～120 mg加入5％葡萄糖注射液250 mL中静脉滴注,每天1次,可连用10～14天。

3.小牛血去蛋白提取物

小牛血去蛋白提取物是一种小分子肽、核苷酸和寡糖类物质,不含蛋白质和致热原。其可促进细胞对氧和葡萄糖的摄取和利用,使葡萄糖的无氧代谢转向为有氧代谢,使能量物质生成增多,延长细胞生存时间,促进组织细胞代谢、功能恢复和组织修复。每次1 200～1 600 mg加入5％葡萄糖注射液500 mL中静脉滴注,每天1次,可连用15～30天。

4.依达拉奉

依达拉奉是一种自由基清除剂,有抑制脂自由基的生成、抑制细胞膜脂质过氧化连锁反应及抑制自由基介导的蛋白质、核酸不可逆的破坏作用,是一种脑保护药物。每次30 mg加入5％葡萄糖注射液250 mL中静脉滴注,每天 2 次,连用 14 天。

(九)其他内科治疗

1.调节和稳定血压

急性脑梗死患者的血压检测和治疗是一个存在争议的领域。因为血压偏低会减少脑血流灌注,加重脑梗死。在急性期,患者会出现不同程度的血压升高。原因是多方面的,如脑卒中后的应激反应、膀胱充盈、疼痛及机体对脑缺氧和颅内压升高的代偿反应等,且其升高的程度与脑梗死病灶大小和部位、疾病前是否患高血压有关。脑梗死早期的高血压处理取决于血压升高的程度及患者的整体情况。美国脑卒中学会(ASA)和欧洲脑卒中促进会(EUSI)都赞同:收缩压超过29.3 kPa(220 mmHg)或舒张压超过 16.0 kPa(120 mmHg)以上,则应给予谨慎缓慢降压治疗,并严密观察血压变化,防止血压降得过低。然而有一些脑血管治疗中心,主张只有在出现下列情况才考虑降压治疗,如合并夹层动脉瘤、肾衰竭、心脏衰竭及高血压脑病时。但在溶栓治疗时,需及时降压治疗,应避免收缩压>24.7 kPa(185 mmHg),以防止继发性出血。降压推荐使用微输液泵静脉注射硝普钠,可迅速、平稳地降低血压至所需水平,也可用乌拉地尔、卡维地洛等。血压过低对脑梗死不利,应适当提高血压。

2.控制血糖

糖尿病是脑卒中的危险因素之一,并可加重急性脑梗死和局灶性缺血再灌注损伤。欧洲脑卒中组织(ESO)《缺血性脑卒中和短暂性脑缺血发作处理指南》[欧洲脑卒中促进会(EUSI),2008 年]指出,已证实急性脑卒中后高血糖与大面积脑梗死、皮质受累及其功能转归不良有关,但积极降低血糖能否改善患者的临床转归,尚缺乏足够证据。如果过去没有糖尿病史,只是急性脑卒中后血糖应激性升高,则不必应用降糖措施,只需输液中尽量不用葡萄糖注射液似可降低血糖水平;有糖尿病史的患者必须同时应用降糖药适当控制高血糖;血糖超过 10 mmol/L(180 mg/dL)时需降糖处理。

3.心脏疾病的防治

对并发心脏疾病的患者要采取相应防治措施,如果要应用甘露醇脱水治疗,则必须加用呋塞米以减少心脏负荷。

4.防治感染

对有吞咽困难或意识障碍的脑梗死患者,常常容易合并肺部感染,应给予相应抗生素和止咳化痰药物,必要时行气管切开,有利吸痰。

5.保证营养和水、电解质的平衡

特别是对有吞咽困难和意识障碍的患者,应采用鼻饲,保证营养、水与电解质的补充。

6.体温管理

在实验室脑卒中模型中,发热与脑梗死体积增大和转归不良有关。体温升高可能是中枢性高热或继发感染的结果,均与临床转归不良有关。应积极迅速找出感染灶并予以适当治疗,并可使用乙酰氨基酚进行退热治疗。

(十)康复治疗

脑梗死患者只要生命体征稳定,应尽早开始康复治疗,主要目的是促进神经功能的恢复。早期进行瘫痪肢体的功能锻炼和语言训练,防止关节挛缩和足下垂,可采用针灸、按摩、理疗和被动运动等措施。

七、预后与预防

(一)预后

(1)如果得到及时的治疗,特别是能及时在卒中单元获得早期溶栓疗法等系统规范的中西医结合治疗,可提高疗效,减少致残率,30%~50%以上的患者能自理生活,甚至恢复工作能力。

(2)脑梗死国外病死率为6.9%~20%,其中颈内动脉系梗死为17%,椎-基底动脉系梗死为18%。秦震等观察随访经 CT 证实的脑梗死1~7年的预后,发现:① 累计生存率,6 个月为96.8%,12 个月为91%,2 年为81.7%,3 年为81.7%,4 年为76.5%,5 年为76.5%,6 年为71%,7 年为71%。急性期病死率为22.3%,其中颈内动脉系22%,椎-基底动脉系25%。意识障碍、肢体瘫痪和继发肺部感染是影响预后的主要因素。② 累计病死率在开始半年内迅速上升,一年半达高峰。说明发病后一年半不能恢复自理者,继续恢复的可能性较小。

(二)预防

1.一级预防

一级预防是指发病前的预防,即通过早期改变不健康的生活方式,积极主动地控制危险因素,从而达到使脑血管疾病不发生或发病年龄推迟的目的。从流行病学角度看,只有一级预防才能降低人群发病率,所以对于病死率及致残率很高的脑血管疾病来说,重视并加强开展一级预防的意义远远大于二级预防。

对血栓形成性脑梗死的危险因素及其干预管理有下述几方面:服用降血压药物,有效控制高血压,防治心脏病,冠心病患者应服用小剂量阿司匹林,定期监测血糖和血脂,合理饮食和应用降糖药物和降脂药物,不抽烟、不酗酒,对动脉狭窄患者及无症状颈内动脉狭窄患者一般不推荐手术治疗或血管内介入治疗,对重度颈动脉狭窄(≥70%)的患者在有条件的医院可以考虑行颈动脉内膜切除术或血管内介入治疗。

2.二级预防

脑卒中首次发病后应尽早开展二级预防工作,可预防或降低再次发生率。二级预防有下述几个方面:要对第 1 次发病机制正确评估,管理和控制血压、血糖、血脂和心脏病,应用抗血小板聚集药物,颈内动脉狭窄的干预同一级预防,有效降低同型半胱氨酸水平等。

(王书军)

第五节　腔隙性脑梗死

腔隙性脑梗死是指大脑半球深部白质和脑干等中线部位,由直径为 $100\sim400~\mu m$ 的穿支动脉血管闭塞导致的脑梗死。所引起的病灶为 $0.5\sim15.0~mm^3$ 的梗死灶。大多由大脑前动脉、大脑中动脉、前脉络膜动脉和基底动脉的穿支动脉闭塞所引起。脑深部穿动脉闭塞导致相应灌注区脑组织缺血、坏死、液化,由吞噬细胞将该处组织移走而形成小腔隙。好发于基底节、丘脑、内囊和脑桥的大脑皮质贯通动脉供血区。反复发生多个腔隙性脑梗死,称多发性腔隙性脑梗死。临床引起相应的综合征,常见的有纯运动性轻偏瘫、纯感觉性卒中、构音障碍-手笨拙综合征、共济失调性轻偏瘫和感觉运动性卒中。高血压和糖尿病是主要原因,特别是高血压尤为重要。腔隙性脑梗死占脑梗死的 $20\% \sim 30\%$。

一、病因与发病机制

(一)病因

真正的病因和发病机制尚未完全清楚,但与下列因素有关。

1.高血压

长期高血压作用于小动脉及微小动脉壁,致脂质透明变性,管腔闭塞,产生腔隙性病变。舒张压增高是多发性腔隙性脑梗死的常见原因。

2.糖尿病

糖尿病时血浆低密度脂蛋白及极低密度脂蛋白的浓度增高,引起脂质代谢障碍,促进胆固醇合成,从而加速、加重动脉硬化的形成。

3.微栓子(无动脉病变)

各种类型小栓子阻塞小动脉导致腔隙性脑梗死,如胆固醇、红细胞增多症、纤维蛋白等。

4.血液成分异常

血液成分异常如红细胞增多症、血小板增多症和高凝状态,也可导致发病。

(二)发病机制

腔隙性脑梗死的发病机制还不完全清楚。微小动脉粥样硬化被认为是症状性腔隙性脑梗死常见的发病机制。在慢性高血压患者中,在粥样硬化斑为 $100 \sim 400~\mu m$ 的小动脉中,也能发现动脉狭窄和闭塞。颈动脉粥样斑块,尤其是多发性斑块,可能会导致腔隙性脑梗死;脑深部穿动脉闭塞,导致相应灌注区脑组织缺血、坏死,由吞噬细胞将该处脑组织移走,遗留小腔,因而导致该部位神经功能缺损。

二、病理

腔隙性脑梗死灶呈不规则圆形、卵圆形或狭长形。累及管径在 $100 \sim 400~\mu m$ 的穿动脉,梗死部位主要在基底节(特别是壳核和丘脑)、内囊和脑桥的白质。大多数腔隙性脑梗死位于豆纹动脉分支、大脑后动脉的丘脑深穿支和基底动脉的旁中央支供血区。阻塞常发生在深穿支的前半部分,因而梗死灶均较小,大多数直径为0.2~15 mm。病变血管可见透明变性、玻璃样脂肪变、玻璃样小动脉坏死、血管壁坏死和小动脉硬化等。

三、临床表现

本病常见于 $40 \sim 60$ 岁以上的中老年人。腔隙性脑梗死患者中高血压的发病率约为 75%,糖尿病的发病率为 $25\% \sim 35\%$,有 TIA 史者约有 20%。

(一)症状和体征

临床症状一般较轻,体征单一,一般无头痛、颅内高压症状和意识障碍。由于病灶小,又常位于脑的静区,故许多腔隙性脑梗死在临床上无症状。

(二)临床综合征

Fisher 根据病因、病理和临床表现,归纳为 21 种综合征,常见的有以下几种。

1.纯运动性轻偏瘫(pure motor hemiparesis,PMH)

PMH 最常见,约占 60%,有病灶对侧轻偏瘫,而不伴失语、感觉障碍和视野缺损,病灶多在内囊和脑干。

2.纯感觉性卒中(pure sensory stroke,PSS)

PSS 约占 10%,表现为病灶对侧偏身感觉障碍,也可伴有感觉异常,如麻木、烧灼和刺痛感。病灶在丘脑腹后外侧核或内囊后肢。

3.构音障碍-手笨拙综合征(dysarthric-clumsy hand syndrome,DCHS)

DCHS 约占 20%,表现为构音障碍、吞咽困难,病灶对侧轻度中枢性面、舌瘫,手的精细运动欠灵活,指鼻试验欠稳。病灶在脑桥基底部或内囊前肢及膝部。

4.共济失调性轻偏瘫(ataxic-hemiparesis,AH)

AH 病灶同侧共济失调和病灶对侧轻偏瘫,下肢重于上肢,伴有锥体束征。病灶多在放射冠汇集至内囊处,或脑桥基底部皮质脑桥束受损所致。

5.感觉运动性卒中(sensorimotor stroke,SMS)

SMS 少见,以偏身感觉障碍起病,再出现轻偏瘫,病灶位于丘脑腹后核及邻近内囊后肢。

6.腔隙状态

腔隙状态由 Marie 提出,由于多次腔隙性脑梗死后,有进行性加重的偏瘫、严重的精神障碍、痴呆、平衡障碍、二便失禁、假性延髓性麻痹、双侧锥体束征和类帕金森综合征等。近年,由于有效控制血压及治疗的进步,现在已很少见。

四、辅助检查

(一)神经影像学检查

1.颅脑 CT

非增强 CT 扫描显示为基底节区或丘脑呈卵圆形低密度灶,边界清楚,直径为 10～15 mm。由于病灶小,占位效应轻微,一般仅为相邻脑室局部受压,多无中线移位,梗死密度随时间逐渐减低,4 周后接近脑脊液密度,并出现萎缩性改变。增强扫描于梗死后 3 天至 1 个月可能发生均一或斑块性强化,以 2～3 周明显,待达到脑脊液密度时,则不再强化。

2.颅脑 MRI

MRI 显示比 CT 优越,尤其是对脑桥的腔隙性脑梗死和新旧腔隙性脑梗死的鉴别有意义,增强后能提高阳性率。颅脑 MRI 检查在 T_2W 像上显示高信号,是小动脉阻塞后新的或陈旧的病灶。T_1WI 和 T_2WI 分别表现为低信号和高信号斑点状或斑片状病灶,呈圆形、椭圆形或裂隙形,最大直径常为数毫米,一般不超过 1 cm。急性期 T_1WI 的低信号和 T_2WI 的高信号,常不及慢性期明显,由于水肿的存在,使病灶看起来常大于实际梗死灶。注射造影剂后,T_1WI 急性期、亚急性期和慢性期病灶显示增强,呈椭圆形、圆形,也可呈环形。

3.CT 血管成像(CTA)、磁共振血管成像(MRA)

CTA、MRA 了解颈内动脉有无狭窄及闭塞程度。

(二)超声检查

经颅多普勒超声(TCD)检查,了解颈内动脉狭窄及闭塞程度;三维B超检查,了解颈内动脉粥样硬化斑块的大小和厚度。

(三)血液学检查

血液学检查了解有无糖尿病和高脂血症等。

五、诊断与鉴别诊断

(一)诊断

(1)中老年人发病,多数患者有高血压病史,部分患者有糖尿病史或 TIA 史。

(2)急性或亚急性起病,症状比较轻,体征比较单一。

(3)临床表现符合 Fisher 描述的常见综合征之一。

(4)颅脑 CT 或 MRI 发现与临床神经功能缺损一致的病灶。

(5)预后较好,恢复较快,大多数患者不遗留后遗症状和体征。

(二)鉴别诊断

1.小量脑出血

小量脑出血均为中老年发病,有高血压和急起的偏瘫和偏身感觉障碍。但小量脑出血头颅 CT 显示高密度灶即可鉴别。

2.脑囊虫病

CT 均表现为低信号病灶。但是,脑囊虫病 CT 呈多灶性、小灶性和混合灶性病灶,临床表现常有头痛和癫痫发作,血和脑脊液囊虫抗体阳性,可供鉴别。

六、治疗

(一)抗血小板聚集药物

抗血小板聚集药物是预防和治疗腔隙性脑梗死的有效药物。

1.肠溶阿司匹林(或拜阿司匹林)

肠溶阿司匹林每次 100 mg,每天 1 次,口服,可连用 6～12 个月。

2.氯吡格雷

氯吡格雷每次 50～75 mg,每天 1 次,口服,可连用半年。

3.西洛他唑

西洛他唑每次 50～100 mg,每天 2 次,口服。

4.曲克芦丁

曲克芦丁每次 200 mg,每天 3 次,口服;或每次 400～600 mg 加入 5％葡萄糖注射液或0.9％氯化钠注射液500 mL中静脉滴注,每天 1 次,可连用 20 天。

(二)钙通道阻滞剂

1.氟桂利嗪

氟桂利嗪每次 5～10 mg,睡前口服。

2.尼莫地平

尼莫地平每次 20～30 mg,每天 3 次,口服。

3.尼卡地平

尼卡地平每次 20 mg,每天 3 次,口服。

(三)血管扩张药

1.丁苯酞

丁苯酞每次 200 mg,每天 3 次,口服。偶见恶心、腹部不适,有严重出血倾向者忌用。

2.丁咯地尔

丁咯地尔每次 200 mg 加入 5％葡萄糖注射液或 0.9％氯化钠注射液 250 mL 中静脉滴注,每天 1 次,连用10～14 天;或每次 200 mg,每天 3 次,口服。可有头痛、头晕和恶心等不良反应。

3.倍他司汀

倍他司汀每次 6～12 mg,每天 3 次,口服。可有恶心、呕吐等不良反应。

(四)内科病的处理

有效控制高血压、糖尿病、高脂血症等,坚持药物治疗,定期检查血压、血糖、血脂、心电图和有关血液流变学指标。

七、预后与预防

(一)预后

Marie 和 Fisher 认为腔隙性脑梗死一般预后良好,下述几种情况影响本病的预后。

(1)梗死灶的部位和大小,如腔隙性脑梗死发生在脑的重要部位——脑桥和丘脑,以及大的和多发性腔隙性脑梗死者预后不良。

(2)有反复 TIA 发作,有高血压、糖尿病和严重心脏病(缺血性心脏病、心房颤动和心脏瓣膜病等),症状没有得到很好控制者预后不良。据报道,1 年内腔隙性脑梗死的复发率为 10％～18％;腔隙性脑梗死,特别是多发性腔隙性脑梗死半年后约有 23％的患者发展为血管性痴呆。

(二)预防

控制高血压、防治糖尿病和 TIA 是预防腔隙性脑梗死发生和复发的关键。

(1)积极处理危险因素。①血压的调控:长期高血压是腔隙性脑梗死主要的危险因素之一。在降血压药物方面无统一规定应用的药物。选用降血压药物的原则是既要有效和持久的降低血压,又不至于影响重要器官的血流量。可选用钙通道阻滞剂,如硝苯地平缓释片,每次20 mg,每天 2 次,口服;或尼莫地平,每次 30 mg,每天 1 次,口服。也可选用血管紧张素转换酶抑制剂(ACEI),如卡托普利,每次12.5～25 mg,每天 3 次,口服;或贝拉普利,每次5～10 mg,每天 1 次,口服。②调控血糖:糖尿病也是腔隙性脑梗死主要的危险因素之一。要积极控制血糖,注意饮食与休息。③调控高血脂:可选用辛伐他汀,每次 10～20 mg,每天 1 次,口服;或洛伐他汀,每次20～40 mg,每天 1～2 次,口服。④积极防治心脏病:要减轻心脏负荷,避免或慎用增加心脏负荷的药物,注意补液速度及补液量;对有心肌缺血、心肌梗死者应在心血管内科医师的协助下进行药物治疗。

(2)可以较长时期应用抗血小板聚集药物,如阿司匹林、氯吡格雷和中药活血化瘀药物。

(3)生活规律,心情舒畅,饮食清淡,适宜的体育锻炼。

(贺 静)

第六节 颈动脉粥样硬化

颈动脉粥样硬化是指双侧颈总动脉、颈总动脉分叉处及颈内动脉颅外段的管壁僵硬,内膜-中层增厚(IMT),内膜下脂质沉积,斑块形成及管腔狭窄,最终可导致脑缺血性损害。

颈动脉粥样硬化与种族有关,白种男性老年人颈动脉粥样硬化的发病率最高,在美国约35％的缺血性脑血管病由颈动脉粥样硬化引起,因此对颈动脉粥样硬化的防治一直是西方国家研究的热点,如北美症状性颈动脉内膜切除试验(NASCET)和欧洲颈动脉外科试验(ECST)。我国对颈动脉粥样硬化的研究起步较晚,目前尚缺乏像 NASCET 和 EC-ST 等大宗试验数据,但随着诊断技术的发展,如高分辨率颈部双功超声、磁共振血管造影和 TCD 等的应用,人们对颈动脉粥样硬化在脑血管疾病中重要性的认识已明显提高,我国现已开展颈动脉内膜剥脱术及经皮血管内支架形成等治疗。

颈动脉粥样硬化的危险因素与一般动脉粥样硬化相似,如高血压、糖尿病、高血脂、吸烟、肥胖等。颈动脉粥样硬化引起脑缺血的机制有两点:①动脉-动脉栓塞,栓子可以是粥样斑块基础上形成的附壁血栓脱落,或斑块本身破裂脱落;②血流动力学障碍。人们一直以为血流动力学障碍是颈动脉粥样硬化引起脑缺血的主要发病机制,因此把高度颈动脉狭窄(＞70％)作为防治的重点,如采用颅外-颅内分流术以改善远端供血,但结果并未能降低同侧卒中的发病率,原因是颅外-颅内分流术并未能消除栓子源,仅仅是绕道而不是消除颈动脉斑,因此不能预防栓塞性卒中。现已认为,脑缺血的产生与斑块本身的结构和功能状态密切相关,斑块的稳定性较之斑块的体积有更大的临床意义。动脉-动脉栓塞可能是缺血性脑血管病最主要的病因,颈动脉粥样硬化斑块是脑循环动脉源性栓子的重要来源。因此,有必要提高对颈动脉粥样硬化的认识,并在临床工作中加强对颈动脉粥样硬化的防治。

一、临床表现

颈动脉粥样硬化引起的临床症状,主要为短暂过性脑缺血发作(TIA)及脑梗死。

(一)TIA

脑缺血症状多在 2 分钟(＜5 分钟)内达高峰,多数持续 2～15 分钟,仅数秒的发作一般不是TIA。TIA 持续时间越长(＜24 小时),遗留梗死灶的可能性越大,称为伴一过性体征的脑梗死,不过在治疗上与传统 TIA 并无区别。

1.运动和感觉症状

运动症状包括单侧肢体无力,动作笨拙或瘫痪。感觉症状为对侧肢体麻木和感觉减退。运动和感觉症状往往同时出现,但也可以是纯运动或纯感觉障碍。肢体瘫痪的程度从肌力轻度减退至完全性瘫痪,肢体麻木可无客观的浅感觉减退。如果出现一过性失语,提示优势半球 TIA。

2.视觉症状

一过性单眼黑矇是同侧颈内动脉狭窄较特异的症状,患者常描述为"垂直下沉的阴影",或像"窗帘拉拢"。典型发作持续仅数秒或数分钟,并可反复、刻板发作。若患者有一过性单眼黑矇伴对侧肢体 TIA,则高度提示黑矇侧颈动脉粥样硬化狭窄。

严重颈动脉狭窄可引起一种少见的视觉障碍,当患者暴露在阳光下时,病变同侧单眼失明,在回到较暗环境后数分钟或数小时视力才能逐渐恢复。其发生的机制尚未明。

3.震颤

颈动脉粥样硬化可引起肢体震颤,往往在姿势改变,行走或颈部过伸时出现。这种震颤常发生在肢体远端,单侧,较粗大,且无节律性(3～12 Hz),持续数秒至数分钟,发作时不伴意识改变。脑缺血产生肢体震颤的原因也未明。

4.颈部杂音

颈动脉粥样硬化使动脉部分狭窄,血液出现涡流,用听诊器可听到杂音。下颌角处舒张期杂音高度提示颈动脉狭窄。颈内动脉虹吸段狭窄可出现同侧眼部杂音。但杂音对颈动脉粥样硬化无定性及定位意义,仅 50%～60% 的颈部杂音与颈动脉粥样硬化有关,在 45 岁以上人群中,3%～4% 有无症状颈部杂音。过轻或过重的狭窄由于不能形成涡流,因此常无杂音。当一侧颈动脉高度狭窄或闭塞时,病变对侧也可出现杂音。

(二)脑梗死

颈动脉粥样硬化可引起脑梗死,出现持久性的神经功能缺失,在头颅 CT、MRI 扫描可显示大脑中动脉和大脑前动脉供血区基底节及皮质下梗死灶,梗死灶部位与临床表现相符。与其他病因所致的脑梗死不同,颈动脉粥样硬化引起的脑梗死常先有 TIA,可呈阶梯状发病。

二、诊断

(一)超声检查

超声检查可评价早期颈动脉粥样硬化及病变的进展程度,是一种方便、常用的方法。国外近 70% 的颈动脉粥样硬化患者经超声检查即可确诊。在超声检查中应用较多的是双功能超声(Dus)。Dus 是多普勒血流超声与显像超声相结合,能反映颈动脉血管壁,斑块形态及血流动力学变化。其测定参数包括颈动脉内膜、内膜-中层厚度(IMT)、斑块大小及斑块形态、测量管壁内径并计算狭窄程度及颈动脉血流速度。IMT 是反映早期颈动脉硬化的指标,若 IMT≥1 mm 即提示有早期动脉硬化。斑块常发生在颈总动脉分叉处及颈内动脉起始段,根据形态分为扁平型、软斑、硬斑和溃疡型四型。斑块的形态较斑块的体积有更重要的临床意义,不稳定的斑块如软斑,特别是溃疡斑,更易合并脑血管疾病。目前有 4 种方法来计算颈动脉狭窄程度:NASCET 法、ECST 法、CC 法和 CSI 法。采用较多的是 NASCET 法:狭窄率=[1-最小残存管径(MRI)/狭窄远端管径(DL)]×100%。依据血流速度增高的程度,可粗略判断管腔的狭窄程度。

随着超声检查分辨率的提高,特别是其对斑块形态和溃疡的准确评价,使 DUS 在颈动脉粥样硬化的诊断和治疗方法的选择上具有越来越重要的临床实用价值。但 Dus 也有一定的局限性,超声检查与操作者的经验密切相关,其结果的准确性易受人为因素影响。另外,Dus 不易区别高度狭窄与完全性闭塞,而两者的治疗方法截然不同。因此,当 DUS 提示动脉闭塞时,应做血管造影证实。

(二)磁共振血管造影

磁共振血管造影(MRA)是 20 世纪 80 年代出现的一项无创性新技术,检查时不需注射对比剂,对人体无损害。MRA 对颈动脉粥样硬化评价的准确性在 85% 以上,若与 DUS 相结合,则可大大提高无创性检查的精确度。只有当 DUS 与 MRA 检查结果不一致时,才需做血管造影。MRA 的局限性在于费用昂贵,对狭窄程度的评价有偏大倾向。

(三)血管造影

血管造影,特别是数字减影血管造影(DSA),仍然是判断颈动脉狭窄的"金标准"。在选择是否采用手术治疗和手术治疗方案时,相当多患者仍需做 DSA。血管造影的特点在于对血管狭窄的判断有很高的准确性。缺点是不易判断斑块的形态。

(四)鉴别诊断

1.椎-基底动脉系统 TIA

当患者表现为双侧运动或感觉障碍,眩晕、复视、构音障碍和同向视野缺失时,应考虑是后循环病变而非颈动脉粥样硬化。一些交替性的神经症状,如先左侧然后右侧的偏瘫,往往提示后循环病变、心源性栓塞或弥散性血管病变。

2.偏头痛

25％～35％的缺血性脑血管病伴有头痛,且典型偏头痛发作也可伴发神经系统定位体征,易与 TIA 混淆。两者的区别在于偏头痛引起的定位体征为兴奋性的,如感觉过敏、视幻觉、不自主运动等。偏头痛患者常有类似的反复发作史和家族史。

三、治疗

治疗动脉粥样硬化的方法亦适用于颈动脉粥样硬化,如戒烟、加强体育活动、减轻肥胖、控制高血压及降低血脂等。

(一)内科治疗

内科治疗的目的在于阻止动脉粥样硬化的进展,预防脑缺血的发生及预防手术后病变的复发。目前,尚未完全证实内科治疗可逆转和消退颈动脉粥样硬化。

1.抗血小板聚集药治疗

抗血小板聚集药治疗的目的是阻止动脉粥样硬化斑块表面生成血栓,预防脑缺血的发作。阿司匹林是目前使用最广泛的抗血小板药,长期服用可较显著地降低心脑血管疾病发生的危险性。阿司匹林的剂量 30～1 300 mg/d 均有效。目前还没有证据说明大剂量阿司匹林较小剂量更有效,因此对绝大多数患者而言,50～325 mg/d 是推荐剂量。

对阿司匹林治疗无效的患者,一般不主张用加大剂量来增强疗效。此时,可选择替换其他抗血小板聚集药,或改用口服抗凝剂。

2.抗凝治疗

当颈动脉粥样硬化患者抗血小板聚集药治疗无效,或不能耐受抗血小板聚集药治疗时,可采用抗凝治疗。最常用的口服抗凝剂是华法林。

(二)颈动脉内膜剥脱术

对高度狭窄(70％～99％)的症状性颈动脉粥样硬化患者,首选的治疗方法是动脉内膜剥脱术(CEA)。CEA 不仅减少了脑血管疾病的发病率,也降低了因反复发作脑缺血而增加医疗费用。

四、康复

对于无症状性颈动脉粥样硬化,年龄与颈动脉粥样硬化密切相关,被认为是颈动脉粥样硬化的主要危险因素之一。国内一组 1 095 例无症状人群的 DUS 普查发现:60 岁以下、60～70 岁和70 岁以上人群,颈动脉粥样硬化的发病率分别是 3.7％、24.2％及 54.8％。若患者有冠心病或周围血管病,则约 1/3 的患者一侧颈动脉粥样硬化狭窄程度超过 50％。因此,对高龄,特别是具有动脉粥样硬化危险因素的患者,应考虑到无症状性颈动脉粥样硬化的可能,查体时注意有无颈部血管杂音,必要时选作相应的辅助检查。

有报道无症状性颈动脉狭窄的 3 年卒中危险率为 2.1％。从理论上讲,无症状性颈动脉粥样硬化随着病情的发展,特别是狭窄程度超过 50％ 的患者,产生 TIA、脑梗死等临床症状的可能性增大,欧洲一项针对无症状性颈动脉粥样硬化的研究表明,颈动脉狭窄程度越高,3 年卒中危险率增加。

由于无症状性颈动脉粥样硬化 3 年卒中危险率仅 2.1％,因此对狭窄程度超过 70％ 的无症状患者,是否采用颈动脉内膜剥脱术,目前尚无定论。由于手术本身的危险性,因此,目前对无症状性颈动脉粥样硬化仍以内科治疗为主,同时密切随访。

（贺　静）

第七节　短暂性脑缺血发作

短暂性脑缺血发作(transient ischemic attack,TIA)是指因脑血管病变引起的短暂性、局限性脑功能缺失或视网膜功能障碍。临床症状一般持续 10～20 分钟,多在 1 小时内缓解,最长不超过 24 小时,不遗留神经功能缺失症状,结构性影像学(CT、MRI)检查无责任病灶。凡临床症状持续超过 1 小时且神经影像学检查有明确病灶者不宜称为 TIA。

1975 年,曾将 TIA 定义限定为 24 小时,这是基于时间(time-based)的定义。2002 年,美国 TIA 工作组提出了新的定义,即由于局部脑或视网膜缺血引起的短暂性神经功能缺损发作,典型临床症状持续不超过 1 小时,且无急性脑梗死的证据。TIA 新的基于组织学(tissue-based)的定义以脑组织有无损伤为基础,更有利于临床医师及时进行评价,使急性脑缺血能得到迅速干预。

流行病学统计表明,15％ 的脑卒中患者曾发生过 TIA。不包括未就诊的患者,美国每年 TIA 发作人数估计为 20 万～50 万例。TIA 发生脑卒中率明显高于一般人群,TIA 后第 1 个月内发生脑梗死者占 4％～8％;1 年内 12％～13％;5 年内增至 24％～29％。TIA 患者发生脑卒中在第 1 年内较一般人群高 13～16 倍,是最严重的"卒中预警"事件,也是治疗干预的最佳时机,频发 TIA 更应以急诊处理。

一、病因与发病机制

(一)病因

TIA 病因各有不同,主要是动脉粥样硬化和心源性栓子。多数学者认为微栓塞或血流动力学障碍是 TIA 发病的主要原因,90％ 左右的微栓子来源于心脏和动脉系统,动脉粥样硬化是 50 岁以上患者 TIA 的最常见原因。

(二)发病机制

TIA 的真正发病机制至今尚未完全阐明,主要有血流动力学改变学说和微栓子学说。

1.血流动力学改变学说

TIA 的主要原因是血管本身病变。动脉粥样硬化造成大血管的严重狭窄,由于病变血管自身调节能力下降,当一些因素引起灌注压降低时,病变血管支配区域的血流就会显著下降,同时又可能存在全血黏度增高、红细胞变形能力下降和血小板功能亢进等血液流变学改变,促进了微循环障碍的发生,而使局部血管无法保持血流量的恒定,导致相应供血区域 TIA 的发生。血流动力学型 TIA 在大动脉严重狭窄基础上合并血压下降,导致远端一过性脑供血不足症状,当血压回升时症状可缓解。

2.微栓子学说

大动脉的不稳定粥样硬化斑块破裂,脱落的栓子随血流移动,阻塞远端动脉,随后栓子很快发生自溶,临床表现为一过性缺血发作。动脉的微栓子来源最常见的部位是颈内动脉系统。心源性栓子为微栓子的另一来源,多见于心房颤动、心瓣膜疾病及左心室血栓形成。

3.其他学说

脑动脉痉挛、受压学说,如脑血管受到各种刺激造成的痉挛或由于颈椎骨质增生压迫椎动脉造成缺血;颅外血管盗血学说,如锁骨下动脉严重狭窄,椎动脉脑血流逆行,导致颅内灌注不足等。

TIA 常见的危险因素包括高龄、高血压、抽烟、心脏病(冠心病、心律失常、充血性心力衰竭和心脏瓣膜病)、高血脂、糖尿病和糖耐量异常、肥胖、不健康饮食、体力活动过少、过度饮酒、口服避孕药或绝经后雌激素的应用、高同型半胱氨酸血症、抗心磷脂抗体综合征及蛋白 C/蛋白 S 缺乏症等。

二、病理

发生缺血部位的脑组织常无病理改变,但部分患者可见脑深部小动脉发生闭塞而形成的微小梗死灶,其直径常<1.5 mm。主动脉弓发出的大动脉、颈动脉可见动脉粥样硬化性改变、狭窄或闭塞。颅内动脉也可有动脉粥样硬化性改变,或可见动脉炎性浸润。另外,可有颈动脉或椎动脉过长或扭曲。

三、临床表现

TIA 多发于老年人,男性多于女性。发病突然,恢复完全,不遗留神经功能缺损的症状和体征,多有反复发作的病史。持续时间短暂,一般为 10~15 分钟,颈内动脉系统平均为 14 分钟,椎-基底动脉系统平均为 8 分钟,每天可有数次发作,发作间期无神经系统症状及阳性体征。颈内动脉系统 TIA 与椎-基底动脉系统 TIA 相比,发作频率较少,但更容易进展为脑梗死。

TIA 神经功能缺损的临床表现依据受累的血管供血范围而不同,临床常见的神经功能缺损有以下两种。

(一)颈动脉系统 TIA

颈动脉系统 TIA 最常见的症状为对侧面部或肢体的一过性无力和感觉障碍、偏盲,偏侧肢体或单肢的发作性轻瘫最常见,通常以上肢和面部较重,优势半球受累可出现语言障碍。单眼视力障碍为颈内动脉系统 TIA 所特有,短暂的单眼黑矇是颈内动脉分支——眼动脉缺血的特征性症状,表现为短暂性视物模糊、眼前灰暗感或云雾状。

(二)椎-基底动脉系统 TIA

椎-基底动脉系统 TIA 常见症状为眩晕、头晕、平衡障碍、复视、构音障碍、吞咽困难、皮质性盲和视野缺损、共济失调、交叉性肢体瘫痪或感觉障碍。脑干网状结构缺血可能由于双下肢突然失张力,造成跌倒发作。颞叶、海马和边缘系统等部位缺血可能出现短暂性全面性遗忘症,表现为突发的一过性记忆丧失,时间、空间定向力障碍,患者有自知力,无意识障碍,对话、书写和计算能力保留,症状可持续数分钟至数小时。

血流动力学型 TIA 与微栓塞型 TIA 在临床表现上也有所区别(表 7-3)。

表 7-3　血流动力学型 TIA 与微栓塞型 TIA 的临床鉴别要点

临床表现	血流动力学型	微栓塞型
发作频率	密集	稀疏
持续时间	短暂	较长
临床特点	刻板	多变

四、辅助检查

治疗的结果与确定病因直接相关,辅助检查的目的就在于确定病因及危险因素。

(一)TIA 的神经影像学表现

普通 CT 和 MRI 扫描正常。MRI 灌注成像(PWI)表现可有局部脑血流减低,但不出现 DWI 的影像异常。TIA 作为临床常见的脑缺血急症,要进行快速的综合评估,尤其是 MRI 检查(包括 DWI 和 PWI),以便鉴别脑卒中、确定半暗带、制订治疗方案和判断预后。CT 检查可以排除脑出血、硬膜下血肿、脑肿瘤、动静脉畸形和动脉瘤等临床表现与 TIA 相似的疾病,必要时需行腰椎穿刺以排除蛛网膜下腔出血。CT 血管成像(CTA)、磁共振血管成像(MRA)有助于了解血管情况。梗死型 TIA 的概念是指临床表现为 TIA,但影像学上有脑梗死的证据,早期的 MRI 弥散成像(DWI)检查发现,20%~40%临床上表现为 TIA 的患者存在梗死灶。但实际上根据 TIA 的新概念,只要出现了梗死灶就不能诊断为 TIA。

(二)血浆同型半胱氨酸检查

血浆同型半胱氨酸(hcy)浓度与动脉粥样硬化程度密切相关,血浆 hcy 水平升高是全身性动脉硬化的独立危险因素。

(三)其他检查

TCD 检查可发现颅内动脉狭窄,并且可进行血流状况评估和微栓子检测。血常规和生化检查也是必要的,神经心理学检查可能发现轻微的脑功能损害。双侧肱动脉压、桡动脉搏动、双侧颈动脉及心脏有无杂音、全血和血小板检查、血脂、空腹血糖及糖耐量、纤维蛋白原、凝血功能、抗心磷脂抗体、心电图、心脏及颈动脉超声、TCD 和 DSA 等,有助于发现 TIA 的病因和危险因素、评判动脉狭窄程度、评估侧支循环建立程度和进行微栓子的检测;有条件时应考虑经食管超声心动图检查,可能发现卵圆孔未闭等心源性栓子的来源。

五、诊断与鉴别诊断

(一)诊断

诊断只能依靠病史,根据血管分布区内急性短暂神经功能障碍与可逆性发作特点,结合 CT 排除出血性疾病可考虑 TIA。确立 TIA 诊断后应进一步进行病因、发病机制的诊断和危险因素分析。TIA 和脑梗死之间并没有截然的区别,两者应被视为一个疾病动态演变过程的不同阶段,应尽可能采用"组织学损害"的标准界定两者。

(二)鉴别诊断

鉴别需要考虑其他可以导致短暂性神经功能障碍发作的疾病。

1.局灶性癫痫后出现的 Todd 麻痹

局限性运动性发作后可能遗留短暂的肢体无力或轻偏瘫,持续 0.5~36 小时后可消除。患者有明确的癫痫病史,EEG 可见局限性异常,CT 或 MRI 可能发现脑内病灶。

2.偏瘫型偏头痛

偏瘫型偏头痛多于青年期发病,女性多见,可有家族史,头痛发作的同时或过后出现同侧或对侧肢体不同程度瘫痪,并可在头痛消退后持续一段时间。

3.晕厥

晕厥为短暂性弥漫性脑缺血、缺氧所致,表现为短暂性意识丧失,常伴有面色苍白、大汗和血压下降,EEG 多数正常。

4.梅尼埃病

梅尼埃病发病年龄较轻,发作性眩晕、恶心和呕吐可与椎-基底动脉系统 TIA 相似,反复发作常合并耳鸣及听力减退,症状可持续数小时至数天,但缺乏中枢神经系统定位体征。

5.其他

血糖异常、血压异常、颅内结构性损伤(如肿瘤、血管畸形、硬膜下血肿和动脉瘤等)及多发性硬化等,也可能出现类似 TIA 的临床症状。临床上,可以依靠影像学资料和实验室检查进行鉴别诊断。

六、治疗

TIA 是缺血性血管病变的重要部分。TIA 既是急症,也是预防缺血性血管病变的最佳和最重要时机。TIA 的治疗与二级预防密切结合,可减少脑卒中及其他缺血性血管事件发生。TIA 症状持续 1 小时以上,应按照急性脑卒中流程进行处理。根据 TIA 病因和发病机制的不同,应采取不同的治疗策略。

(一)控制危险因素

TIA 需要严格控制危险因素,包括调整血压、血糖、血脂和同型半胱氨酸,以及戒烟、治疗心脏疾病、避免大量饮酒、有规律的体育锻炼和控制体重等。已经发生 TIA 的患者或高危人群可长期服用抗血小板药物。肠溶阿司匹林为目前最主要的预防性用药之一。

(二)药物治疗

1.抗血小板聚集药物

抗血小板聚集药物阻止血小板活化、黏附和聚集,防止血栓形成,减少动脉-动脉微栓子。

(1)阿司匹林肠溶片:通过抑制环氧化酶减少血小板内花生四烯酸转化为血栓烷 A_2（TXA_2）防止血小板聚集,各国指南推荐的标准剂量不同,我国指南的推荐剂量为 $75 \sim 150$ mg/d。

(2)氯吡格雷（75 mg/d）:也是被广泛采用的抗血小板药,通过抑制血小板表面的二磷酸腺苷（ADP）受体阻止血小板积聚。

(3)双嘧达莫:血小板磷酸二酯酶抑制剂,缓释剂可与阿司匹林联合使用,效果优于单用阿司匹林。

2.抗凝治疗

考虑存在心源性栓子的患者应予抗凝治疗。抗凝剂种类很多,肝素、低分子量肝素和口服抗凝剂(如华法林、香豆素)等均可选用,但除低分子量肝素外,其他抗凝剂如肝素、华法林等应用过程中应注意检测凝血功能,以避免发生出血不良反应。低分子量肝素,每次 $4\,000 \sim 5\,000$ U,腹部皮下注射,每天 2 次,连用$7 \sim 10$天,与普通肝素比较,生物利用度好,使用安全。口服华法林 $6 \sim 12$ mg/d,$3 \sim 5$ 天后改为 $2 \sim 6$ mg/d 维持,目标国际标准化比值(INR)范围为2.0～3.0。

3.降压治疗

血流动力学型 TIA 的治疗以改善脑供血为主,慎用血管扩张药物,除抗血小板聚集、降脂治疗外,需慎重管理血压,避免降压过度,必要时可给予扩容治疗。在大动脉狭窄解除后,可考虑将血压控制在目标值以下。

4.生化治疗

防治动脉硬化及其引起的动脉狭窄和痉挛及斑块脱落的微栓子栓塞造成 TIA。主要用药:维生素 B_1,每次 10 mg,3 次/天;维生素 B_2,每次 5 mg,3 次/天;维生素 B_6,每次 10 mg,3 次/天;复合 B 族维生素,每次 10 mg,3 次/天;维生素 C,每次 100 mg,3 次/天;叶酸,每次 5 mg,3 次/天。

(三)手术治疗

颈动脉剥脱术(CEA)和颈动脉支架治疗(CAS)适用于症状性颈动脉狭窄 70% 以上的患者,实际操作上应从严掌握适应证。仅为预防脑卒中而让无症状的颈动脉狭窄患者冒险手术不是正确的选择。

七、预后与预防

(一)预后

TIA 可使发生缺血性脑卒中的危险性增加。传统观点认为,未经治疗的 TIA 患者约 1/3 发展成脑梗死,1/3 可反复发作,另 1/3 可自行缓解。但如果经过认真细致的中西医结合治疗应会减少脑梗死的发生比例。一般第一次 TIA 后,10%~20% 的患者在其后90 天出现缺血性脑卒中,其中 50% 发生在第 1 次 TIA 发作后 24~28 小时。预示脑卒中发生率增高的危险因素包括高龄、糖尿病、发作时间超过 10 分钟、颈内动脉系统 TIA 症状(如无力和语言障碍);椎-基底动脉系统 TIA 发生脑梗死的比例较少。

(二)预防

近年来,以中西医结合治疗本病的临床研究证明,在注重整体调节的前提下,病证结合,中医学辨证论治能有效减少 TIA 发作的频率及程度并降低形成脑梗死的危险因素,从而起到预防脑血管病事件发生的作用。

(贺　静)

第八节　颅内静脉系统血栓形成

颅内静脉系统血栓形成(cerebral venous thrombosis,CVT)是由多种原因所致的脑静脉回流受阻的一组脑血管疾病,包括颅内静脉窦和脑静脉血栓形成。本病的特点为病因复杂,发病形式多样,诊断困难,容易漏诊、误诊,不同部位的 CVT 虽有其相应表现,但严重头痛往往是最主要的共同症状,80%~90% 的 CVT 患者都存在头痛。头痛可以单独存在,伴有或不伴有其他神经系统异常体征。以往认为,颅内静脉系统血栓形成比较少见,随着影像学技术的发展,更多的病例被确诊。特别是随着 MRI、MRA 及 MRV(磁共振动静脉血管成像)的广泛应用,诊断水平不断提高,此类疾病的检出率较过去显著提高。

本病按病变性质可分为感染性和非感染性两类。感染性者以急性海绵窦和横窦血栓形成多见,非感染性者以上矢状窦血栓形成多见。脑静脉血栓形成大多数由静脉窦血栓形成发展而来,但也有脑深静脉血栓形成(deep cerebral venous systemthrombosis,DCVST)伴发广泛静脉窦血栓形成,两者统称脑静脉及静脉窦血栓形成(cerebral venous and sinus thrombosis,CVST)。

一、病因与发病机制

(一)病因

病因主要分为感染性和非感染性。20%～35%的患者原因尚不明确。

1.感染性

感染性可分为局限性和全身性。局限性因素为头面部的化脓性感染,如面部危险三角区皮肤感染、中耳炎、乳突炎、扁桃体炎、鼻窦炎、齿槽感染、颅骨骨髓炎和脑膜炎等。全身性因素则由细菌性(败血症、心内膜炎、伤寒和结核)、病毒性(麻疹、肝炎、脑炎和 HIV)、寄生虫性(疟疾、旋毛虫病)及真菌性(曲霉病)疾病经血行感染所致。头面部感染较常见,常引起海绵窦、横窦和乙状窦血栓形成。

2.非感染性

非感染性可分为局限性和全身性。全身性因素如妊娠、产褥期、口服避孕药、各类型手术后、严重脱水、休克、恶病质、心功能不全、某些血液病(如红细胞增多症、镰状细胞贫血、失血性贫血、白血病和凝血障碍性疾病)、结缔组织病(系统性红斑狼疮、颞动脉炎和韦格纳肉芽肿)、消化道疾病(肝硬化、克罗恩病和溃疡性结肠炎)及静脉血栓疾病等。局限性因素见于颅脑外伤、脑肿瘤、脑外科手术后等。

(二)发病机制

1.感染性因素

对于感染性因素来说,由于解剖的特点,海绵窦和乙状窦是炎性血栓形成最易发生的部位。

(1)海绵窦血栓形成:①颜面部病灶,如鼻部、上唇和口腔等部位疖肿等化脓性病变破入血液,通过眼静脉进入海绵窦;②耳部病灶,中耳炎、乳突炎引起乙状窦血栓形成后,沿岩窦扩展至海绵窦;③颅内病灶,蝶窦、后筛窦通过筛静脉或直接感染侵入蝶窦壁而后入海绵窦;④颈咽部病灶,沿翼静脉丛进入海绵窦或侵入颈静脉,经横窦、岩窦达海绵窦。

(2)乙状窦血栓形成:①乙状窦壁的直接损害,中耳炎、乳突炎破坏骨质,脓肿压迫乙状窦,使窦壁发生炎症及窦内血流淤滞,血栓形成;②乳突炎、中耳炎使流向乙状窦的小静脉发生血栓,血栓扩展到乙状窦。

2.非感染性因素

非感染性因素如全身衰竭、脱水、糖尿病高渗性昏迷、颅脑外伤、脑膜瘤、口服避孕药、妊娠、分娩、真性红细胞增多症、血液病及其他不明原因等,常导致高凝状态、血流淤滞,容易诱发静脉血栓形成。

二、病理

本病的病理:静脉窦内栓子富含红细胞和纤维蛋白,仅有少量血小板,故称红色血栓。随着时间的推移,栓子被纤维组织所替代。血栓性静脉窦闭塞可引起静脉回流障碍,静脉压升高,导致脑组织淤血、水肿和颅内压增高,脑皮质和皮质下出现点、片状出血灶。硬膜窦闭塞可导致严重的脑水肿,脑静脉病损累及深静脉可致基底节和/或丘脑静脉性梗死。感染性者静脉窦内可见脓液,常伴脑膜炎和脑脓肿等。

三、临床表现

近年来的研究认为,从新生儿到老年人均可发生本病,但多见于老年人和产褥期妇女,也可见于长期疲劳或抵抗力下降的患者;男女均可患病,男女发病比为 1.5：5,平均发病年龄为 37～38 岁。CVT 临床表现多样,头痛是最常见的症状,约 80％的患者有头痛。其他常见症状和体征有视盘水肿、局灶神经体征、癫痫及意识改变等。不同部位的 CVT 临床表现有不同特点。

(一)症状与体征

1.高颅压症状

由脑静脉梗阻导致高颅压者,多存在持续性弥漫或局灶性头痛,通常有视盘水肿,还可出现恶心、呕吐、视物模糊或黑、复视及意识水平下降和混乱。

2.脑局灶症状

其表现与病变的部位和范围有关,最常见的症状和体征是运动和感觉障碍,包括脑神经损害、单瘫和偏瘫等。

3.局灶性癫痫发作

局灶性癫痫发作常表现为部分性发作,可能是继发于皮质静脉梗死或扩张的皮质静脉"刺激"皮质所致。

4.全身性症状

全身性症状主要见于感染性静脉窦血栓形成,表现为不规则高热、寒战、乏力、全身肌肉酸痛、精神萎靡、咳嗽、皮下瘀血等感染和败血症症状。

5.意识障碍

意识障碍如精神错乱、躁动、谵妄、昏睡和昏迷等。

(二)常见的颅内静脉系统血栓

1.海绵窦血栓形成

海绵窦血栓形成最常见的是因眼眶部、上面部的化脓性感染或全身感染所引起的急性型;由后路(中耳炎)及中路(蝶窦炎)逆行至海绵窦导致血栓形成者多为慢性型,较为少见;非感染性血栓形成更少见。常急性起病,出现发热、头痛、恶心、呕吐和意识障碍等感染中毒症状。疾病初期多累及一侧海绵窦,眼眶静脉回流障碍可致眶周、眼睑、结膜水肿和眼球突出,眼睑不能闭合和眼周软组织红肿;第Ⅲ、Ⅳ、Ⅵ对脑神经及第Ⅴ对脑神经 1、2 支受累可出现眼睑下垂、眼球运动受限、眼球固定和复视、瞳孔扩大,对光反射消失,前额及眼球疼痛,角膜反射消失等;可并发角膜溃疡,有时因眼球突出而眼睑下垂可不明显。因视神经位于海绵窦前方,故视神经较少受累,视力正常或中度下降。由于双侧海绵窦由环窦相连,故多数患者在数天后会扩展至对侧。病情进一步加重可引起视盘水肿及视盘周围出血,视力显著下降。颈内动脉海绵窦段感染和血栓形成,可出现颈动脉触痛及颈内动脉闭塞的临床表现,如对侧偏瘫和偏身感觉障碍,甚至可并发脑膜炎、脑脓肿等。

2.上矢状窦血栓形成

上矢状窦血栓形成多为非感染性,常发生于产褥期;妊娠、口服避孕药、婴幼儿或老年人严重脱水,以及消耗性疾病或恶病质等情况下也常可发生;少部分也可由感染引起,如头皮或邻近组织感染;也偶见于骨髓炎、硬膜或硬膜下感染扩散引起上矢状窦血栓形成。

急性或亚急性起病,最主要的临床表现为颅内压增高症状,如头痛、恶心、呕吐、视盘水肿和展神经麻痹,1/3 的患者仅表现为不明原因的颅内高压,视盘水肿可以是唯一的体征。上矢状窦血栓形成患者,可出现意识-精神障碍,如表情淡漠、呆滞、嗜睡及昏迷等。多数患者血栓累及一侧或两侧侧窦而主要表现为颅内高压。血栓延伸到皮质特别是运动区和顶叶的静脉可引起全面性、局灶性运动发作或感觉性癫痫发作,伴偏瘫或双下肢瘫痪。旁中央小叶受累可引起小便失禁及双下肢瘫痪。累及枕叶视觉皮质可发生黑矇。婴儿可表现喷射性呕吐,颅缝分离,囟门紧张和隆起,囟门周围及额、面、颈、枕等处的静脉怒张和迂曲。老年患者一般仅有轻微头昏、眼花、头痛、眩晕等症状,诊断困难。腰椎穿刺可见脑脊液压力增高,蛋白含量和白细胞数也可增高,磁共振静脉血管造影(MRV)有助于确诊。

3.侧窦血栓形成

侧窦包括横窦和乙状窦。因与乳突邻近,化脓性乳突炎或中耳炎常引起单侧乙状窦血栓形成。常见于感染急性期,以婴儿及儿童最易受累,约 50% 的患者是由溶血性链球菌性败血症引起,皮肤、黏膜出现瘀点和瘀斑。一侧横窦血栓时可无症状,当波及对侧横窦或窦汇时常有明显症状。侧窦血栓形成的临床表现如下。

(1)颅内压增高:随病情发展而出现颅内压增高,常有头痛、呕吐、复视、头皮及乳突周围静脉怒张、视盘水肿,也可有意识或精神障碍。当血栓经窦汇延及上矢状窦时,颅内压更加增高,并可出现昏迷、肢瘫和抽搐等。

(2)局灶神经症状:血栓扩展至岩上窦及岩下窦,可出现同侧展神经及三叉神经眼支受损的症状;约 1/3 患者的血栓延伸至颈静脉,可出现舌咽神经(Ⅸ)、迷走神经(Ⅹ)及副神经(Ⅺ)损害的颈静脉孔综合征,表现为吞咽困难、饮水呛咳、声音嘶哑、心动过缓和患侧耸肩、转颈力弱等神经受累的症状。

(3)感染症状:表现为化脓性乳突炎或中耳炎症状,如发热、寒战和外周血白细胞计数增高,患侧耳后乳突部红肿、压痛和静脉怒张等。感染扩散可并发化脓性脑膜炎、硬膜外(下)脓肿及小脑、颞叶脓肿。

4.脑静脉血栓形成

(1)脑浅静脉血栓形成:一般症状可有头痛、咳嗽,用力、低头时加重;可有恶心、呕吐、视盘水肿、颅压增高和癫痫发作,或意识障碍;也可出现局灶性损害症状,如脑神经受损、偏瘫或双侧瘫痪。

(2)脑深静脉血栓形成:多为急性起病,1~3 天达高峰。因常有第三脑室阻塞而颅内压增高,出现高热、意识障碍和癫痫发作,多有动眼神经损伤、肢体瘫痪、昏迷和去皮质状态,甚至死亡。

四、辅助检查

CVT 缺乏特异性临床表现,仅靠临床症状和体征诊断困难。辅助检查特别是影像学检查对诊断的帮助至关重要,并有重要的鉴别诊断价值。

(一)脑脊液检查

脑脊液检查主要是压力增高,早期常规和生化一般正常,中后期可出现脑脊液蛋白含量轻、中度增高。

(二)影像学检查

1.CT 和 CTV

CT 是诊断 CVT 有用的基础步骤,其直接征象是受累静脉内血栓呈高密度影,横断扫描可见与静脉走向平行的束带征;增强扫描时血栓不增强而静脉壁环形增强,呈铁轨影或称空三角征和 δ 征。束带征和空三角征对诊断 CVT 具有重要意义,但出现率较低,束带征仅 20%～30%,空三角征约 30%。继发性 CT 改变主要包括脑实质内不符合脑动脉分布的低密度影(缺血性改变)或高密度影(出血性改变)。国外研究资料表明,颅内深静脉血栓形成 CT 平扫的诊断价值,无论是敏感性或特异性均显著高于静脉窦血栓形成。应用螺旋 CT 三维重建最大强度投影法(CTV)来显示脑静脉系统,是近年来正在探索的一种方法。与 MRA 相比,CTV 可显示更多的小静脉结构,且具有扫描速度快的特点。与 DSA 相比,CTV 具有无创性和低价位的优势。Rodallec 等认为疑诊 CVT,应首选 CTV 检查。

2.MRI

MRI 虽具有识别血栓的能力,但影像学往往随发病时间不同而相应改变。急性期 CVT 的静脉窦内流空效应消失,血栓内主要含去氧血红蛋白,T_1WI 呈等信号,T_2WI 呈低信号;在亚急性期,血栓内主要含正铁血红蛋白,T_1WI 和 T_2WI 均表现为高信号;在慢性期,血管出现不同程度再通,流空信号重新出现,T_1WI 表现为不均匀的等信号,T_2WI 显示为高信号或等信号。此后,信号强度随时间延长而不断降低。另外,MRI 可显示特征性的静脉性脑梗死或脑出血。但是 MRI 也可能因解剖变异或血栓形成的时期差异出现假阳性或假阴性。

3.磁共振静脉成像(MRV)

MRV 可以清楚地显示静脉窦及大静脉形态及血流状态,CVT 时表现为受累静脉和静脉窦内血流高信号消失或边缘模糊的较低信号及病变以外静脉侧支的形成,但是对于极为缓慢的血流,MRV 易将其误诊为血栓形成,另外与静脉窦发育不良的鉴别有一定的困难,可出现假阳性。如果联合运用 MRI 与 MRV 进行综合判断,可明显提高 CVT 诊断的敏感性和特异性。

4.数字减影血管造影(DSA)

数字减影血管造影是诊断 CVT 的标准检查。CVT 时主要表现为静脉期时受累、静脉或静脉窦不显影或显影不良,可见静脉排空延迟和侧支静脉通路建立,有时 DSA 的结果难以与静脉窦发育不良或阙如相鉴别。DSA 的有创性也使其应用受到一定的限制。

影像检查主要从形态学方面为 CVT 提供诊断信息,由于各项检查可能受到不同因素的限制,因此均可以出现假阳性或假阴性结果。

5.经颅多普勒超声(TCD)检查

经颅多普勒超声技术对脑深静脉血流速度进行探测,可为 CVT 的早期诊断、病情监测和疗效观察提供可靠、无创、易重复而又经济的检测手段。脑深静脉血流速度的异常增高是脑静脉系统血栓的特征性表现,且不受颅内压增高及脑静脉窦发育异常的影响。在 CVT 早期,当 CT、MRI 和 MRV,甚至 DSA,还未显示病变时,脑静脉血流动力学检测就反映出静脉血流异常。

五、诊断与鉴别诊断

(一)诊断

颅内静脉窦血栓形成的临床表现错综复杂,诊断比较困难。对单纯颅内压增高,伴或不伴神经系统局灶体征者,或以意识障碍为主的亚急性脑病患者,均应考虑到脑静脉系统血栓形成的可能。结合 CTV、MRV 和 DSA 等检查可明确诊断。

(二)鉴别诊断

1.仅表现为颅内压增高者应与以下疾病鉴别

(1)假脑瘤综合征:一种没有局灶症状,没有抽搐,没有精神障碍,在神经系统检查中除有视盘水肿及其伴有的视觉障碍外,没有其他阳性神经系统体征的疾病;是一种发展缓慢、能自行缓解的良性高颅压症,脑脊液检查没有细胞及生化方面的改变。

(2)脑部炎性疾病:有明确的感染病史,发病较快;多有体温的升高,头痛、呕吐的同时常伴有精神、意识等脑功能障碍,外周血白细胞计数常明显升高;腰椎穿刺脑脊液压力增高的同时,常伴有白细胞数和蛋白含量的明显升高;脑电图多有异常变化。

2.海绵窦血栓应与以下疾病鉴别

(1)眼眶蜂窝织炎:本病多见于儿童,常突然发病,眼球活动疼痛时加重,眼球活动无障碍,瞳孔无变化,角膜反射正常,一般单侧发病。

(2)鞍旁肿瘤:多为慢性起病,MRI 可确诊。

(3)颈动脉海绵窦瘘:无急性炎症表现,眼球突出,并有搏动感,眼部听诊可听到血管杂音。

六、治疗

治疗原则是早诊断、早治疗,针对每一病例的具体情况给予病因治疗、对症治疗和抗血栓药物治疗相结合。对其他促发因素,必须进行特殊治疗,少数情况下考虑手术治疗。

(一)抗感染治疗

由于本病的致病原因主要为化脓性感染,因此抗生素的应用是非常重要的。部分静脉窦血栓形成和几乎所有海绵窦血栓形成,常有基础感染,可根据脑脊液涂片、常规及生化检查、细菌培养和药敏试验等结果,选择应用相应抗生素或广谱抗生素,必要时手术清除原发性感染灶。因此,应尽可能确定脓毒症的起源部位并针对致病微生物进行治疗。

(二)抗凝治疗

普通肝素治疗 CVT 已有半个世纪,已被公认是一种有效而安全的首选治疗药物。研究认为,除新生儿不宜使用外,所有脑静脉血栓形成患者只要无肝素使用禁忌证,均应给予肝素治疗。头痛几乎总是 CVT 的首发症状,目前多数主张对孤立性头痛应用肝素治疗。肝素的主要药物学机制是阻止 CVT 的进展,预防相邻静脉发生血栓形成性脑梗死。抗凝治疗的效果远远大于其引起出血的危险性,无论有无出血性梗死,都应使用抗凝治疗。普通肝素的用量和给药途径还不完全统一。原则上应根据血栓的大小和范围,以及有无并发颅内出血综合考虑,一般首剂静脉注射 3 000~5 000 U,而后以 25 000~50 000 U/d 持续静脉滴注,或者 12 500~25 000 U 皮下注射,每 12 小时测定 1 次部分凝血活酶时间(APTT)和纤维蛋白原水平,以调控剂量,使 APTT 延长 2~3 倍,但不超过 120 秒,疗程为 7~10 天。也可皮下注射低分子量肝素(LMWH),可取得与肝素相同的治疗效果,其剂量易于掌握,且引起的出血发病率低,可连用 10~14 天。此后,在监测国际标准化比值(INR)使其控制在 2.5~3.5 的情况下,应服用华法林治疗 3~6 个月。

(三)扩容治疗

对非感染性血栓者,积极纠正脱水,降低血液黏度和改善循环。可应用羟乙基淀粉 40(706 代血浆)、右旋糖酐-40 等。

(四)溶栓治疗

目前,尚无足够证据支持全身或局部溶栓治疗,如果给予合适的抗凝治疗后,患者症状仍继续恶化,且排除其他病因导致的临床恶化,则应该考虑溶栓治疗。脑静脉血栓溶栓治疗采用的剂量差异很大,尿激酶每小时用量可从数万至数十万单位,总量从数十万至上千万单位。阿替普酶用量为 20~100 mg。由于静脉血栓较动脉血栓更易溶解,且更易伴发出血危险,静脉溶栓剂量应小于动脉溶栓剂量,但具体用量的选择应以病情轻重及改变程度为参考。

(五)对症治疗

伴有癫痫发作者给予抗癫痫治疗,但对于所有静脉窦血栓形成的患者是否都要给予预防性抗癫痫治疗尚存争议。对颅内压增高者给予静脉滴注甘露醇、呋塞米和甘油果糖等,同时加强支持治疗,给予 ICU 监护,包括抬高头位、镇静、高度通气、监测颅内压及注意血液黏度、肾功能、电解质等,防治感染等并发症,必要时行去除出血性梗死组织或去骨瓣减压术。

(六)介入治疗

在有条件的医院可进行颅内静脉窦及脑静脉血栓形成的介入治疗,利用静脉内导管溶栓。近年来,采用血管内介入局部阿替普酶溶栓联合肝素抗凝治疗的方法,取得较好疗效。但局部溶栓操作难度大,应充分做好术前准备,妥善处理术后可能发生的不良事件。

七、预后与预防

(一)预后

CVT 总体病死率在 6%~33%,预后较差。死亡原因主要是小脑幕疝。影响预后的相关因素包括高龄、急骤起病及局灶症状(如脑神经受损、意识障碍和出血性梗死)等。大脑深静脉血栓的预后不如静脉窦血栓,临床表现最重,病死率最高,存活者后遗症严重。各种原发疾病中,脓毒症性 CVT 预后最差,产后的 CVT 预后较好,后者 90%以上存活。

(二)预防

针对局部及全身的感染性和非感染性因素进行预防。

(1)控制感染:尽早治疗局部和全身感染,如面部危险三角区的皮肤感染、中耳炎、乳突炎、扁桃体炎、鼻窦炎、齿槽感染及败血症、心内膜炎等。针对感染灶的分泌物及血培养,合理使用抗生素。

(2)保持头面部的清洁卫生,对长时间卧床者,要定时翻身。

(3)对严重脱水、休克、恶病质等,尽早采取补充血容量等治疗。

(4)对高凝状态者,可口服降低血液黏度或抗血小板聚集药物,必要时可予低分子量肝素等抗凝治疗。

(5)定期检测血糖、血脂、血常规、凝血因子和血液黏度,防止血液系统疾病引发 CVT。

(贺　静)

第九节　皮质下动脉硬化性脑病

皮质下动脉硬化性脑病(subcortical arteriosclerotic encephalopathy,SAE)又称宾斯旺格病

（Binswanger disease，BD）。1894 年，由 Otto Binswanger 首先报道 8 例，临床表现为进行性的智力减退，伴有偏瘫等神经局灶性缺失症状，尸检中发现颅内动脉高度粥样硬化、侧脑室明显增大及大脑白质明显萎缩，而大脑皮质萎缩相对较轻。为有别于当时广泛流行的梅毒引起的麻痹性痴呆，故命名为慢性进行性皮质下脑炎。此后，根据 Alzheimer 和 Nissl 等研究发现其病理的共同特征为较长的脑深部血管的动脉粥样硬化所致的大脑白质弥漫性脱髓鞘病变。1898 年，Alzheimer 又称这种病为 Binswanger 病（SD）。Olseswi 又称做皮质下动脉硬化性脑病（SAE）。临床特点为伴有高血压的中老年人进行性智力减退和痴呆；病理特点为大脑白质脱髓鞘而弓状纤维不受累，以及明显的脑白质萎缩和动脉粥样硬化。Rosenbger、Babikian 和 Fisher 等先后报道生前颅脑 CT 扫描发现双侧白质低密度灶，尸检符合本病的病理特征，由此确定了影像学结合临床对本病生前诊断的可能，并随着影像技术的临床广泛应用，对本病的临床检出率明显提高。

一、病因与发病机制

（一）病因

（1）高血压：Fisher 曾总结 72 例病理证实的 BD 病例，68 例（94%）有高血压病史，90% 以上合并腔隙性脑梗死。高血压尤其是慢性高血压引起脑内小动脉和深穿支动脉硬化，管壁增厚及透明变性，导致深部脑白质缺血性脱髓鞘改变，特别是脑室周围白质为动脉终末供血，血管纤细，很少或完全没有侧支循环，极易形成缺血软化、腔隙性脑梗死等病变。因此，高血压、腔隙性脑梗死是 SAE 非常重要的病因。

（2）全身性因素：心律失常、心肺功能不全和过度应用降压药等，均可造成脑白质特别是分水岭区缺血；心源性或血管源性栓子在血流动力学的作用下可随时进入脑内动脉的远端分支，造成深部白质的慢性缺血性改变。

（3）糖尿病、真性红细胞增多症、高脂血症、高球蛋白血症和脑肿瘤等也都能引起广泛的脑白质损害。

（二）发病机制

关于发病机制目前尚有争议。最初多数学者认为本病与高血压、小动脉硬化有关，管壁增厚及脂肪透明变性是其主要发病机制。SAE 的病变主要位于脑室周围白质，此区域由皮质长髓支及白质深穿支动脉供血，两者均为终末动脉，期间缺少吻合支，很少或完全没有侧支循环，故极易导致脑深部白质血液循环障碍，因缺血引起脑白质大片脱髓鞘致痴呆。后来有人提出，SAE 的病理在镜下观察可见皮质下白质广泛的髓鞘脱失，脑室周围、放射冠和半卵圆中心脱髓鞘，而皮质下的弓形纤维相对完好，如小动脉硬化引起供血不足，根据该区血管解剖学特点，脑室周围白质和弓形纤维均应受损。大脑静脉引流特点为大脑皮质及皮质下白质由浅静脉引流，则大部分白质除弓形纤维外都会受损。由此推测，白质脱髓鞘不是因动脉硬化供血不足引起的，而是静脉回流障碍引起的，这样也能解释临床有一部分患者没有动脉硬化却发生了 SAE 的原因。近来，又有不少报道，如心律失常、心肺功能不全、缺氧、低血压、过度应用降压药、糖尿病、真性红细胞增多症、高脂血症、高球蛋白血症及脑部深静脉回流障碍等都能引起广泛的脑白质脱髓鞘改变，故多数人认为本病为一综合征，是由于多种能引起脑白质脱髓鞘改变的因素综合作用的结果。

脑室周围白质、半卵圆中心集中了与学习、记忆功能有关的大量神经纤维，故在脑室周围白质、半卵圆中心及基底节区发生缺血时出现记忆改变、情感障碍及行为异常等认知功能障碍。

二、病理

(1)肉眼观察病变主要在脑室周围区域。①大脑白质显著萎缩、变薄,呈灰黄色、坚硬的颗粒状;②脑室扩大、脑积水;③高度脑动脉粥样硬化。

(2)镜下观察:皮质下白质广泛髓鞘脱失,髓鞘染色透明化,而皮质下的弓形纤维相对完好,胼胝体变薄。白质的脱髓鞘可能有灶性融合,产生大片脑损害。或病变轻重不匀,轻者仅髓鞘水肿性变化及脱落(电镜可见髓鞘分解)。累及区域的少突胶质细胞减少及轴索减少,附近区域有星形细胞堆积。小的深穿支动脉壁变薄,内膜纤维增生,中膜透明素脂质变性,内弹力膜断裂,外膜纤维化,使血管管径变窄(血管完全闭塞少见),尤以额叶明显。电镜可见肥厚的血管壁有胶原纤维增加及基底膜样物质沉着,平滑肌细胞却减少。基底节区、丘脑、脑干及脑白质部位常见腔隙性脑梗死。

三、临床表现

SAE患者临床表现复杂多样。大多数患者有高血压、糖尿病、心律失常、心功能不全等病史,多有一次或数次脑卒中发作史;病程呈慢性进行性或卒中样阶段性发展,通常5～10年;少数可急性发病,可有稳定期或暂时好转。发病年龄多在55～75岁,男女发病无差别。

(一)智力障碍

智力障碍是SAE最常见的症状,并是最常见的首发症状。

1.记忆障碍

记忆障碍表现近记忆力减退明显或缺失,熟练的技巧退化、失认及失用等。

2.认知功能障碍

反应迟钝,理解、判断力差等。

3.计算力障碍

计算数字或倒数数字明显减慢或不能。

4.定向力障碍

视空间功能差,外出迷路,不认家门。

5.情绪性格改变

情绪性格改变表现固执、自私、多疑和言语减少。

6.行为异常

行为异常表现为无欲,对周围环境失去兴趣,运动减少,穿错衣服,尿失禁,乃至生活完全不能自理。

(二)临床体征

大多数患者具有逐步发展累加的局灶性神经缺失体征。

1.假性延髓麻痹

假性延髓麻痹表现说话不清,吞咽困难,饮水呛咳,伴有强哭强笑。

2.锥体束损害

常有不同程度的偏瘫或四肢瘫,病理征阳性,掌颏反射阳性等。

3.锥体外系损害

四肢肌张力增高,动作缓慢,类似帕金森综合征样的临床表现,平衡障碍,步行不稳,共济失调。

有的患者亦可以腔隙性脑梗死综合征的一个类型为主要表现。

四、辅助检查

(一)血液检查

检查血常规、纤维蛋白原、血脂、球蛋白和血糖等,以明确是否存在糖尿病、红细胞增多症、高脂血症和高球蛋白血症等危险因素。

(二)脑电图

约有 60% 的 SAE 患者有不同程度的 EEG 异常,主要表现为 α 波节律消失,α 波慢化,局灶或弥漫性 θ 波、δ 波增加。

(三)影像学检查

1.颅脑 CT 表现

(1)双侧对称性侧脑室周围弥漫性斑片状、无占位效应的较低密度影,其中一些不规则病灶可向邻近的白质扩展。

(2)放射冠和半卵圆中心内的低密度病灶与侧脑室周围的较低密度灶不连接。

(3)基底节、丘脑、脑桥及小脑可见多发性腔隙灶。

(4)脑室扩大、脑沟轻度增宽。

以往,Goto 将皮质下动脉硬化性脑病的 CT 表现分为 3 型:Ⅰ 型病变局限于额角与额叶,尤其是额后部;Ⅱ 型病变围绕侧脑室体、枕角及半卵圆中心后部信号,累及大部或全部白质,边缘参差不齐;Ⅲ 型病变环绕侧脑室,弥漫于整个半球。Ⅲ 型和部分 Ⅱ 型对本病的诊断有参考价值。

2.颅脑 MRI 表现

(1)侧脑室周围及半卵圆中心白质散在分布的异常信号(T_1 加权像病灶呈低信号,T_2 加权像病灶呈高信号),形状不规则、边界不清楚,但无占位效应。

(2)基底节区、脑桥可见腔隙性脑梗死灶,矢状位检查胼胝体内无异常信号。

(3)脑室系统及各个脑池明显扩大,脑沟增宽、加深,有脑萎缩的改变。

Kinkel 等将颅脑 MRI 脑室周围高信号(PVH)分为 5 型:0 型未见 PVH;Ⅰ 型为小灶性病变,仅见于脑室的前区和后区,或脑室的中部;Ⅱ 型侧脑室周围局灶非融合或融合的双侧病变;Ⅲ 型脑室周围 T_2 加权像高信号改变,呈月晕状,包绕侧脑室,且脑室面是光滑的;Ⅳ 型弥漫白质高信号,累及大部或全部白质,边缘参差不齐。

五、诊断与鉴别诊断

(一)诊断

(1)有高血压、动脉硬化及脑卒中发作史等。

(2)多数潜隐起病,缓慢进展加重,或呈阶梯式发展。

(3)痴呆是必须具备的条件,而且是心理学测验所证实存在以结构障碍为主的认知障碍。

(4)有积累出现的局灶性神经缺损体征。

(5)影像学检查符合 SAE 改变。

(6)排除阿尔茨海默病、无神经系统症状和体征的脑白质疏松症及其他多种类型的特异性白质脑病等。

（二）鉴别诊断

1.进行性多灶性白质脑病（PML）

PML 是乳头状瘤空泡病毒感染所致，与免疫功能障碍有关。病理可见脑白质多发性不对称的脱髓鞘病灶，镜下可见组织坏死、炎症细胞浸润、胶质增生和包涵体。表现痴呆和局灶性皮质功能障碍，急性或亚急性病程，3～6 个月死亡。多见于艾滋病、淋巴瘤、白血病或器官移植后服用免疫抑制剂的患者。

2.阿尔茨海默病（AD）

AD 又称老年前期痴呆。老年起病隐匿、缓慢，进行性非阶梯性逐渐加重，出现记忆障碍、认知功能障碍、自知力丧失和人格障碍，神经系统阳性体征不明显。CT 扫描可见脑皮质明显萎缩及脑室扩张，无脑白质多发性脱髓鞘病灶。

3.血管性痴呆（VaD）

VaD 是由于多发的较大动脉梗死或多灶梗死后影响了中枢之间的联系而致病，常可累及大脑皮质和皮质下组织，其发生痴呆与梗死灶的体积、部位和数目等有关，绝大多数患者为双侧 MCA 供血区的多发性梗死。MRI 扫描显示为多个大小不等、新旧不一的散在病灶，与本病 MRI 检查的表现（双侧脑室旁、白质内广泛片状病灶）不难鉴别。

4.单纯脑白质疏松症（LA）

单纯脑白质疏松症（LA）与皮质下动脉硬化性脑病（SAE）患者都有记忆障碍，病因、发病机制均不十分清楚。SAE 所具有的三主症（高血压、脑卒中发作和慢性进行性痴呆），LA 不完全具备，轻型 LA 可能一个也不具备，两者是可以鉴别的。对于有疑问的患者应进一步观察，若随病情的发展，如出现 SAE 所具有的三主症则诊断明确。

5.正常颅压脑积水（NPH）

NPH 可表现进行性步态异常、尿失禁和痴呆三联征，起病隐匿，病前有脑外伤、蛛网膜下腔出血或脑膜炎等病史，无脑卒中史，发病年龄较轻，腰椎穿刺颅内压正常，CT 可见双侧脑室对称性扩大，第三脑室、第四脑室及中脑导水管明显扩张，影像学上无脑梗死的证据。有时，在 CT 和 MRI 上可见扩大的前角周围有轻微的白质低密度影，很难与 SAE 区别；但 SAE 早期无尿失禁与步行障碍，且 NPH 双侧侧脑室扩大较明显、白质低密度较轻，一般不影响半卵圆心等，不难鉴别。

6.多发性硬化（MS）

多发性硬化为常见的中枢神经系统自身免疫性脱髓鞘疾病。发病年龄多为 20～40 岁；临床症状和体征复杂多变，可确定中枢神经系统中有两个或两个以上的病灶；病程中有两次或两次以上缓解-复发的病史；多数患者可见寡克隆带阳性；诱发电位异常。根据患者发病年龄、起病及临床经过，两者不难鉴别。

7.放射性脑病

放射性脑病主要发生在颅内肿瘤放疗后的患者，临床以脑胶质瘤接受大剂量照射（35 Gy 以上）的患者为多见，还可见于各种类型的颅内肿瘤接受 γ 刀或 X 刀治疗后的患者。分为照射后短时间内迅速发病的急性放射性脑病和远期放射性脑病两种类型。临床表现为头疼、恶心、呕吐、癫痫发作和不同程度的意识障碍。颅脑 CT 平扫见照射脑区大片低密度病灶，占位效应明显。主要鉴别点是患者因病进行颅脑放射治疗（简称放疗）后发生脑白质脱髓鞘。

8.弓形体脑病

弓形体脑病见于先天性弓形体病患儿，出生后表现为精神和智力发育迟滞，癫痫发作，可合并有视神经萎缩、眼外肌麻痹、眼球震颤和脑积水。腰椎穿刺检查脑脊液压力正常,细胞数和蛋白含量轻度增高,严重感染者可分离出病原体。颅脑 CT 见沿双侧侧脑室分布的散在钙化病灶,MRI 扫描见脑白质内多发的片状长 T_1、长 T_2 信号,可合并脑膜增厚和脑积水。血清学检查补体结合试验效价明显增高,间接荧光抗体试验阳性可明确诊断。

六、治疗

多数学者认为 SAE 与血压有关;还有观察认为,合理的降压治疗较未合理降压治疗的患者发生 SAE 的时间有显著性差异。本病的治疗原则是控制高血压、预防脑动脉硬化及脑卒中发作,治疗痴呆。

临床观察 SAE 患者多合并有高血压,经合理的降压治疗能延缓病情的进展。降压药物很多,根据患者的具体情况,正确选择药物,规范系统地治疗使血压降至正常范围[18.7/12.0 kPa(140/90 mmHg)以下],或达理想水平[16.0/10.7 kPa(120/80 mmHg)];抗血小板聚集药物是改善脑血液循环,预防和治疗腔隙性脑梗死的有效方法。

(一)二氢麦角碱类

二氢麦角碱类可消除血管痉挛和增加血流量,改善神经元功能。常用双氢麦角碱,每次 0.5~1.0 mg,每天 3 次,口服。

(二)钙通道阻滞剂

钙通道阻滞剂增加脑血流、防止钙超载及自由基损伤。二氢吡啶类,如尼莫地平,每次 25~50 mg,每天 3 次,饭后口服;二苯烷胺类,如氟桂利嗪,每次 5~10 mg,每天 1 次,口服。

(三)抗血小板聚集药

抗血小板聚集药常用阿司匹林,每次 75~150 mg,每天 1 次,口服。抑制血小板聚集,稳定血小板膜,改善脑循环,防止血栓形成;氯吡格雷推荐剂量每天 75 mg,口服,通过选择性抑制二磷酸腺苷(ADP)诱导血小板的聚集;噻氯匹定,每次 250 mg,每天 1 次,口服。

(四)神经细胞活化剂

神经细胞活化剂促进脑细胞对氨基酸磷脂及葡萄糖的利用,增强患者的反应性和兴奋性,增强记忆力。

1.吡咯烷酮类

吡咯烷酮类常用吡拉西坦,每次 0.8~1.2 g,每天 3 次,口服;或茴拉西坦,每次 0.2 g,每天 3 次,口服。可增加脑内三磷酸腺苷(ATP)的形成和转运,增加葡萄糖利用和蛋白质合成,促进大脑半球信息传递。

2.甲氯芬酯

甲氯芬酯可增加葡萄糖利用,兴奋中枢神经系统和改善学习记忆功能。每次 0.1~0.2 g,每天 3~4 次,口服。

3.阿米三嗪/萝巴新

阿米三嗪/萝巴新由萝巴新(为血管扩张剂)和阿米三嗪(呼吸兴奋剂,可升高动脉血氧分压)两种活性物质组成,能升高血氧饱和度,增加供氧改善脑代谢。每次 1 片,每天 2 次,口服。

4.其他

如脑蛋白水解物、胞磷胆碱、三磷酸腺苷(ATP)和辅酶 A 等。

（五）加强护理

对已有智力障碍、精神障碍和肢体活动不便者，要加强护理，以防止意外事故发生。

七、预后与预防

（一）预后

目前，有资料统计本病的自然病程为 1～10 年，平均生存期 5 年，少数可达 20 年。大部分患者在病程中有相对平稳期。预后与病变部位、范围有关，认知功能衰退的过程呈不可逆进程，进展速度不一。早期治疗预后较好，晚期治疗预后较差。如果发病后大部分时间卧床，缺乏与家人和社会交流，言语功能和认知功能均迅速减退者，预后较差。死亡原因主要为全身衰竭、肺部感染、心脏疾病或发生新的脑卒中。

（二）预防

目前，对 SAE 尚缺乏特效疗法，主要通过积极控制危险因素预防 SAE 的发生。

（1）多数学者认为，本病与高血压、糖尿病、心脏疾病、高脂血症及高纤维蛋白原血症等有关，因此，首先对危险人群进行控制，预防脑卒中发作，选用抗血小板凝集药及改善脑循环、增加脑血流量的药物。有学者发现，SAE 伴高血压患者，收缩压控制在 18.0～20.0 kPa（135～150 mmHg）可改善认知功能恶化。

（2）高度颈动脉狭窄者可手术治疗，有助于降低皮质下动脉硬化性脑病的发生。

（3）戒烟、控制饮酒及合理饮食；适当进行体育锻炼，增强体质。

（4）早期治疗：对早期患者给予脑保护和脑代谢药物治疗，临床和体征均有一定改善；特别是在治疗的同时进行增加注意力和改善记忆力方面的康复训练，可使部分患者的认知功能维持相对较好的水平。

（贺　静）

第十节　颅内动脉瘤

颅内动脉瘤是引起自发性蛛网膜下腔出血最常见的原因。

一、临床表现

（一）发病年龄

发病年龄多在 40～60 岁，女多于男，约为 3：2。

（二）症状

（1）动脉瘤破裂出血：主要表现为蛛网膜下腔出血，但少数出血可发生于脑内或积存于硬脑膜下，分别形成脑内血肿或硬膜下血肿，引起颅内压增高和局灶性脑损害的症状。颅内动脉瘤一旦出血以后将会反复出血，每出一次血，病情也加重一些，病死率也相应增加。

（2）疼痛：常伴有不同程度的眶周疼痛，成为颅内动脉瘤最常见的首发症状；部分患者表现为三叉神经痛，偏头痛并不多见。

（3）抽搐比较少见。

(4)下丘脑症状:如尿崩症、体温调节障碍及脂肪代谢紊乱。

(三)体征

(1)动眼神经麻痹是颅内动脉瘤所引起的最常见的症状。可以是不完全的,以眼睑下垂的表现最为突出。

(2)三叉神经的部分麻痹:较常见于海绵窦后部及颈内动脉管内的动脉瘤。

(3)眼球突出常见于海绵窦部位的颈内动脉瘤。

(4)视野缺损是由于动脉瘤压迫视觉通路的结果。

(5)颅内血管杂音:不多见,一般都限于动脉瘤的同侧,声音很微弱,为收缩期吹风样杂音。

二、辅助检查

(一)腰穿

腰穿用于检查有潜在出血的患者,或临床怀疑出血而头颅 CT 蛛网膜下腔未见高密度影患者。

(二)影像学检查

1.头颅 CT 检查

在急性患者,CT 平扫可诊断 90% 以上的出血,并可发现颅内血肿、水肿、脑积水。

2.头颅 MRI 和 MRA 检查

其可提供动脉瘤更多的资料,可作为脑血管造影前的无创伤筛选方法。

(三)脑血管造影检查

脑血管造影在诊断动脉瘤上占据绝对优势,可明确动脉瘤的部位和形状,评价对侧循环情况,发现先天性异常及诊断和治疗血管痉挛有重要价值。

三、诊断

既往无明确高血压病史,突然出现自发性蛛网膜下腔出血症状时,均应首先怀疑有颅内动脉瘤的可能,如患者还有下列情况时,则更应考虑颅内动脉瘤可能。

(1)有一侧动眼神经麻痹症状。

(2)有一侧海绵窦或眶上裂综合征(即有一侧第Ⅲ、Ⅳ和Ⅵ对脑神经麻痹症状),并有反复大量鼻出血。

(3)有明显视野缺损,但又不属于垂体腺瘤中所见的典型的双颞侧偏盲,且蝶鞍的改变不明显者,应考虑颅内动脉瘤的可能,应积极行血管造影检查,以明确诊断。

四、鉴别诊断

(一)颅内动脉瘤与脑动静脉畸形的鉴别

颅内动脉瘤与脑动静脉畸形的鉴别其鉴别如表 7-4 所示。

表 7-4 颅内动脉瘤与脑动静脉畸形的鉴别

	颅内动脉瘤	脑动静脉畸形
年龄	较大,20 岁以下,70 岁以上少见,发病高峰为 40~60 岁	较小,50 岁以上少见,发病高峰 20~30 岁
性别	女多于男,约 3∶2	男多于女 2∶1

续表

	颅内动脉瘤	脑动静脉畸形
出血症状	蛛网膜下腔出血为主,出血量多,症状较重,昏迷深、持续久,病死率高	蛛网膜下腔出血及脑内出血均较多,脑脊液含血量相对较少,症状稍轻,昏迷较浅而短,病死率稍低
癫痫发作	少见	多见
动眼神经麻痹	多见	少见或无
神经功能障碍	偏瘫、失语较少	偏瘫、失语较多
再出血	相对较多,间隔时间短	较少,间隔时间长
颅内杂音	少见	相对较多
CT扫描	增强前后阴性者较多,只有在适当层面可见动脉瘤影	未增强时多数可见不规则低密度区,增强后可见不规则高密度区,伴粗大的引流静脉及供血动脉

(二)有动眼神经麻痹的颅内动脉瘤

有动眼神经麻痹的颅内动脉瘤应与糖尿病、重症肌无力、鼻咽癌、蝶窦炎或蝶窦囊肿、眼肌麻痹性偏头痛、蝶骨嵴内侧或鞍结节脑膜瘤及 Tolosa-Hunt 综合征鉴别。

(三)有视觉及视野缺损的颅内动脉瘤

有视觉及视野缺损的颅内动脉瘤应与垂体腺瘤、颅咽管瘤、鞍结节脑膜瘤和视神经胶质瘤鉴别。

(四)后循环上的颅内动脉瘤

后循环上的颅内动脉瘤应与桥小脑角的肿瘤、小脑肿瘤及脑干肿瘤做鉴别。

五、治疗

(一)手术治疗

首选手术治疗,由于外科手术技术的不断进步,特别是显微神经外科的发展,及各种动脉瘤夹的不断完善,使其手术效果大为提高,手术的病残率与病死率都降至比其自然病残率及病死率远为低的程度。因此,只要手术能达到,都可较安全的采用不同的手术治疗。

(二)非手术治疗

颅内动脉瘤的非手术治疗适用于急性蛛网膜下腔出血早期,病情的趋向尚未能明确时;病情严重不允许作开颅手术,或手术需要延迟进行者;动脉瘤位于手术不能达到的部位;拒绝手术治疗或等待手术治疗的病例。

1.一般治疗

卧床应持续 4 周。

2.脱水药物

脱水药物主要选择甘露醇、呋塞米等。

3.降压治疗

药物降压须谨慎使用。

4.抗纤溶治疗

抗纤溶治疗可选择 6-氨基己酸(EACA),但对于卧床患者应注意深静脉栓塞的发生。

(贺　静)

第八章　糖尿病诊治

第一节　糖尿病概述

一、糖尿病的分型

糖尿病的分型是依据对糖尿病的临床表现、病理生理及病因的认识而建立的综合分型。目前国际上通用的是 WHO 糖尿病专家委员会提出的分型标准。

(一)T1DM

该型又分免疫介导性(1A 型)和特发性(1B 型)。前者占绝大多数,为自身免疫性疾病,可能是有遗传易感性的个体在某些外在环境因素的作用下,机体发生了针对胰岛 β 细胞的自身免疫,导致胰岛 β 细胞破坏,胰岛素分泌减少。血中可发现针对胰岛 β 细胞的特异性抗体。后者发病临床表现与 1A 型相似,但无自身免疫证据。

(二)T2DM

其发病虽然与遗传因素有一定的关系,但环境因素,尤其生活方式起着主导作用。大部分发病从以胰岛素抵抗为主伴胰岛素进行性分泌不足,进展到以胰岛素分泌不足为主伴胰岛素抵抗。

(三)其他特殊类型糖尿病

其他特殊类型糖尿病病因学相对明确。

1.胰岛 β 细胞功能基因缺陷

青年人中的成年发病型糖尿病(maturity-onset diabetes of the young,MODY)、线粒体基因突变糖尿病、其他。

2.胰岛素作用基因缺陷

A 型胰岛素抵抗、妖精貌综合征、Rabson-Mendenhall 综合征、脂肪萎缩型糖尿病等。

3.胰腺疾病和胰腺外伤或手术切除

胰腺炎、创伤、胰腺切除术、胰腺肿瘤、胰腺囊性纤维化病、血色病、纤维钙化性胰腺病等。

4.内分泌疾病

肢端肥大症、库欣综合征、胰高糖素瘤、嗜铬细胞瘤、甲状腺功能亢进症、生长抑素瘤、醛固酮瘤及其他。

5.药物或化学品所致糖尿病

Vacor(N-3 吡啶甲基 N-P 硝基苯尿素)、喷他脒、烟酸、糖皮质激素、甲状腺激素、二氮嗪、β-肾上腺素能激动剂、噻嗪类利尿剂、苯妥英钠、α-干扰素等。

6.感染

先天性风疹、巨细胞病毒感染及其他。

7.不常见的免疫介导性糖尿病

僵人综合征、抗胰岛素受体抗体等。

8.其他与糖尿病相关的遗传综合征

Down 综合征、Klinefelter 综合征、Turner 综合征、Wolfram 综合征、Friedreich 共济失调、Huntington 舞蹈病、Laurence-Moon-Beidel 综合征、强直性肌营养不良、卟啉病、Prader-Willi 综合征等。

(四)妊娠期糖尿病(GDM)

GDM 指妊娠期间发生的糖尿病。不包括孕前已诊断或已患糖尿病的患者,后者称为糖尿病合并妊娠。

糖尿病患者中 T2DM 最多见,占 90%～95%。T1DM 在亚洲较少见,但在某些国家和地区则发病率较高;我国 T1DM 占糖尿病的比例<5%。

二、糖尿病的病因、发病机制和自然史

糖尿病的病因和发病机制较复杂,至今未完全阐明。不同类型其病因不尽相同,即使在同一类型中也存在着异质性。总的来说,遗传因素及环境因素共同参与其发病。胰岛素由胰岛 β 细胞合成和分泌,经血液循环到达体内各组织器官的靶细胞,与特异受体结合并引发细胞内物质代谢效应,这过程中任何一个环节发生异常均可导致糖尿病。

T2DM 在自然进程中,不论其病因如何,都会经历几个阶段:患者已存在糖尿病相关的病理生理改变(如胰岛素抵抗、胰岛 β 细胞功能缺陷)相当长时间,但糖耐量仍正常。随病情进展首先出现糖调节受损(IGR),包括空腹血糖受损(IFG)和糖耐量减低(IGT),两者可分别或同时存在;IGR 代表了正常葡萄糖稳态和糖尿病高血糖之间的中间代谢状态,是最重要的 T2DM 高危人群,其中 IGT 预测发展为糖尿病有更高的敏感性,每年有 1.5%～10.0% 的 IGT 患者进展为 T2DM;并且在大多数情况下,IGR 是糖尿病自然病程中的一部分,最后进展至糖尿病。糖尿病早期,部分患者可通过饮食控制、运动、减肥等使血糖得到控制,多数患者则需在此基础上使用口服降糖药使血糖达理想控制,但不需要用胰岛素治疗;随病情进展,β 细胞分泌胰岛素功能进行性下降,患者需应用胰岛素帮助控制高血糖,但不依赖外源胰岛素维持生命;随胰岛细胞破坏进一步加重,至胰岛 β 细胞功能完全衰竭时,则需要外源胰岛素维持生命。由于部分 T2DM 患者发病隐匿,至发现时 β 细胞功能已严重损害、血糖很高,这类患者即需应用胰岛素帮助控制高血糖。

(一)T1DM

T1DM 绝大多数是自身免疫性疾病,遗传因素和环境因素共同参与其发病。某些外界因素(如病毒感染、化学毒物和饮食等)作用于有遗传易感性的个体,激活 T 淋巴细胞介导的一系列自身免疫反应,引起选择性胰岛 β 细胞破坏和功能衰竭,体内胰岛素分泌不足进行性加重,最终导致糖尿病。

1.遗传因素

在同卵双生子中 T1DM 同病率达 30%～40%,提示遗传因素在 T1DM 发病中起重要作用。T1DM 遗传易感性涉及多个基因,包括 HLA 基因和非 HLA 基因,现尚未被完全识别。已知位于 6 号染色体短臂的 HLA 基因为主效基因,其他为次效基因。HLA-Ⅰ、Ⅱ类分子参与了 $CD4^+$ T 淋巴细胞及 $CD8^+$ 杀伤 T 淋巴细胞的免疫耐受,从而参与了 T1DM 的发病。

总而言之,T1DM 存在着遗传异质性,遗传背景不同的亚型其病因及临床表现不尽相同。

2.环境因素

(1)病毒感染:据报道与 T1DM 发病有关的病毒包括风疹病毒、腮腺炎病毒、柯萨奇病毒、脑心肌炎病毒和巨细胞病毒等。病毒感染可直接损伤 β 细胞,迅速、大量破坏 β 细胞或使细胞发生慢性损伤、数量逐渐减少。病毒感染还可损伤 β 细胞而暴露其抗原成分,从而触发自身免疫反应,现认为这是病毒感染导致 β 细胞损伤的主要机制。最近,基于 T1DM 动物模型的研究发现胃肠道中微生物失衡也可能与该病的发生有关。

(2)化学毒物和饮食因素:链脲佐菌素和四氧嘧啶糖尿病动物模型及灭鼠剂吡甲硝苯脲所造成的人类糖尿病属于非免疫介导性 β 细胞破坏(急性损伤)或免疫介导性 β 细胞破坏(小剂量、慢性损伤)。而过早接触牛奶或谷类蛋白,引起 T1DM 发病机会增大,可能与肠道免疫失衡有关。

3.自身免疫

许多证据支持 T1DM 为自身免疫性疾病:①遗传易感性与 HLA 区域密切相关,而 HLA 区域与免疫调节及自身免疫性疾病的发生有密切关系;②常伴发其他自身免疫性疾病,如桥本甲状腺炎、艾迪生病等;③早期病理改变为胰岛炎,表现为淋巴细胞浸润;④已发现近 90%新诊断的 T1DM 患者血清中存在针对 β 细胞的单株抗体;⑤动物研究表明,免疫抑制治疗可预防小剂量链脲佐菌素所致动物糖尿病。

(1)体液免疫:已发现 90%新诊断的 T1DM 患者血清中存在针对 β 细胞的抗体,比较重要的有多株胰岛细胞抗体(ICA)、胰岛素抗体(IAA)、谷氨酸脱羧酶抗体(GADA)、蛋白质酪氨酸磷酸酶样蛋白抗体、锌转运体 8 抗体等。胰岛细胞自身抗体检测可预测 T1DM 的发病及确定高危人群,并可协助糖尿病分型及指导治疗。

(2)细胞免疫:目前认为细胞免疫异常在 T1DM 发病中起更重要作用。细胞免疫失调表现为致病性和保护性 T 淋巴细胞比例失衡及其所分泌的细胞因子或其他递质相互作用紊乱,一般认为发病经历 3 个阶段:①免疫系统被激活;②免疫细胞释放各种细胞因子;③在激活的 T 淋巴细胞和各种细胞因子的作用下,胰岛 β 细胞受到直接或间接的高度特异性的自身免疫性攻击,导致胰岛炎和 β 细胞破坏。

(二)T2DM

T2DM 也是由遗传因素及环境因素共同作用而形成的多基因遗传性复杂病,是一组异质性疾病。目前对 T2DM 的病因和发病机制仍然认识不足,但环境因素扮演着重要角色。

1.遗传因素与环境因素

同卵双生子中 T2DM 的同病率接近 100%,但起病和病情进程则受环境因素的影响而变异甚大。其遗传特点:①参与发病的基因很多,分别影响糖代谢有关过程中的某个中间环节;②每个基因参与发病的程度不等,大多数为次效基因,可能有个别为主效基因;③每个基因只是赋予个体某种程度的易感性,并不足以致病,也不一定是致病所必需;④多基因异常的总效应形成遗传易感性。现有资料显示遗传因素主要影响 β 细胞功能。

环境因素包括增龄、现代生活方式、营养过剩、体力活动不足、子宫内环境，以及应激、化学毒物等。在遗传因素和上述环境因素共同作用下所引起的肥胖，特别是中心性肥胖，与胰岛素抵抗和 T2DM 的发生密切相关。近几十年糖尿病发病率的急剧增高难以用遗传因素解释，以营养过剩和运动减少为主要参与因素的生活方式改变起着更为重要的作用。

2.胰岛素抵抗和 β 细胞功能缺陷

B 细胞功能缺陷导致不同程度的胰岛素缺乏和组织（特别是骨骼肌和肝脏）胰岛素抵抗是 T2DM 发病的两个主要环节。不同个体其胰岛素抵抗和胰岛素分泌缺陷在发病中的重要性不同，同一患者在疾病进程中两者的相对重要性也可能发生变化。在存在胰岛素抵抗的情况下，如果 B 细胞能代偿性增加胰岛素分泌，则可维持血糖正常；当 B 细胞功能无法代偿胰岛素抵抗时，就会发生 T2DM。

(1)胰岛素抵抗：胰岛素降低血糖的主要机制包括抑制肝脏产生葡萄糖、刺激内脏组织（如肝脏）对葡萄糖的摄取，以及促进外周组织（骨骼肌、脂肪）对葡萄糖的利用。胰岛素抵抗指胰岛素作用的靶器官（主要是肝脏、肌肉和脂肪组织）对胰岛素作用的敏感性降低。

胰岛素抵抗是 T2DM 的重要特征，现认为可能是多数 T2DM 发病的始发因素，且产生胰岛素抵抗的遗传背景也会影响 B 细胞对胰岛素抵抗的代偿能力。但胰岛素抵抗的发生机制至今尚未阐明。目前主要有脂质超载和炎症两种论点：脂质过度负荷增多致血液循环中 FFA 及其代谢产物水平增高及在非脂肪细胞（主要是肌细胞、肝细胞、胰岛 β 细胞）内沉积，抑制胰岛素信号转导；增大的脂肪细胞吸引巨噬细胞，分泌炎症性信号分子（如 TNF-α、抵抗素、IL-6 等），通过 Jun 氨基端激酶阻断骨骼肌内的胰岛素信号转导。

(2)B 细胞功能缺陷：B 细胞功能缺陷在 T2DM 的发病中起关键作用，B 细胞对胰岛素抵抗的失代偿是导致 T2DM 发病的最后环节。现已证明从糖耐量正常到 IGT 到 T2DM 的进程中，B 细胞功能呈进行性下降，T2DM 诊断时其 B 细胞功能已降低约 50%。

T2DM B 细胞功能缺陷主要表现如下。①胰岛素分泌量的缺陷：T2DM 早期空腹胰岛素水平正常或升高，葡萄糖刺激后胰岛素分泌代偿性增多（但相对于血糖水平而言胰岛素分泌仍是不足的）；随着疾病的进展和空腹血糖浓度增高，基础胰岛素分泌不再增加，甚至逐渐降低，而葡萄糖刺激后胰岛素分泌缺陷更明显。患者一般先出现对葡萄糖刺激反应缺陷，对非葡萄糖的刺激（如氨基酸、胰高糖素、化学药物等）尚有反应；至疾病后期胰岛 β 细胞衰竭时，则对葡萄糖和非葡萄糖的刺激反应均丧失。②胰岛素分泌模式异常：静脉注射葡萄糖后（IVGTT 或高糖钳夹试验）第一时相胰岛素分泌减弱或消失；口服葡萄糖胰岛素释放试验中早时相胰岛素分泌延迟、减弱或消失；疾病早期第二时相（或晚时相）胰岛素分泌呈代偿性升高及峰值后移，当病情进一步发展则第二时相（或晚时相）胰岛素分泌也渐减；且对葡萄糖和非葡萄糖刺激反应均减退。③胰岛素脉冲式分泌缺陷：正常胰岛素呈脉冲式分泌，涵盖基础和餐时状态；T2DM 胰岛素分泌谱紊乱，正常间隔脉冲消失，出现高频脉冲及昼夜节律紊乱；在 DM 的发生发展过程中，胰岛素脉冲式分泌异常可能比糖刺激的第一时相胰岛素分泌异常更早出现。④胰岛素质量缺陷：胰岛素原与胰岛素的比例增加，胰岛素原的生物活性仅约为胰岛素的 15%。

3.胰岛 α 细胞功能异常和胰高糖素样多肽-1(GLP-1)分泌缺陷

近年研究发现，与正常糖耐量者比较，T2DM 患者血 GLP-1 浓度降低，尤其进餐后更为明显。但目前尚不清楚这种现象是高血糖的诱发因素或是继发于高血糖。

GLP-1 由肠道 L 细胞分泌,主要生物作用包括刺激 β 细胞葡萄糖介导的胰岛素合成和分泌、抑制胰高糖素。其他生物学效应包括延缓胃内容物排空、抑制食欲及摄食、促进 β 细胞增殖和减少凋亡、改善血管内皮功能和保护心脏功能等。GLP-1 在体内迅速被 DPP-Ⅳ 降解而失去生物活性,其血浆半衰期不足2分钟。

已知胰岛中 α 细胞分泌胰高糖素在保持血糖稳态中起重要作用。正常情况下,进餐后血糖升高刺激早时相胰岛素分泌和 GLP-1 分泌,进而抑制 α 细胞分泌胰高糖素,从而使肝糖输出减少,防止出现餐后高血糖。研究发现,T2DM 患者由于 β 细胞数量明显减少,α 细胞数量无明显改变,致 α/β 细胞比例显著增加;另外 T2DM 患者普遍存在 α 细胞功能紊乱,主要表现为 α 细胞对葡萄糖敏感性下降(也即需要更高的血糖浓度才能实现对胰高糖素分泌的抑制作用),T2DM 患者负荷后 GLP-1 的释放曲线低于正常个体;从而导致胰高糖素水平升高,肝糖输出增加。通过提高内源性 GLP-1 水平或补充外源 GLP-1 后,可观察到 GLP-1 以葡萄糖依赖方式促进 T2DM 的胰岛素分泌和抑制胰高血糖素分泌,并可恢复 α 细胞对葡萄糖的敏感性。

胰岛 α 细胞功能异常和 GLP-1 分泌缺陷可能在 T2DM 发病中也起重要作用。

4.T2DM 的自然史

T2DM 早期存在胰岛素抵抗而 β 细胞可代偿性增加胰岛素分泌时,血糖可维持正常;当 β 细胞无法分泌足够的胰岛素以代偿胰岛素抵抗时,则会进展为 IGR 和糖尿病。IGR 和糖尿病早期不需胰岛素治疗的阶段较长,部分患者可通过生活方式干预使血糖得到控制,多数患者则需在此基础上使用口服降糖药使血糖达理想控制;随 β 细胞分泌胰岛素功能进行性下降,患者需应用胰岛素控制高血糖,但不依赖外源胰岛素维持生命;但随着病情进展,相当一部分患者需用胰岛素控制血糖或维持生命。

三、糖尿病的临床表现

(一)基本临床表现

血糖升高后因渗透性利尿引起多尿,继而口渴多饮;外周组织对葡萄糖利用障碍,脂肪分解增多,蛋白质代谢负平衡,渐见乏力、消瘦,儿童生长发育受阻;患者常有易饥、多食。故糖尿病的临床表现常被描述为"三多一少",即多尿、多饮、多食和体重减轻。可有皮肤瘙痒,尤其外阴瘙痒。血糖升高较快时可使眼房水、晶体渗透压改变而引起屈光改变致视力模糊。部分患者无任何症状,仅于健康检查或因各种疾病就诊化验时发现高血糖。

(二)常见类型糖尿病的临床特点

1.T1DM 临床特点

(1)免疫介导性 T1DM(1A 型):诊断时临床表现变化很大,可以是轻度非特异性症状、典型三多一少症状或昏迷。多数青少年患者起病较急,症状较明显;如未及时诊断治疗,可出现糖尿病酮症酸中毒。多数 T1DM 患者起病初期都需要胰岛素治疗,使代谢恢复正常,但此后可能有持续数周至数月不等的时间需要的胰岛素剂量很小或不需要胰岛素,即所谓"蜜月期"现象,这是由于 β 细胞功能得到部分恢复。某些成年患者,起病缓慢,早期临床表现不明显,经历一段或长或短的不需胰岛素治疗的阶段,称为"成人隐匿性自身免疫糖尿病(LADA)"。尽管起病急缓不一,一般较快进展到糖尿病需依赖外源胰岛素控制血糖。这类患者很少肥胖,但肥胖不排除本病可能性。多数 1A 型患者血浆基础胰岛素水平低于正常,葡萄糖刺激后胰岛素分泌曲线低平。胰岛 β 细胞自身抗体或呈阳性。

（2）特发性 T1DM（1B 型）：通常急性起病，β 细胞功能明显减退甚至衰竭，临床上表现为糖尿病酮症甚至酸中毒。β 细胞自身抗体检查阴性。病因未明。诊断时需排除单基因突变糖尿病。

2.T2DM 临床特点

流行病学调查显示，在我国糖尿病患者群中，T2DM 占 90% 以上。多见于成人，常在 40 岁以后起病，但也可发生于青少年；多数起病隐匿，症状相对较轻，半数以上无任何症状；不少患者因慢性并发症、伴发病或仅于健康检查时发现。很少自发性发生 DKA，但在应激、严重感染、中断治疗等诱因下也可发生 DKA。T2DM 常有家族史。临床上与肥胖症、血脂异常、脂肪肝、高血压、冠心病等疾病常同时或先后发生，并常伴有高胰岛素血症，目前认为这些均与胰岛素抵抗有关，称为代谢综合征。由于诊断时所处的病程阶段不同，其 β 细胞功能表现差异较大，有的早期患者进食后胰岛素分泌高峰延迟，餐后 3～5 小时血浆胰岛素水平不适当地升高，引起反应性低血糖，可成为这些患者的首发临床表现。

3.某些特殊类型糖尿病

（1）青年人中的成年发病型糖尿病：MODY 是一组高度异质性的单基因遗传病。主要临床特征：①有三代或以上家族发病史，且符合常染色体显性遗传规律；②先证者发病年龄<25 岁；③无酮症倾向。

（2）线粒体基因突变糖尿病临床特征：①母系遗传；②发病早，β 细胞功能逐渐减退，自身抗体阴性；③身材多消瘦；④常伴神经性耳聋或其他神经肌肉表现。

（3）糖皮质激素所致糖尿病：部分患者应用糖皮质激素后可诱发或加重糖尿病，常常与剂量和使用时间相关。多数患者停用后糖代谢可恢复正常。不管以往有否糖尿病，使用糖皮质激素时均应监测血糖，及时调整降糖方案，首选胰岛素控制高血糖。

4.妊娠糖尿病

GDM 通常是在妊娠中、末期出现，此时与妊娠相关的胰岛素拮抗激素的分泌亦达高峰。GDM 一般只有轻度无症状性血糖增高，但由于血糖轻度增高对胎儿发育亦可能有不利影响，因此妊娠期间应重视筛查。对所有孕妇，特别是 GDM 高风险的妇女（GDM 个人史、肥胖、尿糖阳性，或有糖尿病家族史者），最好在怀孕前进行筛查，若 FPG＞7.0 mmol/L、随机血糖＞11.1 mmol/L 或 HbA1c＞6.5% 则可确诊为显性糖尿病。

所有既往无糖尿病的孕妇应在妊娠 24～28 周时进行 OGTT。针对 GDM 的诊断方法和标准一直存在争议。就诊断方法而言，分为一步法及两步法。一步法是妊娠 24～28 周行 75 g OGTT；若 FPG ≥5.1 mmol/L，服糖后 1 小时血糖≥10.0 mmol/L、2 小时≥8.5 mmol/L，不再检测 3 小时血糖；血糖值超过上述任一指标即可诊断为 GDM。两步法是妊娠 24～28 周先做 50 g OGTT 初步筛查，即口服 50 g 葡萄糖，1 小时后抽血化验血糖，血糖水平≥7.8 mmol/L 为异常；异常者需进一步行 100 g OGTT 确诊，分别测定 FPG 及负荷后 1 小时、2 小时和 3 小时血糖水平；两项或两项以上异常即可确诊为 GDM。

一步法简单易行，对该法诊断的 GDM 进行治疗可能会改善母婴结局，但鉴于 OGTT 变异度较大，且根据现有一步法的诊断标准可大幅度增加 GDM 的患病率，由此增加的经济负担，以及诊断的 GDM 进行干预所带来的母婴益处尚需要更多的临床研究证实。故目前不同组织对一步法及两步法的推荐态度有所不同。NIH 及美国妇产科医师学会推荐两步法，国际糖尿病与妊娠研究组及世界卫生组织则支持采用一步法，而既往支持一步法的 ADA 2014 年发表声明称两种方法都可以选用,美国预防医学工作组、美国家庭医师协会和内分泌学会则并未就选择哪种方法做明确推荐。

对 GDM 和"糖尿病合并妊娠"均需积极有效处理,以降低围生期疾病相关的患病率和病死率。GDM 妇女分娩后血糖一般可恢复正常,但未来发生 T2DM 的风险显著增加。此外,由于某些 GDM 患者孕前可能已经存在未被诊断的各种类型的糖尿病,故 GDM 患者应在产后 6～12 周使用非妊娠 OGTT 标准筛查糖尿病,并长期追踪观察。

四、糖尿病的实验室检查

(一)糖代谢异常严重程度或控制程度的检查

1.尿糖测定

大多采用葡萄糖氧化酶法,测定的是尿葡萄糖,尿糖阳性是诊断糖尿病的重要线索。但尿糖阳性只是提示血糖值超过肾糖阈(大约 10 mmol/L),因而尿糖阴性不能排除糖尿病可能。并发肾脏病变时,肾糖阈升高,虽然血糖升高,但尿糖阴性。肾糖阈降低时,虽然血糖正常,尿糖可阳性。

2.血糖测定和 OGTT

血糖升高是诊断糖尿病的主要依据,又是判断糖尿病病情和控制情况的主要指标。血糖值反映的是瞬间血糖状态。常用葡萄糖氧化酶法测定。抽静脉血或取毛细血管血,可用血浆、血清或全血。如血细胞比容正常,血浆、血清血糖比全血血糖高 15%。诊断糖尿病时必须用静脉血浆测定血糖,治疗过程中随访血糖控制情况可用便携式血糖计测定末梢血糖。

当血糖高于正常范围而又未达到诊断糖尿病标准时,须进行 OGTT。OGTT 应在无摄入任何热量8小时后,清晨空腹进行,成人口服 75 g 无水葡萄糖,溶于 250～300 mL 水中,5～10 分钟内饮完,空腹及开始饮葡萄糖水后 2 小时测静脉血浆葡萄糖。儿童服糖量按每千克体重 1.75 g 计算,总量不超过 75 g。

如下因素可影响 OGTT 结果的准确性:试验前连续 3 天膳食中糖类摄入过少、长期卧床或极少活动、应激情况、应用药物(如噻嗪类利尿剂、β 受体阻滞剂、糖皮质激素等)、吸烟等。因此急性疾病或应激情况时不宜行 OGTT;试验过程中,受试者不喝茶及咖啡、不吸烟、不做剧烈运动;试验前 3 天内摄入足量碳水化合物;试验前 3～7 天停用可能影响的药物。

3.糖化血红蛋白和糖化血浆白蛋白测定

糖化血红蛋白是葡萄糖或其他糖与血红蛋白的氨基发生非酶催化反应(一种不可逆的蛋白糖化反应)的产物,其量与血糖浓度呈正相关。糖化血红蛋白有 a、b、c 3 种,以糖化血红蛋白c最为重要。正常人糖化血红蛋白 c 占血红蛋白总量的 3%～6%,不同实验室之间其参考值有一定差异。血糖控制不良者糖化血红蛋白 c 升高,并与血糖升高的程度和持续时间相关。由于红细胞在血液循环中的寿命约为 120 天,因此糖化血红蛋白 c 反映患者近 8～12 周平均血糖水平,为评价糖尿病长期血糖控制水平的主要监测指标之一。需要注意糖化血红蛋白 c 受检测方法、有无贫血和血红蛋白异常疾病、红细胞转换速度、年龄等因素的影响。另外,糖化血红蛋白 c 不能反映瞬时血糖水平及血糖波动情况,也不能确定是否发生过低血糖。

血浆蛋白(主要为白蛋白)同样也可与葡萄糖发生非酶催化的糖化反应而形成果糖胺,其形成的量也与血糖浓度和持续时间相关,正常值为 1.7～2.8 mmol/L。由于白蛋白在血中半衰期为 19 天,故果糖胺反映患者近 2～3 周内平均血糖水平,为糖尿病患者近期病情监测的指标。

(二)胰岛 β 细胞功能检查

1.胰岛素释放试验

正常人空腹基础血浆胰岛素为 35～145 pmol/L(5～20 mU/L)，口服 75 g 无水葡萄糖(或 100 g 标准面粉制作的馒头)后，血浆胰岛素在 30～60 分钟上升至高峰，峰值为基础值的 5～10 倍，3～4 小时恢复到基础水平。本试验反映基础和葡萄糖介导的胰岛素释放功能。胰岛素测定受血清中胰岛素抗体和外源性胰岛素的干扰。

2.C 肽释放试验

C 肽释放试验方法同上。正常人空腹基础值不小于 400 pmol/L，高峰时间同上，峰值为基础值的 5～6 倍。也反映基础和葡萄糖介导的胰岛素释放功能。C 肽测定不受血清中的胰岛素抗体和外源性胰岛素的影响。

3.其他检测

β 细胞功能的方法如静脉注射葡萄糖-胰岛素释放试验和高糖钳夹试验可了解胰岛素释放第一时相；胰高糖素-C 肽刺激试验和精氨酸刺激试验可了解非糖介导的胰岛素分泌功能等。可根据患者的具体情况和检查目的而选用。

(三)其他检查

1.血脂水平检测

胆固醇，尤其是 LDL-C 在动脉粥样硬化发生和发展中发挥着关键作用。糖尿病患者发生动脉粥样硬化的危险度明显增高，故要严密监测血脂，并结合年龄、性别、吸烟与否、血压水平及有无血管病变等确定个体化血脂治疗方案及达标标准。

2.足底压力检测

有条件者可行足底压力分析，以指导糖尿病足患者的足部护理及对足矫形器的监测。

3.有关病因和发病机制的检查

GADA、ICA、IAA 及 IA-2A 的联合检测；胰岛素敏感性检查；基因分析等。

五、糖尿病的诊断与鉴别诊断

大多数早期 T2DM 患者并无明显症状，故容易漏诊和误诊。在临床工作中要善于发现糖尿病，尽可能早期诊断和治疗。糖尿病诊断以血糖升高为依据，血糖的正常值和糖代谢异常的诊断切点是依据血糖值与糖尿病特异性并发症(如视网膜病变)发生风险的关系来确定。应注意如单纯检查空腹血糖，糖尿病漏诊率高，应加测餐后血糖，必要时进行 OGTT。

(一)诊断线索

有多食、多饮、多尿及体重减轻(三多一少)症状者；以糖尿病各种急慢性并发症或伴发病首诊就诊者；原因不明的酸中毒、失水、昏迷、休克；反复发作的皮肤疖或痈、真菌性阴道炎等；手足麻木、视物模糊等。高危人群：有糖调节受损史(IFG 和/或 IGT)；年龄≥45 岁；超重或肥胖；T2DM 的一级亲属；有巨大儿生产史或妊娠糖尿病史等。

(二)诊断标准

我国目前采用国际上通用 WHO 糖尿病专家委员会提出的诊断和分类标准(表 8-1、表 8-2)，要点如下。

表 8-1 糖尿病诊断标准

诊断标准	静脉血浆葡萄糖水平(mmol/L)
(1)糖尿病症状+随机血糖	≥11.1
(2)空腹血糖(FPG)	≥7.0
(3)OGTT 2 小时血糖	≥11.1

注:需再测一次予以证实,诊断才能成立。随机血糖指不考虑上次用餐时间,一天中任意时间的血糖,不能用来诊断 IFG 或 IGT

表 8-2 糖代谢状态分类

糖代谢分类	静脉血浆葡萄糖水平(mmol/L)	
	空腹血糖(FPG)	糖负荷后 2 小时血糖水平
正常血糖(NGR)	<6.1	<7.8
空腹血糖受损(IFG)	6.1~6.9	<7.8
糖耐量减低(IGT)	<7.0	7.8~11.0
糖尿病(DM)	≥7.0	≥11.1

注:2003 年 11 月国际糖尿病专家委员会建议将 IFG 的界限值修订为 5.6~6.9 mmol/L

(1)糖尿病诊断是基于空腹(FPG)、任意时间或 OGTT 中 2 小时血糖值。空腹指至少 8 小时内无任何热量摄入;任意时间指一天内任何时间,无论上一次进餐时间及食物摄入量。糖尿病症状指多尿、烦渴多饮和难于解释的体重减轻。FPG 3.9~6.0 mmol/L(70~108 mg/dL)为正常;6.1~6.9 mmol/L(110~125 mg/dL)为 IFG;≥7.0 mmol/L(126 mg/dL)应考虑糖尿病。OGTT 中 2 小时血糖值<7.7 mmol/L(139 mg/dL)为正常糖耐量;7.8~11.0 mmol/L(140~199 mg/dL)为 IGT;≥11.1 mmol/L(200 mg/dL)应考虑糖尿病。

(2)糖尿病的临床诊断推荐采用葡萄糖氧化酶法测定静脉血浆葡萄糖。

(3)对于无糖尿病症状,仅一次血糖值达到糖尿病诊断标准者,必须在另一天复查核实而确定诊断;如复查结果未达到糖尿病诊断标准,应定期复查。IFG 或 IGT 的诊断应根据 3 个月内的两次 OGTT 结果,用其平均值来判断。严重疾病(急性严重感染、创伤)或其他应激情况下,可因拮抗胰岛素的激素(如儿茶酚胺、皮质醇等)分泌增多而发生应激性高血糖;但这种代谢紊乱常为暂时性和自限性,因此在应激因素消失前,不能据此时血糖诊断糖尿病,必须在应激消除后复查才能明确其糖代谢状况。

(4)儿童糖尿病诊断标准与成人相同。

(5)孕期首次产前检查时,使用普通糖尿病诊断标准筛查孕前未诊断的 T2DM,如达到糖尿病诊断标准即可判断孕前就患有糖尿病。如初次检查结果正常,则在孕 24~28 周筛查有无 GDM。

(6)近年对应用糖化血红蛋白作为糖尿病诊断指标的国内外研究很多,并得到了广泛的关注。糖化血红蛋白是评价长期血糖控制的金标准。流行病学和循证医学研究证明糖化血红蛋白能稳定和可靠地反映患者的预后。且糖化血红蛋白具有检测变异小、更稳定、可采用与 DCCT/UKPDS一致的方法并进行标化、无须空腹或定时采血且受应激等急性状态影响小等优点。美国糖尿病协会(ADA)已经把糖化血红蛋白≥6.5%作为糖尿病的诊断标准,WHO 也建议在条件成熟的地方采用糖化血红蛋白作为诊断糖尿病的指标。然而由于我国有关糖化血红蛋白诊断糖尿病切点的相关资料尚不足,而且我国尚缺乏糖化血红蛋白检测方法的标准化,包括测定仪器和测定方法的质量控制存在着明显的地区差异,故目前在我国尚不推荐采用糖化血红蛋白诊断糖尿病。

(三)鉴别诊断

注意鉴别其他原因所致尿糖阳性。肾性糖尿因肾糖阈降低所致,尿糖阳性,但血糖及OGTT正常。某些非葡萄糖的糖尿如果糖、乳糖、半乳糖尿,用班氏试剂(硫酸铜)检测呈阳性反应,用葡萄糖氧化酶试剂检测呈阴性反应。

甲状腺功能亢进症、胃空肠吻合术后,因碳水化合物在肠道吸收快,可引起进食后 $0.5\sim1$ 小时血糖过高,出现糖尿,但 FPG 和餐后 2 小时血糖正常。严重弥漫性肝病患者,葡萄糖转化为肝糖原功能减弱,肝糖原贮存减少,进食后 $0.5\sim1$ 小时血糖过高,出现糖尿,但 FPG 偏低,餐后 $2\sim3$ 小时血糖正常或低于正常。急性应激状态时,胰岛素拮抗激素(如肾上腺素、ACTH、肾上腺皮质激素和生长激素)分泌增加,可使糖耐量减低,出现一过性血糖升高、尿糖阳性,应激过后可恢复正常。

(四)分型

最重要的是鉴别 T1DM 和 T2DM,由于两者缺乏明确的生化或遗传学标志,主要根据临床特点和发展过程,从发病年龄、起病急缓、症状轻重、体重、有否酮症酸中毒倾向、是否依赖外源胰岛素维持生命等方面,结合胰岛 β 细胞自身抗体和 β 细胞功能检查结果而进行临床综合分析判断。一般来说,T1DM 发病年龄轻,起病急、症状较重,明显消瘦,有酮症倾向,需要胰岛素治疗。但两者的区别都是相对的,临床单靠血糖水平不能区分 T1DM 还是 T2DM,有些患者诊断初期可能同时具有 T1DM 和 T2DM 的特点,如这些人发病年龄较小但进展慢、一般不胖、胰岛素分泌功能降低但尚未达容易发生酮症的程度、其中相当部分患者使用口服降糖药即可达良好血糖控制,这些患者确实暂时很难明确归为 T1DM 或 T2DM;这时可先做一个临时性分型,用于指导治疗。然后依据对治疗的初始反应和 β 细胞功能的动态变化再重新评估和分型。随着疾病的进展,诊断会越来越明确。从发病机制角度来讲,胰岛 β 细胞自身抗体是诊断 T1DM 的特异指标。

MODY 和线粒体基因突变糖尿病有一定临床特点,但确诊有赖于基因分析。

许多内分泌疾病,如肢端肥大症(或巨人症)、库欣综合征、嗜铬细胞瘤可分泌生长激素、皮质醇、儿茶酚胺,抵抗胰岛素而引起继发性糖尿病。还要注意药物影响和其他特殊类型糖尿病。

(五)并发症和伴发病的诊断

对糖尿病的各种并发症及经常伴随出现的肥胖、高血压、血脂异常等也须进行相应检查和诊断以便及时治疗。

T1DM 应根据体征和症状考虑自身免疫性甲状腺疾病、系统性红斑狼疮等的筛查。

六、糖尿病的治疗

由于糖尿病的病因和发病机制尚未完全阐明,目前仍缺乏病因治疗。

糖尿病治疗的近期目标是通过控制高血糖和相关代谢紊乱以消除糖尿病症状和防止出现急性严重代谢紊乱;远期目标是通过良好的代谢控制达到预防和/或延缓糖尿病慢性并发症的发生和发展,维持良好健康和学习、劳动能力,提高患者的生活质量、降低病死率和延长寿命。保障儿童患者的正常生长发育。

近年循证医学的发展促进了糖尿病治疗观念的进步,糖尿病的控制已从传统意义上的治疗转变为系统管理,最好的管理模式是以患者为中心的团队式管理,团队主要成员包括全科和专科医师、糖尿病教员、营养师、运动康复师、患者及其家属等,并建立定期随访和评估系统。

近年临床研究证实:使新诊断的糖尿病患者达到良好血糖控制可延缓糖尿病微血管病变的发生、发展;早期有效控制血糖可能对大血管有较长期的保护作用(代谢记忆效应);全面控制T2DM的危险因素可明显降低大血管和微血管病变的发生风险和死亡风险。早期良好控制血糖尚可保护β细胞功能及改善胰岛素敏感性。故糖尿病管理须遵循早期和长期、积极而理性、综合治疗和全面达标、治疗措施个体化等原则。IDF提出糖尿病综合管理5个要点(有"五驾马车"之称):糖尿病教育、医学营养治疗、运动治疗、血糖监测和药物治疗。

已有证据显示,将HbA1c降至7%左右或以下可显著减少糖尿病微血管并发症;如在诊断糖尿病后早期降低HbA1c,可以减少慢性大血管病变风险。应对血糖控制的风险与获益、可行性和社会因素等进行综合评估,为患者制定合理的个体化HbA1c控制目标。对于大多数非妊娠成人,HbA1c的合理控制目标为<7%。ADA和EASD立场声明建议,对于某些患者(如病程短、预期寿命长、无明显的CVD等),在无明显的低血糖或其他不良反应的前提下,可考虑更严格的HbA1c目标(如HbA1c 6.0%~6.5%)。而对于有严重低血糖病史,预期寿命有限,有显著的微血管或大血管并发症,或有严重的并发症,糖尿病病程长,并且尽管进行了糖尿病自我管理教育、合适的血糖监测、接受有效剂量的多种降糖药物包括胰岛素治疗仍然很难达标的患者,应采用较为宽松的HbA1c目标(如HbA1c 7.5%~8%,或甚至更高些)。即糖尿病患者血糖控制目标应该遵循个体化的原则。

(一)糖尿病健康教育

糖尿病健康教育是重要的基础管理措施之一。每位糖尿病患者一旦诊断即应规范接受糖尿病教育,目标是使患者充分认识糖尿病并掌握糖尿病的自我管理能力。健康教育被公认是决定糖尿病管理成败的关键。良好的健康教育可充分调动患者的主观能动性,积极配合治疗,有利于疾病控制达标,防止各种并发症的发生和发展,降低医疗费用和负担,使患者和国家均受益。健康教育包括糖尿病防治专业人员的培训,医务人员的继续医学教育,患者及其家属和公众的卫生保健教育。应对患者和家属耐心宣教,使其认识到糖尿病是终身疾病,治疗需持之以恒,充分认识自身的行为和自我管理能力是糖尿病能否成功控制的关键。同时促进患者治疗性生活方式改变,定期辅导并应将其纳入治疗方案,让患者了解糖尿病的基础知识和治疗控制要求,学会自我血糖监测,掌握医学营养治疗的具体措施和体育锻炼的具体要求,使用降血糖药物的注意事项,学会胰岛素注射技术,从而在医务人员指导下长期坚持合理治疗并达标,坚持随访,按需要调整治疗方案。同时,糖尿病健康教育应涉及社会心理问题,因为良好情感状态与糖尿病治疗效果密切相关。劝诫患者戒烟和烈性酒,讲求个人卫生,预防各种感染。

(二)医学营养治疗

医学营养治疗是糖尿病基础管理措施,是综合管理的重要组成部分。对医学营养治疗的依从性是决定患者能否达到理想代谢控制的关键影响因素。其主要目标是纠正代谢紊乱、达到良好的代谢控制、减少CVD的危险因素、提供最佳营养以改善患者健康状况、减缓β细胞功能障碍的进展。总的原则是确定合理的总能量摄入,合理、均衡地分配各种营养物质,恢复并维持理想体重。

1.计算总热量

首先按患者性别、年龄和身高查表或用简易公式计算理想体重[理想体重(kg)=身高(cm)

－105]，然后根据理想体重和工作性质，参照原来生活习惯等，计算每天所需总热量。成年人休息状态下每天每千克理想体重给予热量 25～30 kcal，轻体力劳动 30～35 kcal，中度体力劳动 35～40 kcal，重体力劳动 40 kcal 以上。儿童、孕妇、乳母、营养不良及伴有消耗性疾病者应酌情增加，肥胖者酌减，使体重逐渐恢复至理想体重的±5％左右。

2.膳食搭配

膳食中碳水化合物所提供的能量应占饮食总热量的 50％～60％。不同种类碳水化合物引起血糖增高的速度和程度有很大不同，可用食物生糖指数（GI）来衡量。GI 指进食恒量的食物（含 50 g 碳水化合物）后，2～3 小时内的血糖曲线下面积相比空腹时的增幅除以进食 50 g 葡萄糖后的相应增幅。GI≤55％为低 GI 食物，55％～70％为中 GI 食物，GI≥70％为高 GI 食物。低 GI 食物有利于血糖控制和控制体重。应限制含糖饮料摄入；可适量摄入糖醇和非营养性甜味剂。肾功能正常的糖尿病个体，推荐蛋白质的摄入量占供能比的 10％～15％，成人每天每千克理想体重 0.8～1.2 g；孕妇、乳母、营养不良或伴消耗性疾病者增至 1.5～2.0 g；伴有糖尿病肾病而肾功能正常者应限制至 0.8 g，血尿素氮已升高者应限制在 0.6 g 以下；蛋白质应至少有 1/3 来自动物蛋白质，以保证必需氨基酸的供给。膳食中由脂肪提供的能量不超过总热量的 30％，其中饱和脂肪酸不应超过总热量的 7％；食物中胆固醇摄入量应＜300 mg/d。

此外，各种富含食用纤维的食品可延缓食物吸收，降低餐后血糖高峰，有利于改善糖、脂代谢紊乱，并促进胃肠蠕动、防止便秘。提倡食用绿叶蔬菜、豆类、块根类、粗谷物、含糖成分低的水果等。

3.糖尿病的营养补充治疗

没有明确的证据显示糖尿病患者群维生素或矿物质的补充是有益的（如果没有缺乏）。不建议常规补充抗氧化剂如维生素 E、维生素 C 和胡萝卜素，因为缺乏有效性和长期安全性的证据。目前的证据不支持糖尿病患者补充 n-3（EPA 和 DHA）预防或治疗心血管事件的建议。没有足够的证据支持糖尿病患者常规应用微量元素如铬、镁和维生素 D 以改善血糖控制。没有足够的证据支持应用肉桂或其他中药/补充剂治疗糖尿病。

4.饮酒

成年糖尿病患者如果想饮酒，每天饮酒量应适度（成年女性每天饮酒的酒精量≤15 g，成年男性≤25 g）。饮酒或许使糖尿病患者发生迟发低血糖的风险增加，尤其是应用胰岛素或促胰岛素分泌剂的患者。教育并保证让患者知晓如何识别和治疗迟发低血糖。

5.钠摄入

普通人群减少钠摄入每天＜2 300 mg 的建议对糖尿病患者也是合适的。对糖尿病合并高血压的患者，应考虑进一步减少钠的摄入。

6.合理分配

确定每天饮食总热量和糖类、蛋白质、脂肪的组成后，按每克糖类、蛋白质产热 4 kcal，每克脂肪产热 9 kcal，将热量换算为食品后制订食谱，并根据生活习惯、病情和配合药物治疗需要进行安排。可按每天三餐分配为 1/5、2/5、2/5 或 1/3、1/3、1/3。

以上仅是原则估算，在治疗过程中要根据患者的具体情况进行调整。如肥胖患者在治疗措施适当的前提下，体重不下降，应进一步减少饮食总热量；体形消瘦的患者，经治疗体重已恢复者，其饮食方案也应适当调整，避免体重继续增加。

（三）运动治疗

体育运动在糖尿病患者的管理中占重要地位，尤其对肥胖的 T2DM 患者，运动可增加胰岛素敏感性,有助于控制血糖和体重。根据年龄、性别、体力、病情、有无并发症及既往运动情况等不同条件,在医师指导下开展有规律的合适运动,循序渐进,并长期坚持。建议糖尿病患者每周至少进行150分钟的中等强度的有氧体力活动(50%~70%最大心率),每周运动时间应该分布在3天以上,运动间隔时间一般不超过2天。若无禁忌证,应该鼓励 T2DM 患者每周至少进行2次阻力性肌肉运动。如果患者觉得达到所推荐的运动量和时间有困难,应鼓励他们尽可能进行适当的体育运动。运动前、中、后要监测血糖。运动量大或激烈运动时应建议患者调整食物及药物,以免发生低血糖。T1DM 患者为避免血糖波动过大,体育锻炼宜在餐后进行,运动量不宜过大,持续时间不宜过长。血糖>14 mmol/L,有明显的低血糖症状或者血糖波动较大、有糖尿病急性并发症和心眼脑肾等严重慢性并发症者暂不适宜运动。

(四)病情监测

糖尿病病情监测包括血糖监测、其他 CVD 危险因素和并发症的监测。

血糖监测基本指标包括空腹血糖、餐后血糖和 HbA1c。HbA1c 是评价长期血糖控制的金指标,也是指导临床调整治疗方案的重要依据之一,推荐糖尿病患者开始治疗时每3个月检测1次 HbA1c,血糖达标后每年也至少监测2次。也可用糖化血清蛋白来评价近2~3周的血糖控制情况。建议患者应用便携式血糖计进行自我监测血糖(SMBG),以了解血糖的控制水平和波动情况,指导调整治疗方案。自我血糖监测适用于所有糖尿病患者,尤其对妊娠和胰岛素治疗的患者更应加强自我血糖监测。SMBG 的方案、频率和时间安排应根据患者的病情、治疗目标和治疗方案决定。

患者每次就诊时均应测量血压;每年至少1次全面了解血脂及心、肾、神经、眼底等情况,以便尽早发现问题并给予相应处理。

(五)高血糖的药物治疗

1.口服降糖药物

高血糖的药物治疗多基于2型糖尿病的两个主要病理生理改变——胰岛素抵抗和胰岛素分泌受损。口服降糖药物根据作用效果的不同,可以分为促胰岛素分泌剂(磺脲类、格列奈类、DPP-Ⅳ抑制剂)和非促胰岛素分泌剂(双胍类、噻唑烷二酮类、α糖苷酶抑制剂)。磺脲类药物、格列奈类药物直接刺激胰岛素分泌;DPP-Ⅳ抑制剂通过减少体内 GLP-1 的分解而增加 GLP-1 增加胰岛素分泌的作用;噻唑烷二酮类药物可改善胰岛素抵抗;双胍类药物主要减少肝脏葡萄糖的输出;α糖苷酶抑制剂主要延缓碳水化合物在肠道内的吸收。

(1)二甲双胍:目前临床上使用的双胍类药物主要是盐酸二甲双胍。双胍类药物主要药理作用是通过减少肝脏葡萄糖的输出和改善外周胰岛素抵抗而降低血糖。许多国家和国际组织制定的糖尿病指南中推荐二甲双胍作为2型糖尿病患者控制高血糖的一线用药和联合用药中的基础用药。临床试验显示,二甲双胍可以使 HbA1c 下降1%~2%并可使体重下降。单独使用二甲双胍类药物不导致低血糖,但二甲双胍与胰岛素或促胰岛素分泌剂联合使用时可增加低血糖发生的危险性。二甲双胍的主要不良反应为胃肠道反应。双胍类药物罕见的严重不良反应是诱发乳酸酸中毒。因此,双胍类药物禁用于肾功能不全[血肌酐水平男性>1.5 mg/dL,女性>1.4 mg/dL或肾小球滤过率<60 mL/(min·1.73 m²)]、肝功能不全、严重感染、缺氧或接受大手术的患者。在做造影检查使用碘化造影剂时,应暂时停用二甲双胍。

(2)磺脲类药物:磺脲类药物属于促胰岛素分泌剂,主要药理作用是通过刺激胰岛β细胞分泌胰岛素,增加体内的胰岛素水平而降低血糖。临床试验显示,磺脲类药物可以使 HbA1c 降低

1%～2%，是目前许多国家和国际组织制定的糖尿病指南中推荐的控制 2 型糖尿病患者高血糖的主要用药。目前在我国上市的磺脲类药物主要为格列苯脲、格列苯脲、格列齐特、格列吡嗪和格列喹酮。磺脲类药物如果使用不当可以导致低血糖，特别是在老年患者和肝、肾功能不全者；磺脲类药物还可以导致体重增加。有肾功能轻度不全的患者，宜选择格列喹酮。患者依从性差时，建议服用每天一次的磺脲类药物。

（3）噻唑烷二酮类药物：噻唑烷二酮类药物主要通过增加靶细胞对胰岛素作用的敏感性而降低血糖。目前在我国上市的噻唑烷二酮类药物主要有罗格列酮和吡格列酮。临床试验显示，噻唑烷二酮类药物可以使 HbA1c 下降 1%～1.5%。噻唑烷二酮类药物单独使用时不导致低血糖，但与胰岛素或促胰岛素分泌剂联合使用时可增加发生低血糖的风险。体重增加和水肿是噻唑烷二酮类药物的常见不良反应，这种不良反应在与胰岛素联合使用时表现更加明显。噻唑烷二酮类药物的使用还与骨折和心力衰竭风险增加相关。在有心力衰竭（纽约心力衰竭分级 Ⅱ 以上）的患者、有活动性肝病或转氨酶增高超过正常上限2.5 倍的患者，以及有严重骨质疏松和骨折病史的患者中应禁用本类药物。

（4）格列奈类药物：为非磺脲类的胰岛素促泌剂，我国上市的有瑞格列奈，那格列奈和米格列奈。本类药物主要通过刺激胰岛素的早期分泌而降低餐后血糖，具有吸收快、起效快和作用时间短的特点，可降低 HbA1c 0.3%～1.5%。此类药物需在餐前即刻服用，可单独使用或与其他降糖药物联合应用（磺脲类除外）。格列奈类药物的常见不良反应是低血糖和体重增加，但低血糖的发生频率和程度较磺脲类药物轻。

（5）α 糖苷酶抑制剂：α 糖苷酶抑制剂通过抑制碳水化合物在小肠上部的吸收而降低餐后血糖。适用于以碳水化合物为主要食物成分和餐后血糖升高的患者。国内上市的 α 糖苷酶抑制剂有阿卡波糖、伏格列波糖和米格列醇。α 糖苷酶抑制剂可使 HbA1c 下降 0.5%～0.8%，不增加体重，并且有使体重下降的趋势，可与磺脲类、双胍类、噻唑烷二酮类或胰岛素合用。α 糖苷酶抑制剂的常见不良反应为胃肠道反应。服药时从小剂量开始，逐渐加量是减少不良反应的有效方法。单独服用本类药物通常不会发生低血糖；合用 α 糖苷酶抑制剂的患者如果出现低血糖，治疗时需使用葡萄糖、牛奶或蜂蜜，而食用蔗糖或淀粉类食物纠正低血糖的效果差。

（6）二肽基肽酶-Ⅳ 抑制剂（DPP-Ⅳ 抑制剂）：DPP-Ⅳ 抑制剂通过抑制二肽基肽酶-Ⅳ 而减少 GLP-1 在体内的失活，增加 GLP-1 在体内的水平。GLP-1 以葡萄糖浓度依赖的方式增强胰岛素分泌，抑制胰高血糖素分泌。目前国内上市的 DPP-Ⅳ 抑制剂为西格列汀。在包括中国 2 型糖尿病患者在内的临床试验显示 DPP-Ⅳ 抑制剂可降低 HbA1c 0.5%～1.0%。DPP-Ⅳ 抑制剂单独使用不增加低血糖发生的风险，不增加体重。目前在我国上市的西格列汀在有肾功能不全的患者中使用时应注意减少药物的剂量。

（7）GLP-1 受体激动剂：GLP-1 受体激动剂通过激动 GLP-1 受体而发挥降低血糖的作用。GLP-1 受体激动剂以葡萄糖浓度依赖的方式增强胰岛素分泌、抑制胰高血糖素分泌并能延缓胃排空和通过中枢性的抑制食欲而减少进食量。目前国内上市的 GLP-1 受体激动剂为艾塞那肽，需皮下注射。在包括中国2 型糖尿病患者在内的临床试验显示 GLP-1 受体激动剂可以使 HbA1c 降低 0.5%～1%。GLP-1 受体激动剂可以单独使用或与其他口服降糖药物联合使用。GLP-1 受体激动剂有显著的体重降低作用，单独使用无明显导致低血糖发生的风险。GLP-1 受体激动剂的常见胃肠道不良反应，如恶心，程度多为轻到中度，主要见于刚开始治疗时，随治疗时间延长逐渐减少。

2.胰岛素治疗

胰岛素治疗是控制高血糖的重要手段。1型糖尿病患者需依赖胰岛素维持生命,也必须使用胰岛素控制高血糖。2型糖尿病患者虽然不需要胰岛素来维持生命,但由于口服降糖药的失效或出现口服药物使用的禁忌证时,仍需要使用胰岛素控制高血糖,以减少糖尿病急、慢性并发症发生的危险。在某些时候,尤其是病程较长时,胰岛素治疗可能会变成最佳的、甚至是必需的保持血糖控制的措施。

开始胰岛素治疗后应该继续坚持饮食控制和运动,并加强对患者的宣教,鼓励和指导患者进行自我血糖监测,以便于胰岛素剂量调整和预防低血糖的发生。所有开始胰岛素治疗的患者都应该接受低血糖危险因素、症状和自救措施的教育。

胰岛素的治疗方案应该模拟生理性胰岛素分泌的模式,包括基础胰岛素和餐时胰岛素两部分的补充。胰岛素根据其来源和化学结构可分为动物胰岛素、人胰岛素和胰岛素类似物。胰岛素根据其作用特点可分为超短效胰岛素类似物、常规(短效)胰岛素、中效胰岛素、长效胰岛素(包括长效胰岛素类似物)和预混胰岛素(包括预混胰岛素类似物)。临床试验证明,胰岛素类似物与人胰岛素相比控制血糖的能力相似,但在模拟生理性胰岛素分泌和减少低血糖发生的危险性方面胰岛素类似物优于人胰岛素。

(1)胰岛素的起始治疗:①1型糖尿病患者在发病时就需要胰岛素治疗,而且需终身胰岛素替代治疗。②2型糖尿病患者在生活方式和口服降糖药联合治疗的基础上,如果血糖仍然未达到控制目标,即可开始口服药物和胰岛素的联合治疗。一般经过较大剂量多种口服药物联合治疗后 HbA1c 仍>7%时,就可以考虑启动胰岛素治疗。③对新发病并与1型糖尿病鉴别困难的消瘦的糖尿病患者,应该把胰岛素作为一线治疗药物。④在糖尿病病程中(包括新诊断的2型糖尿病患者),出现无明显诱因的体重下降时,应该尽早使用胰岛素治疗。⑤根据患者的具体情况,可选用基础胰岛素或预混胰岛素起始胰岛素治疗。

胰岛素的起始治疗中基础胰岛素的使用:①基础胰岛素包括中效人胰岛素和长效胰岛素类似物。当仅使用基础胰岛素治疗时,不必停用胰岛素促分泌剂。②使用方法:继续口服降糖药物治疗,联合中效或长效胰岛素睡前注射。起始剂量为 0.2 U/kg 体重。根据患者空腹血糖水平调整胰岛素用量,通常每3~5天调整一次,根据血糖的水平每次调整1~4 U 直至空腹血糖达标。如3个月后空腹血糖控制理想但 HbA1c 不达标,应考虑调整胰岛素治疗方案。

胰岛素的起始治疗中预混胰岛素的使用:①预混胰岛素包括预混人胰岛素和预混胰岛素类似物。根据患者的血糖水平,可选择每天一到两次的注射方案。当使用每天两次注射方案时,应停用胰岛素促泌剂。②使用方法包括以下2条。每天一次预混胰岛素:起始的胰岛素剂量一般为 0.2 U/kg 每天,晚餐前注射。根据患者空腹血糖水平调整胰岛素用量,通常每3~5天调整一次,根据血糖的水平每次调整1~4 U 直至空腹血糖达标。每天两次预混胰岛素:起始的胰岛素剂量一般为每天 0.4~0.6 U/kg,按1:1的比例分配到早餐前和晚餐前。根据空腹血糖,早餐后血糖和晚餐前后血糖分别调整早餐前和晚餐前的胰岛素用量,每3~5天调整一次,根据血糖水平每次调整的剂量为1~4 U,直到血糖达标。1型糖尿病在蜜月期阶段,可以短期使用预混胰岛素2~3次/天注射。

(2)胰岛素的强化治疗。

1)多次皮下注射:①在上述胰岛素起始治疗的基础上,经过充分的剂量调整,如患者的血糖水平仍未达标或出现反复的低血糖,需进一步优化治疗方案。可以采用餐时+基础胰岛素或每天三次预混胰岛素类似物进行胰岛素强化治疗。②使用方法包括以下 2 条。餐时＋基础胰岛素：根据睡前和三餐前血糖的水平分别调整睡前和三餐前的胰岛素用量，每 3～5 天调整一次，根据血糖水平每次调整的剂量为 1～4 U，直到血糖达标；每天 3 次预混胰岛素类似物：根据睡前和三餐前血糖水平进行胰岛素剂量调整，每3～5 天调整一次，直到血糖达标。

2)持续皮下胰岛素输注(CSII)：①是胰岛素强化治疗的一种形式，更接近生理性胰岛素分泌模式，在控制血糖方面优于多次皮下注射且低血糖发生的风险小。②需要胰岛素泵来实施治疗。③主要适用人群有：1 型糖尿病患者；计划受孕和已妊娠的糖尿病妇女；需要胰岛素强化治疗的2 型糖尿病患者。

3)特殊情况下胰岛素的应用：对于血糖较高的初发 2 型糖尿病患者，由于口服药物很难使血糖得到满意的控制，而高血糖毒性的迅速缓解可以部分减轻胰岛素抵抗和逆转 β 细胞功能，故新诊断的 2 型糖尿病伴有明显高血糖时可以使用胰岛素强化治疗。方案可以选择各种胰岛素强化治疗方案。如多次皮下注射、胰岛素泵注射等。应注意加强血糖的监测，及时调整胰岛素剂量，使各点血糖在最短时间接近正常，同时尽量减少低血糖的发生。

4)胰岛素注射装置：可以根据个人需要和经济状况选择使用胰岛素注射笔(胰岛素笔或者特充装置)、胰岛素注射器或胰岛素泵。

(六)T2DM 高血糖的管理策略和治疗流程

应依据患者病情特点结合其经济、文化、对治疗的依从性、医疗条件等多种因素，制定个体化的治疗方案，且强调跟踪随访，根据病情变化调整治疗方案，力求达到安全平稳降糖、长期达标。

生活方式干预是 T2DM 的基础治疗措施，应该贯穿于糖尿病治疗的始终。如果单纯生活方式干预血糖不能达标，应开始药物治疗。选择降糖药物应考虑有效性、安全性及费用。首选二甲双胍，且如果没有禁忌证，其应一直保留在治疗方案中；不适合二甲双胍治疗者可选择其他种类药物。如单独使用二甲双胍治疗血糖未达标，可加用其他种类的降糖药物。基线 HbA1c 很高的患者(如≥9.0%)，也可直接开始两种口服降糖药联合，或胰岛素治疗。两种口服药联合治疗而血糖仍不达标者，可加用胰岛素治疗(每天 1 次基础胰岛素或每天 1～2 次预混胰岛素)或采用 3 种口服药联合治疗。如血糖仍不达标，则应将治疗方案调整为多次胰岛素治疗或 CSII。

在选择治疗药物时也可根据患者血糖特点，如空腹血糖高时可选用双胍类、磺脲类和中长效胰岛素；餐后血糖升高为主时可选用格列奈类和/或 α-糖苷酶抑制剂、短效及超短效胰岛素；DPP-Ⅳ抑制剂及 GLP-1 受体激动剂降低餐后血糖同时可降低空腹血糖，并且低血糖风险小。

(七)手术治疗糖尿病

近年证实减重手术可明显改善肥胖 T2DM 患者的血糖控制，甚至可使部分糖尿病患者"缓解"，术后2～5 年的 T2DM 缓解率可达 60%～80%。故近年 IDF 和 ADA 已将减重手术(代谢手术)推荐为肥胖 T2DM 的可选择的治疗方法之一；我国也已开展这方面的治疗。2013 版《中国2 型糖尿病防治指南》提出减重手术治疗的适应证：BMI＞32 kg/m^2 为可选适应证，28～32 kg/m^2 且合并糖尿病、其他心血管疾病为慎选适应证。但目前各国有关手术治疗的 BMI 切点不同，应规范手术的适应证，权衡利弊，避免手术扩大化和降低手术长、短期并发症发生的风险，并加强手术前后对患者的管理。目前还不适合大规模推广。

(八)胰腺移植和胰岛细胞移植

单独胰腺移植或胰肾联合移植可解除对胰岛素的依赖，改善生活质量。治疗对象主要为 T1DM 患者，目前尚局限于伴终末期肾病的 T1DM 患者；或经胰岛素强化治疗仍难达到控制目标,且反复发生严重代谢紊乱者。然而,由于移植后发生的免疫排斥反应,往往会导致移植失败,故必须长期应用免疫抑制剂。

同种异体胰岛移植可使部分 T1DM 患者血糖水平维持正常达数年。但供体来源的短缺和需要长期应用免疫抑制剂限制了该方案在临床上的广泛推广。且移植后患者体内功能性胰岛细胞的存活无法长期维持,移植后随访 5 年的患者中不依赖胰岛素治疗的比率低于 10%。近年还发现采用造血干细胞或间充质干细胞治疗糖尿病具有潜在的应用价值,但此治疗方法目前尚处于临床前研究阶段。

(九)糖尿病慢性并发症的防治原则

糖尿病慢性并发症是患者致残、致死的主要原因,强调早期防治。T1DM 病程≥5 年者及所有 T2DM 患者确诊后应每年进行慢性并发症筛查。现有证据显示:仅严格控制血糖对预防和延缓 T2DM 患者,特别是那些长病程、已发生 CVD 或伴有多个心血管危险因子患者慢性并发症的发生发展的作用有限,所以应早期和积极全面控制 CVD 危险因素。

在糖尿病合并高血压患者的血压目标值方面各指南有所不同。JNC8 将60 岁以下糖尿病高血压患者的血压目标值设定为 <18.7/12.0 kPa(140/90 mmHg)。2013 年和 2014 年美国糖尿病学会（ADA）糖尿病诊疗指南将糖尿病患者的血压目标值设定为 <18.7/10.7 kPa(140/80 mmHg),而欧洲心脏病学会(ESC)和欧洲糖尿病学会(EASD)联合发布的《2013 糖尿病、糖尿病前期和心血管疾病指南》则将这些目标值设定为<18.7/11.3 kPa(140/85 mmHg),《2013 年中国 2 型糖尿病防治指南》在这一指标上与 ADA 指南保持一致。血压≥18.7/12.0 kPa(140/90 mmHg)者,除接受生活方式治疗外,还应立即接受药物治疗,并及时调整药物剂量使血压达标。糖尿病并高血压患者的药物治疗方案应包括一种血管紧张素转化酶(ACE)抑制剂或血管紧张素受体拮抗剂(ARB)。如果一类药物不能耐受,应该用另一类药物代替。避免 ACEI 和 ARB 联用。为使血压控制达标,常需联用多种药物(最大剂量的 2 种或多种药物)。如果已经应用 ACE 抑制剂、ARB 类或利尿剂,应监测血肌酐/估计肾小球滤过率(eGFR)和血钾水平。糖尿病并慢性高血压的孕妇,为了母亲长期健康和减少胎儿发育损害,建议血压目标值为 14.7～17.2/8.7～10.5 kPa(110～129/65～79 mmHg)。妊娠期间,ACE 抑制剂和 ARB 类均属禁忌。

治疗和管理血脂异常的目的是预防心血管终点事件的发生。LDL-C 是首要的治疗靶标,如果不能检测 LDL-C,那么总胆固醇应作为治疗的靶标。其他如 non-HDL-C 和 Apo B 亦可作为次要的治疗和管理靶标。

心血管风险增加的 T1DM 及 T2DM 患者(10 年风险＞10%),考虑阿司匹林一级预防治疗(剂量 75～162 mg/d)。这包括大部分＞50 岁男性或＞60 岁女性,并至少合并一项其他主要危险因素(CVD 家族史、高血压、吸烟、血脂异常或蛋白尿)。CVD 低危的成年糖尿病患者(10 年 CVD 风险＜5%,如＜50 岁男性或＜60 岁女性且无其他主要 CVD 危险因素者)不应推荐使用阿司匹林预防 CVD,因为出血的潜在不良反应可能抵消了其潜在益处。

严格的血糖控制可预防或延缓 T1DM 和 T2DM 蛋白尿的发生和进展。已有微量白蛋白尿而血压正常的早期肾病患者应用 ACEI 或 ARB 也可延缓肾病的进展;一旦进展至临床糖尿病肾病期,治疗的重点是矫正高血压和减慢 GFR 下降速度。ACEI 或 ARB 除可降低血压外,还可减轻蛋白尿和使 GFR 下降延缓。糖尿病肾病(Ⅳ期)饮食蛋白量为每天每千克体重 0.8 g,以优质动物蛋白为主;GFR 进一步下降后减至 0.6 g 并加用复方 α-酮酸。尽早使用促红细胞生成素纠正贫血,治疗维生素 D-钙磷失平衡可明显改善进展期患者的生活质量和预后。糖尿病肾病肾衰竭者需透析或移植治疗。

综合眼科检查包括散瞳后眼底检查、彩色眼底照相,必要时行荧光造影检查。有任何程度黄斑水肿、严重 NPDR 或任何 PDR 的患者,应该立即转诊给有治疗糖尿病视网膜病变丰富经验的眼科医师。高危 PDR、临床明显的黄斑水肿和部分严重 NPDR 患者,进行激光光凝治疗可以降低失明的危险。糖尿病黄斑水肿是抗血管内皮生长因子(VEGF)治疗的指征。由于阿司匹林不增加视网膜出血的风险且有心脏保护作用,视网膜病变的存在不是阿司匹林治疗的禁忌证。重度 NPDR 应尽早接受视网膜光凝治疗;PDR 患者存在威胁视力情况时(如玻璃体积血不吸收、视网膜前出现纤维增殖、黄斑水肿或视网膜脱离等)应尽早行玻璃体切割手术,争取尽可能保存视力。

所有 T2DM 确诊时和 T1DM 确诊 5 年后应该使用简单的临床检测手段(如 10 g 尼龙丝、音叉振动觉检查等)筛查糖尿病周围神经病变,只有当临床表现不典型时才需要进行电生理学检查;此后至少每年检查一次。除非临床特征不典型,一般不需要进行电生理学检查或转诊给神经病学专家。目前糖尿病周围神经病变尚缺乏有效治疗方法,早期严格控制血糖并保持血糖稳定是防治糖尿病神经病变最重要和有效的方法;其他如甲钴胺、α-硫辛酸、前列腺素类似物、醛糖还原酶抑制剂、神经营养因子等有一定的改善症状和促进神经修复的作用;对痛性糖尿病神经病变可选用抗惊厥药(卡马西平、普瑞巴林和加巴喷丁等)、选择性 5-羟色胺和去甲肾上腺素再摄取抑制剂(度洛西汀)、三环类抗忧郁药物(阿米替林、丙米嗪)减轻神经病变相关的特定症状,改善患者的生活质量。

对所有糖尿病患者每年进行全面的足部检查,以确定溃疡和截肢的危险因素。足部检查应该包括视诊、评估足动脉搏动、保护性感觉丢失的检查(10 g 单尼龙丝＋以下任何一项检查:128 Hz 音叉检查振动觉,针刺感,踝反射或振动觉阈值)。对所有糖尿病患者都应给予糖尿病足自我保护的教育并提供一般的足部自我管理的教育。对于足溃疡及高危足患者,尤其有足溃疡或截肢病史者,推荐多学科管理。吸烟、有 LOPS、畸形或既往有下肢并发症者,应该转诊给足病专家进行持续性预防治疗和终身监护。首次筛查外周动脉病变时,应该包括跛行的病史并评估足动脉搏动。明显跛行或踝肱指数异常者,应该进行进一步的血管评估。对高危足应防止外伤、感染,积极治疗血管和神经病变。对已发生足部溃疡者要鉴别溃疡的性质,给予规范化处理,以降低截肢率和医疗费用。对高足压患者的治疗,除根据引起足压增高的原因给予相应处理外,国外的临床经验已证明,治疗性鞋或鞋垫使压力负荷重新分配,有预防足溃疡发生的作用,尤其是对曾发生过足溃疡和有足畸形的患者效果更好。

所有糖尿病患者应行心理和社会状态评估和随访,及时发现和处理抑郁、焦虑、饮食紊乱和认知功能损害等。

(十)糖尿病合并妊娠及 GDM 的管理

糖尿病合并妊娠及 GDM 均与先兆子痫、大于胎龄儿、剖宫产及肩难产等母婴并发症有关,故整个妊娠期糖尿病控制对确保母婴安全至关重要。由于胎儿发生先天性畸形危险性最大的时期是停经 9 周前及受孕 7 周内,因而糖尿病妇女应在接受胰岛素治疗使血糖控制达标后才受孕。受孕前应进行全面检查,由糖尿病医师和妇产科医师共同评估是否合适妊娠。尽早对 GDM 进行诊断,确诊后即按诊疗常规进行管理。医学营养治疗原则与非妊娠患者相同,务使孕妇体重正常增长。应选用胰岛素控制血糖;虽然国外有文献报道二甲双胍和格列本脲应用于妊娠期患者有效、安全,但我国目前尚未批准任何口服降糖药用于妊娠期高血糖的治疗。密切监测血糖,

GDM 患者妊娠期血糖应控制在餐前及餐后 2 小时血糖值分别≤5.3、6.7 mmol/L,特殊情况下可测餐后 1 小时血糖(≤7.8 mmol/L);夜间血糖不低于 3.3 mmol/L;妊娠期 HbA1c 宜<5.5%。糖尿病合并妊娠患者妊娠期血糖控制应达到下述目标:妊娠早期血糖控制勿过于严格,以防低血糖发生;妊娠期餐前、夜间血糖及 FPG 宜控制在 3.3~5.6 mmol/L,餐后峰值血糖 5.6~7.1 mmol/L,HbA1c<6.0%。无论 GDM 或糖尿病合并妊娠,经过饮食和运动管理,妊娠期血糖达不到上述标准时,应及时加用胰岛素进一步控制血糖。

密切监测胎儿情况和孕妇的血压、肾功能、眼底等。计划怀孕或已经怀孕的女性糖尿病患者应该进行综合性眼科检查,综合评价糖尿病视网膜病变发生和/或发展风险。妊娠前 3 个月应进行眼科检查,随后整个妊娠期间和产后 1 年密切随访。根据胎儿和母亲的具体情况,选择分娩时间和方式。产后注意对新生儿低血糖症的预防和处理。GDM 患者应在产后 6~12 周用 OGTT 及非妊娠糖尿病诊断标准筛查是否有永久性糖尿病,如果血糖正常,应至少每 3 年进行一次糖尿病筛查。

(十一)围术期管理

糖尿病与手术应激之间有复杂的相互影响:糖尿病血管并发症可明显增加手术风险,糖尿病患者更易发生感染及伤口愈合延迟;而手术应激可显著升高血糖,甚至诱发糖尿病急性并发症,增加术后病死率。择期手术前应尽量将空腹血糖控制<7.8 mmol/L 及餐后血糖<10 mmol/L;接受大、中型手术者术前改为胰岛素治疗;并对可能影响手术预后的糖尿病并发症进行全面评估。需急诊手术而又存在酸碱、水电解质平衡紊乱者应及时纠正。术中、术后密切监测血糖,围术期患者血糖控制在 8.0~10.0 mmol/L 较安全。

(十二)免疫接种

年龄≥6 个月的糖尿病患者每年都要接种流感疫苗。所有≥2 岁的糖尿病患者须接种肺炎球菌多糖疫苗。年龄>65 岁的患者如果接种时间超过 5 年者需再接种一次。再接种指征还包括肾病综合征、慢性肾脏疾病及其他免疫功能低下状态,如移植术后。年龄在 19~59 岁的糖尿病患者如未曾接种乙肝疫苗,应该接种。年龄≥60 岁的糖尿病患者如未曾接种乙肝疫苗,也可以考虑接种。

(孙爱荣)

第二节 糖尿病酮症酸中毒

糖尿病酮症酸中毒(DKA)是由于胰岛素不足和升糖激素不适当升高引起的糖、脂肪、蛋白质和水盐与酸碱代谢严重紊乱综合征。糖尿病酮症酸中毒的发生与糖尿病类型有关,T1DM 有发生糖尿病酮症酸中毒的倾向,有的 T1DM 患者以糖尿病酮症酸中毒为首发表现;T2DM 患者亦可被某些诱因诱发糖尿病酮症酸中毒。常见的诱因有急性感染、胰岛素不适当减量或突然中断治疗、饮食不当(如过量或不足、食品过甜和酗酒等)、胃肠疾病(如呕吐和腹泻等)、脑卒中、心肌梗死、创伤、手术、妊娠、分娩和精神刺激等。有时可无明显诱因,严重者有神志障碍,可因并发休克和急性肾衰竭等而导致死亡。

随着糖尿病防治水平的提高,糖尿病酮症酸中毒的总体发病率和发病密度逐年下降。除了年龄是影响发病密度的重要因素外,≤35 岁的年轻女性因糖尿病酮症酸中毒而住院者反而增加,其原因可能主要与糖尿病酮症酸中毒的预防不力有关。

一、病因与发病机制

糖尿病酮症酸中毒的发病机制主要涉及两个方面。一是胰岛素绝对缺乏(T2DM 发生糖尿病酮症酸中毒时与 T1DM 一样)。有人检测 T2DM 和 T1DM 患者发生糖尿病酮症酸中毒时的血清 C 肽,均为不可检出。二是拮抗胰岛素的升糖激素(如胰高血糖素、生长激素和皮质醇等)分泌增多。任何诱因均可使此两种情况进一步加重。

(一)T1DM 因严重胰岛素缺乏导致糖尿病酮症酸中毒

胰岛素缺乏是发生糖尿病酮症酸中毒的病因和发病基础。胰岛素缺乏时,伴随着胰高血糖素等升糖激素的不适当升高,葡萄糖对胰高血糖素分泌的抑制能力丧失,胰高血糖素对刺激(精氨酸和进食)的分泌反应增强,导致肝和肾葡萄糖生成增多和外周组织利用葡萄糖障碍,加剧血糖的进一步升高,并使肝脏的酮体生成旺盛,出现酮症或酮症酸中毒。除了胰高血糖素外,升高血糖的激素还包括儿茶酚胺、糖皮质激素和生长激素等,这些升糖激素在糖尿病酮症酸中毒的发生中起了重要作用。

T1DM 和 T2DM 均可发生糖尿病酮症酸中毒,但 T1DM 比 T2DM 常见。近年来的研究及临床观察发现,成人隐匿性自身免疫性糖尿病(LADA)可能以酮症起病。但 T1DM 和 T2DM 导致胰岛素缺乏的原因有所不同。T1DM 本身即有胰岛素绝对缺乏,依赖胰岛素而生存,中断胰岛素治疗、胰岛素泵使用不当、胰岛素泵发生障碍而"停止"胰岛素治疗或加上诱发因素都可诱发糖尿病酮症酸中毒,严重患者可在无任何诱因的情况下发生糖尿病酮症酸中毒。

(二)T2DM 因急性应激诱发糖尿病酮症酸中毒

通常情况下,T2DM 的胰岛素分泌为相对不足,一般不会发生自发性糖尿病酮症酸中毒。T2DM 患者发生糖尿病酮症酸中毒时均存在 1 个或多个诱因,如严重外伤、手术、卒中、心肌梗死、器官移植和血液透析等,有时是因为使用了抑制胰岛素分泌或拮抗胰岛素作用的药物所致,如糖皮质激素、生长激素、二氮嗪、苯妥英钠、肾上腺素、氢氯噻嗪或奥曲肽等。

(三)其他原因引起或诱发糖尿病酮症酸中毒

引起糖尿病酮症酸中毒的其他原因均属少见。糖尿病与非糖尿病均可发生酮症酸中毒,但糖尿病患者发生的酮症酸中毒(即 DKA)往往更严重。

1.酮症倾向性糖尿病

酮症倾向性糖尿病(KPD)患者糖尿病酮症酸中毒发作时没有明确的诱因,主要见于 T1DM。

2.糖尿病酒精性酮症酸中毒

糖尿病患者饮用过量酒精而引起酒精性酮症酸中毒,伴或不伴糖尿病酮症酸中毒;而非糖尿病者亦可因饮酒过量而引起酒精性酮症酸中毒。因此,单纯的酒精性酮症酸中毒应与糖尿病患者的糖尿病酮症酸中毒鉴别,因为前者只需要补液即可,一般不必补充胰岛素。

3.月经相关性糖尿病酮症酸中毒

女性 T1DM 患者在每次月经期发生糖尿病酮症酸中毒和高血糖危象,糖尿病酮症酸中毒发作与月经周期一致而无诱发糖尿病酮症酸中毒的其他因素存在(月经性糖尿病酮症酸中毒/高血糖症)。

4.药物所致的代谢性酸中毒

该病可危及生命。引起代谢性酸中毒的药物很多,如抗病毒制剂和双胍类等。根据酸中毒的病理生理特征,一般可分为以下几种类型:①肾脏排 H^+ 障碍,如 I 型与 IV 型肾小管酸中毒;②H^+ 的负荷增加,如酸性药物和静脉营养支持治疗等;③HCO_3^- 丢失过多,如药物所致的严重呕吐与 II 型肾小管性酸中毒等。药物所致的代谢性酸中毒的病因诊断主要依赖于药物摄入史,一般可根据动脉血气分析、血清阴离子隙和血清渗透隙等确定诊断。

5.恶性生长抑素瘤

该病罕见,患者因大量分泌生长抑素而出现抑制综合征,表现为酮症酸中毒、低胃酸症、胆石症、脂肪泻、贫血和消瘦,酮症酸中毒的发生与肿瘤分泌大分子生长抑素有关。

(四)过度脂肪分解导致酮体堆积和代谢性酸中毒

由于脂肪动员和分解加速,血液和肝脏中的非酯化脂肪酸(游离脂肪酸,FFA)增加。在胰岛素绝对缺乏的情况下,FFA 在肝内重新酯化受阻而不能合成甘油三酯(TG);同时由于糖的氧化受阻,FFA 的氧化障碍而不能被机体利用;因此,大量 FFA 转变为酮体。糖尿病酮症酸中毒时,酮体被组织利用减少,肾脏因失水而使酮体排出困难,从而造成酮体在体内堆积。含产酮氨基酸的蛋白质分解也增加酮体的产生。血酮升高(酮血症)和尿酮排出增多(酮尿)统称为酮症。酮体中的乙酰乙酸(AcAc)和 β-羟丁酸(OHB)属有机酸性化合物,在机体代偿过程中消耗体内的碱储备。早期由于组织利用及体液缓冲系统和肺与肾的调节,pH 可保持正常;当代谢紊乱进一步加重,血酮浓度继续升高并超过机体的代偿能力时,血 pH 降低,出现失代偿性酮症酸中毒;当 pH<7.0 时,可致呼吸中枢麻痹和严重肌无力,甚至死亡。另一方面,酸中毒时,血 pH 下降使血红蛋白与氧亲和力降低(Bohr 效应),可使组织缺氧得到部分改善。如治疗时过快提高血 pH,反而加重组织缺氧,诱发脑水肿和中枢神经功能障碍,称为酮症酸中毒昏迷。所有以上因素均加重酮症。当酮体在体内堆积过多,血中存在的缓冲系统不能使其中和,则出现酸中毒和水、电解质代谢紊乱。

二、临床表现

酮体在体内堆积依程度的轻重分为酮症和糖尿病酮症酸中毒,前者为代偿期,后者为失代偿期。T1DM 合并糖尿病酮症酸中毒的患者多较年轻,可无诱因而自发;T2DM 合并糖尿病酮症酸中毒多为老年糖尿病患者,发病前多有诱发因素和多种并发症;酮症倾向性糖尿病和 LADA 患者可以糖尿病酮症酸中毒为首发临床表现。根据酸中毒的程度,糖尿病酮症酸中毒分为轻度、中度和重度 3 度。轻度仅有酮症而无酸中毒(糖尿病酮症);中度除酮症外,还有轻至中度酸中毒(DKA);重度是指酸中毒伴意识障碍(糖尿病酮症酸中毒昏迷),或虽无意识障碍,但二氧化碳结合力<10 mmol/L。

(一)糖尿病酮症酸中毒引起失水/电解质丢失/休克

糖尿病酮症酸中毒时,一方面使葡萄糖不能被组织利用;另一方面拮抗胰岛素作用的激素(其中主要是儿茶酚胺、胰高血糖素和糖皮质激素)分泌增多,肝糖原和肌糖原分解增多,肝内糖异生作用增强,肝脏和肌肉中糖释放增加。两者共同作用的后果是血糖升高。

1.失水

大量的葡萄糖从尿中排出,引起渗透性利尿,多尿症状加重,同时引起水和血清电解质丢失。严重失水使血容量减少,可导致休克和急性肾衰竭;失水还使肾血流量减少,酮体从尿中排泄减少而加重酮症。此外,失水使血渗透压升高,导致脑细胞脱水而引起神志改变,但糖尿病酮症酸中毒患者的神志改变与酸中毒程度无直接关系。一般认为,糖尿病酮症酸中毒是由下列因素的综合作用引起的:①血糖和血酮浓度增高使血浆渗透压上升,血糖升高的 mmol 值与血浆渗透压的增值(Δmmol)相等;细胞外液高渗时,细胞内液向细胞外转移,细胞脱水伴渗透性利尿。②蛋白质和脂肪分解加速,渗透性代谢物(经肾)与酮体(经肺)排泄带出水分,加之酸中毒失代偿时的厌食、恶心和呕吐,使水摄入量减少,丢失增多,故患者的水和电解质丢失往往相当严重。③在一般情况下,失水多于失盐;失水引起血容量不足,血压下降甚至循环衰竭。

2.电解质平衡紊乱

渗透性利尿、呕吐及摄入减少、细胞内外水分及电解质的转移及血液浓缩等因素均可导致电解质平衡紊乱。血钠正常或减低,早期由于细胞内液外移引起稀释性低钠血症;进而因多尿和酮体排出致血钠丢失增加,失钠多于失水而引起缺钠性低钠血症;严重高脂血症可出现假性低钠血症。如失水超过失钠,血钠也可增高(缺钠性高钠血症)。由于细胞分解代谢增加,磷在细胞内的有机结合障碍,磷自细胞释出后由尿排出,引起低磷血症。低磷血症导致红细胞 2,3-二磷酸甘油减少,使血红蛋白与氧的亲和力增加,引起组织缺氧。

3.血压下降和休克

多数患者的多尿、烦渴多饮和乏力症状加重,但亦可首次出现。如未及时治疗,病情继续恶化,于2~4天发展至失代偿阶段,出现食欲减退、恶心和呕吐,常伴头痛、烦躁和嗜睡等症状,呼吸深快,呼气中有烂苹果味(丙酮气味)。病情进一步发展,出现严重失水,尿量减少、皮肤黏膜干燥和眼球下陷,脉快而弱,血压下降和四肢厥冷。到晚期,除食欲降低外,多饮、多尿和体重减轻的症状加重,患者常感显著乏力。失水较明显,血容量减少和酸中毒最终导致低血容量性休克。血压下降使肾灌注量降低,当收缩压<9.3 kPa(70 mmHg)时,肾滤过量减少引起少尿或无尿,严重时发生急性肾衰竭。各种反射迟钝甚至消失,终至昏迷。患者还可有感染等诱因引起的临床表现,但常被糖尿病酮症酸中毒的表现掩盖。

(二)其他临床表现依病情而定

1.消化道症状

多数患者有不同程度的消化道症状,如恶心、呕吐、腹痛或上消化道出血等。少数患者腹痛剧烈,酷似急腹症,以儿童及老年患者多见。易误诊,应予注意。其发病机制尚不明了,可能主要与酸中毒有关。

急性食管坏死综合征少见,但后果严重。病因与糖尿病酮症酸中毒、酒精摄入、血栓栓塞、组织低灌注状态、胃内容物腐蚀、胃肠-食管麻痹、幽门梗阻、感染和血管病变有关。主要表现为上消化道出血、上腹部疼痛、呕吐、厌食和发热等;实验室检查可见贫血和粒细胞升高。食管镜检可见黏膜变黑和糜烂,黑色的食管与胃贲门的界线清晰。活检组织可发现坏死黏膜组织。

2.感染表现

有些患者可有体温降低而潜在感染,需要警惕。如果入院时为低体温,经治疗后,体温升高,常提示合并有感染。

3.脑水肿

糖尿病酮症酸中毒时的脑水肿是患者死亡的主要原因之一(20%~60%),发病机制未明,主要有两种见解,一种观点认为,脑水肿是糖尿病酮症酸中毒本身的表现之一,可能主要与个体差异和代谢紊乱的严重程度有关;但更多的学者认为,脑水肿是糖尿病酮症酸中毒治疗过程中的并发症,过度使用胰岛素和补水,导致血清与脑组织的渗透压失平衡,水分随渗透压差进入脑组织。在形成糖尿病酮症酸中毒的过程中,脑细胞内产生了多种渗透型物质,同时下丘脑分泌的 AVP 亦增多,以保存脑细胞的水分,但当血清葡萄糖浓度和渗透压下降时,这些物质便成为驱使水分向脑细胞转移的主要因素。

糖尿病酮症酸中毒的患者发生神志模糊和昏迷有多种可能。除糖尿病酮症酸中毒外,最常见的原因为脑水肿。脑水肿可分为症状性和无症状性(亚临床型)两种,症状性脑水肿见于约 1％的糖尿病酮症酸中毒患者,而无症状性脑水肿相当常见,经 MRI 证实(脑室变窄)者高达 50％以上,而且绝大多数是在治疗中发生的,提示目前的糖尿病酮症酸中毒治疗措施有促发脑水肿可能。引起脑水肿的主要原因是无溶质的自由水增加。自由水一般有 3 个来源:一是饮水(如入院前)使胃内潴留的自由水进入循环;二是使用了较大剂量的无电解质的葡萄糖溶液(如 5％葡萄糖溶液);三是糖尿病酮症酸中毒治疗后,原来依靠脂肪酸供能的脑组织突然改为葡萄糖供能,结果因代谢而产生较多的自由水。严重失水使血液黏稠度增加,在血渗透压升高、循环衰竭及脑细胞缺氧等多种因素的综合作用下,出现神经元自由基增多,信号传递途径障碍,甚至 DNA 裂解和线粒体失活,细胞呼吸功能及代谢停滞,出现不同程度的意识障碍和脑水肿。

4.急性心血管事件和器官衰竭

老年人和病情严重或治疗不及时者,可诱发心肌梗死、脑卒中或心力衰竭。糖尿病酮症酸中毒所致的代谢紊乱和病理生理改变经及时、正确的治疗可以逆转。因此,糖尿病酮症酸中毒的预后在很大程度上取决于及时诊断和正确处理。但老年人、全身情况差和已有严重慢性并发症者的死亡率仍很高,主要原因为糖尿病所并发的心肌梗死、肠坏死、休克、脑卒中、严重感染和心肾衰竭等。妊娠并糖尿病酮症酸中毒时,胎儿和母亲的死亡率明显增高。妊娠期反复发作糖尿病酮症酸中毒是导致胎儿死亡或胎儿宫内发育迟滞的重要原因之一。

5.严重低体温

糖尿病酮症酸中毒患者出现严重低体温往往提示其预后极差,死亡率极高。病理生理变化的一个显著特征是发生肾近曲小管上皮细胞糖原蓄积现象(阿-埃细胞现象),肾近曲小管上皮细胞糖原蓄积并伴有核下肾小管上皮细胞空泡变性,其发生机制未明。主要见于糖尿病酮症酸中毒,可能与低体温和糖代谢严重紊乱有关。

三、诊断

糖尿病酮症酸中毒的诊断并不困难。对昏迷、酸中毒、失水和休克的患者,要想到糖尿病酮症酸中毒的可能性,并作相应检查。如尿糖和酮体阳性伴血糖增高,血 pH 和/或二氧化碳结合力降低,无论有无糖尿病病史,都可诊断为糖尿病酮症酸中毒。糖尿病合并尿毒症和脑血管意外时,可出现酸中毒和/或意识障碍,并可诱发糖尿病酮症酸中毒,因此应注意两种情况同时存在的识别。

(一)从应激/饮酒/呕吐/表情淡漠患者中筛查糖尿病酮症酸中毒

临床上,当糖尿病患者遇有下列情况时要想到糖尿病酮症酸中毒的可能:①有加重胰岛素绝对或相对缺乏的因素,如胰岛素突然减量或停用、胰岛素失效、感染、应激、进食过多高糖、高脂肪食物或饮酒等;②恶心、呕吐和食欲减退;③呼吸加深和加快;④头昏、头痛、烦躁或表情淡漠;⑤失水;⑥心率加快、血压下降,甚至是休克;⑦血糖明显升高;⑧酸中毒;⑨昏迷。

（二）根据糖尿病病史/血糖-血酮明显升高/酸中毒确立糖尿病酮症酸中毒诊断

糖尿病酮症酸中毒临床诊断不难，诊断依据：①糖尿病病史，以酮症为首发临床表现者则无；②血糖和血酮或血β-羟丁酸明显升高；③呼气中有酮味；④呼吸深快、有失水征和神志障碍等。糖尿病酮症酸中毒的诊断流程如图 8-1 所示。临床上遇有昏迷者要首先想到糖尿病酮症酸中毒可能。

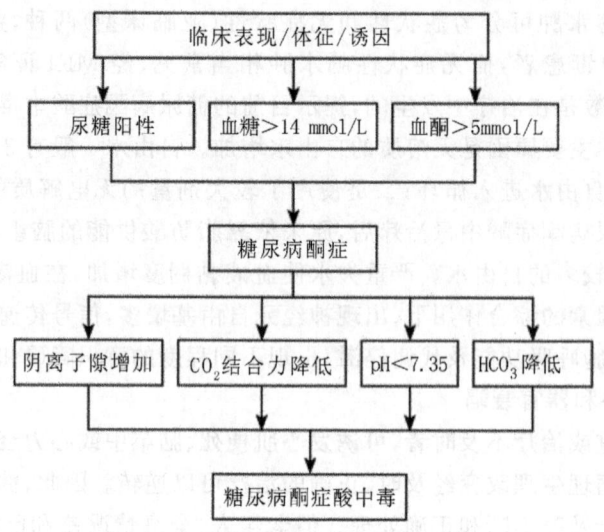

图 8-1　糖尿病酮症酸中毒的诊断流程

1.血酮明显升高

血酮明显升高伴 pH 和碳酸氢根降低是糖尿病酮症酸中毒典型特征。酮体包括乙酰乙酸（AcAc）、β-羟丁酸（OHB）和丙酮。正常情况下，葡萄糖无氧糖酵解的终产物为丙酮酸，在丙酮酸羧激酶的作用下，被氧化为乙酰乙酸。糖尿病酮症酸中毒时，三羧酸循环受阻，乙酰乙酸不能被氧化代谢，在还原型辅酶Ⅰ（NADH）的参与下被氧化为 β-羟丁酸，后者在肝细胞线粒体内自动地转化为丙酮，三者合称为酮体，其中，乙酰乙酸和 β-羟丁酸为强酸，可被血液中的缓冲系统所中和。如果所产生的酮体被全部中和，则只发生酮血症；如果不能被全部中和则引起酮症酸中毒。丙酮可经肺部排泄，使患者呼气中有酮味（烂苹果味）。血酮体升高定量检查常在 5 mmol/L 以上，严重病例可达 25～35 mmol/L。特别是 β-羟丁酸升高。正常时，血中 β-羟丁酸与乙酰乙酸比值为 1；而糖尿病酮症酸中毒时，则比值常在 10 以上。故直接测定血中 β-羟丁酸比测定酮体更为可靠。

目前糖尿病酮症酸中毒的诊断标准的定量指标（如血清 HCO_3^- 和 pH）和定性指标（如血酮体和尿酮体）均缺乏特异性，HCO_3^- 18 mEq/L 相当于 β-羟丁酸 3.0 mmol/L（儿童）和 3.8 mmol/L（成人）。如果用β-羟丁酸诊断糖尿病酮症酸中毒，那么其与 HCO_3^-、pH 和血糖的不一致率在 20% 以上。糖尿病酮症酸中毒患者在入院时的 HCO_3^- 和血糖没有相关性，而血糖与 β-羟丁酸的相关性也不强。由于 HCO_3^-、pH 和血糖受许多因素（尤其是复合性酸碱平衡紊乱和高氯血症）的影响，因而只要可能，就应该用血清 β-羟丁酸（儿童 3.0 mmol/L，成人 3.8 mmol/L）作为糖尿病酮症酸中毒的诊断切割值。但是，硝基氢氰酸盐检测酮体不能测得 β-羟丁酸。急诊室一般只测 β-羟丁酸。糖尿病酮症酸中毒时，应同时测定酮体的 3 种组分或血 β-羟丁酸。酮症时要排除乙醇中毒可能。异丙醇中毒者的血丙酮明显升高，可致血酮体阳性反应，但患者无酮尿，β-羟丁

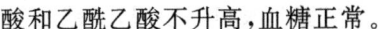

酸和乙酰乙酸不升高,血糖正常。

2.血糖升高

一般在 16.7～33.3 mmol/L(300～600 mg/dL),如血糖＞33.3 mmol/L 时多伴有高渗性高血糖状态或有肾功能障碍。

3.严重酸中毒

血二氧化碳结合力和 pH 降低,剩余碱负值(＞－2.3 mmol/L)和阴离子间隙增大与碳酸盐的降低程度大致相等。糖尿病酮症酸中毒患者偶见碱血症,多因严重呕吐、摄入利尿药或碱性物质补充过多所致。碳酸氢根(HCO_3^-)常小于 10 mmol/L,阴离子间隙(AG)因酮体堆积或同时有高乳酸血症而增大。

(三)其他检查有助于糖尿病酮症酸中毒病情和并发症判断

1.血电解质

血钠降低(＜135 mmol/L),但也可正常。当输入大量生理盐水后,常因高氯性酸中毒而加重糖尿病酮症酸中毒,因而建议使用平衡溶液。由于摄入不足和排出过多,糖尿病酮症酸中毒的钾缺乏显著,但由于酸中毒和组织分解加强,细胞内钾外移,故治疗前的血钾可正常或偏高,但在补充血容量、注射胰岛素和纠正酸中毒后,常发生严重的低钾血症,可引起心律失常或心搏骤停。糖尿病酮症酸中毒治疗前,因分解代谢旺盛、多尿和酸中毒等,虽然磷的丢失严重,但血磷多数正常。但是,在开始胰岛素治疗后至恢复饮食前的一段时间内,一方面因血磷得不到及时补充,另一方面又因血磷随葡萄糖一起进入细胞内,以及尿磷丢失,血磷可能迅速下降。血磷下降的程度与速度主要与以下因素有关:①禁食或饮食中缺乏磷的供应;②连续使用数天以上的大剂量葡萄糖液和胰岛素,如每天的胰岛素用量在 50～100 U 以上和葡萄糖在 200 g/d 以上;③肾功能相对较好,无肾衰竭并发症或严重感染等促进机体分解代谢的并发症(分解代谢时伴有软组织磷的输出);④酸中毒纠正过于迅速;⑤伴有临床型或亚临床型急性肾衰竭,且尿量在 2 500 mL/d 以上。

糖尿病酮症酸中毒产生过多的 β-羟丁酸、非酯化脂肪酸和乳酸等有机酸,抑制肾小管尿酸排泌,出现一过性高尿酸血症,但一般不会引起急性痛风性关节炎发作。

2.血白细胞计数

不论有无感染的存在,因为存在应激、酸中毒和脱水等情况,故糖尿病酮症酸中毒患者的周围血白细胞计数常升高,特别是中性粒细胞增高很明显,如无感染存在,治疗后常迅速恢复正常。

3.酶活性测定

血清淀粉酶、谷草转氨酶和谷丙转氨酶可呈一过性增高,一般在治疗后 2～3 天恢复正常。如果血清淀粉酶显著升高且伴有腹痛和血钙降低,提示糖尿病酮症酸中毒诱发了急性胰腺炎。肥胖、糖尿病神经病、严重高甘油三酯血症和高脂肪饮食是急性胰腺炎的主要危险因素。

4.血尿素氮和肌酐

血尿素氮和肌酐可轻至中度升高(多为肾前性)或正常。一般为肾前性,经治疗后恢复正常。原有糖尿病肾病者可因糖尿病酮症酸中毒而加速肾损害的速度,恶化肾功能。

5.尿液检查

尿糖和尿酮阳性或强阳性。肾损害严重时,尿糖和尿酮阳性强度可与血糖和血酮值不相称,随糖尿病酮症酸中毒治疗恢复而下降,但肾脏有病变时可不下降或继续升高。此外,重度糖尿病酮症酸中毒缺氧时,有较多的乙酰乙酸被还原为 β-羟丁酸,此时尿酮反而阴性或仅为弱阳性,糖尿病酮症酸中毒病情减轻后,β-羟丁酸转化为乙酰乙酸,使尿酮再呈阳性或强阳性,对这种血糖-

酸中毒-血酮分离现象应予认识，以免错误判断病情。部分患者可有蛋白尿和管型尿，随糖尿病酮症酸中毒治疗恢复可消失。

6.其他特殊检查

胸部 X 线检查有助于确定诱因或伴发的肺部疾病。心电图检查可发现低钾血症、心律失常或无痛性心肌梗死等病变，并有助于监测血钾水平。

四、鉴别诊断

（一）糖尿病酮症酸中毒与饥饿性酮症及酒精性酮症鉴别

糖尿病酮症酸中毒应与饥饿性酮症和酒精性酮症酸中毒鉴别，鉴别的要点是饥饿性酮症或酒精性酮症时，血糖不升高。饥饿性酮症者有进食少的病史，虽有酮症酸中毒，但无糖尿病史，血糖不高和尿糖阴性是其特征。酒精性酮症酸中毒有饮酒史，但无糖尿病病史，血糖不高，尿糖阴性，易于鉴别。妊娠合并糖尿病酮症酸中毒时的血糖水平不一，多数明显升高，少数患者的血糖稍微升高、正常甚至在发生糖尿病酮症酸中毒之前有过低血糖病史。鉴别的要点是血酮体（β-羟丁酸）测定。

（二）糖尿病酮症酸中毒与低血糖昏迷/高渗性高血糖状态/糖尿病乳酸性酸中毒/水杨酸盐中毒/腹部急性并发症/脑卒中鉴别

糖尿病酮症酸中毒患者昏迷只占少数，此时应与低血糖昏迷、高渗性高血糖状态及乳酸性酸中毒等相鉴别（表 8-3）。

表 8-3　糖尿病并发昏迷的鉴别

	酮症酸中毒	低血糖昏迷	高渗性高血糖状态	乳酸性酸中毒
病史	糖尿病及 DKA 诱因史	糖尿病，进餐少/活动过度史	多无糖尿病史，感染/呕吐/腹泻史	肝衰竭/心力衰竭/饮酒/苯乙双胍
起病症状	慢，1～4 天，厌食/恶心/口渴/多尿/嗜睡等	急，以小时计，饥饿/多汗/手抖等表现	慢，1～2 周，嗜睡/幻觉/抽搐等	较急，1～24 小时，厌食/恶心/昏睡
体征				
皮肤	失水/干燥	潮湿/多汗	失水	失水/潮红
呼吸	深而快	正常	快	深、快
脉搏	细速	速而饱满	细速	细速
血压	下降或正常	正常或稍高	下降	下降
化验				
尿糖	＋＋＋＋	阴性或＋	＋＋＋＋	阴性或＋
尿酮	＋～＋＋＋	阴性	阴性或＋	阴性或＋
血糖	16.0～33.3 mmol/L	降低，<2.5 mmol/L	＞33.3 mmol/L	正常或增高
血钠	降低或正常	正常	正常或显著升高	正常或增高
pH	降低	正常	正常或稍低	降低
CO_2CP	降低	正常	正常或降低	降低
乳酸	稍升高	正常	正常	显著升高
血浆渗透压	正常或稍高	正常	显著升高	正常
血渗透压隙	稍升高	正常	正常或稍高	明显升高

1.高渗性高血糖状态

高渗性高血糖状态以血糖和血渗透压明显升高及中枢神经系统受损为特征。糖尿病酮症酸中毒和高渗性高血糖状态(HHS)是高血糖危象的两种不同表现。高渗性高血糖状态的特点：①血糖和血浆渗透压明显高于糖尿病酮症酸中毒的患者；②血酮体阴性或仅轻度升高；③临床上中枢神经系统受损症状比糖尿病酮症酸中毒的患者明显,故不难鉴别,应当注意的是糖尿病酮症酸中毒可与高渗性昏迷合并存在(如高钠性高渗性昏迷)。此种情况时,血钠升高特别明显。

2.乳酸性酸中毒

乳酸性酸中毒一般发生在服用大量苯乙双胍或饮酒后。糖尿病乳酸性酸中毒(DLA)患者多有服用大量苯乙双胍(降糖灵)病史,有的患者在休克、缺氧、饮酒或感染等情况下,原有慢性肝病、肾病和心力衰竭史者更易发生。本病的临床表现常被各种原发病所掩盖。休克时,可见患者呼吸深大而快,但无酮味,皮肤潮红。实验室检查示血乳酸>5 mmol/L,pH<7.35 或阴离子隙>18 mmol/L,乳酸/丙酮酸(L/P)>3.0。血清渗透压隙升高提示急性酒精中毒或其他有毒渗透性物质中毒可能。

3.低血糖昏迷

患者有胰岛素、磺脲类药物使用过量或饮酒病史及 Whipple 三联症表现,即空腹和运动促使低血糖症发作、发作时血浆葡萄糖<2.8 mmol/L 和供糖后低血糖症状迅速缓解。患者亦无酸中毒和失水表现。低血糖症反复发作或持续时间较长时,中枢神经系统的神经元出现变性与坏死,可伴脑水肿、弥漫性出血或节段性脱髓鞘；肝脏和肌肉中的糖源耗竭。低血糖症纠正后,交感神经兴奋症状随血糖正常而很快消失,脑功能障碍症状则在数小时内逐渐消失。但如低血糖症较重,则需要数天或更长时间才能恢复；严重而持久的低血糖昏迷(>6 小时)可导致永久性脑功能障碍或死亡。

4.水杨酸盐中毒伴肾损害

老年人常因心血管疾病及其他疾病长期服用阿司匹林类解热止痛药,有的患者可发生慢性中毒(用量不一定很大)。主要原因可能是老年人对此类药物的代谢清除作用明显下降,或伴有肾功能不全时,其慢性蓄积程度急剧增加,后者又可导致水杨酸盐性肾损害。其临床表现可类似于糖尿病酮症酸中毒,测定血浆药物浓度有助于诊断。治疗同糖尿病酮症酸中毒,活性炭可吸附胃肠道内未吸收的残存药物,严重患者或急性中毒可考虑血液透析。

5.腹部急性并发症

腹痛可见于 1/3～1/2 的糖尿病酮症酸中毒患者,慢性酒精中毒和麻醉药物成瘾为糖尿病酮症酸中毒腹痛的高危因素。糖尿病酮症酸中毒患者出现急性腹痛可能有多种原因,必须认真鉴别。

(1)糖尿病酮症酸中毒所致的腹痛：腹痛较轻,位置不定,伴或不伴恶心、呕吐和腹泻,此可能是糖尿病酮症酸中毒本身(尤其是酸中毒)的一种表现,血常规检查和粪便常规检查无特殊发现,并随着糖尿病酮症酸中毒的缓解而消失。

(2)腹部急性疾病：如急性阑尾炎、急性胰腺炎(尤其多见于高甘油三酯血症患者)、腹膜炎、肠梗阻、功能性/器质性肠套叠、弧菌性胃肠炎和坏死性筋膜炎等；值得注意的是,糖尿病酮症酸中毒合并急腹症时,后者的临床表现往往很不典型,因此对任何可疑对象均需要进行必要的实验室检查(如超声、胰淀粉酶和脂肪酶等),早期确立诊断。

6.糖尿病酮症酸中毒伴脑卒中

老年或原有高血压的糖尿病患者可因糖尿病酮症酸中毒而诱发脑血管意外,如果患者的酸中毒、失水与神志改变不成比例,或酸中毒已经基本纠正而神志无改善,尤其是出现神经定位体征时,要想到脑卒中可能。可有失语、神志改变和肢体瘫痪等体征,伴脑萎缩可表现智力下降、记忆力差和反应迟钝等。病史、定位检查及脑脊液检查有助于鉴别。CT 和 MRI 有重要鉴别意义。

大约 10％的糖尿病酮症酸中毒患者合并有糖尿病酮症酸中毒相关性脑卒中,除了最常见的脑水肿外,还包括动脉出血性脑梗死和缺血性脑梗死。同时,糖尿病酮症酸中毒因炎症和凝血机制障碍可合并弥散性血管内凝血(DIC)。在目前报道的病例中,糖尿病酮症酸中毒相关性脑卒中的主要表现形式有动脉缺血性脑卒中、脑静脉血栓形成和出血性脑卒中;临床鉴别均较困难,出凝血指标检查可提供诊断线索,影像检查以 MRI 为首选,其敏感性近 100％。CT 诊断的主要缺点是对脑水肿不敏感。

五、治疗

糖尿病酮症酸中毒患者的抢救应该在专科医师的持续指导下进行。抢救的措施与病情监测项目需要做到目的明确,预见性强。糖尿病酮症酸中毒所引起的病理生理改变,经及时正确治疗是可以逆转的。因此,糖尿病酮症酸中毒的预后在很大程度上取决于早期诊断和正确治疗。对单有酮症者,仅需补充液体和胰岛素治疗,持续到酮体消失。糖尿病酮症酸中毒是糖尿病的一种急性并发症,一旦确诊应住院治疗,严重者应立即进行抢救。治疗措施包括:纠正失水与电解质平衡;补充胰岛素;纠正酸中毒;去除诱因;对症治疗与并发症的治疗;加强护理与监测。

(一)迅速纠正失水与电解质紊乱

糖尿病酮症酸中毒常有严重失水,血容量与微循环灌注不足,导致一些危及生命的并发症,故失水的纠正至关重要。首先是扩张血容量,以改善微循环灌注不足,恢复肾灌注,有助于降低血糖和清除酮体。

1.补液总量

补液总量可按发病前体重的10％估计。补液速度应先快后慢,如无心力衰竭,在开始 2 小时内输入 1 000～2 000 mL,以便较快补充血容量,改善周围循环和肾功能;以后根据血压、心率、每小时尿量及周围循环状况决定输液量和输液速度,在第 3～6 小时内输入 1 000～2 000 mL;一般第 1 个24 小时的输液总量为 4 000～5 000 mL,严重失水者可达 6 000～8 000 mL。如治疗前已有低血压或休克,快速补液不能有效升高血压时,应输入胶体溶液,并采用其他抗休克措施。老年或伴心脏病和心力衰竭患者,应在中心静脉压监护下调节输液速度及输液量。患者清醒后鼓励饮水(或盐水)。

2.补液种类

补液的原则仍是"先盐后糖、先晶体后胶体、见尿补钾"。治疗早期,在大量补液的基础上胰岛素才能发挥最大效应。一般患者的失水在 50～100 mL/kg,失钠在 7～10 mmol/kg,故开始补液阶段宜用等渗氯化钠溶液。如入院时血钠＞150 mmol/L 或补液过程中血钠逐渐升高(＞150 mmol/L)时,不用或停用等渗盐溶液,患者无休克可先输或改输 0.45％半渗氯化钠溶液,输注速度应放慢。绝大多数伴有低血压的糖尿病酮症酸中毒患者输入等渗盐水 1 000～2 000 mL后,血压上升。如果血压仍＜12.0/8.0 kPa(90/60 mmHg),可给予血浆或其他胶体溶液 100～200 mL,可获得明显改善。如果效果仍差,可静脉给予糖皮质激素(如地塞米松 10 mg 或氢化可的松 100 mg),甚至可适当予以血管活性药物(如多巴胺和多巴酚丁胺等),同时纠正酸中毒。应用糖皮质激素后,应适当增加胰岛素的剂量。当血糖降至 13.8 mmol/L,应改输 5%葡萄糖液。糖尿病酮症酸中毒纠正后,患者又可口服,可停止输液。

3.输液速度

脑水肿是导致患者死亡的最重要原因,输液速度过快是诱发脑水肿的重要原因之一。有心、肺疾病及高龄或休克患者,输液速度不宜过快,有条件者可监测中心静脉压,以指导输液量和输液速度,防止发生肺水肿。如患者能口服水,则采取静脉与口服两条途径纠正失水。单纯输液本身可改善肾脏排泄葡萄糖的作用,即使在补液过程中不用胰岛素,也使血糖明显下降。在扩容阶段后,输液速度不宜过快,过快则因尿酮体排泄增快,可引起高氯性酸中毒和脑肿胀。

近年来,人们主张即使在严重失水情况下,也仅仅应用生理盐水(0.9%NaCl),并尽量少用或不用碱性液体纠正酸中毒。为了防止血糖的快速波动,可使用两套输液系统对血糖的下降速度进行控制,这是预防脑水肿的主要措施。

(二)合理补充小剂量胰岛素

糖尿病酮症酸中毒发病的主要病因是胰岛素缺乏,一般采用低剂量胰岛素治疗方案,既能有效抑制酮体生成,又可避免血糖、血钾和血浆渗透压下降过快带来的各种风险。给予胰岛素治疗前应评估患者的以下病情:①是否已经使用了胰岛素(与使用胰岛素的剂量相关);②患者的有效循环功能和缺血缺氧状态(与胰岛素的使用途径有关);③糖尿病酮症酸中毒的严重程度与血糖水平;④是否伴有乳酸性酸中毒或高渗性高血糖状态。有人用计算机系统来协助计算胰岛素的用量,认为有助于减少胰岛素用量和住院时间。

1.短效胰岛素持续静脉滴注

最常采用短效胰岛素持续静脉滴注。开始以 0.1 U/(kg·h)(成人 5~7 U/h)胰岛素加入生理盐水中持续静脉滴注,通常血糖可依 2.8~4.2 mmol/(L·h)的速度下降,如在第 1 小时内血糖下降不明显,且脱水已基本纠正,胰岛素剂量可加倍。每 1~2 小时测定血糖,根据血糖下降情况调整胰岛素用量。

当血糖降至 13.9 mmol/L(250 mg/dL)时,胰岛素剂量减至每小时 0.05~0.1 U/kg(3~6 U/h),至尿酮稳定转阴后,过渡到平时治疗。在停止静脉滴注胰岛素前 1 小时,皮下注射短效胰岛素1次,或在餐前胰岛素注射后 1~2 小时再停止静脉给药。如糖尿病酮症酸中毒的诱因尚未去除,应继续皮下注射胰岛素治疗,以避免糖尿病酮症酸中毒反复。胰岛素持续静脉滴注前是否加用冲击量(负荷量)无统一规定。一般情况下,不需要使用所谓的负荷量胰岛素,而持续性静脉滴注正规(普通,速效)胰岛素(每小时 0.1 U/kg)即可。如能排除低钾血症,可用 0.1~0.15 U/kg胰岛素静脉推注,继以上述持续静脉滴注方案治疗。

2.胰岛素泵治疗

按 T1DM 治疗与教育程序(DTTPs)给药,以取得更好疗效,降低低血糖的发生率。儿童患者在胰岛素泵治疗过程中,如反复发作糖尿病酮症酸中毒,建议检查胰岛素泵系统,排除泵失效的因素(如机械故障)。这样可达到安全控制血糖,避免糖尿病酮症酸中毒或低血糖的发作。目前应用的胰岛素泵大多采用持续性皮下胰岛素输注(CSII)技术。使用胰岛素或超短效胰岛素类似物,并可根据患者血糖变化规律个体化地设定 1 个持续的基础输注量及餐前追加剂量,以模拟人体生理性胰岛素分泌。新近发展的胰岛素泵采用螺旋管泵技术,体积更小,携带方便,有多种基础输注程序选择和报警装置,其安全性更高。

3.皮下或肌内注射胰岛素

轻度糖尿病酮症酸中毒患者也可采用皮下或肌内注射胰岛素。剂量视血糖和酮体测定结果而定。采用基因重组的快作用胰岛素类似物(如诺和锐等)治疗儿童无并发症的糖尿病酮症酸中毒也取得很好的效果。

4.5%葡萄糖液加胰岛素治疗

在补充胰岛素过程中,应每小时用快速法监测血糖 1 次。如果静脉滴注胰岛素 2 小时,血糖下降未达到滴注前血糖的 30%,则胰岛素滴入速度加倍,达到目标后再减速。血糖下降也不宜过快,以血糖每小时下降 3.9~6.1 mmol/L 为宜,否则易引起脑肿胀。当血糖下降到 13.8 mmol/L 时,则改输 5%葡萄糖液。在 5%葡萄糖液中,按 2∶1[葡萄糖(g)∶胰岛素(U)]加入胰岛素。酮体消失或血糖下降至 13.8 mmol/L 时,或患者能够进食即可停止输液,胰岛素改为餐前皮下注射。根据血糖监测结果以调整胰岛素剂量。

(三)酌情补钾和补磷

糖尿病酮症酸中毒时的机体钾丢失严重,但血清钾浓度高低不一,经胰岛素和补液治疗后可加重钾缺乏,并出现低钾血症。一般在开始胰岛素及补液治疗后,只要患者的尿量正常,血钾<5.5 mmol/L 即可静脉补钾,以预防低钾血症的发生。在心电图与血钾测定监护下,最初每小时可补充氯化钾 1.0~1.5 g。若治疗前已有低钾血症,尿量≥40 mL/h 时,在胰岛素及补液治疗同时必须补钾。严重低钾血症(<3.0 mmol/L)可危及生命,此时应立即补钾,当血钾升至 3.5 mmol/L 时,再开始胰岛素治疗,以免发生心律失常、心脏骤停和呼吸肌麻痹。

1.补钾

在输液中,只要患者没有高钾血症,每小时尿量在 30 mL 以上,即可在每 500 mL 液体中加入氯化钾(10%)溶液 10 mL。每天补钾总量为 4~6 g。在停止输液后还应口服钾制剂,每天3 g,连服 1 周以上,以完全纠正体内的缺钾状态。

2.补磷

糖尿病酮症酸中毒时,体内有磷缺乏,但血清磷可能降低、正常甚至升高。当血磷浓度<1.0 mg/dL 时,可致心肌、骨骼肌无力和呼吸阻抑。如果患者的病情重,病史长且血磷明显降低应考虑补磷。补磷的方法主要是迅速恢复自然进食,尤其是及时进食富含无机磷的食物,如牛奶和水果等;如果血磷在0.4 mmol/L 以下,可能诱发溶血和严重心律失常,应紧急口服中性磷制剂或静脉滴注无机磷。

国外有人主张补充磷酸钾,特别是儿童和青少年糖尿病酮症酸中毒患者。糖尿病酮症酸中毒患者的红细胞中因磷缺乏而有 2,3-二磷酸甘油酸(2,3-DPG)缺乏,从而使红细胞氧离曲线右移,不利于组织获得氧供,但在糖尿病酮症酸中毒时存在的酸中毒可使血 pH 降低以代偿,一旦酸中毒被纠正,这种代偿功能即不存在而使组织缺氧加重。不过补磷未列为糖尿病酮症酸中毒的常规治疗。血磷显著降低,且在治疗过程中仍不上升者一般每小时给予 12.5 mmol/L 的缓冲性磷酸钾,由于磷酸盐可明显降低血钙。应在补磷过程中监测血清钙和磷,以免引起低钙血症或严重的高磷血症。

(四)严重酸中毒时小量补碱

酮体产生过多可发生酸中毒。轻度酸中毒(血 pH>7.0)时,一般不需补充碱性药物。经补液和胰岛素治疗后即可自行纠正,不必补碱。重度酸中毒时,外周血管扩张,心肌收缩力降低,可导致低体温和低血压,并降低胰岛素敏感性,当血 pH 低至 7.0 时,可抑制呼吸中枢和中枢神经功能,诱发脑损伤和心律失常,应予以抢救。

1.补碱原则和方法

补碱宜少、宜慢。符合前述补碱标准者,可静脉滴注 5%碳酸氢钠 200 mL,当血渗透压很高时,可考虑配用 1.25%碳酸氢钠等渗溶液(3 份注射用水加 1 份 5%碳酸氢钠溶液)输注。补碱过多和过快易发生不良结果:①增加尿钾丢失;②二氧化碳透过血-脑屏障比 HCO_3^- 快,二氧化碳与水结合后形成碳酸,使脑细胞发生酸中毒;③补碱过多,可使脑细胞内外渗透压失衡而引起脑水肿;④补碱后,红细胞释氧功能因血 pH 升高而下降,使组织缺氧加重;⑤治疗后酮体消失,原来与酮体结合血液中的缓冲系统特别是碳酸/碳酸氢钠缓冲系统重新释放,加上所补的碳酸氢钠,故可引起反跳性碱中毒。如果糖尿病酮症酸中毒患者在治疗前神志不清,经治疗后神志恢复,而在补碱过程中又出现神志不清,要考虑补碱过多过快而引起的脑水肿可能;⑥补液治疗容易发生高氯性酸中毒,其原因与大量生理盐水引起氯负荷和高氯性酸中毒有关,高氯性酸中毒可能进一步加重原有的酸中毒。

当血 pH 降至 6.9~7.0 时,50 mmol 碳酸氢钠(约为 5%碳酸氢钠 84 mL)稀释于 200 mL 注射用水中(pH<6.9 时,100 mmol 碳酸氢钠加 400 mL 注射用水),以 200 mL/h 的速度静脉滴注。此后,以 30 分钟至 2 小时的间隔时间监测血 pH,pH 上升至 7.0 以上停止补碱。

2.过多过快补碱的危害

过多过快补充碱性药物可产生不利影响:①二氧化碳透过血-脑屏障的弥散能力快于碳酸氢根,快速补碱后脑脊液 pH 呈反常性降低,引起脑细胞酸中毒,加重昏迷;②血 pH 骤然升高,而红细胞 2,3-二磷酸甘油降低和高糖化血红蛋白状态改变较慢,使血红蛋白与氧的亲和力增加,加重组织缺氧,有诱发和加重脑水肿的危险;③促进钾离子向细胞内转移,可加重低钾血症,并出现反跳性碱中毒,故补碱需十分慎重。

(五)抢救和处理其他并发症

1.休克、心力衰竭和心律失常

如休克严重且经快速输液后仍不能纠正,应考虑合并感染性休克或急性心肌梗死的可能,应仔细查找,给予相应处理。年老或合并冠状动脉病(尤其是急性心肌梗死)、输液过多等可导致心力衰竭和肺水肿,应注意预防,一旦出现,应予相应治疗。血钾过低和过高均可引起严重心律失常,应在心电监护下,尽早发现,及时治疗。

2.脑水肿

糖尿病酮症酸中毒性脑水肿可以发生于新诊断的 T2DM 治疗之前,但绝大多数的脑水肿是糖尿病酮症酸中毒的最严重并发症,病死率高,可能与脑缺氧、补碱过早过多过快、血糖下降过快和补液过多等因素有关。脑水肿易发生于儿童及青少年糖尿病并发糖尿病酮症酸中毒者。这些并发症在治疗过程中是可以避免的,如严密监测血糖、血钾、心电图及观察神志改变等。关于脑水肿发生的原因及机制目前尚不清楚。临床有学者观察到儿童发生脑水肿与基础状态的酸中毒、血钠和血钾的异常及氮质血症有关。糖尿病酮症酸中毒经治疗后,高血糖已下降,酸中毒改善,但昏迷反而加重,应警惕脑水肿的可能。可用脱水剂、呋塞米和地塞米松治疗。

严重的弥漫性脑水肿(恶性脑水肿)因最终形成脑疝而死亡。这些患者即使幸存,也多遗留广泛而严重的神经-精神-躯体并发症,如运动障碍、视力下降、健忘或植物人状态。因此,如果临床表现能确认存在严重的弥漫性脑水肿,并经 CT 证实,应该施行减压式双额颅骨切除术,紧急降低颅内压。

3.肾衰竭

糖尿病酮症酸中毒时失水和休克,或原来已有肾病变,以及治疗延误等,均可引起急性肾衰竭。强调预防,一旦发生,及时处理。

(六)防治和监测糖尿病酮症酸中毒并发症

1.对症治疗

酸中毒可引起急性胃扩张,用5%碳酸氢钠液洗胃,清除残留食物,以减轻呕吐等消化道症状,并防止发生吸入性肺炎和窒息。护理是抢救糖尿病酮症酸中毒的重要环节,按时清洁口腔和皮肤,预防压疮和继发性感染与院内交叉感染,必须仔细观察和监测病情变化,准确记录生命体征(呼吸、血压和心率),以及神志状态、瞳孔大小、神经反应和水出入量等。

2.抗感染

感染常为糖尿病酮症酸中毒的诱因,也可以是其伴发症;呼吸道及泌尿系统感染最常见,应积极治疗。因糖尿病酮症酸中毒可引起低体温和白细胞数升高,故不能单靠有无发热或血常规来判断感染。糖尿病酮症酸中毒的诱因以感染最为常见,且有少数患者可以体温正常或低温,特别是昏迷者,不论有无感染的证据,均应采用适当的抗生素以预防和治疗感染。鼻-脑毛霉菌病虽罕见,但十分严重,应早期发现,积极治疗。

存在免疫缺陷的糖尿病酮症酸中毒患者可能发生致命的接合菌感染,早期受累的软组织主要是鼻、眼球和脑组织,继而扩散至肺部及全身,两性霉素 B、卡泊芬净和泊沙康唑有较好疗效,配合高压氧治疗和免疫调节剂可增强疗效。

3.输氧

糖尿病酮症酸中毒患者有组织缺氧,应给予输氧。如并发休克、急性肾衰竭或脑水肿,应采取措施进行治疗。在治疗过程中需避免发生低血糖症或低钾血症。少见的并发症有横纹肌溶解症,可导致急性肾衰竭。

4.护理及监测

在治疗糖尿病酮症酸中毒的同时,应积极控制感染、降低颅内压和防治脑功能障碍。如果并发了脑卒中,除了大量出血患者需要手术治疗外,急性(24～36 小时)缺血性脑梗死采用溶栓剂治疗可取得很好效果,但动脉出血性脑卒中患者属于禁忌。急性期后,动脉缺血性脑卒中和脑静脉栓塞的儿童患者应长期使用抗凝治疗,一般建议首选低分子量肝素,继而口服华法林 3 个月。成年患者应控制高血压,重组的人Ⅶa 因子可能降低复发率。一般糖尿病酮症酸中毒病例不建议进行预防性抗凝治疗。

昏迷者应监测生命体征和神志改变,注意口腔护理,勤翻身,以防压疮。定时监测血糖、酮体、血钾、CO_2CP 和经皮二氧化碳分压的变化,以便及时调整治疗措施。

(孙爱荣)

第三节　糖尿病乳酸性酸中毒

体内的碳水化合物代谢产生两种乳酸同分异构体,即左旋乳酸(L-乳酸)和右旋乳酸(D-乳酸)(图 8-2)。因此,乳酸性酸中毒应分为 L-乳酸性酸中毒和 D-乳酸性酸中毒两类。但是,一般情况下的乳酸性酸中毒仅指 L-乳酸性酸中毒。机体乳酸产生过多和/或其清除减少引起血L-乳酸明显升高（$\geqslant 5$ mmol/L），导致代谢性酸中毒（血碳酸氢盐$\leqslant 10$ mmol/L，动脉血气 pH $\leqslant 7.35$），称为 L-乳酸性酸中毒（简称乳酸性酸中毒），而 D-乳酸性酸中毒是指血清 D-乳酸 $\geqslant 3$ mmol/L 的临床状态。血乳酸增高而无血 pH 降低称为高乳酸血症。在糖尿病基础上发生的乳酸性酸中毒称为糖尿病乳酸性酸中毒（DLA），亦应包括糖尿病 L-乳酸性酸中毒（常见）和糖尿病 D-乳酸性酸中毒（少见）两种。糖尿病乳酸性酸中毒的发病率在 $0.25\% \sim 4\%$，多发生于服用大量苯乙双胍伴肝肾功能不全和心力衰竭等的糖尿病患者，虽不常见，但后果严重，死亡率高。

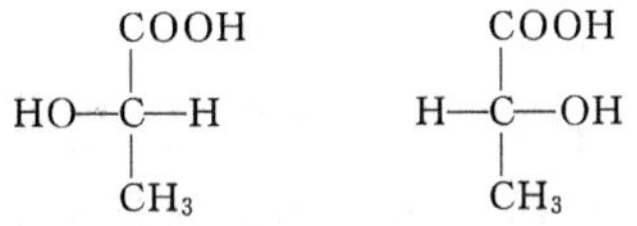

图 8-2　乳酸的同分异构体

一、病因与分类

乳酸性酸中毒可分为 L-乳酸性酸中毒和 D-乳酸性酸中毒两类，其病因与分类见表 8-4。

表 8-4　乳酸性酸中毒的病因与分类

L-乳酸性酸中毒（常见）	药物
组织缺氧型	双胍类
心力衰竭	果糖
心源性休克	山梨醇/木糖醇
窒息	反转录蛋白酶抑制剂（AIDS）
脓毒败血症	中毒
非组织缺氧型	甲醇/乙二醇
糖尿病	一氧化碳中毒
恶性肿瘤	D-乳酸性酸中毒（少见）
肝衰竭	生成过多
肾衰竭	胃肠手术
严重感染	短肠综合征
先天性代谢疾病	肠外营养
1 型糖原贮积症	代谢障碍（亚临床酸中毒）
丙酮酸脱氢酸缺陷症	糖尿病
丙酮酸羟化酶缺陷症	新生儿
果糖 1,6-二磷酸酶缺陷症	严重缺血缺氧
线粒体呼吸链病	创伤

（一）L-乳酸和 D-乳酸的来源和代谢不同

1. L-乳酸来源与代谢

正常人血清中的 L-乳酸来源于细胞代谢，以左旋乳酸为主，葡萄糖分解代谢生成的丙酮酸大部分经三羧酸循环氧化供能，但在缺氧或氧利用障碍时，大部分丙酮酸则在乳酸脱氢酶的作用下还原为乳酸。机体内产生乳酸的部位主要为红细胞(无线粒体)、骨骼肌、皮肤和神经等代谢活跃的组织；在氧供不充足时，人体绝大多数组织都能通过糖酵解途径生成乳酸。当人体在剧烈运动时，组织处于相对缺氧的生理状态；一些疾病(休克、心功能不全造成组织低灌注及窒息或严重贫血造成低氧状态)也可导致机体处于缺氧的病理状态，均可使体内无氧糖酵解增强，乳酸生成增多。

2.D-乳酸来源与代谢

人类缺乏 D-乳酸脱氢酶，仅能通过 D-α-羟酸脱氢酶生成丙酮酸(图 8-3)。由甲基乙二醛途径生成的 D-乳酸很少，仅 $11\sim70$nmol/L，尿 D-乳酸<0.1 μmol/h。但在某些情况下，肠道细菌可产生大量 D-乳酸，使血清 D-乳酸升高数百至数千倍。此外，外源性 D-乳酸或 L-乳酸可来源于发酵食品(如腌菜和酸奶等)。D-乳酸在组织中的转运依赖于质子-依赖性单羧酸盐转运体(MCT1$\sim$8)，表达 MCT 的组织很多，如视网膜、骨骼肌、肾脏、肝脏、脑组织、胎盘、血细胞、毛细血管内皮细胞、心肌细胞和肠黏膜细胞等。

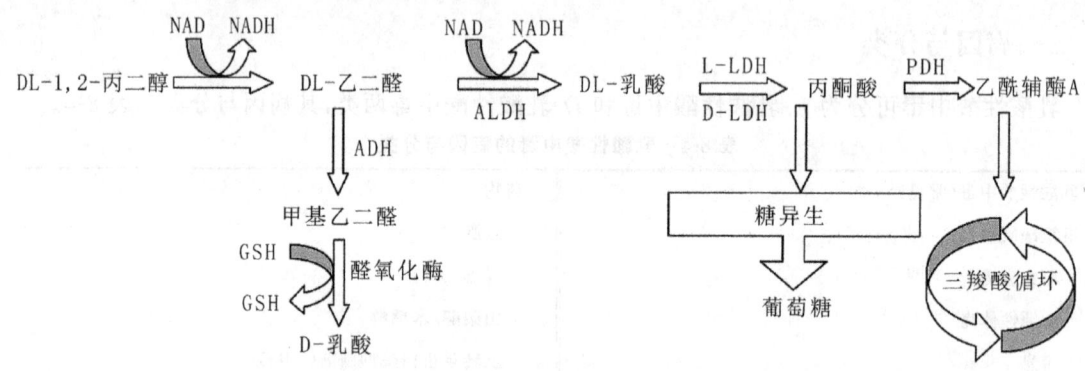

图 8-3 乙二醇代谢

注：glycol：乙二醇；ADH：alcohol dehydrogenase，醇脱氢酶；ALDH：aldehyde dehydrogenase，醛脱氢酶；GSH：reduced glutathione，还原型谷胱甘肽；PDH：pyruvate dehydrogenase，丙酮酸脱氢酶；L-LDH：L-lactate dehydrogenase，L-乳酸脱氢酶；D-LDH：D-lactate dehydrogenase，D-乳酸脱氢酶

(二)肝/肾是利用和清除 L-乳酸的主要器官

正常情况下，肝脏可利用机体代谢过程中产生的乳酸为底物，通过糖异生合成葡萄糖，即所谓的 Cori 循环，或转变为糖原加以储存，少量乳酸经肾自尿液排出，机体乳酸的产生和利用之间保持平衡，血乳酸浓度相对恒定。若血乳酸明显升高，大大超过肝脏的处理能力，同时超过乳酸肾阈值(7.7 mmol/L)，则可通过肾脏由尿中排泄，因此在肝肾功能不全时，易出现高乳酸血症，严重时可发生乳酸性酸中毒。

乳酸产生过多见于：①休克和左心功能不全等病理状态造成组织低灌流；②呼吸衰竭和严重贫血等导致动脉血氧合降低，组织缺氧；③某些与糖代谢有关的酶系(葡萄糖-6-磷酸脱氢酶、丙酮酸羧化酶和丙酮酸脱氢酶等)的先天性缺陷。乳酸清除减少主要见于肝肾功能不全。临床上，大多数的乳酸性酸中毒患者均不同程度地同时存在着乳酸生成过多及清除的障碍。

(三)缺氧/疾病/药物/中毒引起 L-乳酸性酸中毒

L-乳酸性酸中毒可分为组织缺氧型(A 类)和非组织缺氧型(B 类)两类。

1.组织缺氧型乳酸性酸中毒(A 类)

A 类常见于心力衰竭、心源性休克、窒息、一氧化碳中毒或脓毒败血症等，此时因缺氧导致了大量乳酸产生,远超过机体的清除能力,同时也可能伴有清除能力下降。T2DM 患者常并发心血管疾病,因此也可表现为此类。在各种休克的抢救过程中,常需使用较大剂量的儿茶酚胺类升压药。许多缩血管药物可恶化组织灌注,细胞缺血、缺氧更为严重。细胞内,尤其是线粒体的呼吸链缺氧可导致严重的高乳酸血症。有些患者的血乳酸升高不明显,但乳酸/丙酮酸或乳酸/酮体总量比值明显升高,这部分患者的死亡率更高。乳酸/丙酮酸比值升高及高乳酸血症持续的时间越长,多器官衰竭和死亡的概率也越高。

2.非组织缺氧型乳酸性酸中毒(B 类)

B 类即无明显低氧血症或循环血量不足。B 类又可分为 B-1、B-2 和 B-3 型。

(1)B-1 型:见于糖尿病、恶性肿瘤、肝功能衰竭、严重感染及肾衰竭等情况。

(2)B-2 型:多由于药物及毒物引起,主要见于双胍类口服降糖药、果糖、山梨醇、木糖醇、甲醇和乙二醇等的中毒。用反转录蛋白酶抑制剂治疗 HIV 感染时,常发生继发性脂肪营养不良(外周性脂肪萎缩伴中枢性肥胖)和肝损害,患者往往还并发乳酸性酸中毒(NRTI-LD 综合征)。长期使用抗反转录病毒治疗时,还可发生严重的多器官衰竭-乳酸性酸中毒综合征。有人用大剂量硫胺(维生素 B₁)治疗取得较好效果。

(3)B-3 型:由于先天性代谢疾病所致,常见者为葡萄糖-6-磷酸酶缺陷(Ⅰ型糖原贮积症)、丙酮酸脱氢酸缺陷、丙酮酸羟化酶缺陷、果糖 1,6-二磷酸酶缺陷及线粒体呼吸链的氧化磷酸化障碍等情况。细胞的氧化磷酸化在线粒体呼吸链上进行。参与呼吸链氧化磷酸化的酶类很多,这些酶可因先天性缺陷或后天性病变及毒物中毒而发生功能障碍。这类疾病是线粒体病中的一种类型——线粒体呼吸链病(MRCD)。线粒体呼吸链病可为局限性(如仅发生于肝脏)或泛发性(肝、脑和肌肉细胞等)。局限于肝脏的线粒体呼吸链病的最优治疗是肝移植,但必须选择好肝移植的受体对象。

此外,无论是儿童或成年人的短肠综合征患者均易发生乳酸性酸中毒,其发生机制未明。

二、常见诱因和临床表现

糖尿病存在乳酸利用缺陷。当感染、糖尿病酮症酸中毒、高渗性高血糖状态或缺氧时容易造成乳酸堆积和乳酸性酸中毒。糖尿病患者易发生糖尿病乳酸性酸中毒是因为:①糖尿病患者常伴有丙酮酸氧化障碍及乳酸利用缺陷,平时即有血乳酸轻度升高,因此在存在乳酸性酸中毒诱因时,更易发生乳酸性酸中毒;②糖尿病性急性并发症如感染、脓毒血症、糖尿病酮症酸中毒(DKA)和非酮症高渗性糖尿病昏迷等时可造成乳酸堆积,因此乳酸性酸中毒可与糖尿病酮症酸中毒或非酮症高渗性糖尿病昏迷同时存在;③糖尿病患者可合并心、肝、肾脏疾病和/或并发心、肝、肾脏损害,可造成组织器官血液灌注不良和低氧血症;同时由于糖化血红蛋白增高,血红蛋白携氧能力下降,更易造成局部缺氧,这些均可引起乳酸生成增加。此外,肝脏及肾脏功能障碍又可影响乳酸的代谢、转化及排出,进而导致乳酸性酸中毒。

(一)双胍类药物诱发 L-乳酸性酸中毒

糖尿病患者常服用双胍类药物,因其能增强糖的无氧酵解,抑制肝脏和肌肉对乳酸的摄取,抑制糖异生作用,故有致乳酸性酸中毒的作用,特别是高龄,合并心、肺、肝和肾疾病的糖尿病患者长期、大剂量服用苯乙双胍(用量>100 mg/d)时,易诱发乳酸性酸中毒,但在国内因苯乙双胍导致乳酸性酸中毒的报道较少,其原因可能与用量较小有关。二甲双胍仅使血乳酸轻度升高,多<2 mmol/L,二甲双胍致乳酸性酸中毒的发生率与死亡率分别为 0～0.8/1 000 和 0～0.024/10 000,仅

为苯乙双胍的 1/20,两者的差异可能与二甲双胍的半衰期(1.5 小时)较苯乙双胍明显缩短(12 小时)有关。有研究表明,与接受其他降糖药治疗的糖尿病患者相比,服用二甲双胍的患者的血乳酸水平和乳酸性酸中毒的发病率并无显著差异。Pongwecharak 等在泰国南部的 Hatyai 观察了门诊糖尿病患者的二甲双胍使用情况,有 80% 以上的患者存在该药的禁忌证(如慢性肝病、心力衰竭和慢性肾病),但并未增加乳酸性酸中毒的发生率,说明二甲双胍引起的乳酸性酸中毒并非常见。

鉴于苯乙双胍易诱发糖尿病乳酸性酸中毒,目前临床上已基本不用,而以二甲双胍代替。如用苯乙双胍,每天剂量最好≤75 mg。

糖尿病患者使用二甲双胍前,应首先评价肾功能,评价的方法:①如果血清肌酐高于 96.5 μmol/L,即列为二甲双胍的禁忌证;②因为肾功能正常者使用该药亦可诱发高乳酸血症,ALT 和 BMI 是引起高乳酸血症的独立相关因素,ALT 和 BMI 越高,发生高乳酸血症的可能性越大,因此应同时考查 ALT 和 BMI 状况;③肾小球滤过率(GFR)60~90 mL/min 者可以使用二甲双胍,但应减量,并避免使用经肾排泄的其他药物。

(二)缺氧/感染/糖尿病酮症酸中毒/高渗性高血糖状态/肺心病/酗酒/一氧化碳中毒诱发糖尿病乳酸性酸中毒

糖尿病伴有感染、各种休克、脓毒败血症、糖尿病酮症酸中毒和高渗性非酮症高血糖性昏迷综合征等急性并发症的糖尿病患者,常因微循环障碍、组织器官灌注不良、组织缺氧、乳酸生成增加和排泄减少而诱发糖尿病乳酸性酸中毒。糖尿病患者合并大血管和微血管慢性并发症,如心肌梗死、糖尿病肾病和脑血管意外,可造成或加重组织器官血液灌注不良,出现低氧血症及乳酸清除减少,导致乳酸性酸中毒。

此外,糖尿病合并严重肺气肿、肺心病、肺栓塞和白血病等也可引起组织缺氧,使血乳酸升高。或因酗酒、一氧化碳中毒、水杨酸、儿茶酚胺、硝普钠和乳糖过量诱发乳酸性酸中毒。二甲双胍中毒可因诱发顽固性 L-乳酸性酸中毒而导致死亡。

(三)糖尿病乳酸性酸中毒的表现常被基础疾病/糖尿病酮症酸中毒/高渗性高血糖状态掩盖

在临床上,糖尿病乳酸性酸中毒不如糖尿病酮症酸中毒常见,主要发生于长期或过量服用苯乙双胍(降糖灵)并伴有心、肝和肾疾病的老年糖尿病患者,在发病开始阶段,这些基础疾病的症状常掩盖了糖尿病乳酸性酸中毒的症状,以致难以确定。其临床症状和体征无特异性。一般发病较为迅速,主要表现为不同程度的代谢性酸中毒的临床特征,当血乳酸明显升高时,可对中枢神经、呼吸、消化和循环系统产生严重影响。

乏力、食欲降低、嗜睡、腹痛、头痛、血压下降、意识障碍、昏迷及休克是糖尿病乳酸性酸中毒的常见表现。轻症可仅有乏力、恶心、食欲降低、头昏、嗜睡和呼吸稍深快。中至重度可有腹痛、恶心、呕吐、头痛、头昏、疲劳加重、口唇发绀、无酮味的深大呼吸至潮式呼吸、血压下降、脱水表现、意识障碍、四肢反射减弱、肌张力下降、体温下降和瞳孔扩大,最后可导致昏迷及休克。值得注意的是糖尿病酮症酸中毒及高渗性非酮症高血糖性昏迷综合征的患者,尤其是老年患者也常同时并发乳酸性酸中毒,导致病情更加复杂和严重,治疗更加困难。糖尿病乳酸性酸中毒是糖尿病最严重的并发症之一,病死率高达 50% 以上。血乳酸越高,病死率越高。血乳酸>9.0 mmol/L 者病死率高达 80%;血乳酸>15 mmol/L,罕有抢救成功的患者。在治疗过程中血乳酸持续升高不降者,其存活后的预后也差。

三、诊断和鉴别诊断

(一)不能用糖尿病酮症酸中毒或高渗性高血糖状态解释的意识障碍提示糖尿病乳酸性酸中毒

临床上糖尿病患者出现意识障碍和昏迷,并有服用苯乙双胍史及伴有肝肾功能不全和慢性缺氧性疾病者,而不能用糖尿病酮症酸中毒或高渗性非酮症高血糖性昏迷综合征解释者,应高度怀疑本病的可能性,尽快作血乳酸测定以确诊。

(二)根据血乳酸明显升高和代谢性酸中毒确立诊断

诊断糖尿病乳酸性酸中毒的要点。①糖尿病:患者已经诊断为糖尿病或本次的临床资料能确立糖尿病的诊断。②血乳酸明显升高:血乳酸≥5 mmol/L 者可诊断为乳酸性酸中毒,血乳酸/丙酮酸≥30;血乳酸>2 mmol/L 但小于 5 mmol/L 者可诊断为高乳酸血症。③代谢性酸中毒:动脉血气 pH<7.35,血 HCO_3^- <10 mmol/L,阴离子隙>18 mmol/L。④排除糖尿病酮症酸中毒和尿毒症。因此,为了早期明确诊断,应进行如下检测。

1.必检项目

作为代谢性酸中毒的病因鉴别依据,血糖、血酮体、尿酮体和血渗透压为必检项目。糖尿病乳酸性酸中毒时,血糖多偏低或正常,血酮体及尿酮体一般正常,若患者进食少及反复呕吐时,也可略高;若与糖尿病酮症酸中毒并存时,则可明显升高。血浆渗透压正常或略高。血 Na^+ 和 K^+ 正常或稍高,血 Cl^- 正常。血尿素氮和肌酐(Cr)常升高。血白细胞轻度增多。

2.阴离子隙和清蛋白校正的阴离子隙

应用碱缺乏(BD)和阴离子隙诊断乳酸性酸中毒不准确。阴离子隙的正常值为 10～12 mq/L,其预测乳酸性酸中毒的敏感性为 63%,特异性为 80%。在不能测定乳酸的情况下,清蛋白校正的阴离子隙(ACAG)预测乳酸性酸中毒有一定价值,其敏感性达94.4%,但特异性不足 30%。阴离子隙=$[Na^+]-(Cl^-+HCO_3^-)$;计算的 ACAG(Figge 方程)=$\{4.4-[$测定的清蛋白$(g/dL)]\}\times2.5+AG$。清蛋白和乳酸校正的阴离子隙(ALCAG)=$\{[4.4-$测定的清蛋白$(g/dL)]\times0.25\}+AG-[$血乳酸$(mmol/L)]$。因此,阴离子隙和清蛋白校正的阴离子隙主要用于乳酸性酸中毒(尤其是 D-乳酸性酸中毒)的排除诊断。由于 AG、ACAG 和 BD 预测乳酸性酸中毒的敏感性不高,尤其存在低蛋白血症时仅能作为诊断的参考依据,因此应该强调直接测定血清乳酸含量。

3.血乳酸测定

正常情况下,乳酸是体内葡萄糖无氧酵解的终产物。正常情况下,机体代谢过程中产生的乳酸可由肝脏代谢及肾脏排泄,血乳酸为 0.5～1.6 mmol/L(5～15 mg/dL),≤1.8 mmol/L。糖尿病乳酸性酸中毒时,血乳酸≥5 mmol/L,严重时可高达 20～40 mmol/L,血乳酸/丙酮酸≥30,血乳酸浓度显著升高是诊断糖尿病乳酸性酸中毒的决定因素。2 mmol/L<血乳酸<5 mmol/L,可认为是高乳酸血症。但是,通常用于检测 L-乳酸的方法不能测出 D-乳酸,因此,当血清乳酸值与临床表现不符时,应考虑 D-乳酸性酸中毒可能。

4.血气分析

动脉血气 pH<7.35,常在 7.0 以下,血 HCO_3^- <10 mmol/L,碱剩余(BE)为负值,缓冲碱(BB)降低,实际碳酸氢盐(AB)与标准碳酸氢盐(SB)均减少,阴离子间隙(AG)>18 mmol/L。

(三)L-乳酸性酸中毒与D-乳酸性酸中毒鉴别

如果乳酸性酸中毒的临床表现典型,阴离子隙和清蛋白校正的阴离子隙均明显升高,但血清乳酸不升高或仅轻度升高时,应想到D-乳酸性酸中毒可能。胃肠手术(尤其是空场-回肠旁路术)后,容易发生D-乳酸性酸中毒(血清D-乳酸≥3 mmol/L)。由于手术切除了较多的肠段,摄入的碳水化合物不能被及时消化吸收,潴留在结肠。而结肠的厌氧菌(主要是乳酸杆菌)将这些碳水化合物分解为右旋乳酸(D-乳酸)。D-乳酸具有神经毒性,可引起中毒性脑病。在肾功能正常情况下,中毒性脑病症状较轻,且具有一定自限性;但严重肾衰竭患者可能出现D-乳酸性酸中毒。此外,血清D-乳酸升高而未达到3 mmol/L的现象称为亚临床D-乳酸性酸中毒,多见于严重的糖尿病肾病、缺血缺氧或创伤性休克。

(四)糖尿病乳酸性酸中毒与糖尿病酮症酸中毒/酒精性酮症酸中毒/高渗性高血糖状态/低血糖症鉴别

1.糖尿病酮症酸中毒或糖尿病酮症酸中毒合并糖尿病乳酸性酸中毒

糖尿病酮症酸中毒患者有血糖控制不良病史,临床表现有明显脱水、呼气中可闻及酮味、血糖高、血酮明显升高及血乳酸<5 mmol/L,可资鉴别。另一方面,糖尿病酮症酸中毒合并糖尿病乳酸性酸中毒的情况并不少见,应引起高度重视。当糖尿病酮症酸中毒抢救后酮症已消失,而血pH仍低时要考虑糖尿病乳酸性酸中毒的合并存在。

2.高渗性高血糖状态或高渗性高血糖状态合并糖尿病乳酸性酸中毒

该病多见于老年人,起病较慢,主要表现为严重的脱水及进行性的精神障碍,血糖、血钠及血渗透压明显升高,但血pH正常或偏低,血乳酸正常。同样应注意少数患者也可同时伴有糖尿病乳酸性酸中毒,如果在无酮血症时,碳酸氢盐≤15 mmol/L,应该考虑到同时合并糖尿病乳酸性酸中毒的可能。

3.低血糖症

低血糖症也可有神志改变,但有过量应用降糖药和进食不及时等病史,出现饥饿感和出冷汗等交感神经兴奋症状,血糖≤2.8 mmol/L,补糖后症状好转,血乳酸不高,可资鉴别。

4.酒精性酮症酸中毒

有长期饮酒史,血阴离子间隙增大,动脉血CO_2分压降低而血酮和β-羟丁酸/乙酰乙酸比值升高。酒精性糖尿病酮症酸中毒患者有长期饮酒史,血阴离子隙和血清渗透压隙增大,动脉血CO_2分压($PaCO_2$)降低而血酮和β-羟丁酸/乙酰乙酸比值升高。有的患者伴有肝功能异常、乳酸性酸中毒、急性胰腺炎、Wernicke脑病和心力衰竭。

四、预防及治疗

糖尿病乳酸性酸中毒是糖尿病急性并发症之一。其在临床中发病率较低,易误诊,但一旦发生,病情严重,预后差,死亡率高达50%,因为这些患者多伴有肝肾功能不全、感染和休克等严重并发症,目前尚无满意的治疗方法,加强糖尿病的宣传教育,加强医师与患者间的联系,注重预防,早期发现,及时治疗。

为安全考虑,在临床中严格掌握双胍类药物的适应证和禁忌证,尽可能不用苯乙双胍。糖尿病患者若并发心、肝和肾功能不全,或在缺氧、过度饮酒和脱水时,应尽量避免使用双胍类药物。美国糖尿病协会已建议当血肌酐(Cr)>125 $\mu mol/L$时,应避免使用双胍类药物。使用双胍类药物时,应定期监测肝肾功能。

(一)去除糖尿病乳酸性酸中毒诱因并治疗原发病

目前仍缺乏统一的诊疗指南,其治疗很不规范,疗效差异大。在连续监测血乳酸,及时判断疗效的前提下,进行如下治疗。

1.诱因和原发病治疗

一旦考虑糖尿病乳酸性酸中毒,应立即停用双胍类等可导致乳酸性酸中毒的药物、保持气道通畅和给氧。对于由肺部疾病导致缺氧者,应针对原发病因及时处理,必要时作气管切开或机械通气,以保证充分氧合;如血压偏低、有脱水或休克,应补液扩容改善组织灌注,纠正休克,利尿排酸,补充生理盐水维持足够的心排血量与组织灌注,必要时可予血管活性药及行中心静脉压监护,但尽量避免使用肾上腺素或去甲肾上腺素等强烈收缩血管药物,以防进一步减少组织的灌注量。补液量应根据患者的脱水情况和心肺功能等情况来决定;如病因不明的严重乳酸性酸中毒患者,应着重先考虑有感染性休克的可能,及早行病原体培养,并根据经验,尽早选用抗生素治疗。

西柚子汁似乎可改善胰岛素抵抗,降低体重,但可能增加二甲双胍致乳酸性酸中毒的风险。

2.糖尿病酮症酸中毒和高渗性高血糖状态治疗

当糖尿病酮症酸中毒或高渗性高血糖状态患者合并高乳酸血症时,一般按糖尿病酮症酸中毒或高渗性高血糖状态的治疗即可,高乳酸血症将在治疗过程中自然消退;如果糖尿病酮症酸中毒或高渗性高血糖状态患者合并有严重的乳酸性酸中毒,则应该在治疗的同时更积极地处理原发病、改善循环、控制血糖和维持水电解质平衡,但补碱的原则仍与糖尿病酮症酸中毒相同,禁忌大量补充碱性溶液。

3.糖尿病治疗

控制血糖采用小剂量胰岛素治疗,以 $0.1\ U/(kg \cdot h)$ 速度持续静脉滴注,不但可降低血糖,而且能促进三羧酸循环,减少乳酸的产生并促进乳酸的利用,如血糖正常或偏低,则应同时予葡萄糖及胰岛素,根据血糖水平调整糖及胰岛素比例。监测血钾和血钙,视情况酌情补钾和补钙,以防低血钾和低血钙。

(二)纠正酸中毒并维持水电解质平衡

1.纠正酸中毒

目前对乳酸性酸中毒使用碱性药物仍有争议。一般认为过度的血液碱化可使氧离曲线左移,加重组织缺氧,而且可以使细胞内液和脑脊液进一步酸化和诱发脑水肿,并无确切证据表明静脉应用碳酸氢钠可降低死亡率,故补碱不宜过多和过快。当 $pH < 7.2$ 和 $HCO_3^- < 10.05\ mmol/L$ 时,患者肺脏能维持有效的通气量以排出蓄积的二氧化碳,以及肾功能足以避免水钠潴留,应及时补充5%碳酸氢钠 $100 \sim 200\ mL(5 \sim 10\ g)$,用生理盐水稀释到1.25%的浓度。酸中毒严重者(血 $pH < 7.0$,$HCO_3^- < 5\ mmol/L$)可重复使用,直到血 $pH > 7.2$,则停止补碱。24 小时可用碳酸氢钠 $4.0 \sim 170.0\ g$。如补碱过程中血钠升高,可予呋塞米,同时也将有助于乳酸及药物的排泄。若心功能不全或不能大量补钠,可选择使用三羟甲基氨基甲烷(THAM),应注意不可漏出血管。二氯乙酸盐(DCA)可通过增加氧摄取,激动丙酮酸脱氢酶复合物,促进乳酸氧化,降低血乳酸,缓解酸中毒症状,对多种原因引起的乳酸性酸中毒有较好的疗效,日剂量在 $100 \sim 1\ 500\ mg/kg$,短期应用无不良反应。

2.透析疗法

透析疗法多用于伴肾功能不全或严重心力衰竭及血钠较高的危重患者,应使用不含乳酸钠的透析液,可清除药物,加快乳酸的排泄,可采用血液透析或腹膜透析。

3.支持和对症处理

积极改善心功能、护肝、保护肾功能及加强营养和护理等综合治疗。

（孙爱荣）

第四节　糖尿病视网膜病变

糖尿病视网膜病变(DR)是糖尿病微血管病变中最重要的表现,是糖尿病最常见和严重的微血管并发症之一,是成人后天性致盲的主要原因。在失明的糖尿病患者中,85%左右是由 DR 引起。DR 致盲的直接原因主要是视网膜前和玻璃体内出血,以及血块机化后,纤维组织牵拉引起视网膜剥脱,占盲眼总数的 80.5%;其他尚有黄斑区大的脂质斑块和牵引性视网膜剥脱等;而造成视力轻、中度损害的最主要原因是黄斑部水肿(占 63.4%),其次为新生血管形成和毛细血管闭塞等。糖尿病在眼部还可引起白内障、屈光改变、虹膜睫状体炎及青光眼等。虹膜面新生血管及前房角小梁新生纤维血管形成可导致周边虹膜前粘连,阻塞房水引流可致闭角型青光眼;虹膜静脉窦纤维化和瘢痕形成可致开角型青光眼。

一、流行病学

许多流行病学研究表明:DR 的发生发展与糖尿病病程直接相关,即病程越长,DR 的患病率越高且病情越严重。T1DM(30 岁以前发病)病程 15 年或更长的患者,视网膜病变的患病率为98%,其中 1/3 左右有黄斑水肿,1/3 有增殖性病变。T2DM(30 岁以后发病)病程 15 年或更长者视网膜病变的危险性达 78%,其中 1/3 左右有黄斑水肿,1/6 左右有增殖性病变。

美国的一组流行病学调查显示:病程 3～4 年者,T1DM 的 DR 患病率为 19%,T2DM 的 DR 患病率为 24%;病程 20 年者,几乎所有的 T1DM 及 60% 的 T2DM 患者发生 DR;病程 20 年后约50% 的 T1DM 患者为增殖型糖尿病视网膜病变(PDR),而 T2DM 患者发生 PDR 者不足 10%。另有一组数据表明:糖尿病病程 20 年以上者几乎均有背景型糖尿病视网膜病变(BDR)发生;青年型糖尿病患病 35 年后大约 2/3 发展为 PDR,1/3 发生黄斑水肿;成年型糖尿病患病 35 年后1/3 发展为 PDR,2/3 发生黄斑水肿。英国前瞻性糖尿病研究组(UKPDS)对 T2DM 患者在刚确诊时的 DR 情况进行了调查,发现 39% 的男性和 35% 的女性至少有一眼出现微血管瘤,8% 的男性和 4% 的女性出现棉絮斑或视网膜内微血管异常等明显的视网膜病变。

中国糖尿病患者中,DR 的发生率为 25.2%,且初诊的 T2DM 患者中,DR 的发生率就高达 12.4%。

二、病因与发病机制

DR 的发病机制尚不完全清楚,一般认为本病是由于视网膜微血管系统受损所致。众多研究结果表明,DR 是多种因素相互作用、相互影响的结果。高血糖、蛋白质非酶糖基化、氧自由基的形成、多元醇-肌醇代谢异常、血流动力学障碍、凝血机制异常和各种增生性细胞因子的产生等,都与 DR 的发生发展相关。

(一)糖代谢紊乱

糖尿病控制与并发症试验(DCCT)及 UKPDS 均已证实严格的血糖控制可减少糖尿病慢性并发症的发生。UKPDS 报道,强化治疗组微血管病终点危险性减少 25%,眼激光治疗减少1/4,早期肾病减少1/3。UKPDS 流行病学资料显示,微血管并发症的发生与血糖水平呈连续性相关,HbA1c 降低 1%(即使血糖控制未达到正常水平,HbA1c 由 9%降至 8%),微血管并发症的危险性降低 35%。另外,只要血糖超过正常水平(HbA1c>6.2%),各种并发症的发生并不存在血糖阈值,即高血糖的程度与并发症的危险性呈延缓性相关关系,只要血糖升高,即可发生微血管并发症,血糖的高低只是危险程度不同而已。因此,认为糖尿病患者的糖代谢紊乱是产生 DR 的根本原因。高血糖是糖尿病微血管并发症发生发展的重要危险因素。目前对于高血糖的致病机制存在多种学说,但没有一种学说能完全阐明这个问题。

1.非酶糖基化终产物

长期高血糖引起机体蛋白质非酶糖化所形成的糖基化终产物(AGEs)大量堆积是导致视网膜毛细血管周细胞衰亡和 DR 发生的主要原因。各种蛋白质非酶糖基化及其终末产物的积聚导致组织蛋白质结构和功能受损。非酶糖基化过程使红细胞携氧能力下降,供氧减少,对视网膜造成损害;同时又促进脂质过氧化增多,导致血小板活性增强,血栓素数量增加。视网膜毛细血管周细胞和内皮细胞存在一种特异性 AGEs 的受体(RAGE),它是将蛋白质的非酶糖化与 DR 及其有关组织细胞损害联系起来的重要媒介。AGEs 通过以下途径在 DR 发病中发挥作用:①在内皮细胞、周细胞及基底膜沉积。②产生氧化应激,引起核因子碱基对增加,诱导产生诱导型一氧化氮(NO)和肿瘤坏死因子-α(TNF-α)。③趋化白细胞,使之在视网膜毛细血管异常黏附和浸润,阻塞毛细血管,释放自由基及蛋白酶,损伤周细胞和内皮细胞。④诱导细胞因子如胰岛素样生长因子(IGF-1)等生成。⑤使内皮源性 NO 生成减少或灭活增加,增加内皮的促凝血活性,引起视网膜血流动力学异常。⑥作为活化蛋白激酶C(PKC)的底物,通过活化 PKC 引起 DR 的发生有学者用酶联免疫法(ELISA)检测组织 AGEs,发现糖尿病患者的肾脏及视网膜组织中,AGEs 水平在微血管病变的最早临床阶段即显著升高。AGEs 还可引起内皮细胞的通透性增加,内皮细胞下的单核细胞一旦被激活,即产生一系列炎症介质,吸引并激活其他细胞,引起血管壁结构改变。

2.甘油二酯

甘油二酯(DAG)/PKC 信号传导通路 DAG/PKC 信号传导通路与高血糖及 DR 的关系日益受到人们的关注。研究表明,糖尿病动物如大鼠、狗的视网膜内 DAG 水平和细胞膜 PKC 的活性增加;视网膜血管内皮细胞内 DAG 水平增加而周细胞内 DAG 水平则无改变。血管细胞(包括大血管和微血管)在高糖环境下,细胞内 DAG 的水平明显升高。糖尿病状态下,DAG 介导 PKC 活化。PKC 激活后可磷酸化蛋白质底物的丝氨酸和苏氨酸残基,调节蛋白质的功能,从而产生一系列生物学效应,对血管的渗透性和收缩性、细胞外基质、细胞生长、血管新生、细胞因子的功能及白细胞黏附产生影响。PKC 促进多种细胞因子的表达,如血管内皮生长因子(VEGF)、血小板衍化生长因子(PDGF)等,促进新生血管的形成;可使诱导型 NO 生成增加,损伤内皮细胞和周细胞;PKC 还可抑制 Na^+/K^+-ATP 酶的活性,引起血管内皮功能紊乱等。高血糖诱导 PKC 活性增强还表现出调节多种蛋白质的基因表达,以及影响微血管细胞中的生化代谢。因此,PKC 的活化可导致视网膜血流量下降、血管通透性增加及新生血管的形成,从而引起 DR。

3.多元醇-肌醇代谢异常

在高糖条件下,周细胞内过量葡萄糖在醛糖还原酶(AR)的作用下还原成山梨醇,进入葡萄糖代谢的山梨醇通路。糖代谢紊乱时,醛糖还原酶活性增高致多元醇代谢通路激活,产生大量的山梨醇在细胞内积聚引起组织结构和功能异常,影响血管通透性,使毛细血管基底膜增厚。由于山梨醇在细胞内很少进一步发生代谢,并因其极性而难于透出细胞膜,细胞内浓度增大而致渗透压升高,水分渗入细胞引起电解质平衡和代谢紊乱,引起细胞肿胀、细胞膜破坏等一系列病理改变。山梨醇通路的激活还可抑制磷酸己糖旁路,改变细胞膜功能,引起肌醇代谢异常。肌醇为磷酯酰肌醇的前体,后者可在胞内酶系统的作用下分解为二酰基甘油(DG)和三磷酸肌醇酯(IP$_3$),DG 和 IP$_3$ 是周细胞增殖所必需的第二信使。持续的高糖状态,一方面直接抑制细胞对肌醇的摄取及周细胞肌醇的合成,另一方面通过山梨醇途径抑制周细胞对肌醇的摄取。上述情况引起细胞内肌醇耗竭。肌醇的耗竭使单磷酸肌醇酯(PI)、二磷酸肌醇酯(PIP2)、IP$_3$ 的浓度下降,周细胞DNA 合成障碍致周细胞增殖下降,同时还可使 Na$^+$/K$^+$-ATP 酶的活性下降,而后者可能与肌醇的摄取、血管内皮功能紊乱,以及对血管活性物质的反应异常有关。因此,肌醇的耗竭可使周细胞的 Na$^+$/K$^+$-ATP 酶活性降低和 DNA 的活性下降,从而导致周细胞死亡。由于周细胞的损害和消失降低了毛细血管的收缩力和调节毛细血管内血流量的作用,从而引起视网膜微血管的病变。同时有内皮细胞受损,出现无结构的毛细血管,最后可引起血管闭塞。研究表明,补充肌醇、DG、IP$_3$ 均可对高糖状态下的周细胞起保护作用。这也说明肌醇的耗竭参与了周细胞选择性丢失这一过程。

4.自由基的作用

在蛋白非酶糖化的过程中,形成脱氧葡萄糖酮醛时,amadori 产物和葡萄糖都经历了自身氧化过程,此间伴随着氧自由基和 H$_2$O$_2$ 的生成。有报道称,蛋白的非酶糖化可使自由基产生的速率增加 50 倍。自由基有一未配对电子极易引起邻近的蛋白质和脂质氧化,造成组织损伤。自由基可使膜发生脂质氧化,产生交链反应,使膜通透性增强,自由基通过攻击膜蛋白及胞内的酶系统和核酸,使细胞增殖周期延长,并可诱导细胞凋亡。DR 时,视网膜内自由基增加,脂质过氧化物(LPO)、丙二醛(MDA)增高,超氧化物歧化酶(SOD)减少。SOD 对氧化应激环境中的内皮细胞及周细胞有保护作用,而 LPO 及 MDA 则在糖尿病慢性并发症中起着重要作用。

(二)凝血机制和血流动力学异常

糖尿病患者存在全血异常,包括血浆黏度增加、血液凝固亢进、纤维素溶解能力下降、纤维蛋白原增加;红细胞异常有变形能力下降、凝集能力亢进;血小板异常有凝集、黏附功能亢进;白细胞异常有变形能力下降、黏着亢进、活化亢进。这些变化,尤其是在微小血管,引起血管内皮损害和微小血管闭塞,导致 DR 的发生发展。

用彩色多普勒血流成像(CDFI)技术检测球后动脉血流动力学的改变,发现糖尿病患者眼动脉、视网膜中央动脉的血流动力学特点:①眼动脉的改变比视网膜中央动脉明显;②呈低流速、低流量和高阻力型改变;③眼动脉呈缺血样改变。提示眼动脉缺血性改变比视网膜中央动脉明显。

(三)氧化应激

高血糖促进氧化应激产生的因素包括非酶促蛋白糖化使 AGEs 产生增多、糖化自身氧化、山梨醇旁路激活、炎症介质产生增多、抗氧化体系功能损害和脂质过氧化等。氧化应激中产生的氧自由基可以攻击其他不饱和脂肪酸,使视网膜的盘膜、线粒体膜和内层网膜内的脂类受到不可逆的破坏。自由基可使膜发生脂质过氧化,使膜通透性增高,通过攻击膜蛋白和胞内的酶系统和核酸,延长细胞增殖周期,诱导细胞凋亡。正常状态下,视网膜组织中存在完整的抗氧化酶系,其主要有 SOD、过氧化氢酶(CAT)和谷胱甘肽过氧化物酶(GSH-PX),它们在防御自由基的损伤中起着重要作用。研究证实:糖尿病大鼠视网膜组织中 SOD 和 CAT 的活性与正常组相比显著下降;LPO 则明显增多,提示其自由基防御功能下降。LPO 不仅使视网膜脂类受到不可逆的损害,还减少前列环素(PGI)的生成,破坏 PGI 和血栓素(TXA$_2$)之间的平衡,导致血管收缩及微血栓形成,是 DR 的病理基础之一。膜中磷脂发生过氧化,导致膜中蛋白质、酶和磷脂交联失活,使膜的流动性、通透性改变,多种功能受损,严重者导致这些生物膜溶解和细胞死亡,使视网膜病变进一步发展。Peter 等发现,高糖条件下,视网膜周细胞和主动脉平滑肌细胞在氧化应激时,周细胞内还原型谷胱甘肽下降,暴露于氧化型低密度脂蛋白(ox-LDL)可使内皮细胞减少 41%,周细胞减少 25%。还有研究发现,糖尿病大鼠视网膜中,己糖激酶的下游产物并没有增加,但葡萄糖的上游代谢产物如山梨醇通路(降低 NADPH)及多羟基化合物的合成增加。应用 α-生育酚、SOD 可对氧化应激环境中的内皮细胞及周细胞起保护作用。

(四)细胞因子

糖尿病由于血管本身和血液的因素可导致毛细血管闭塞。小范围的闭塞可引起毛细血管扩张,微动脉瘤形成;大范围的毛细血管闭塞,可引起视网膜缺血、缺氧,在缺氧的情况下,视网膜可释放一些生长因子导致新生血管形成,发展为 PDR。血管内皮生长因子(VEGF)、色素上皮细胞衍生因子(PEDF)、碱性成纤维细胞生长因子(bFGF)、胰岛素样生长因子(IGF-1)、表皮生长因子(EGF)、转化生长因子 β(TGF-β)、肿瘤坏死因子 α(TNF-α)和内皮素-1(ET-1)等均参与 PDR 的发生,其中 VEGF 是目前所知的参与 PDR 形成的最强细胞因子,在 PDR 形成中起关键作用。

1.VEGF

VEGF 是目前所知最强的内皮细胞选择性促有丝分裂因子和血管生成因子,能特异性地刺激血管内皮细胞增殖,参与新生血管的形成过程,被认为是与 PDR 新生血管形成联系最紧密的一个细胞因子。视网膜血管内皮细胞存在 VEGF 高亲和力受体,而且受体数目较其他组织内皮细胞多。大量研究表明,视网膜缺血时,释放的新生血管生长因子或血管源性生长因子是导致视网膜细胞异常增殖和新生血管生成的主要原因。多种生长因子参与了糖尿病性视网膜细胞增殖及新生血管形成,但很多因子都不是特异的新生血管形成因子,而只有 VEGF 可能是最直接的眼球内新生血管形成因子。因为它可特异性地作用于血管内皮细胞,而且缺氧可上调其 mRNA 和其蛋白质的表达。VEGF 是各种新生血管性视网膜病变的核心作用因子,各种致病因子都是通过 VEGF 促进新生血管形成的,而 VEGF 又能刺激各种细胞因子或生长因子的表达。近来的研究还表明,VEGF 不仅是新生血管生长因子,还是血管渗漏因子,具有破坏血-视网膜屏障,加剧 PDR 渗出的作用。血浆渗漏积聚于视网膜的神经纤维层,形成早期 DR 的硬性渗出或黄斑水肿。

2.PEDF

PEDF 在眼内组织分布广泛,在角膜上皮细胞、角膜内皮细胞、晶状体上皮细胞、睫状体上皮细胞、脉络膜、视网膜色素上皮细胞、感光细胞和神经节细胞均可检测到 PEDF mRNA 的表达和蛋白质的存在。在角膜,PEDF 抑制血管侵入,它也是玻璃体内主要的血管生成抑制因子。如果从玻璃体样本中取出 PEDF,玻璃体液的抗血管生成活性即丧失,而且反而会起刺激血管生长的作用。同样,房水检测也可获得相似的结果。这些研究提示 PEDF 是这些部位关键的血管生成抑制因子。Ogata 等研究发现,特发性黄斑裂孔患者玻璃体中 PEDF 的含量显著高于 DR 患者,而 VEGF 的含量,前者显著低于后者。活动性 DR 患者玻璃体中 PEDF 的含量显著低于非活动性 DR,而 VEGF 的含量,前者显著高于后者。PDR 患者玻璃体中 PEDF 的含量显著低于无 PDR 患者,而 VEGF 的含量,前者显著高于后者。该研究提出低水平的 PEDF 和高水平的 VEGF 与 DR 的新生血管生成有关,导致了活动性 PDR。

3.bFGF

bFGF 存在于视网膜血管内皮细胞、色素上皮细胞、Müller 细胞及角膜内皮细胞的基底膜,能引起视网膜血管充血扩张、扭曲和出血,降低新生血管的血-视网膜屏障功能,其作用机制是刺激内皮细胞和周细胞增殖。在 DR 中,视网膜组织因缺血、缺氧而释放 bFGF,局部组织中的 bFGF 含量增多,内皮细胞编码 bFGF mRNA 表达增强,一方面刺激内皮细胞增殖,使毛细血管狭窄和闭塞,加重视网膜微循环障碍;另一方面,通过自分泌和旁分泌方式,诱导毛细血管内皮细胞产生和分泌纤溶酶原激活物(PA)和胶原酶,分解基底膜和细胞间质等大分子,使形成毛细血管的细胞能穿过这些结构,进行迁移和增殖,导致新生血管的形成和增生。通过对活动期 PDR 患者的玻璃体标本进行检测,发现 bFGF 含量明显升高,而在退行期或非 PDR 患者,bFGF 含量很低或检测不到,认为 PDR 患者玻璃体中 bFGF 的含量与纤维血管膜增殖的程度有相关关系。

4.IGF-1

IGF-1 能使毛细血管内皮细胞和周细胞合成 DNA 的能力增强,对内皮细胞有明显的趋化效应,在视网膜血管内皮细胞和周细胞上广泛、稠密地分布着 IGF-1 受体。在 DR 状态下,眼内 IGF-1 升高与血-视网膜屏障损伤有关,一方面血清 IGF-1 可渗漏到眼内,另一方面单核细胞易侵入眼内,在局部释放 IGF-1;IGF-1 水平与 DR 的严重程度和糖尿病的病程呈正相关。IGF-1 能使糖尿病患者视网膜血管内皮细胞释放 PA,但不能使非糖尿病患者释放 PA;PA 能使纤溶酶原激活,形成纤溶酶,使血管基底膜降解,从而诱发新生血管的形成。研究证实遗传因子也在 DR 的发病中起一定作用,其中 IGF-1 基因是候选基因,在 DR 的发病和进展中起一定作用。

5.TNF-α 与 TGF-β

Yoshiora 等研究发现,PDR 患者玻璃体内 TNF-α 含量高于对照组。糖尿病患者长期高血糖状态可形成大量晚期 AGEs,AGEs 刺激单核细胞表达与释放 TNF-α,且随 AGEs 形成的增多而增加。TNF-α 可引起血-视网膜屏障的损伤,增加视网膜血管的通透性,刺激血管外基质过量产生和血管内皮细胞的增殖,导致眼内新生血管形成,促进 PDR 发生。TNF-α 还能提高靶细胞对其他细胞生长因子的反应性,间接刺激新生血管形成。有学者提出,在 PDR 中,TNF-α 是致病作用最强的诱导因子,其浓度高低与病程和病情严重程度呈正相关。在 DR 中,血-视网膜屏障受损,血小板和单核细胞侵入玻璃体和视网膜组织,血小板凝聚及单核细胞活化均可引起 TGF-β 的释放。TGF-β 在 T2DM 中显著升高,其升高的水平与 DR 相关。TGF-β 一方面抑制纤溶酶系统,促进毛细血管内血栓的形成,引起毛细血管闭塞;另一方面通过增加眼内纤维连接蛋白(FN)的合成,使增加的 FN 在新生血管周围与胶原纤维一起形成基底膜样结构,引起纤维组织增生,从而加速 PDR 的进程。TNF-α 和 TGF-β 在很多方面相似,两者在体内均能促血管形成,在体外实验能促管腔形成,但抑制内皮细胞增殖,两者可能是内皮细胞某分化期的促动因子。

6.ET-1

ET-1 是视网膜局部微循环非神经机制调节的关键环节,一方面促进血管内皮细胞合成 NO 和 PGI 等舒血管物质,另一方面刺激周细胞收缩,通过控制血管的舒缩状态来调节视网膜局部的血流量和血管通透性。生理情况下,ET-1很低,以旁分泌和胞内分泌方式,通过内皮细胞、周细胞间的相互作用调节网膜血管的管径和局部血流量;病理情况下,如糖代谢异常、血管内皮损伤、血小板功能障碍和内皮细胞增生等因素刺激下,ET-1异常增多,强烈刺激周细胞收缩,内皮细胞和周细胞间的相互作用失调,导致视网膜局部血流动力学和血流量异常,局部微循环调节功能紊乱从而促进 DR 的发生发展。研究表明糖尿病患者血浆 ET-1 增高和血管内皮细胞损伤有密切关系,血管内皮细胞损伤越重,ET-1 增高越明显,随 DR 病情的加重,ET-1 逐步增高。

此外,白细胞介素-1(IL-1)、白细胞介素-6(IL-6)、PDGF 等均对 DR 的发生发展起重要作用。总之,视网膜、玻璃体等组织内存在多种血管生成因子及血管生成抑制因子,在正常情况下,两者之间处于动态平衡。糖尿病时,此平衡被打破,使内皮细胞持续增生,新生血管形成,促进了DR 的发生。

(五)肾素-血管紧张素系统(RAAS)

RAAS 不仅存在于血循环系统,而且也存在于其他组织中,其中包括眼。眼组织的 RAAS 独立于血循环系统之外。Berka 等则发现,视网膜中的肾素产生于靠近血管旁的 Müller 细胞。糖尿病时,视网膜的 RAAS 活性增强,血管紧张素Ⅱ(AT-2)产生增多,AT-2 不仅具有收缩血管,调节血压及通过醛固酮调节水电解质平衡的作用,而且可诱导 PDGF、bFGF、IGF-1、TGF-β和 VEGF 等生成,从而调节细胞的生长。这些均可导致血管内皮功能紊乱、血管痉挛、血栓形成、视网膜组织缺血缺氧、新生血管形成和出现增殖性病变。另外,AngⅡ结合于内皮细胞而刺激Ⅰ型纤溶酶原激活物抑制剂(PAI-1)的产生,引起凝血机制平衡失调,导致血管性疾病发生。

实验显示,AT-2 可提高血管的通透性,增加血管内皮的氧分压,使交感神经系统张力增高,同时与视网膜血管的紧张度及视网膜细胞间质的变性有关。如果把 AT-2 直接注入猫的玻璃体中,眼底照相显示视网膜动脉分支血管收缩,并常常导致视网膜梗死。Otani 等体外试验发现,AT-2 可使体外培养的牛视网膜内皮细胞 VEGF 受体及其周细胞 VEGF 基因表达上调,从而促进新生血管的形成。当 AT-2 与 VEGF 在动物体内联合应用时,AT-2 可增强 VEGF 诱导新生血管形成的作用,其具体作用很可能是启动了新生血管的形成。Funatsu 等研究了 AT-2 和VEGF 与 PDR 的关系。发现,PDR 患者玻璃体中 AT-2 和 VEGF 含量非常显著性地高于非糖尿病患者和非 DR 患者;活动性 PDR 患者玻璃体中 AT-2 和 VEGF 的含量也非常显著性地高于非活动性 PDR 患者;玻璃体中 AT-2 的含量与 VEGF 呈非常显著性的正相关。

(六)生长激素分泌异常

生长激素可能在 DR 的进展中起重要作用。先前进行的 100 例患者的研究表明:垂体切除可以逆转 DR 的进程。同样,糖尿病性侏儒患者,因生长激素缺乏体内具有较低的 IGF-1 水平,此类患者较年龄、病程匹配的其他糖尿病患者具有较低的 PDR 发生率。在开展视网膜光凝治疗前,切除垂体可有效控制 PDR,使患者视网膜新生血管减少,渗漏停止,视力提高。研究表明生长激素分泌增高可抑制糖代谢,导致细胞内山梨醇积聚,增加血管壁中糖蛋白和黏多糖的沉积,加速血管硬化,促进视网膜血管微血栓形成而引起 DR。

(七)遗传因素

DR 在孪生子中的一致率高、视网膜病变的程度在家系内呈一致趋向、有 DR 的糖尿病先证者其家属患者发生 DR 的危险性明显增高,均提示有遗传因素参与 DR 的发病。有学者对211 例中国汉族人检测血管紧张素转换酶(ACE)基因、血管紧张素原基因(AGT)及 AT-2 受体 1 基因(AGTR1),结果发现,ACE 与病程早期(≤1 年)出现的 DR 相关,AGTR1 及 AGT 与病程>1 年者的 DR 相关。

（八）微量元素改变

研究发现缺锌、低镁可促使 DR 的发展。机体缺锌影响红细胞代谢，使红细胞脆性增加，变形能力降低，易于聚集，形成微血管病变。低镁使糖酵解途径有关酶类的活性降低，糖代谢发生紊乱。糖尿病性球结膜微血管瘤、白内障及视网膜病变与血清镁浓度均有密切关系，而且血清镁浓度减低，病变越严重。

三、病理与病理生理

视网膜毛细血管由内皮细胞、基底膜、周细胞三部分组成，其中周细胞对内皮细胞起支持作用。此外，周细胞具有收缩功能，可调节视网膜毛细血管局部的血流量和血管通透性，还可通过接触抑制对内皮细胞的增殖起抑制作用。DR 的基本病理改变包括：①周细胞选择性的丢失；②基底膜增厚；③微血管瘤的形成；④内皮细胞增生；⑤血管通透性增加，血浆渗出；⑥新生血管形成；⑦纤维增生。其中，周细胞选择性丢失是最早的病理改变。

根据 DR 的自然病程和转归，从临床和病理学角度观察，可将 DR 按是否形成新生血管这一标志分为 PDR 和非增殖型（NPDR）两类；并按临床病理表现轻重，两型内又各有不同时期的期别。

NPDR 系 DR 的早期阶段，在持续高糖及其所引起的各种异常代谢的作用下，周细胞的有丝分裂率和增殖活力下降，引起周细胞数目减少。同时，高糖状态下，周细胞收缩功能受抑制，毛细血管失去正常的张力，被动扩张形成短路血管，引起视网膜毛细血管通透性及血流量增加，使视网膜毛细血管的血流动力学发生异常。短路血管的形成引起邻近毛细血管血流减少，使毛细血管细胞成分减少或消失，形成无细胞性毛细血管。视网膜局部的血流动力学异常及局部凝血、纤溶系统的异常引起内皮损伤、血小板聚集和血栓形成，使视网膜毛细血管缺血，被动扩张，长期血管扩张导致微血管瘤和血管结构上的改变：周细胞变性、基底膜增厚和内皮细胞增生。这些改变为 NPDR 的特征性表现。视网膜毛细血管周细胞丧失是 DR 最早期的特征性组织学改变，这种变化在其他视网膜血管病变中未曾出现过。周细胞的存在可抑制内皮细胞增生，因此，周细胞的消失破坏了毛细血管的完整性，使血-视网膜屏障受到损害，最终导致一系列病理变化。毛细血管内皮细胞增生，基底膜增厚，继而引起管腔狭窄和血流改变，促进 DR 后期发生视网膜缺血、缺氧和新生血管形成，一旦出现新生血管则进入 PDR。

PDR 是 DR 中最严重的微血管并发症之一，以视网膜新生血管和纤维化为特征，可造成玻璃体内毛细血管因缺氧而产生增生，继而破裂。视网膜缺血使促血管生成的物质如 VEGF 等生成增加，引起视网膜内皮细胞增生，新生血管形成，引起 PDR 的发生。

四、临床表现

（一）临床症状

DR 患者可表现为视物模糊，视力下降，重者可失明，部分患者可有颜色识别能力障碍及眼内压增高引起的疼痛。

（二）眼底表现

DR 的临床特点有微血管瘤、出血、软性渗出（棉絮状斑）、硬性渗出、动脉改变、静脉管径改变、新生血管、纤维结缔组织增生和黄斑水肿等。NPDR 以视网膜血管（主要是微血管）的结构异常为特征,表现为视网膜微血管瘤(毛细血管壁外膨)、视网膜水肿、脂质渗出和视网膜内出血。PDR 在上述表现的基础上,在虹膜、视网膜内出现新生血管。新生血管内含血管和纤维组织,新生的血管可引起视网膜前和玻璃体积血,纤维组织收缩可引起视网膜剥脱。PDR 以新生血管形成为特征,这些新生血管的增长速度不一,可在视盘表面或在其周围 1 个视盘直径(PD)范围内生长(NVD),也可在其他部位的视网膜上生长(NVE)。半透明纤维组织在新生血管附近,而不透明的纤维组织黏附在玻璃体周围。眼科检查时需注意有无新生血管、新生血管存在的部位及其程度、有无视网膜前出血或玻璃体积血。

1.微血管瘤

在检眼镜下,可见大小不等、边界清楚、红或暗红的斑点,一般长期不消退,也可逐渐变成粉红色或边缘发白,最后形成小圆白点。早期糖尿病性视网膜病变治疗研究(ETDRS)小组规定:视网膜内最大直径<125 μm 的边界清楚的红色斑点为微血管瘤;而最大直径≥125 μm、边界光滑、清晰、圆形、中心有反光者则为大微血管瘤;所有其他红色斑点最大直径≥125 μm 或者看似微血管瘤而不符合上述条件者,均为视网膜内出血。

2.出血斑和渗出斑

出血斑和渗出斑可有 3 种主要表现:①出血斑一般多为圆形,位于深层,边界不清。少数病重者,可有浅层条状或火焰状出血斑。出血斑可于几周内吸收。破裂的微血管瘤、毛细血管失代偿和视网膜内微血管异常都会导致视网膜内出血。出血的眼底表现反映了出血所在视网膜层的结构。在神经纤维层的出血为火焰状,而在深层的出血则表现为点状或圆形斑块状。②"硬性"渗出斑为黄白色、边界清楚的小白斑点。数个或成堆出现。在黄斑处,可呈放射状排列。重者可互相融合成较大的脂样斑块,病情好转后经过长时间可逐渐吸收。③棉绒斑一般为 1/4~1/3 NVD,偶有>1/2 NVD 者,颜色灰白,边缘可见出血斑、微血管瘤。偶见迂曲扩张的毛细血管,个别绕有硬性渗出斑。

3.视网膜病变

视网膜病变主要有以下几种。

(1)视网膜水肿是血管通透性改变的主要后果。眼底荧光摄影(FFA)可见微血管瘤,有病变的毛细血管或小血管均可有渗漏。故视网膜呈现局限或广泛水肿。

(2)视网膜血管改变包括动脉硬化(多见于中年以上的糖尿病患者,有动静脉交叉压迹征,动脉管壁反光增强如铜丝状)和小动脉闭塞(大多数晚期及个别早期患者的视网膜动脉小分支细窄,有的只在分支开始一段呈白线,重者较大的分支动脉也呈白线状或白鞘)。早期静脉充盈曲张,常呈暗红色;晚期可出现梭形、串珠样或球形扩张,甚至呈扭曲圆绊状或局限性狭窄,伴有白鞘。最初表现为细的新生血管,有很少的纤维组织,以后新生血管与纤维组织均增加,最后新生血管退行性变,残留纤维组织与含较少血管的结缔组织膜片。

(3)视网膜前出血或玻璃体积血:当新生血管破裂,或来自视网膜静脉的较大量的出血,位于内界膜下或视网膜前玻璃体膜之后,常靠近后极,遮蔽该处视网膜结构,可为一片或几片大小不等的出血。根据出血多少,眼底可十分模糊,或发暗而不能看到眼底红光。

(4)视盘水肿:青年起病的 T1DM 患者可出现视盘水肿。视盘水肿时,并不都并发视力丧失或糖尿病的全身并发症,相应的视网膜病变、水肿在短期内可能吸收。

(5)黄斑病变:临床各个阶段均可出现黄斑病变。表现为相互关联而又有特点的 4 型。

1)病灶型黄斑病变:又名渗出性黄斑病变,主要特点为黄斑区轻度网膜水肿伴有"硬性"渗出；囊样黄斑病变：黄斑区可有微血管瘤和血斑，极少有"硬性"渗出，主要特征是弥漫性黄斑水肿。

2)缺血型黄斑病变：患者多为中心视力减退，但无明显的眼底改变，或检眼镜下只在黄斑附近有轻微病变，如棉绒斑、微血管瘤、出血斑，也许有极少"硬性"渗出点和白线状小分支动脉等。

3)混合性黄斑病变：具有以上3种类型的特征者。糖尿病性黄斑水肿以下列方式改变其结构而影响其功能：视网膜内液体集聚在黄斑区，伴有或不伴有脂性渗出和囊样改变；中央凹周围毛细血管无灌注，伴有或不伴有视网膜内液体；视网膜纤维组织牵拉黄斑，引起黄斑表面皱褶、脱离；黄斑部视网膜内或视网膜前出血；板层或全层视网膜孔形成；上述任何两者同时存在。临床上黄斑水肿是指黄斑中心2PD范围内视网膜增厚（并不是眼底荧光血管造影渗漏而无增厚）。

4)视网膜增厚：视网膜增厚或硬性渗出伴有周围视网膜增厚威胁或影响黄斑中心，这被认为有明显的临床意义，即有临床意义的黄斑水肿（CSME）。ETDRS研究小组确定的CSME如下：黄斑区 $500~\mu m$ 之内视网膜增厚；或者黄斑区 $500~\mu m$ 之内有硬性渗出，伴有周围视网膜增厚；或者任何部位视网膜增厚，其中一处至少一个PD，或至少一处距黄斑中心小于1个PD的距离者。

(6)视网膜脂血症：又叫脂质性视网膜炎，为少见的糖尿病并发症，多发生于糖尿病合并酸中毒的青年患者，是血内类脂质过高所引起。检眼镜下可见视网膜血管被乳化的脂质充盈呈橙色、黄色甚至是乳白色，乳头颜色变淡，脉络膜血管颜色也变淡，一般无视力障碍，经过降脂治疗，视网膜脂血症可迅速消失。

(三)DR的分期与临床转归

1.分期与分级的意义

为了便于观察、记录及随访时对比，有必要按眼底表现作出分期。1984年6月第一届全国眼底病学术会议提出"糖尿病视网膜分期标准（试行）草案"，经第三届全国眼科学术会议讨论通过并公布实施，见表8-5。DR概括地分为NPDR期和PDR期，每期又能分成若干级。

表8-5　糖尿病视网膜病变的分期标准

单纯型	Ⅰ	有微动脉瘤或并有小出血点，(＋)较少，易数，(＋＋)较多，不易数
	Ⅱ	有黄白色"硬性渗出"或并有出血斑，(＋)较少，易数，(＋＋)较多，不易数
	Ⅲ	有白色"软性渗出"或并有出血斑，(＋)较少，易数，(＋＋)较多，不易数
增殖型	Ⅰ	眼底有新生血管或并有玻璃体积血
	Ⅱ	眼底有新生血管和纤维增殖
	Ⅲ	眼底有新生血管和纤维增殖，并发视网膜剥脱

以上DR分型、分期只是形态分析，如加上视力性质分析，既可了解分型，又可了解黄斑功能，对病情了解比只利用分型、分期法更为全面。"中心视力眼"大致意味着单纯型；"偏心视力眼"意味着增殖型。PDR的病变特点：①NVD或NVE；②视网膜前出血或玻璃体积血；③纤维组织增殖。

2.改良的Airlie House分级法

ETDRS小组改良的Airlie House分级法（NPDR和PDR的分级）如下。A级即轻度NPDR：至少一个微血管瘤，而且无下述B级、C级、D级、E级、F级的情况。B级即中度NPDR：出血和/或微血管瘤，轻度软性渗出，静脉呈串珠状，视网膜内微血管异常者，无C级、D级、E级、F级的情况。C级即重度NPDR：在4个象限中有出血和/或微血管瘤；或者静脉串珠状占2个或 2 个以上象限;或者至少在一个象限中出现视网膜内微血管异常。D 级即重重度 NPDR:有 C 级中任何两者或两者以上的表现,而无 E 级、F 级的状况。E 级即早期 PDR(即 PDR,无高危 PDR 的特征):新生血管,无 F 级情况。F 级即高危 PDR:NVD>1/3~1/2 视盘区;或者 NVD 和玻璃体或视网膜前出血;或者 NVE>1/2 视盘区和视网膜前或玻璃体积血。G 级即静止 期 PDR。

3.ETDRS 分型法

ETDRS 分型法是目前公认的 DR 分型的金标准,被广泛地应用于临床研究与流行病学研究。 由于该分型法过于细致,显得烦琐及复杂,不易被掌握,故临床实际应用价值有限,而且不便于眼科 医师与其他相关部门沟通。因此,在临床实际工作中,急需一种能简便应用的 DR 的分级标准。鉴 于此,2002 年悉尼国际眼科会议综合眼科医师、内分泌科医师及流行病学专家的意见制订了 DR 分型和糖尿病黄斑水肿分型的新标准(表 8-6、表 8-7)。新标准的制定以 2 个重要的循证医学临 床研究为基础,即"ETDRS"及"Wisconsin 糖尿病性视网膜病变流行病学研究(WESDR)",可为 每一分型提供相应的治疗建议(表 8-8),从而为 DR 的治疗提供依据。

表 8-6 糖尿病性视网膜病变国际临床分型

分型	扩瞳眼底检查所见
无明显视网膜病变	无异常
轻度非增殖性糖尿病性视网膜病变	仅有微动脉瘤
中度非增殖性糖尿病性视网膜病变	除微动脉瘤外,还存在轻于重度非增殖性糖尿病性视网膜病变的改变
重度非增殖性糖尿病性视网膜病变	出现以下任一改变,但无增殖性视网膜病变的体征:①4 个象限中每一象限出现>20 处视网膜内出血;②在>2 象限出现静脉串珠样改变;③至少有 1 个象限出现明显的视网膜内微血管异常
增殖性糖尿病性视网膜病变	出现下列 1 种或 1 种以上改变:①新生血管;②玻璃体积血或视网膜出血

表 8-7 糖尿病黄斑水肿国际临床分型

分型	扩瞳眼底检查所见
无明显黄斑水肿	在后极部无明显视网膜增厚或硬性渗出
存在明显黄斑水肿	在后极部存在视网膜增厚或硬性渗出
轻度糖尿病性黄斑水肿	后极部存在部分视网膜增厚或硬性渗出,但远离黄斑中心
中度糖尿病性黄斑水肿	视网膜增厚或硬性渗出接近但未累及黄斑中央凹

表 8-8 糖尿病性视网膜病变的治疗建议

分型	治疗建议
无明显视网膜病变	优化内科治疗,控制高血糖、高血压和高血脂
轻度非增殖性糖尿病性视网膜病变	优化内科治疗,控制高血糖、高血压和高血脂
中度非增殖性糖尿病性视网膜病变	通报眼科医师,优化内科治疗,控制高血糖、高血压和高血脂
重度非增殖性糖尿病性视网膜病变	考虑进行散在或全视网膜光凝,优化内科治疗,控制高血糖、高血压和高血脂
增殖性糖尿病性视网膜病变	强烈考虑在出现玻璃体积血和视盘新生血管出现之前进行播散或广泛视网膜光凝,优化内科治疗,控制高血糖、高血压和高血脂

4.临床转归

不同阶段的 NPDR 发展成 PDR 的危险性是不同的。当出现严重或非常严重的 NPDR,伴有或不伴有新生血管或者广泛新生血管,即使不符合高危 PDR 者,也都将视为接近高危期。视网膜病变有进展的危险性,即从 NPDR 期到早期 PDR,再到高危期 PDR。

(1)轻度 NPDR:在 1 年内发生 PDR 的危险性为 5%,而在 5 年内发生高危 PDR 的危险性为 15%;中度 NPDR 在 1 年内发生 PDR 的危险性为 12%～27%,而在 5 年内发生高危 PDR 的危险性为 38%。一般地说,轻度和中度 NPDR 患者不需要全视网膜光凝,可 6～12 个月随访 1 次。如果伴有黄斑水肿,随访间隔时间需缩短。如果出现 CSME,最好进行局部激光治疗。若有发生 DR 的危险性因素存在,随访间隔时间也需缩短。

(2)重度 NPDR:在 1 年内发生 PDR 的危险性为 52%,在 5 年内发生高危 PDR 的危险性为 60%,这些患者需每 2～4 个月随访 1 次。若伴有 CSME,必须行局部激光治疗,因为这些患者容易发展成 PDR。对于需进行全视网膜光凝者,即便无 CSME,而仅仅是黄斑水肿,也要局部激光治疗。

(3)重重度 NPDR:在 1 年内发生 PDR 的危险性为 75%,是全视网膜光凝的适应证。若有黄斑水肿,也需局部激光治疗,随访间隔时间为 2～3 个月。早期 PDR,具有 75% 的危险性在今后 5 年内发展成高危 PDR,需行全视网膜光凝。

(4)DR 伴黄斑水肿:对于有新生血管的重度或重重度 NPDR 或 NVD,若出现黄斑水肿,无论有无临床意义,为准备行全视网膜光凝,均需先行局部性激光治疗。早期治疗可使严重视力丧失的危险度、需行玻璃体切割的可能性下降 50%。

五、诊断

为了更好地防治 DR,一般要求 T1DM 者发病 5 年或者在青春期需要首次检查,以后每 1～2 年检查 1 次;T2DM 者在确诊时需首次检查,以后每 1～2 年检查 1 次;糖尿病妇女在妊娠之前需作全面的眼科检查,在受孕早期,再行检查,以后每 3 个月随访检查 1 次,产后 3～6 个月再检查 1 次。上述情况如伴有 DR 的危险性因素,随访间隔时间需缩短。如果发现有 DR,则按 DR 的要求进行眼科检查。

(一)一般眼科检查

DR 的诊断主要靠临床症状结合眼科检查的结果。眼科的一般检查包括视力检查、扩瞳后裂隙灯下三面镜或前置镜检查、直接或间接检眼镜检查等。糖尿病做眼底检查扩瞳前应注意询问患者有无青光眼病史及症状,必要时先测眼压,再扩瞳查眼底,否则有诱发青光眼的危险。

(二)眼底荧光血管造影和眼底照相

荧光血管造影结合眼底彩色照相可以提高对 DR 的认识和诊断率,帮助确定视网膜病变的严重程度及早期新生血管和无灌注区,了解黄斑中心血管区的面积大小,推测视力预后,并能指导激光治疗。临床上应用眼底荧光血管造影,动态地观察视网膜微循环和血管病变,阳性体征发现率较检眼镜检查高。早期病例可见荧光素不能灌注的毛细血管闭锁区,该闭锁区多位于后板部。在中等程度的视网膜病变患者,毛细血管闭锁范围较广泛,在其边缘或附近,毛细血管呈普遍扩张,有的呈环形或发针样纤曲,有荧光素渗漏,常可见硬性渗出物、微血管瘤或新生血管。造影所见视网膜毛细血管瘤远比检眼镜下所见的数目多。早期多在动脉侧,有的直接见于动脉上。进行荧光造影时应注意:少数患者可对荧光素过敏,甚至发生过敏性休克。另外,对严重心、脑血管疾病,肾功能不全,屈光介质混浊者慎用。

(三)激光扫描检眼镜检查

Wykes 等认为激光扫描检眼镜检查无须扩瞳,虽在检测棉絮状斑和细小的视网膜内微血管异常时不够理想,但不会遗漏活动性新生血管形成和所有需要治疗的病变。

(四)其他检查

1.彩色多普勒超声检查

应用彩色多普勒对糖尿病视网膜血流动力学进行检测,发现在临床视网膜病变出现前,视网膜血流动力学已有异常变化,主要表现为视网膜动脉系统灌注降低和静脉淤滞。

2.视网膜震荡电位(OPs)

随 DR 的发展,OPs 总和振幅和各子波振幅均逐渐下降,OPs 及其子波振幅与 DR 早期的相关性,有助于了解 DR 患者临床前期和早期病变的功能学状态,帮助临床前期和早期的诊断。

3.多焦视网膜电图(MERG)

MERG 检查能客观、准确、定位、定量,能精确、敏感、快速地测定后部视网膜 23°范围内的视功能,对于 DR 的早期诊断具有极其重要的价值。以 P_1 波反应密度最敏感,而且能检测病程的进展,判断疗效和预后,异常检出率最高。DR 时 MERG 的 P_1、N_1 波反应密度呈下降趋势、潜伏期呈延长趋势,并且与病程呈极显著相关($P<0.001$),N_1 波反应密度到晚期才出现异常。

4.视网膜电生理图检查

视网膜电生理图检查可发现早期 DR 的变化,对追踪病情、观察疗效、评价预后有一定的意义。

六、鉴别诊断

DR 应注意与高血压性视网膜病变鉴别,见表 8-9。

表 8-9　糖尿病视网膜病变与高血压性视网膜病变的鉴别

	高血压性视网膜病变	糖尿病视网膜病变
水肿	视盘及视网膜有水肿	轻或无
渗出物	常出现白色棉絮状渗出斑,在黄斑部呈星状排列	腊肠样棕黄色硬性渗出物或围绕黄斑呈环形排列
出血	多位于浅层,呈火焰状或线状	多位于深层,呈点状、圆形或不规则形
血管变化	最早的血管损害为小动脉病变,以动脉变化为主,可见痉挛和硬化	最早的血管损伤在毛细血管及静脉,以静脉变化为主,可见微血管病变和新生血管

七、治疗

(一)药物治疗

1.控制糖尿病

DR 的根本治疗是控制糖尿病。DCCT 和 UKPDS 已证实控制血糖可延缓微血管并发症的发生。目前控制糖尿病除了饮食治疗和运动疗法以外,胰岛素和口服降糖药是主要的药物治疗手段。糖尿病的微血管并发症是经过相当长的时间逐渐形成的,而试图通过降低血糖来控制DR 也需要一个相当长的过程。由于"高血糖记忆"效应,血糖恢复正常后仍然存在高血糖导致的微血管改变的持续进展，即使将血糖恢复于正常血糖环境中，视网膜病变仍然进展，表明单纯控制好血糖并不能阻止晚期视网膜微血管病变的进展。在 DCCT 研究结束后，原常规治疗组与原强化治疗组对视网膜病变和肾病的发生与严重程度的影响的后续效应可达 4 年，尽管这 4 年中，两组几乎已经是同样的糖化血红蛋白值。有趣的是企图运用胰腺移植来达到血糖正常化的方法也未能有效阻止视网膜病变患者的病程。其他研究表明，病前的血糖（HbA1c）和第一次就诊时的血糖水平也影响视网膜病变的发展。这些研究提示在糖尿病开始阶段达到最佳血糖水平是至关重要的，因为 HbA1c 水平在糖尿病第一年就与以后 BDR 的发展密切相关了。因此，长期糖尿病控制并不应仅指血糖的控制，更重要的是如何通过全面措施最低限度地降低微血管和大血管并发症的危险。

2.ACEI/ARB

在体外试验中，ACEI（如卡托普利）可降低视网膜细胞的葡萄糖摄入量，ACEI 可通过钠依赖性葡萄糖转运蛋白减轻由高糖所致的视网膜细胞水肿，延缓或终止细胞死亡，提示 ACEI 有助于 DR 的防治。ACEI 用于治疗 DR 不是依赖于它降低血压的作用。它可能有多个作用途径：赖诺普利和雷米普利能降低糖尿病鼠 VEGF 和 2 型 VEGF 受体表达；培哚普利能降低糖尿病大鼠结缔组织生长因子的水平；卡托普利和赖诺普利分别能抑制葡萄糖在大鼠和猪视网膜中的积聚。Parving 及 Larsen 发现卡托普利可显著性地改善 BDR 患者血-视网膜屏障的功能，减少清蛋白的渗漏。Chaturwedi 等就利生普利对血压正常的 T1DM 患者 DR 的影响进行了研究，结果发现利生普利可抑制 DR 的发生和进展，其进展一级的抑制率达 50%，其研究结果显示，有效地控制血糖并联合应用 ACEI 可能是 DR 的最好治疗策略。ACEI 治疗可以改善糖尿病高血压患者眼底血流动力学环境，抑制 DR 的进展，而 β 受体阻滞剂则起相反的作用。

临床上，欧洲赖诺普利治疗胰岛素依赖型糖尿病对照试验（EUCLID）发现赖诺普利能减少正常血压 T1DM 患者发展为 PDR 的可能性，但是心脏后果预防评估研究（HOPE）、糖尿病适度血压控制（ABCD）和 UKPDS 大型试验却未能发现 ACEI 对 DR 的治疗作用。

血管紧张素受体阻断剂坎地沙坦能降低糖尿病大鼠 VEGF 的表达和改善视网膜血流异常，而氯沙坦未能减轻 DME 患者视网膜厚度使视力提高。一项评价坎地沙坦对 4 500 例 T1DM 或 T2DM 患者 DR 的作用的研究尚在进行中。

3.改善视网膜微循环的治疗

此类药物目前在临床上应用最广泛，相对较成熟。

(1)2,5-二羟基苯磺酸钙：导升明是其中的代表。导升明的应用为 DR 的药物治疗开辟了新前景。有关研究表明：①导升明主要是通过减少组胺、5-羟色胺、缓激肽、前列腺素和血栓素等血管活性物质的合成并抑制其作用来改善高血糖引起的视网膜微循环障碍，包括毛细血管通透性增高、血黏度增加和血小板的聚集力上升等，预防血管内皮细胞收缩和间隙形成，防止脂质过氧化，保护视网膜血管内皮细胞，减少过量的胶原蛋白，阻止毛细血管基底膜增厚，减少血浆外渗，防止血浆浓缩。②降低大分子血浆蛋白如纤维蛋白原和 α 球蛋白水平，调节清蛋白、球蛋白比值，降低红细胞刚性和聚集性，并增强纤维蛋白酶的活性，激活纤维蛋白溶解，从而降低全血和血浆的高黏滞性。③抑制醛糖还原酶，减少人红细胞和内皮细胞内山梨醇形成，减轻细胞渗透性和功能紊乱，降低毛细血管的高通透性，降低血细胞的高聚性。④减少血小板聚集因子的合成和释放，对多种聚集因子如 β-凝血蛋白、血栓素 A_2、血小板激活因子等引起的聚集反应和血小板自发性聚集反应有明显的抑制作用，并抑制腺嘌呤核苷二磷酸（ADP）诱导的血栓形成，从而改善视网膜的微循环状态,抑制血栓形成。新近的研究表明:羟苯磺酸钙有抗氧化、拮抗活性氧簇和增强内皮依赖性动脉舒张的作用,从而保护血管。每天 1 500 mg,分 3 次口服,连续 3 个月。早期应用(非增殖期和增殖前期)在阻止病变进一步发展方面,有一定效果。我们的研究表明:DR 患者用导升明治疗 2 个月后,血浆内皮素(ET)水平较治疗前显著下降,视物模糊症状明显改善。导升明只是对早期 DR 有一定的延缓作用,对于增殖期或增殖前期的 DR,应及时行光凝或手术治疗。目前国产药物多贝斯的主要成分和疗效与导升明一致。其剂量和用法同导升明。

(2)胰激肽原酶(TPK):TPK 是一种含有唾液酸的糖蛋白,它是组成机体内血管缓激肽-激肽系统(KKS)的重要成分,在胰激肽原酶的作用下,激肽原释放出激肽。激肽一方面具有松弛血管平滑肌、扩张血管、改善循环和一定的降血压作用;另一方面,激肽使微血管扩张,微血管内血流速度加快,使器官组织的血流灌注增加,代谢改善。胰激肽原酶还具有激活纤溶酶,提高纤溶系统活性,抑制血小板聚集,降低血液黏度,抑制血栓形成和防止微血管基底膜增厚等改善微循环的作用。可以改善视网膜血流,纠正缺氧,减少蛋白渗出,消除血管瘤。研究表明:DR 患者每次口服 TPK 240 U,每天 3 次,治疗 2 个月,治疗前后行眼底荧光素造影和检眼镜检查评价,总有效率为 82%;还有学者观察了糖尿病单纯型视网膜病变口服 TPK 3 个月的疗效,认为 TPK 对消除视网膜微血管瘤和促使渗血吸收的总有效率为 63.3%,优于潘生丁治疗组。TPK 可改善视网膜血流状态,纠正视网膜缺氧,减少微血管痉挛,阻止类脂质在视网膜上沉着而形成棉絮状白斑及边缘清楚的软性渗出斑,可改善视网膜上出现的大片毛细血管闭塞区,有利于视网膜微血管和出血灶的吸收。但在急性出血期应禁用。

(3)递法明:国外报道,递法明能够改善微循环,具有抗炎、抗渗出和抗出血的作用,在欧洲,用于临床治疗 DR 已多年,效果较好。它的主要成分为欧洲越橘花青苷和 β-胡萝卜素,能抑制胶原酶对胶原的降解,稳定基底膜和胶原纤维网,使毛细血管通透性恢复正常,增强血管的抗性,清除自由基,对抗过氧化,对早期 DR 有一定的疗效,可作为 DR 预防和治疗的药物。其用法为每天 300 mg,分 3 次口服,每月连用20 天,疗程 3 个月。

(4)前列腺素 E(PGE):能直接作用于血管平滑肌,扩张血管,提高血流量,抑制血小板聚集,增强红细胞变形能力,防止再灌注损伤及稳定溶酶体。对 ET 的作用具有抵抗作用。有关研究表明,PGE 能降低血管 ET、血脂、空腹血糖、餐后血糖、空腹胰岛素和餐后胰岛素的水平,从而改善血液流变学的高凝状态。

(5)改善血流黏滞度,减少毛细血管通透性的药物:这类药物有助于改善微循环,缓解视网膜缺氧。可用小剂量阿司匹林 75～100 mg/d 口服或维生素 C 等。阿司匹林能抑制环氧化酶活性,阻止促凝血素生成,对防止异常血小板凝集及血栓形成有强大作用,有利于包括视网膜在内的全身微循环的改善。但大剂量时,也能抑制血管内皮 PGI 的合成,而 PGI 恰恰又是阻止血小板凝集所必需的。因此常用其小剂量肠溶剂,每晚 1 次,100 mg 睡前服用。

(6)抑制白细胞停滞的药物:近来对白细胞在 DR 微循环障碍中所起的作用有新的认识。由于白细胞本身细胞体积较大,常黏附于血管内皮细胞上,产生有细胞毒性的过氧化物、自由基和蛋白水解酶损伤内皮细胞。白细胞聚集栓塞血管与毛细血管无灌注、渗漏有着密切的关系。许多研究表明黏附分子的表达增多与毛细血管内白细胞停滞有关。利用抗黏附分子抗体能够减少白细胞停滞及其所带来的血管危害性。

(7)抗血栓治疗:DT-TX30 是一种将血栓素合酶抑制剂和血栓素受体拮抗剂混合的一种新药。有动物实验表明它能降低毛细血管内血小板的聚集和血栓素 B2 的合成,增强前列腺素合成,改善微循环的血流量,为纠正DR患者视网膜的缺血状态和血管栓塞提供了一条新途径。但其是否同样能加重玻璃体积血,目前尚未定论。

(8)其他:其他改善微循环的治疗。①抗氧化剂如VE、烟酸等;②抗血小板聚集药,如抵克立得、波立维(硫酸氢氯吡格雷)等;③改善红细胞变形能力的药,如己酮可可碱;④加快出血硬性白斑分解吸收的药,如链激酶、蛋白酶等。

4.针对病因治疗的药物

(1)醛糖还原酶抑制剂(ARI):目前已报道一百余种有体外活性的ARI,按结构分主要有羧酸类和海因类。羧酸类ARI主要有托瑞司他和依帕司他等;海因类主要有索比尼尔和甲索比尼尔等。醛糖还原酶抑制剂通过抑制多元醇代谢途径中的醛糖还原酶来改善多元醇代谢途径的平衡,恢复神经传导速度,防止视网膜组织中蛋白异常渗漏。中药对这条通路的研究也较多,发现主要有密蒙花和蔓荆子中含的木犀草素是有效的ARI;黄芩苷、知母水提物、茵陈煎剂及茵陈中所含的6,7-二甲氧基香豆素和槲皮黄素具有强的醛糖还原酶(AR)抑制作用;茵陈色原酮也具AR抑制作用。另外,据报道甘草、金银花、旋覆花等很多中药对AR均有一定的抑制作用。但是否能延缓DR的发展还有一定的争议。

(2)AGEs抑制剂:目前,国外已报道的药物主要有以下几类。①氨基胍;②焦磷酸硫胺素和吡多胺;③OPB-9195,为四氢噻唑的一种衍生物;④替尼西坦;⑤LR系列化合物;⑥AGEs断裂剂N-phenacylthiazolium bromide和ALT-711(二甲基噻唑,4,5-dimethythiazolium)。中药有效成分及复方主要有水飞蓟宾、槲皮素、五味子、山茱萸、山楂、复方连竹胶囊和止消通脉宁等。动物实验或临床观察证明它们能在体内或体外抑制AGEs的形成,对糖尿病性微血管病变均有一定的改善作用。而AGEs抑制剂氨基胍已被证实对DR的发生具有一定的防治作用,其机制主要是氨基胍能抑制AGEs和胶原蛋白的交联,而且与抑制一氧化氮合酶活性有关。此外,氨基胍还能抑制脂质氧化,具有抗动脉硬化的作用。对于氨基胍是否有抑制山梨醇的作用,目前还有争议。尚处在临床前研究的AGE抑制剂还有ALT-462和ALT-482等。

(3)β型PKC抑制剂:目前许多学者对二酯酰甘油-蛋白激酶C(DAG-PKC)非常关注,认为β型PKC抑制剂可能是防治DR最具前景的药物之一。研究表明,持续高血糖是PKC,特别是β型PKC活化的直接作用或对VEGF、TNFα和NO产生亢进的间接作用,使血管通透性增强。另外,它还可使视网膜ET增加,导致视网膜血流障碍。选择性β型PKC抑制剂抑制DAG-PKC通路过度激活,能改善视网膜血流异常。

PKC412是口服型的非特异性蛋白激酶抑制剂,能阻断VEGF受体1,2、PDGF受体β和PKC-α,β,γ。在小鼠氧诱导的视网膜新生血管模型中,管饲PKC412组未见视网膜新生血管生长。一个有141例糖尿病性黄斑水肿(DME)患者参加的临床试验发现每天口服剂量为100 mg或150 mg,经3个月后视网膜厚度明显下降、水肿面积缩小、视力上升。该药有剂量依赖性的胃肠道反应如恶心、呕吐、腹泻,血糖升高和一过性的转氨酶升高等不良反应。另外一个可口服的特异性抑制PKC-β的药物是LY333531,它能抑制DAG-PKC通路过度激活,改善糖尿病大鼠的视网膜微循环,减少白细胞在视网膜血管的聚集,抑制VEGF的血管生成作用。临床上,LY333531也能改善早期DR患者的视网膜血流异常。该药口服后耐受性好,无明显的不良反应。一个有252例严重NPDR患者参加的评价该药对防止进展为PDR和出现临床显著性黄斑水肿的作用的临床研究表明其虽然不能阻止新生血管生长,但可能减少中等程度的视力丧失。灯盏花素是一种有效的PKC抑制剂,对糖尿病微血管病变有一定的改善作用。

（4）细胞因子阻断剂：主要包括 VEGF 的阻断剂和生长抑素两种。

1）VEGF 的阻断剂：VEGF 的阻断剂可溶性 VEGF 受体嵌合蛋白、反义寡核苷酸和单克隆中和抗体在鼠和猴的视网膜新生血管模型中能明显抑制新生血管生长。目前被临床深入研究的 VEGF 抑制剂有 2 种：①lucentis 是利用重组 DNA 技术获得的高亲合力人源化鼠抗体片段，可抑制任何 VEGF 的同源蛋白质；②macugen 是化学合成的寡核苷酸链，折叠成特殊的形状以抗体形式高亲和力、特异性结合 VEGF165。它们均用于玻璃体内注射。这两种药的临床试验表明它们安全、耐受性好，能稳定和提高渗出型老年性黄斑变性（AMD）患者的视力。对 lucentis 的Ⅲ期临床试验正在进行，macugen 已获美国食品及药品管理局（FDA）批准应用于临床治疗 AMD 的脉络膜新生血管。对 DR 作用的Ⅱ期临床试验表明0.3 mg的 macugen 玻璃体注射36 周后患者视力和黄斑视网膜厚度均好于对照组。

2）生长抑素：生长抑素能抑制 IGF-1 引起的糖尿病鼠的 VEGF、ICAM-1 表达，从而抑制视网膜新生血管生长。氧诱导的小鼠视网膜新生血管也能被 IGF-1 受体抑制剂抑制。生长激素释放抑制剂类似物蓝乐肽应用于 8 例 PDR 患者中，眼底血管造影显示 1 例视盘新生血管退化，1 例视网膜无灌注区缩小；另一抑制剂奥曲肽能抑制 IGF-1 诱导的 VEGF 表达，皮下注射 400 $\mu g/d$ 于4 例PDR 患者，6 个月后 2 例新生血管停止生长，2 例新生血管退化，视力上升；对11 例（22 只眼）严重 NPDR 或早期 PDR 患者给予最大耐受剂量200～5 000 $\mu g/d$ 皮下注射，15 个月后 1 只眼发生进展，需要接受全视网膜光凝治疗，而另 12 例（24 只眼）类似患者未治疗组 11 只眼需要接受全视网膜光凝治疗。9 例高风险 PDR 患者接受 300 $\mu g/d$ 皮下注射，36 个月后玻璃体积血及视力均好于对照组。然而一项针对生长激素受体拮抗剂培维索孟对 PDR 患者治疗作用的研究发并未得到阳性结果。分析其原因可能是治疗时机太晚。这同时也提示了应用生长激素拮抗剂的治疗应在进展为 PDR 之前进行。另外一项评价奥曲肽肌内注射对 PDR 的作用的临床试验结果显示：与传统治疗方法比较，生长抑素可以降低 NPDR 及早期 PDR 患者视网膜光凝术的发生率。一项大规模的评价奥曲肽对 PDR 治疗作用的临床试验正在进行中。

（5）基质金属蛋白酶（MMPs）抑制剂：基质金属蛋白酶能降解细胞外基质以便血管内皮细胞迁移、增生形成新生血管。DR 患者玻璃体和纤维血管膜中 MMP-2、MMP-9 和激活剂一增高。组织基质金属蛋白酶抑制剂以往被认为能抑制 MMPs 活性，现在的证据表明它能催化 MMP-2 酶原和 MT1-MMP 生成 MMP-2。已在 PDR 的纤维血管膜中发现组织 TIMP-2、MT1-MMP 和 MMP-2 均升高。MMPs 抑制剂普琳司他能抑制大鼠葡萄膜黑色素瘤的生长、增生性玻璃体视网膜病变的发展和氧诱导模型新生血管生长。此药口服能通过血-视网膜屏障，生物利用度高，无不良反应。

（6）促进视神经功能恢复的药物：弥可保在神经组织中迅速达到和维持较高浓度，通过增加神经细胞 DNA、蛋白质及卵磷脂的合成，改善轴浆运输，从而促进轴突的再生，修复损伤的神经纤维，可明显改善视网膜电图 α 波振幅。用法：1 000 μg 静脉注射或静脉滴注，1 次/天，连续 2～4 周，以后改用每次 500 μg 口服，3 次/天，维持 2 个月左右。可同维生素 B_1 联用，以增强其疗效。

（7）碘制剂：具有促进玻璃体混浊和积血吸收的作用，在眼科领域长期被用作抗炎和抗变性药，尤其在视网膜疾病中，显示出较好的临床效果。碘制剂对玻璃体混浊和玻璃体积血的作用机制不很明确。临床眼科常用的碘制剂包括：沃丽汀片剂、氨肽碘眼药水和普罗碘胺注射液。其中沃丽汀片剂的有效成分是卵磷脂络合碘。研究发现：对于初次玻璃体积血的糖尿病视网膜病患者,沃丽汀可以加快玻璃体积血的吸收。轻度(Ⅰ级、Ⅱ级)玻璃体积血患者,尽管是反复出血,沃丽汀也有一定的疗效,但没有预防再次出血的作用。出血早期(1个月以内)应用沃丽汀效果较好。在应用沃丽汀(每片 1.5 mg,含碘 100 μg)治疗玻璃体积血的同时,如果血糖得到很好的控制,那么效果将更加明显。常规用法为每天 300～600 μg(以含碘量计算),分 3 次口服。

(8)控制血压:流行病学调查显示,高血压增加 DR 的风险,并且加速 DR 及黄斑水肿的进展。威斯康星糖尿病视网膜病变流行病学研究(WESDR)显示,视网膜病变的进展与基础舒张压增高相关,4 年的随访研究中,DR 的进展与舒张压的持续增高相关。其中,老年起病的患者,黄斑水肿的高发病率与舒张压增加相关。1998 年 UKPDS 研究组报道了严格控制血压对 DR 的治疗意义。ABCD 研究显示,即使对血压＜18.7/12.0 kPa(140/90 mmHg)的糖尿病患者进行严格的血压控制,同样可以延缓 DR 的进展。EUCLID 研究同样发现,赖诺普利可以延缓血压及尿微量清蛋白正常的 T1DM 患者 DR 的进展。

(9)调脂治疗:ETDRS 报道视网膜脂质渗出与血胆固醇和低密度脂蛋白胆固醇密切相关,降低血脂有助于改变视网膜状态。

(10)糖尿病性黄斑水肿的治疗:其治疗方法主要有激光光凝、手术(玻璃体视网膜手术)及药物治疗。口服碳酸酐酶抑制剂治疗黄斑囊样水肿,可轻度增加视力。近来,对于光凝治疗和玻璃体切割治疗无效的病例,采用玻璃体腔内注射糖皮质激素治疗,取得了较好的疗效。在糖尿病性黄斑水肿(DME)的发生发展中,VEGF 升高起着至关重要的作用。VEGF 可通过增加紧密连接蛋白的磷酸化,减少 occludin 与 claudin 的含量及将细胞周围的紧密连接蛋白重新分布等机制破坏视网膜血管内皮的紧密连接,使血管通透性增加。

曲安奈德(TA)是一种糖皮质激素混悬液,可以逆转上述病理机制而改变视网膜血管内皮细胞的紧密连接,并且可下调 VEGF 的产生。前列腺素是与 DME 有关的另一重要因子,它亦是引起血管通透性增加的化学介质,皮质激素可以通过抑制花生四烯酸途径减少前列腺素的产生。因而,数十年来,糖皮质激素被用来抑制眼内炎症及减轻血管渗漏。最先用于球周注射治疗葡萄膜炎并发或内眼手术引起的黄斑水肿等。有报道,玻璃体内注射 TA 治疗 DME 后,患者视力改善比较明显。有学者认为,TA 注射对光凝治疗无效的弥漫性 DME 的疗效肯定,并可预测其并发症。玻璃体内注射 TA 25 mg 对弥漫性黄斑水肿患者视力提高是有益的。并认为第一次注射后视力提高,以后又出现视力下降者,可再次进行 TA 注射。玻璃体内注射糖皮质激素的并发症主要与注药过程和药物有关。与注射有关的并发症包括视网膜剥脱、玻璃体积血和眼内炎。药物不良反应主要有白内障和青光眼。一般注射后均有轻度的眼压升高,因此,对于高眼压或有青光眼病史者应为禁忌证。玻璃体内注射糖皮质激素也可和玻璃体切割术联合使用,手术中使用 TA 可增加玻璃体的可视性,便于术中玻璃体切割完全,增加手术的安全性,而且可阻止手术后血-视网膜屏障的破坏。

(二)局部手术治疗

进展性视网膜病变或已经进展为 PDR,单用药物治疗难以改善眼底情况,应考虑眼局部的手术治疗。

1.激光光凝治疗

激光光凝治疗是目前治疗 PDR 最有效的方法。光凝的作用原理是破坏缺氧的视网膜,使其耗氧量减少,避免产生新生血管,并使其消退,从而达到保护部分视网膜,挽救视力的作用。激光视网膜光凝是治疗 DR 增生前期及增殖期的有效方法,治疗的同时封闭新生血管,阻止或减退

DR病变的发展。应用激光凝固治疗封闭视网膜新生血管、微血管瘤及有病变的毛细血管和小血管,以制止玻璃体内出血及视网膜水肿的发生。光凝治疗后,较大面积的视网膜血管被破坏,耗氧高的视网膜被耗氧低的瘢痕组织所替代,光凝后视网膜变薄,有利于来自脉络膜血循环的氧供应至视网膜内层,从而改善视网膜缺氧状态,以维持正常的氧张力。

(1)非增生期:光凝主要被用于黄斑水肿和环形渗出病灶。采用局部光凝治疗,包括局灶性与格栅样光凝两种形式。美国糖尿病视网膜病变早期治疗研究组推荐的黄斑水肿激光光凝治疗的适应证:①黄斑中央凹或在离中央凹500 μm以内的视网膜水肿增厚者。②黄斑中央凹或在离中央凹500 μm以内有蜡样渗出斑或合并视网膜水肿增厚者。③视网膜水肿增厚区>1PD,且距中央凹已不足1PD者。

(2)增殖前期:因此期视网膜已有广泛的毛细血管无灌注及大范围水肿增厚,局部或局限于某一象限的光凝已无济于事,应及早分次进行大范围视网膜光凝治疗(即所谓全视网膜光凝)。

(3)增殖期:美国糖尿病视网膜病变研究组提出的高危指征为:视盘面或离视盘缘1PD之内有中度或严重新生血管者;视盘面或离视盘缘1PD之内有轻度新生血管和有新鲜出血者;中度或严重视网膜新生血管并有新鲜出血者。出现高危指征之一,即使新生血管面积只有1PD左右,也必须进行大范围的视网膜光凝治疗。大范围视网膜光凝的部位是在眼底后极部(包括离视盘鼻侧缘1PD)以外至赤道部宽阔的环形区内。光凝使大面积视网膜组织破坏,形成瘢痕,从而减少耗氧量,以保障眼底后极部血供,维持其正常氧分压。但激光也是一种破坏性治疗方法,光凝疗法有一定的适应范围,也有引起或加重黄斑水肿和玻璃体积血的可能,还有加速白内障进展之虑;DR的光凝治疗对防止视力进一步损害有益,然而不能逆转其已损害的视力。而且,激光器价格昂贵,难以普及。单纯型一般不行光凝治疗。全视网膜激光凝固治疗可能出现下列一些不良反应:最常见的为眼部不适和疼痛、暗适应延长、周围视野显著降低、色觉降低及黄斑部水肿促使视力急剧下降,还有不经意的视网膜中央凹烧伤。但这些不良反应并不常见,术后给予口服达纳康能减轻不良反应。

2.冷凝治疗

由于光凝治疗不能达到视网膜前部,必要时可在眼球前表面的结膜、巩膜或巩膜表面作冷凝治疗,可对周边部视网膜达到与光凝类似的治疗目的。对有屈光间质混浊,不能采用光凝治疗的患者,也可采用冷凝疗法。广泛冷凝可导致玻璃体收缩引起出血或视网膜剥脱,因此,对有重度玻璃体视网膜牵引的患者应慎用。

3.玻璃体切割术

玻璃体切割术主要用于玻璃体严重出血无法进行光凝的患者及牵拉性视网膜剥脱者,是针对玻璃体收缩及其并发症治疗。目的在于解除黄斑及其他视网膜牵拉,恢复屈光间质的透明性,以利于视网膜光凝治疗。糖尿病玻璃体切割术的指征包括:不清楚的玻璃体积血;尽管行全视网膜光凝治疗仍出现进展性、严重纤维血管增殖性病变;牵拉性视网膜剥脱累及或威胁黄斑部;孔源性视网膜剥脱等。新的指征包括糖尿病黄斑部水肿伴玻璃体黄斑部牵拉和黄斑部玻璃体下出血。术前可作眼部B超以了解玻璃体内出血和机化的范围,是否已经发生视网膜剥脱,并作视网膜电图以估计术后视力恢复情况。其手术成功率为50%~70%。严重玻璃体积血的DR患者应尽早行玻璃体切割术(3个月内)。

(孙爱荣)

第五节 糖 尿 病 足

糖尿病足是指发生于糖尿病患者,与局部神经异常和下肢远端血管病变相关的足部感染、溃疡和/或深层组织破坏,它是糖尿病下肢神经病变和血管病变的结果。病变累及从皮肤到骨与关节的各层组织,严重者可发生局部或全足坏疽,需要截肢。国际糖尿病足工作组(IWGDF)将糖尿病足定义为糖尿病累及的踝以下全层皮肤创面,而与这种创面的病程无关。糖尿病患者因足病而造成截肢者比非糖尿病者高5~10倍,糖尿病足是引起糖尿病患者肢体残废的主要原因,严重地威胁着糖尿病患者的健康。

一、发病率和危险因素

(一)糖尿病足发病率与病期/年龄/吸烟/高血压/冠心病/血脂异常相关

2004年,全国14所三甲医院协作,对糖尿病足患者进行了调查,634例糖尿病足与周围血管病变患者中,男性占57.7%,女性42.3%;平均年龄(65.65±10.99)岁,70~80岁的足病发生率最高,达37.60%。这些患者大多有糖尿病并发症或者心血管病的危险因素,如吸烟率37%、高血压57%、冠心病28%和血脂异常29%;脑血管病26%;下肢动脉病27%;肾病40%;眼底病42%;周围神经病69%。386例合并足溃疡,47%为皮肤表面溃疡;35%的溃疡累及肌肉;18%的溃疡累及骨组织;70%合并感染。平均住院(25.70±19.67)天。我国北方地区的糖尿病足患者较南方地区更重,截肢率更高。最近报道的17家三甲医院联合调查了2007年1月至2008年12月期间住院的慢性足溃疡患者,结果发现住院慢性溃疡患者中糖尿病患者占到33%,是2006年多家医院调查住院慢性溃疡患者中糖尿病(4.9%)的8倍多。据国外调查,85%的糖尿病截肢起因于足溃疡。糖尿病患者截肢的预后较差,有学者报道了截肢患者随访5年,其死亡率将近40%。下肢血管病变、感染和营养不良是截肢的主要原因。

糖尿病足及截肢的治疗和护理给个人、家庭和社会带来沉重的经济负担。美国2007年的糖尿病医疗费用高达1 160亿美元,其中糖尿病足溃疡的治疗费用占33%。国内2004年调查的糖尿病足与下肢血管病变患者的平均住院费用约1.5万元。未来20年中,发展中国家T2DM的发病率将急剧升高,糖尿病足和截肢防治的任务繁重。

(二)神经病变/血管病变/足畸形/胼胝是糖尿病足的高危因素

病史和临床体检发现有下列情况(危险因素)时,应特别加强足病的筛查和随访:①既往足溃疡史;②周围神经病变和自主神经病变(足部麻木、触觉或痛觉减退或消失、足部发热、皮肤无汗、肌肉萎缩、腹泻、便秘和心动过速)和/或缺血性血管病(运动引起的腓肠肌疼痛或足部发凉);③周围血管病(足部发凉和足背动脉搏动消失);④足部畸形(如鹰爪足、压力点的皮肤增厚和Charcot关节病)和胼胝;⑤糖尿病的其他慢性并发症(严重肾脏病变,特别是肾衰竭及视力严重减退或失明);⑥鞋袜不合适;⑦个人因素(社会经济条件差、独居老年人、糖尿病知识缺乏者和不能进行有效足保护者)。其中,糖尿病足溃疡最重要的危险因素是神经病变、足部畸形和反复应力作用(创伤),糖尿病足部伤口不愈合的重要因素是伤口深度感染和缺血。

二、发病机制

发病机制未完全阐明，糖尿病足与下列因素有密切关系。

(一)感觉神经病是糖尿病足的重要诱因

60%～70%的糖尿病患者有神经病变，多呈袜套样分布的感觉异常、感觉减退或消失，不能对不合适因素进行调整，如袜子过紧、鞋子过小和水温过高等。自主神经病使皮肤出汗和温度调节异常，造成足畸形、皮肤干燥、足跟烫伤、坏疽和皲裂，皮肤裂口成为感染的入口，自主神经病变常与Charcot关节病相关。运动神经病变引起跖骨和足尖变形，增加足底压力，还可使肌肉萎缩。当足底脂肪垫因变形异位时，足底局部的缓冲力降低，压力增大，指间关节弯曲变形，使鞋内压力增加导致足溃疡。

(二)下肢动脉闭塞引起足溃疡和坏疽

糖尿病患者外周血管动脉粥样硬化的发生率增加，血管疾病发生年龄早，病变较弥漫。下肢中、小动脉粥样硬化闭塞，血栓形成，微血管基底膜增厚，管腔狭窄，微循环障碍引起皮肤-神经营养障碍，加重神经功能损伤。足病合并血管病变者较单纯神经病变所致的足病预后差。缺血使已有溃疡的足病难以恢复。

(三)免疫功能障碍导致足感染

多核细胞的移动趋化功能降低，噬菌能力下降，感染使代谢紊乱加重，导致血糖增高，酮症又进一步损害免疫功能。80%以上的足病患者至少合并3种糖尿病慢性并发症或心血管危险因素。一旦发生足的感染，往往难以控制，用药时间长，花费大而疗效差。有时仅仅是皮肤水疱就可并发局部感染，严重者需要截肢(趾)。

(四)生长因子调节紊乱和慢性缺氧参与发病过程

糖尿病足溃疡患者一氧化氮合酶及精氨酸酶活性增加，而转化生长因子-β(TGF-β)浓度降低，一氧化氮合酶的代谢增强损伤组织，精氨酸酶活性增强使基质沉积。有学者发现，IGF-2在正常人、糖尿病和糖尿病患者有并发症3组患者的上皮细胞中均可见，在溃疡边缘最明显，而IGF-1在非糖尿病的上皮细胞可见，在糖尿病未损伤的皮肤颗粒层和棘层表达减少，而在溃疡的基底层缺乏，成纤维细胞缺乏IGF-1。基底层和成纤维细胞缺乏IGF-1使溃疡延迟愈合。高血糖引起慢性缺氧，与大血管和微血管病变造成的慢性缺氧一起损害溃疡愈合，是糖尿病足溃疡经久不愈的原因之一。Catrina等将皮肤细胞和从糖尿病足溃疡及非糖尿病溃疡的活检标本置入不同糖浓度和不同氧张力条件下培养，发现高糖阻止了细胞对缺氧的感知与反应。这种机制可能也是糖尿病足溃疡持久不愈的重要解释。糖尿病足的形成与转归见图8-4。

三、分级和临床表现

神经病变、血管病变和感染导致糖尿病足溃疡和坏疽，根据病因或病变性质分为神经性、缺血性和混合性。根据病情的严重程度进行分级，使用标准方法分类以促进交流、随访和再次评估。

(一)根据病因分为神经性/神经-缺血性/单纯缺血性溃疡三类

最常见足溃疡的部位是前足底，常为反复机械压力所致，由于周围神经病变引起的保护性感觉缺失，患者不能感觉到异常的压力变化，没有采取相应的预防措施，发生溃疡后极易并发感染，溃疡难以愈合，最后发生坏疽。因此，足溃疡和坏疽往往是神经病变、压力改变、血液循环障碍和感染等多种因素共同作用的结果。

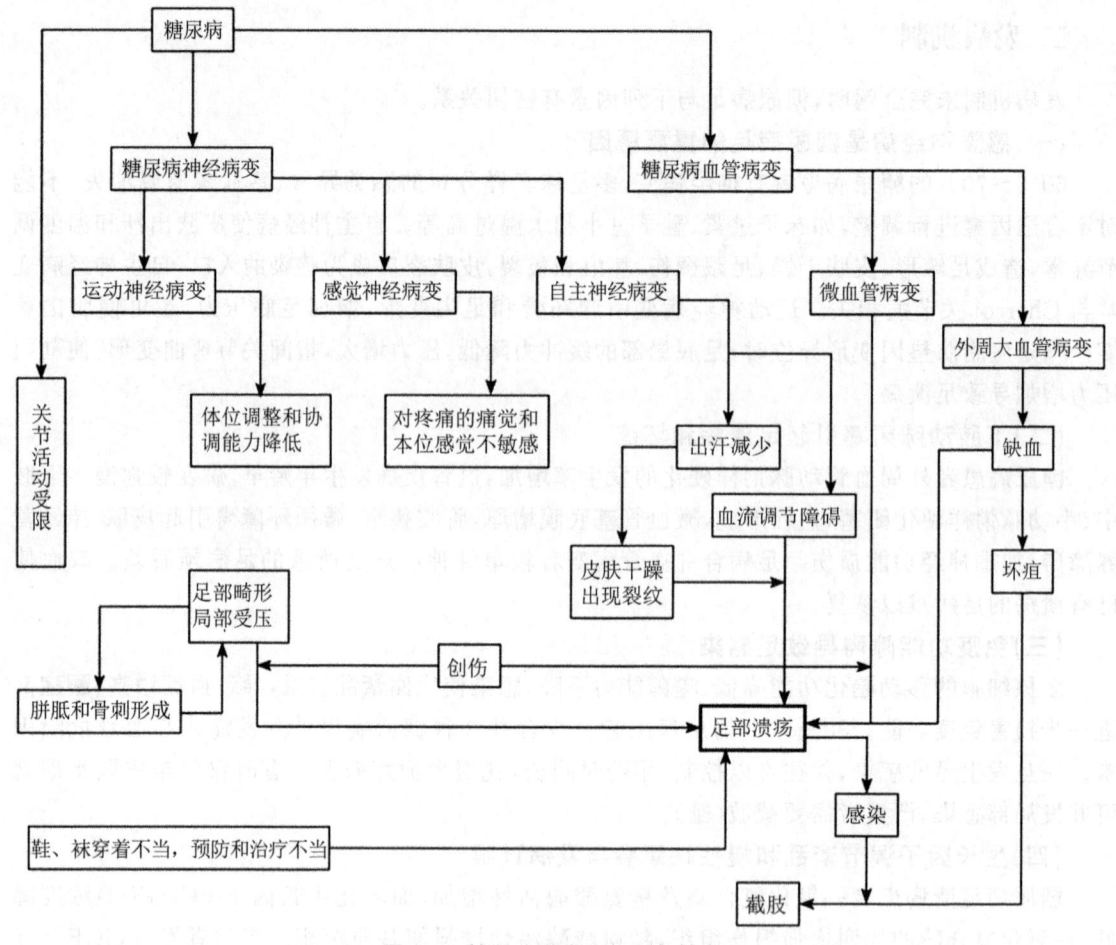

图 8-4　糖尿病足发病机制与转归

1.神经性溃疡

神经病变起主要作用,血液循环良好。足病通常是温暖的,但有麻木感,皮肤干燥,痛觉不明显,足部动脉搏动良好。神经病变性足病的后果是神经性溃疡(主要发生于足底)和神经性关节病(Charcot 关节病)。

2.神经-缺血性溃疡

神经-缺血性溃疡常伴有明显的周围神经病变和周围血管病变,足背动脉搏动消失。足凉而有静息痛,足部边缘有溃疡或坏疽。

3.单纯缺血性溃疡

单纯缺血性溃疡较少见,单纯缺血所致的足溃疡无神经病变。糖尿病足溃疡患者初诊时约50%为神经性溃疡,50%为神经-缺血性溃疡。国内糖尿病足溃疡主要是神经-缺血性溃疡。

(二)临床应用多种糖尿病足分级/分期标准

1.Wagner 分级

Wagner 分级主要是依据解剖学为基础的分级,也是最常用的经典分级方法。Wagner 分级重点关注溃疡深度和是否存在骨髓炎或坏疽(图 8-5)。

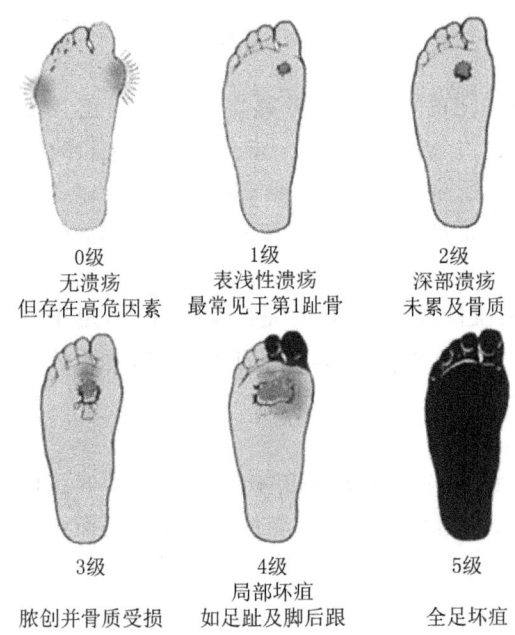

0级
无溃疡
但存在高危因素

1级
表浅性溃疡
最常见于第1趾骨

2级
深部溃疡
未累及骨质

3级

脓创并骨质受损

4级
局部坏疽
如足趾及脚后跟

5级

全足坏疽

1.鹰爪趾(呈鹰爪样足趾);2.凸出;3.踇囊炎;4.踇囊网状炎;

5.夏科关节/骨性突出;6.感觉异常,皮肤干燥,血管疾病

图 8-5 糖尿病足溃疡的 Wagner 分级

(1)0 级:存在足溃疡的危险因素。常见的危险因素为周围神经和自主神经病变、周围血管病变、以往足溃疡史、足畸形(如鹰爪足和夏科关节足)、胼胝、失明或视力严重减退、合并肾脏病变特别是肾衰竭、独立生活的老年人、糖尿病知识缺乏者和不能进行有效的足保护者。目前无足溃疡的患者应定期随访,加强足保护教育、必要时请足病医师给予具体指导,以防止足溃疡的发生。

(2)1 级:足部皮肤表面溃疡而无感染。突出表现为神经性溃疡,好发于足的突出部位,即压力承受点(如足跟部、足或趾底部),溃疡多被胼胝包围。

(3)2 级:表现为较深的穿透性溃疡,常合并软组织感染,但无骨髓炎或深部脓肿,致病菌多为厌氧菌或产气菌。

(4)3 级:深部溃疡常波及骨组织,并有深部脓肿或骨髓炎。

(5)4 级:局限性坏疽(趾、足跟或前足背),其特征为缺血性溃疡伴坏疽,常合并神经病变(无严重疼痛的坏疽提示神经病变),坏死组织表面可有感染。

(6)5 级:全足坏疽,坏疽影响到整个足部,病变广泛而严重。

2.Texas 分级与分期

Texas 分级与分期强调组织血液灌注和感染因素。德州大学(University of Texas)分类是在解剖学分类的基础上加入了分期,无感染无缺血的溃疡(A 级)、感染溃疡(B 级)、缺血性非感染溃疡(C 级)、缺血性感染溃疡(D 级)。该分类分期方法评估了溃疡深度、感染和缺血程度,考虑了病因与程度两方面的因素。截肢率随溃疡深度和分期严重程度而增加,随访期间的非感染非缺血性溃疡无一截肢。溃疡深及骨组织者的截肢率高 11 倍。感染与缺血并存,截肢增加近90 倍。从更好反映临床病情程度上考虑,推荐采用该分类方法,但在实际应用中,多数仍然采用

Wagner 分类。

3.Foster 分类

Foster 等提出一种简单易记的糖尿病足分类方法。1 级,正常足;2 级,高危足;3 级,溃疡足;4 级,感染足;5 级,坏死足。3~5 级还可进一步分为神经性和缺血性。1~2 级主要是预防,3~5 级需要积极治疗。3 级神经性溃疡患者需要支具和特制鞋;4 级患者需要静脉用抗生素,缺血患者需要血管重建;5 级患者需要应用抗生素和外科处理,缺血患者需要血管重建。

我国习惯上将糖尿病足坏疽分为湿性坏疽和干性坏疽,国外则不如此分类。湿性坏疽指的是感染渗出较多的坏疽,其供血良好;干性坏疽是缺血性坏疽,由于动脉供血差,而静脉回流良好,因此坏疽呈干性。处理上,前者相对容易,以抗感染为主;后者必须在改善血液供应基础上采取局部措施。

4.PEDIS 分类

国际糖尿病足工作组从 2007 年起推荐采用 PEDIS 分类。P 指的是血液灌注,E 是溃疡面积,D 是溃疡深度,I 是感染,S 是感觉。该分类清楚地描述了足溃疡的程度和性质,特别适合用于临床科研。

四、辅助检查与诊断

(一)辅助检查协助糖尿病足诊断

糖尿病足的辅助检查主要包括足溃疡检查、影像检查、神经功能检查、动脉供血检查和足压力测定等。建立一种能够实际操作的、适合当地卫生医疗条件的筛查程序,登记每例糖尿病足患者。筛查能及时发现有危险因素的患者,筛查项目既包括糖尿病相关的全身性检查如眼底、血压、尿蛋白、神经功能和心血管系统等,也包括足的重点局部检查等。筛查本身不需要复杂的技术,但应该由训练有素的人员完成,需要对患者下肢和足病作出精确诊断。

电生理测定和定量检测振动觉与温度觉阈值对于糖尿病足的诊断有重要价值,但难以用于临床常规筛查。简单的音叉检查可用于诊断神经病变,缺血性糖尿病足应接受多普勒超声和血管造影。认真查找所有足溃疡及其可能的病因,评价神经病变、缺血性病变和感染因素的相对重要性,因为不同类型的防治方法是不同的。需要强调的是,临床上常规的物理检查基本能够帮助作出正确诊断和判断预后。如果患者的足背动脉和胫后动脉均搏动良好,皮肤温度正常,足的血供应无严重障碍。关键是要求患者脱鞋检查,而这点在繁忙的门诊往往难以做到。

合并感染时,需明确感染的程度、范围、窦道大小、深度及有无骨髓炎。通常情况下,一般体格检查很难判定足溃疡是否合并感染及感染的程度和范围。局部感染的征象包括红肿、疼痛和触痛。但这些体征可以不明显甚至缺乏;更可靠的感染表现是脓性分泌物渗出、捻发音(产气细菌所致)或深部窦道。应用探针探查感染性溃疡时,如发现窦道,探及骨组织,要考虑骨髓炎,并用探针取出溃疡深部的标本作细菌培养。新近的研究证实,探针触及骨组织基本上可以诊断为骨髓炎,具有很高的诊断敏感性和特异性。针吸取样具有特异性,但缺乏敏感性。皮肤表面溃疡培养的细菌常是污染菌,缺乏特异性。特殊检查的目的是确定有无深部感染及骨髓炎。X 线片发现局部组织内气体说明有深部感染,X 线片上见到骨组织被侵蚀,提示存在骨髓炎。判断困难时应行 MRI 检查。

(二)Charcot 关节病增加糖尿病足溃疡危险性

Charcot 关节病患者常有长期的糖尿病病史,且伴有周围神经病变和自主神经病变,如直立性低血压和麻痹性胃扩张。Charcot关节病的病因未明,其起病与神经病变有关,诱因是创伤。创伤可较轻微,但可能伴有小骨折。Charcot关节病好发于骨质疏松者。创伤后成骨细胞活性增加,骨组织破坏成小碎片,在修复过程中导致畸形,进而引起慢性关节病。反复损伤导致关节面与骨组织破坏,足溃疡危险性增加。急性Charcot关节病可与局部感染或炎症性关节病混淆。Charcot关节病造成的畸形和功能丧失是可预防的,因此需要及早发现和早期治疗。在X线片上,可见到Charcot关节病的特征性改变,但病变早期很难识别。由于局部血流增加,骨扫描常显示早期骨摄入^{99m}Tc增加;MRI能早期发现应力性骨损伤。

（三）影像检查显示糖尿病足的性质与程度

一般表现为动脉内膜粗糙,不光滑,管壁增厚。管腔不规则、狭窄伴节段性扩张,管径小,管腔内有大小不等的斑块或附壁血栓。血管迂曲狭窄处的血流变细,频谱增宽;严重狭窄处可见湍流及彩色镶嵌血流,血流波形异常。收缩期峰值流速增快,狭窄远端的血流减慢;静脉血流障碍。

X线检查和核素扫描显示局部骨质破坏、骨髓炎、骨关节病、软组织肿胀、脓肿和气性坏疽等病变。足骨骨髓炎可行^{99m}Tc-ciprofloxacin闪烁扫描检查,以确定病变的程度与性质。

（四）神经系统检查评价足保护性感觉

较为简便的方法是采用10 g尼龙丝检查。取1根特制的10 g尼龙丝,一头接触于患者的大足趾、足跟和前足底外侧,用手按住尼龙丝的另一头,并轻轻施压,正好使尼龙丝弯曲,患者足底或足趾此时能感到足底尼龙丝,则为正常,否则为异常。异常者往往是糖尿病足溃疡的高危者,并有周围神经病变。准确使用10 g尼龙丝测定的方法为:在正式测试前,在检查者手掌上试验2~3次,尼龙丝不可过于僵硬;测试时尼龙丝应垂直于测试处的皮肤,施压使尼龙丝弯曲约1 cm,去除对尼龙丝的压力;测定下一点前应暂停2~3秒,测定时应避开胼胝,但应包括容易发生溃疡的部位;建议测试的部位是大足趾,跖骨头1、2、3、5处及足跟和足背。如测定10个点,患者仅感觉到8个点或不足8个点,则视为异常。另一种检查周围神经的方法是利用音叉或Biothesiometer测定振动觉。Biothesiometer的功能类似于音叉,其探头接触于皮肤(通常为大足趾),然后调整电压,振动觉随电压增大而增强,由此可以定量测出振动觉。

神经电生理检查可了解神经传导速度和肌肉功能。甲襞微循环测定简便、无创,出结果快,但特异性不高,微循环障碍表现:①管襻减少,动脉端变细、异形管襻及襻顶淤血(>30%);②血流速度缓慢,呈颗粒样、流沙样或为串珠样断流;③管襻周边有出血和渗出。

目前有多种糖尿病足分类和计分系统,多数已经得到临床验证,使用方便。简单的分类计分主要用于临床诊疗,而详细的分类和计分系统更适合于临床研究。

周围感觉定性测定很简单,如将音叉或一根细的不锈钢小棍置于温热水杯中,取出后测定患者不同部位的皮肤感觉,同时与正常人(检查者)的感觉进行比较。定量测定是利用皮肤温度测定仪如红外线皮肤温度测定仪,这种仪器体积小,测试快捷、方便,准确性和重复性均较好。

现已研制出多种测试系统测定足部不同部位的压力,如MatScan系统或FootScan系统等。这些系统测定足部压力的原理是让受试者站在有多点压力敏感器的平板上,或在平板上行走,通过扫描成像,传送给计算机,在屏幕上显示出颜色不同的脚印,如红色部分为主要受力区域,蓝色部分为非受力区域,以了解患者有无足部压力异常。此法还可用于步态分析,糖尿病足的步态分析可为足部压力异常的矫正提供依据。

（五）血管检查确定缺血性足病的程度与范围

踝动脉-肱动脉血压比值(ABI)是非常有价值的反映下肢血压与血管状态的指标,正常值

0.9～1.3；＜0.9 为轻度缺血，0.5～0.7 为中度缺血，＜0.5 为重度缺血。重度缺血容易发生下肢（趾）坏疽。正常情况下，踝动脉收缩压稍高于或相等于肱动脉，如果踝动脉收缩压过高[高于29.3 kPa(220 mmHg)或 ABI＞1.3]，应高度怀疑下肢动脉粥样硬化性闭塞。此时，应测定足趾血压。足趾动脉较少发生钙化，测定踝动脉或足趾动脉需要多普勒超声听诊器或特殊仪器（仅能测定收缩压）。如果用多普勒超声仍不能测得足趾收缩压，则可采用激光测定。多功能血管病变诊断仪检查包括趾压指数（TBI，即趾动脉压/踝动脉压比值）和踝压指数（ABI，即踝动脉压/肱动脉压比值）。评判标准：以 ABI 或 TBI 值为标准，＜0.9 为轻度供血不足；0.5～0.7 易出现间歇性跛行；0.3～0.5 可产生静息性足痛；＜0.3 提示肢端坏疽的可能性大。如果有足溃疡，这种溃疡在周围血供未得到改善之前不能愈合。

血管超声和造影检查均可用于了解下肢血管闭塞程度、部位和有无斑块，既可为决定截肢平面提供依据，又可为血管旁路手术做准备。糖尿病患者下肢动脉血管造影的特点是下肢动脉病变的患病率高和病变范围广。如果严重足坏疽患者行踝以下截肢手术后，创面持久不愈，应该采用血管减数造影，明确踝动脉以下血管是否完全闭塞。踝动脉以下血管闭塞者应从膝以下截肢。有的患者长期夜间下肢剧痛，其最常见的病因是动脉闭塞。

踝部血管网（内踝血管网、外踝血管网和足底深支吻合）是否开通及其开通血管的数目影响足溃疡的预后。畅坚等发现，当 3 组踝部血管网均参与侧支形成时，足溃疡引起的截肢率明显降低；较少的踝部血管网参与侧支循环是与糖尿病足截肢率和大截肢率相关密切的危险因素。

经皮氧分压（transcutaneous oxygen tension，$TcPO_2$）的测定方法为采用热敏感探头置于足背皮肤。正常人足背皮肤氧张力＞5.3 kPa(40 mmHg)。$TcPO_2$＜4.0 kPa(30 mmHg)提示周围血液供应不足，足部易发生溃疡或已有的溃疡难以愈合。$TcPO_2$＜2.7 kPa(20 mmHg)者的足溃疡无愈合可能，需要进行血管外科手术以改善周围血供。如吸入 100% 氧气后，$TcPO_2$ 提高1.3 kPa(10 mmHg)，说明溃疡的预后较好。

五、预防

糖尿病足的处理涉及糖尿病专科、骨科、血管外科、普通外科、放射科和感染科等多个专科，需要医师和护士的密切配合，在国外，还有专门的足病师。糖尿病足患者的相关知识教育十分重要，可降低患病率，预防严重并发症，避免截肢。糖尿病足防治中需要多学科合作、专业化处理和预防为主。糖尿病足部溃疡和截肢的预防开始于糖尿病确诊时，且应坚持始终。患者每年应检查 1 次，如有并发症，则应每季度检查 1 次。如有足部溃疡，应立即治疗使溃疡愈合。

（一）足部护理和定期检查是预防的关键措施

具体的足部保健措施：①避免赤脚行走。②每天以温水洗脚和按摩，局部按摩不要用力揉搓。洗脚时，先用手试试水温，以免水温高而引起足的烫伤。洗脚后用毛巾将趾间擦干。足部用热水袋保暖时，切记用毛巾包好热水袋，不能使热水袋与患者皮肤直接接触。③修剪趾甲或厚茧、鸡眼时，避免剪切太深或涂擦腐蚀性强的膏药。④出现皮肤大疱和血疱时，不要用非无菌针头等随意刺破，应在无菌条件下处理。请专业人员修剪足底胼胝。⑤足部皮肤干燥时可涂搽少许油脂。⑥鞋跟不可过高，宜穿宽大（尤其是鞋头部）透气的软底鞋。有足病危险因素尤其是有足底压力异常者应着特制的糖尿病鞋，使足底压力分布科学合理，避免局部高压，降低足溃疡的发生。避免异物进入鞋内。

(二)矫正足压力异常和增加足底接触面积有良好预防效果

尽量减少局部受压点的压力和局部的机械应力,避免发生局部压力性溃疡。

六、治疗

糖尿病足溃疡不愈主要与神经血管病变和早期处理不当有关,患者的感染、截肢和死亡概率明显增加。糖尿病足的治疗包括基础治疗和局部治疗。基础治疗包括控制血糖和血压、纠正血脂异常和营养不良及戒烟等。局部治疗包括抗感染、改善下肢供血、局部减压和促进创面愈合,严重足病需要进行外科手术治疗,甚至截肢。

(一)控制代谢紊乱是足病处理的基础治疗

糖尿病治疗的基本原则和方法与一般糖尿病相同,但是需要注意的是足部严重感染时,患者的能量消耗大,所以饮食治疗在一段时期内可以适当放宽。应用胰岛素使血糖控制在正常或接近正常范围内。由于患者往往合并有多种糖尿病慢性并发症,如自主神经病、肾病和心血管疾病,特别需要注意在血糖监测的基础上调整胰岛素剂量,注意教育和管理患者的饮食,避免低血糖症。营养不良如低蛋白血症、贫血和低脂血症常见于严重足病的患者,是足溃疡乃至截肢的重要因素,因此应加强支持治疗,必要时输注血浆、清蛋白或复方氨基酸液。营养不良和低蛋白血症所致水肿的治疗主要是纠正营养不良状态,必要时采用利尿剂治疗。

高血压和血脂异常的治疗原则与一般糖尿病相似。但是,严重足病患者往往因营养不良而合并有低脂血症。

(二)神经性溃疡处理的关键是减轻局部压力

90%的神经性溃疡可以通过保守治疗而愈合。处理的关键是减轻局部压力,如特殊的矫形鞋或全接触石膏托(TCC)。处理胼胝可以减轻局部压力和改善血液循环,是促使神经性溃疡愈合的有效手段。糖尿病患者的胼胝处理需要专业化,如果胼胝中间有溃疡,应该将溃疡周围的胼胝予以剔除,因为局部隆起的过度角化组织不利于溃疡愈合。

(三)多种措施改善下肢血液供应

一般用扩张血管、活血化瘀、抗血小板和抗凝等药物改善微循环功能:①口服 PGE_1 制剂的临床疗效确切。脂微球包裹的前列腺素 E_1(PGE_1)制剂:具有作用时间长和靶向性好的优势,可扩张血管,改善循环功能。一般以 $10\sim20\ \mu g$ 加入生理盐水 $250\sim500\ mL$ 中静脉滴注,1 次/天,$2\sim4$ 周为 1 个疗程。②西洛他唑和沙格雷酯:治疗轻中度的下肢动脉病变均有一定的疗效。③低分子右旋糖酐:$250\sim500\ mL$ 静脉滴注,1 次/天。④山莨菪碱(654-2):使小静脉舒张,减少毛细血管阻力,增强微血管自律运动,加快血流速度;减轻红细胞聚集,降低血液黏滞度,减少微小血栓的形成,同时还降低微血管的通透性,减少渗出。但该药可诱发尿潴留及青光眼,应用时应注意观察。由于新近已经有多种疗效较为确切和不良反应小的抗血小板和扩血管药物,山莨菪碱制剂临床上已经很少应用。

介入治疗已经广泛地应用于治疗下肢动脉闭塞症。膝以下的动脉闭塞一般可采用深部球囊扩张术。膝以上的局限性动脉狭窄可采用支架植入治疗。尽管部分患者在接受介入治疗后有发生再狭窄的可能,但不妨碍血管介入治疗糖尿病合并下肢动脉闭塞症,因为介入治疗后的血管开通和下肢循环的改善可促使足溃疡愈合和避免截肢。手术后患肢可形成侧支循环,从而避免下肢的再次截肢。但是,$10\%\sim15\%$ 的患者治疗效果不理想,仍然需要截肢。截肢手术后要给予康复治疗,帮助患者尽快利用假肢恢复行走。由于一侧截肢后,另一侧发生溃疡或坏疽的可能性增加,因而必须对患者加强有关足保护的教育和预防。

一些研究认为,自体骨髓或外周血干细胞移植能促进缺血下肢的新生血管生成,适用于内科疗效不佳、下肢远端动脉流出道差而无法进行下肢搭桥的患者及年老体弱或伴发其他疾病不能接受手术的患者,这种方法操作简单,无明显不良反应,具有良好的应用前景。根据中华医学会糖尿病学分会的立场声明,干细胞移植治疗糖尿病等下肢动脉缺血性病变的安全性和有效性需要更有力的循证医学证据来验证和支持,目前尚未将干细胞移植治疗作为糖尿病下肢血管病变的常规治疗。

(四)根据病情处理糖尿病足溃疡

根据溃疡的深度、面积大小、渗出物多少及是否合并感染来决定换药的次数和局部用药。如神经-缺血性溃疡通常没有大量渗出物,因此不能选用吸收性很强的敷料;如合并感染而渗出较多时,敷料选择错误可以使创面泡软,病情恶化,引起严重后果。一般可以应用负压吸引治疗(VAC)清除渗液。或者应用具有强吸收力的藻酸盐敷料。为了保持伤口湿润,可选择水凝胶敷料处理干燥的伤口,逐步清创。尽量不要选择棉纱敷料,否则会引起伤口干燥和换药时疼痛。合并感染的伤口应该选择银离子敷料。

1.伤口床一般处理

在溃疡的治疗中起重要作用。治疗原则是将慢性伤口转变为急性伤口。利用刀和剪等手术器械清除坏死组织是正确治疗的第一步。缺血性溃疡和大面积溃疡需要逐步清除坏死组织。缺血性溃疡伤口干燥,需要用水凝胶湿润,蚕食清创。需要在充分的支持治疗下进行彻底清创。坏死的韧带和脂肪需要清除,骨髓炎时需要通过外科手术清除感染骨。无感染和肉芽组织生长良好的大面积溃疡可以进行皮瓣移植治疗。

当发生严重软组织感染,尤其是危及生命的感染时,清创、引流和控制感染是第一位的。在清除感染组织后应解决局部供血问题。如果清创面积大,而解决局部缺血不及时有力,有可能造成大面积组织坏死甚至坏疽,此时必须根据下肢血管造影结果尽早决定截肢平面。经典的足溃疡感染征象是局部红肿热痛、大量渗出、皮肤色泽变化和溃疡持久不愈合。糖尿病患者由于存在血管神经并发症,感染的临床表现可能不明显。

处理溃疡时,局部应用生理盐水清洁是正确的方法,避免用其他消毒药物,如雷氟诺尔等。厌氧菌感染可以局部使用过氧化氢溶液,然后用生理盐水清洗。局部庆大霉素等抗生素治疗和654-2治疗缺乏有效的循证医学根据。严重葡萄球菌感染时,可以局部短期用碘伏直至出现肉芽组织生长。

2.抗感染治疗

合并有严重感染、威胁肢体和生命的感染,即有骨髓炎和深部脓肿者,常需住院治疗。在血糖监测的基础上胰岛素强化治疗。可采用三联抗生素治疗,如静脉用第二和第三代头孢菌素、喹诺酮类抗菌药和克林霉素等。待细菌培养结果出来后,再根据药物敏感试验选用合适的抗生素。表浅的感染可采取口服广谱抗生素,如头孢霉素加克林达霉素。不应单独使用头孢霉素或喹诺酮类药物,因为这些药物的抗菌谱并不包括厌氧菌和一些其他革兰阳性细菌。深部感染治疗应首先静脉给药,以后再口服维持用药数周(最长达12周)。深部感染可能需要外科引流,包括切除感染的骨组织和截肢。在治疗效果不满意时,需要重新评估溃疡情况,包括感染的深度、微生物的种类、药物敏感和下肢血液供应情况,以及时调整治疗措施。

国际糖尿病足工作组推荐的静脉联合应用抗生素治疗的方案:①氨苄西林/头孢哌酮(舒巴

坦）；②替卡西林/克拉维酸；③阿莫西林/克拉维酸；④克林霉素加一种喹诺酮；⑤克林霉素和第二代或第三代头孢类抗生素；⑥甲硝唑加一种喹诺酮。多重耐药增加和耐甲氧西林的金黄色葡萄球菌（MRSA）的增加意味着需要选择新的抗生素。

3.辅助药物和其他措施

难以治愈的足溃疡可采用生物制剂或生长因子类物质治疗。Dermagraft含有表皮生长因子、胰岛素样生长因子、角化细胞生长因子、血小板衍生生长因子、血管内皮生长因子、α-转运生长因子和β-转运生长因子，以及基质蛋白如胶原1和胶原2、纤维连接素和其他皮肤成分，是一种人皮肤替代品，可用以治疗神经性足溃疡，促进溃疡愈合，改善患者的生活质量。愈合困难的足溃疡宜采用自体血提取的富含血小板凝胶治疗。这种凝胶不仅具有加速止血和封闭创面的特点，而且含有丰富的生长因子，能加速创面愈合。

2011年，国际糖尿病工作组公布新版糖尿病足溃疡感染诊治指南，专家小组复习了7 517篇文献，其中25篇属于随机对照研究，4篇为队列研究。专家组的结论是，已经报道的多种治疗方法如创面用抗生素、新型敷料、高压氧、负压吸引、创面用生物合成材料（包括血小板和干细胞在内的细胞材料），以及激光、电磁和微波等措施，只有负压吸引技术有足够的循证医学证据证明其有效性，高压氧治疗也有统计学意义的治疗效果。其他措施均缺乏循证依据。

高压氧治疗有利于改善缺氧状况，当下肢血管闭塞时，氧合作用指数下降，血乳酸升高，且代偿性血管舒张等加重水肿。此时若在3个绝对大气压下吸入100%氧气可提高组织氧含量，降低血乳酸。高压氧适用于Wagner分级中3、4级或较严重、不易愈合的2级溃疡，但高压氧治疗的长期效果不明。对于非厌氧菌的严重感染患者，尤其是合并肺部感染者不宜用高压氧治疗。用带有真空装置的创面负压治疗有较好疗效，并对创面负压治疗的适应证、方法和评估作出了详细规定。

（五）严重糖尿病足需要外科处理

1.严重足趾-跖趾关节感染

严重足趾-跖趾关节感染一般需要进行半掌或其他方式截肢。截肢前需要进行下肢血管造影检查，以了解血管病变水平。年轻患者的截肢位置应尽可能低，尽可能保留肢体功能。而老年患者的重点是保存生命，保证截肢创面的一期愈合。截肢手术后要给予康复治疗。老年糖尿病足患者合并多种疾病，发生急性下肢动脉栓塞的风险高，需要及时给予溶栓治疗。

当糖尿病足感染或坏疽影响到足中部和后跟，必须在截肢或保守治疗中进行选择。Caravaggi等报道，采取夏科关节手术（跗中切断术），经过1次或2次手术后取得了良好效果。该种手术可以避免足病变患者大截肢。如果患者的病变严重，应该行重建手术，如血管置换、血管成形或血管旁路术。但糖尿病患者下肢血管重建（特别是血管成形）术有争议。坏疽患者在休息时有疼痛及广泛的病变不能手术者要给予截肢。截肢前应行血管造影，以决定截肢水平。重建术包括受损关节的复位及融合术，但不能用于有坏疽或感染未控制者。术后约需5个月的时间达到固定，此期间患肢避免负重，术后加强一般治疗和支持治疗。全层皮肤缺损较大的溃疡可考虑皮肤移植，但要求伤口无坏死组织及感染，无暴露的肌腱、骨或关节，无不可清除的瘘或窦道。

2.难治性溃疡

难治性溃疡可以采用外科手术治疗。手术的目的是减少足部畸形，改善足的外观，减轻疼痛，改善血循环，减少溃疡形成，避免或减少截肢范围，尽量保留功能。趾伸肌腱延长术主要适用于跖趾关节过伸畸形或背侧脱位者。屈肌腱移位术主要适用于可屈性锤状趾畸形矫正。趾间关节成形术主要适用于固定性锤状趾畸形伴趾背或趾尖胼胝形成的治疗。跖骨头截骨短缩跖趾关节成形术主要适用于固定性锤状趾畸形伴跖趾关节脱位、跖底胼胝或溃疡的治疗。但是,这种治疗有严重的局部并发症。有学者认为,如果足跟溃疡能被避免,肌腱延长手术是治疗糖尿病前足和第 1 足趾处神经性溃疡的可选择方法。坏疽患者在休息时有疼痛及广泛的病变不能手术者,要给予有效的截肢。

3.神经压迫

感觉运动性周围神经病变患者常合并有神经压迫,下肢神经手术减压可降低高危糖尿病足和深部窦道的发生率。

4.夏科关节病

夏科关节病的治疗主要是长期制动。患者可以用矫形器具,鞋子内用特殊的垫子。如足底反复发生溃疡,可以给予多种适用于神经性糖尿病足溃疡和夏科关节的关节石膏支具,以减轻局部压力,同时又可在支具上开窗,使溃疡面暴露易于换药。支具不但可以使病变关节制动,还可以改变和纠正神经病变所致的足部压力异常。外科手术治疗夏科关节病是治疗的重要手段。手术方式包括切除踝骨和踝关节的残余物、松弛软组织、足的重排列和固定。6 周后除去手术处理的固定物,再用石膏支具 6 周。3 个月后,以矫正器替代石膏支具并让患者穿特制的鞋。

5.血管严重缺血

血管严重缺血治疗主要有经皮腔气囊血管成形术(PTA)和分流术(BGP)两种。前者是用带扩张球的导管逆行插入病变的血管以成形血管。当管腔完全闭塞或狭窄长度＞10 cm,严重肝肾功能障碍时禁用该方法。BGP 是用血管重建的方法恢复肢体灌注指数,多采用逆向隐静脉分流术,流入动脉多为周围动脉,流出动脉为足背动脉,适用于丧失行走能力的患者及不愈合的溃疡或坏疽。禁忌证为严重末端肢体缺血、器质性脑病长期卧床和膝部严重屈曲挛缩等。对于不稳定型心绞痛或充血性心力衰竭和急性肾功能不全的患者,应待病情稳定后再进行手术。总体上,糖尿病患者的下肢动脉闭塞性病变往往是多节段和远端病变更重,膝以下的动脉狭窄一般采取深部球囊扩张治疗。

6.钙化性小动脉病

钙化性小动脉病(calcific arteriolopathy,CAP)又称钙化性尿毒症性小动脉病(CUA),是动脉钙化的严重并发症。糖尿病是引起动脉钙化和 CAP 的常见原因,如果体格检查时发现局部组织缺血、淤血、血管扩张、小动脉钙化结节形成、四肢近端皮肤溃疡和组织坏死等,应想到 CAP 可能,并采用合适的影像检查予以证实。

(孙爱荣)

第九章 健康教育

第一节 健康教育的基本程序

健康教育是一项系统的教育活动,必须遵循一定的规律、原则和科学的程序才能达到健康教育目的,促使个体和群体改变其不健康的行为和生活方式。

健康教育是一项复杂的、连续不断的过程,其包括5个步骤,即评估学习者的学习需要、设立教育目标、制定适宜的教育计划、实施教育计划和评价教育效果。

一、评估学习者的学习需要

评估是制定健康教育目标和计划的先决条件,同时也是健康教育的准备阶段,其目的是为了了解健康教育对象的学习需要、学习准备状态、学习能力及学习资源。

(1)评估学习者的需要及能力:在健康教育前,应了解学习者的基本情况,如学习者的年龄、性别、教育程度、学习能力及健康知识和健康技能的缺乏程度等,然后根据不同的学习需要及特点来安排健康教育活动。

(2)评估学习资源:健康教育前需要评估达到健康教育所需要的时间、参与的人员,有关教学资料及设备(如健康教育小册子、幻灯片)等。

(3)评估准备情况:进行健康教育前,教育者应对自己的准备情况进行评估,为自己做好充分的准备。包括计划是否周全、教具是否齐全、备课是否充分等。

二、设立教育目标

教育目标的设立是健康教育中的一项重要内容,明确教育的具体目标有助于教育计划的实施,也是评价教育效果的依据。健康教育目标也是评价健康教育效果的标准。

(1)目标必须有针对性和可行性:制定目标时应了解学习者对学习的兴趣与态度、学习者的能力及相关的支持系统等,以便制定切实可行的目标。

(2)目标必须具体、可测、可观察:目标越是具体、可测、可观察,则越具有指导意义设立的教育目标应具体表明需要改变的行为,以及要达到的目标的程度等。例如,以进行戒烟教育为例,可写成每周减少2支烟。

(3)目标必须以学习者为中心,健康教育目标的制定必须尊重学习者的意愿,学习者和亲属必须参与目标的制定。

三、制订适宜的教育计划

完善的教育计划是实现目标的行动纲领。一个好的教育计划可以使工作变得有序,减少不必要的重复性工作。

(1)明确实施计划的前提条件,根据设立的目标制定计划,列出实现计划所需的各种资源,可能遇到的问题和障碍,找出相应的解决方法,从而确定计划完成的日期。

(2)将计划书面化、具体化,健康教育计划应有具体、详细的安排。实施教育活动前,应对教育所需的设备和教育资料等都有详细的计划,包括教育活动的时间、地点、方法,教育活动的内容及参与人员等。

(3)完善和修订计划,计划初步完成后,应进一步调查研究,提出各种可供选择的方案,使计划更加切实可行。

四、实施教育计划

实施健康教育计划是整个教育活动中最重要的一个环节。在实施计划前,应对实施健康教育的人员做相应的培训,使之详细了解目标、计划和具体的任务。实施计划过程中,教育者要及时了解教育效果,定期进行阶段性的小结和评价,以保证计划的顺利实施,讨论计划完成后,应及时进行总结。

五、评价教育效果

教育活动中进行评价的目的是为了了解教育效果,完善和改善教育计划以满足公众的健康需要,它贯穿于教育活动的过程,是整个活动中不可或缺的一个环节。

健康教育的评价方法主要有阶段性评价、过程性评价和结果性评价。其评价内存包括:教学目标是否切合实际、是否能达到教学目标、计划执行的效率和效果、教育计划是否需要修订等。

(孙　剑)

第二节　健康教育的方法

健康教育的方法有多种,根据教育的目的,可选择适当的教育方法。不同的教育方法具有不同的效果,教育者可通过应用讨论、讲授、个别会谈、提供试听教材和阅读资料等方式来增加学习者的知识;为改变学习者的态度,教育者可应用小组讨论、角色扮演等方式;如要帮助学习者获得某种技能则可采取实践练习等方式,具体如下。

一、讲授法

讲授法是最常用的健康教育方法。这种方法主要是通过课堂讲授的形式向学习者传授知识,为改变学习者的观念、态度及行为打下基础。

(一)特点与适用范围

讲授法是一种正式、传统,最为常用的健康教育方法。此法容易组织,能在有限的时间内,较系统、完整地传授知识,从而有利于健康教育活动的开展,适用于各种大小团体需要了解某种知识时。但需注意,此法不利于学习者主动学习,且学习者的个人语言素养等对教学效果有较大的影响。

(二)实施方法与注意事项

(1)在进行讲座前应了解学习者的人数、教育程度、执业等基本资料,以便有针对性的进行备课。

(2)进行讲座时应提供安静、光线充足、温度适宜和教学音响设备良好的学习环境,尽量避免噪音等。

(3)讲授者必须具备良好的专业知识及讲授能力,讲授时注意调动学习者的兴趣,讲授内容要简明扼要、易于理解,讲授时间不宜过长,一般以 30~60 分钟为宜。

(4)讲授时应注意以提问等方式及时了解学习者对知识的掌握情况,讲授结束后鼓励学习者提问,形成双向沟通。

二、小组讨论法

小组讨论法是一种比较重要的集体教学方法,是由 3 个以上的人员组成的小组,所有成员根据自己的经验及判断对某一健康问题或主题提出自己的意见或看法的讨论。

(一)特点与适用范围

小组讨论可使学习由被动变为主动,有利于提高学习兴趣,加深对问题的认识及了解。同时组员之间可以相互影响,因此,有利于小组成员态度或行为的改变。此法适用于 5 人以上 20 人以下的多种内容的讨论。其不足是小组的组织及讨论比较花费时间,且讨论时有人过于主导,有人较为被动,可能出现不均衡现象,或有时可能出现讨论离题的现象。

(二)实施方法与注意事项

(1)参加小组讨论的人员以 8~15 人为宜,最多不要超过 20 人。

(2)尽量选择年龄、健康状况、教育程度等背景相似的人作为小组成员。

(3)讨论前必须确定讨论的主题与基本内容,并制定相关的讨论规则以保证讨论的顺利进行。

(4)讨论场地应成圆形或半圆形就座,便于沟通交流;环境宜安静,以免过于嘈杂影响讨论效果。

(5)小组成员中最好有医护人员参加,以便在讨论过程中适时给予引导,调节气氛,讨论结束时应对讨论结果进行简短的归纳与总结。

三、角色扮演法

角色扮演法是一种模拟的方法,指通过模拟或制造一定的现实生活短片,使学习内容剧情化,由学习者扮演其中的角色,通过行为替代的方式使其在观察、体验、分析及讨论中理解知识,从而受到教育。

(一)特点与适用范围

角色扮演法为学习者提供了具体而有趣的学习环境,较多成员都有兴趣参与学习过程。此法可以用两种方式来进行,一种是预先准备角色扮演,另一种是自发式的角色扮演,主要适用于儿童和年轻人。但是,由于此法往往需要较多的时间进行组织安排,而且由于是一种当众表演的形式,有些性格内向、害羞的成员进行角色扮演时可能显得困难,导致预期效果不易显示出来。

(二)实施方法与注意事项

(1)进行角色扮演前,应注意整个扮演主题的选择与编排、角色的分配与排练等。

(2)进行角色扮演时,主持者应首先报告此次教育活动的意义,并对剧情及角色扮演者进行简单的介绍。

(3)角色扮演后应进行讨论,可先由角色扮演者谈自己的感受,然后再让其他参与人员积极参加讨论。讨论时主持人可以适当给予引导,以使其了解相关知识及原理。

四、参观法

参观法是配合教学内容,组织学习者参观某一场景或技能,以获得感性知识或验证已经学习过的知识的教学方法,是健康教育方法中较为有说服力的教学法。

(一)特点与适用范围

参观法可以刺激学习者寻找更多的学习经验,有利于提高学习者的观察技巧。例如,实地参观结核病防治所,以帮助学习者了解结核病的防治情况。但此法容易受条件限制,常由于所需时间较多,不易找到合适的参观场所等无法实施。

参观法可分为以下3种。

(1)准备性参观:在学习某种知识或技能前进行参观。

(2)并行性参观:在学习某种知识或技能的过程中进行参观。

(3)总结性参观:在学习某种知识或技能后进行参观。

(二)实施方法与注意事项

(1)参观前应选择合适的参观地点,并到参观地进行实地考察,全面了解各种需要注意的问题,并据此做好参观计划。

(2)参观前告知学习者参观的目的、重点及注意事项;注意参观时间要充分,以便于学习者有时间提问;参观后应进行相关讨论,以减少学习者的疑惑。

五、个别会谈法

个别会谈法是一种有针对性的教学方法,指健康教育工作者根据自己已有的经验,通过口头谈话的方式,引导学习者获取知识。

(一)特点及适用范围

个别会谈法常用于家庭访视、卫生所诊治的前后,是一种简单易行的教育方法。在会谈时应注意与学习对象建立良好的关系,及时了解其存在的困难及问题,以便实施正确的健康教育。

(二)实施方法与注意事项

(1)教育者事先应了解学习者的基本背景资料,如姓名、年龄、受教育程度、职业、家庭状态等,以便会谈时相互信任。

(2)教育者谈话时要熟悉教育内容,事先做好准备,并鼓励学习者积极参与会谈。

(3)会谈时勿偏离主题,注意谈话内容必须紧扣主题,及时了解学习者对教育内容的反应,一次教育内容不可过多,以免学习者发生思维混乱或疲劳。

(4)会谈结束时,应总结本次的教育内容,并了解学习者对教育内容的掌握情况,如有必要可预约下次会谈时间。

六、示教法

示教法是一种使学习者有机会将理论知识应用于实际,指教学者通过具体动作范例,使学习者直接感知到学习的动作、顺序、要领和结果的一种教学方法,是健康教育方法中的技能的教学法。

(一)特点与适用范围

示教法主要用于教授某项技术或技巧时使用,通过具体的动作范例,学习者能够直接感知并获得某项技巧及能力。此法有时候易受教学条件的限制,如场地受限或教具不足等。

(二)实施方法与注意事项

(1)示教时应选择适宜的位置和方向,因示教的位置和方向会影响示教的效果。示教时动作不宜过快,可将动作分解,同时应配合口头说明。

(2)示教的内容较复杂时,可先利用视听教具,如录像带等,说明操作的步骤和原理。

(3)适时安排一定的时间让参与者有机会练习,并有示范者在旁边指导,同时鼓励所有参与者参加练习。

七、展示与视听教学法

视听教材的应用可以使学习者在最短的时间内了解某一教学,经常采用的视听教材方法,包括书面资料、挂图、模型、幻灯片、VCD 及电影等。

(一)特点与适用范围

视听教学法直观、生动,能激发学习者的学习兴趣,使学习者在没有压力、轻松的气氛中获得知识。此法既可针对个体,也可针对群体,但是成本较高,需要一定的设备和经费保障。

(二)实施方法与注意事项

(1)保证资料的质量,保证播放视听教学片,如光碟、录像带等的质量,选择安静、场地大小适宜的播放环境,教学内容一次以 20～30 分钟为宜。

(2)教学内容清晰、生动,展示的内容应通俗易懂,简明扼要,内容尽可能生动醒目,有利于吸引学习者的注意力,且便于记忆。

八、其他健康教育方法

健康教育除了上述教育方法外,还可以采用其他多种方法,如计算机辅助教学(CAI),不仅可以进行知识讲解,还可以做题、解答,实现人-机互动;利用广播、电视、报纸、书刊、杂志、小册子等各种传播媒体介绍预防保健的知识;还可以利用各种社会团体及民间组织活动的机会进行健康教育和健康促进活动。

健康教育对于提高人们身体素质、预防疾病、促进康复等有着重要的意义,也是初级卫生保健的重要措施之一。护理人员可以在医院、社区、学校等不同的场所开展不同形式的健康教育,以提高人们的健康水平。

(孙　剑)

参考文献

[1] 金琦.内科临床诊断与治疗要点[M].北京:中国纺织出版社,2021.

[2] 赵新华.心内科疾病诊治精要[M].开封:河南大学出版社,2020.

[3] 徐新娟,杨毅宁.内科临床诊疗思维解析[M].北京:科学出版社,2021.

[4] 何权瀛.呼吸内科诊疗常规[M].北京:中国医药科技出版社,2020.

[5] 赵晓宁.内科疾病诊断与治疗精要[M].开封:河南大学出版社,2021.

[6] 费沛.内科常见病诊断与治疗[M].开封:河南大学出版社,2020.

[7] 张鸣青.内科诊疗精粹[M].济南:山东大学出版社,2021.

[8] 黄佳滨.实用内科疾病诊治实践[M].北京:中国纺织出版社,2021.

[9] 谌贻璞.肾脏内科诊疗常规[M].北京:中国医药科技出版社,2020.

[10] 苗秋实.现代消化内科临床精要[M].北京:中国纺织出版社,2021.

[11] 陈晓庆.临床内科诊治技术[M].长春:吉林科学技术出版社,2020.

[12] 黄峰.实用内科诊断治疗学[M].济南:山东大学出版社,2021.

[13] 王庆秀.内科临床诊疗及护理技术[M].天津:天津科学技术出版社,2020.

[14] 王为光.现代内科疾病临床诊疗[M].北京:中国纺织出版社,2021.

[15] 玄进,边振,孙权.现代内科临床诊疗实践[M].北京:中国纺织出版社,2020.

[16] 徐玮,张磊,孙丽君,等.现代内科疾病诊疗精要[M].青岛:中国海洋大学出版社,2021.

[17] 李欣吉,郭小庆,宋洁,等.实用内科疾病诊疗常规[M].青岛:中国海洋大学出版社,2020.

[18] 邹琼辉.常见内科疾病诊疗与预防[M].汕头:汕头大学出版社,2021.

[19] 方千峰.常见内科疾病临床诊治与进展[M].北京:中国纺织出版社,2020.

[20] 赵淑堂.临床内科常见病理论与诊断精要[M].哈尔滨:黑龙江科学技术出版社,2021.

[21] 冯忠华.新编消化与血液内科疾病诊疗学[M].西安:陕西科学技术出版社,2020.

[22] 曹伟波.临床肾内科疾病诊治与血液净化[M].哈尔滨:黑龙江科学技术出版社,2021.

[23] 杨晓东.临床呼吸内科疾病诊疗新进展[M].开封:河南大学出版社,2020.

[24] 刘江波,徐琦,王秀英.临床内科疾病诊疗与药物应用[M].汕头:汕头大学出版社,2021.

[25] 何朝文.新编呼吸内科常见病诊治与内镜应用[M].开封:河南大学出版社,2020.

[26] 何志勇.现代肺癌内科诊治的原理和实践[M].上海:上海科学技术文献出版社,2021.

[27] 王岩.实用消化系统疾病诊断与治疗[M].沈阳:沈阳出版社,2020.

[28] 刘雪艳.内科常见疾病临床诊断与治疗[M].哈尔滨:黑龙江科学技术出版社,2021.

[29] 赵庆厚.现代呼吸病的诊断治疗进展[M].北京:中国纺织出版社,2020.

[30] 崔振双.临床常见心血管内科疾病救治精要[M].开封:河南大学出版社,2021.

[31] 王贵强.感染科诊疗常规[M].北京:中国医药科技出版社,2020.

[32] 张国欣,张莉,柳朝晴.消化内科常见疾病治疗与护理[M].北京:中国纺织出版社,2021.

[33] 刁勤峰.感染性疾病的诊断与综合治疗[M].开封:河南大学出版社,2020.

[34] 徐化高.现代实用内科疾病诊疗学[M].北京:中国纺织出版社,2021.

[35] 韩玉芝.现代临床感染性疾病[M].北京:科学技术文献出版社,2020.

[36] 王海平.消化性溃疡出血实施胃镜治疗与内科治疗的疗效研究[J].中国医药指南,2020,18(20):127-128.

[37] 单荣荣.慢性阻塞性肺疾病合并呼吸衰竭呼吸内科治疗效果研究[J].中外医疗,2020,39(11):52-54.

[38] 崔建鹏.消化内科慢性萎缩性胃炎的临床规范治疗效果分析[J].中外医疗,2021,40(5):38-40.

[39] 张建民,龚志科.冠心病心绞痛患者心血管内科治疗的临床效果分析与探讨[J].临床医学工程,2020,27(12):1609-1610.

[40] 任云霞,李积安.支气管动脉栓塞治疗肺结核咯血的效果及对止血效率和预后的影响[J].中国药物与临床,2021,21(20):3406-3408.